耳鼻咽喉头颈外科手术关键技术

Master Techniques in Otolaryngology-
Head and Neck Surgery

颅底外科学

Skull Base Surgery

（中文翻译版）

丛书主编　Eugene N.Myers

分册主编　Carl H. Snyderman

　　　　　Paul A. Gardner

主　　译　张秋航　王振霖

科学出版社

北 京

图字：01-2017-5309 号

内 容 简 介

颅底外科因其所涉及的解剖区域结构复杂，技术难度大，风险高而被誉为"皇冠上的明珠"，同时它也是当代最令人感兴趣的外科领域之一。本书为国际著名专家撰写的"耳鼻咽喉头颈外科手术关键技术"系列丛书中的一册，以文字加图片的方式介绍了颅底外科领域的各种手术技术。全书共分为 5 个部分，48 章，按照颅底的各个分区，由浅入深地论述了颅底外科历史上成熟应用的经典入路和技术，内镜经鼻/经口/经眶颅底外科技术等。对于某些特殊类型疾病如鼻咽纤维血管瘤则独立成章，详述了手术治疗该肿瘤的各类技术方法。各章节格式统一，分别从技术的起源与演化，所针对疾病的病史和体格检查，该技术的适应证和禁忌证，外科手术前的准备工作，手术的技术细节，术后护理，主要的并发症，开展该技术所获得的临床结果、从中获取的经验和教训以及所需要的器械和设备等方面都做了详细的描述。本书涵盖了颅前窝、颅中窝、颅后窝及颅颈交界所需的各类技术。既包括经典的开放式手术技术和显微外科技术，又涵盖了近 20 年进展最为快速的内镜颅底外科技术及颅底重建的技术和方法，能满足从初阶到高阶的颅底外科、鼻科、耳科和头颈外科医生技术储备和临床参考的需要。全书图文并茂，技术描述非常详细，十分易于掌握。

本书为涉及这一领域的耳鼻咽喉头颈外科、神经外科、眼科和口腔颌面外科医师提供了内容翔实的技术参考和宝贵的经验分享，是一本难得的实用工具图书。

图书在版编目（CIP）数据

颅底外科学 /（美）卡尔·H. 斯奈德曼（Carl H. Snyderman），（美）保罗·A. 加德纳（Paul A. Gardner）主编；张秋航，王振霖主译 . —北京 : 科学出版社，2019.4
（耳鼻咽喉头颈外科手术关键技术）
书名原文 : Skull Base Surgery
ISBN 978-7-03-060978-6

Ⅰ . ①颅… Ⅱ . ①卡… ②保… ③张… ④王… Ⅲ . ①颅底—脑外科手术 Ⅳ . ① R651.1

中国版本图书馆 CIP 数据核字 (2019) 第 063627 号

责任编辑：于 哲 / 责任校对：郑金红
责任印制：肖 兴 / 封面设计：吴朝洪

科 学 出 版 社 出版
北京东黄城根北街 16 号
邮政编码：100717
http://www.sciencep.com

三河市春园印刷有限公司印刷

科学出版社发行 各地新华书店经销

*

2019 年 4 月第 一 版 开本：889×1194 1/16
2020 年 4 月第二次印刷 印张：28 3/4
字数：895 000

定价：299.00 元
（如有印装质量问题，我社负责调换）

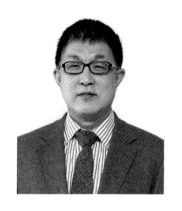

张秋航 医学博士，主任医师，教授，博士研究生导师，享受国务院津贴。首都医科大学宣武医院耳鼻咽喉头颈外科荣誉主任，颅底外科中心主任，神经外科副主任。日本东北大学客座研究员。

中华医学会耳鼻咽喉头颈外科分会鼻科学组副组长，国家卫健委（原卫生部）内镜专业技术考评委员会耳鼻咽喉头颈外科内镜专家委员会副主席和常务理事等职务。《中华耳鼻咽喉头颈外科杂志》副主编，10余个国内外专业期刊编委。荣获世界华人内镜杰出领袖奖和恩德思医学科学技术奖国际内镜杰出领袖奖。曾任中国医师协会耳鼻咽喉头颈外科分会副会长、中国中西医结合学会耳鼻咽喉科专业委员会副主任委员等职。

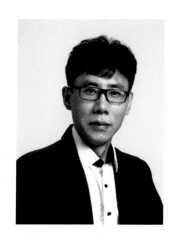

王振霖 医学博士、博士后，主任医师、教授、博士研究生导师。首都医科大学宣武医院耳鼻咽喉头颈外科主任，首都医科大学耳鼻咽喉科学院副院长，首都医科大学慢性鼻炎和鼻窦炎临床诊疗与研究中心副主任。

中国医师协会耳鼻咽喉头颈外科分会全国委员，颅底外科学组副组长，青年委员会秘书长，中华医学会变态反应学会鼻眼疾病学组委员，中国中西医结合学会耳鼻咽喉科专业委员会鼻颅底肿瘤及嗅觉专家委员会副主任委员，中国医学促进会过敏科学分会常委，中国医学装备协会耳鼻咽喉头颈外科专业委员会委员，北京市医学会耳鼻咽喉头颈外科分会委员，北京市中西医结合学会耳鼻咽喉头颈外科分会委员，美国耳鼻咽喉头颈外科协会会员，《中华耳鼻咽喉头颈外科杂志》《中国耳鼻咽喉颅底外科杂志》《中国耳鼻咽喉头颈外科杂志》等刊编委。

译者名单

主　　译　张秋航　王振霖

副 主 译　蒋卫红　刘剑锋　李茗初

秘　　书　危　维　杨晓彤

译　　者　（按姓氏汉语拼音排序）

丛铁川　副主任医师　北京大学第一医院

姜　彦　教授　　　　青岛大学附属医院

蒋卫红　教授　　　　中南大学湘雅医院

李茗初　副主任医师　首都医科大学宣武医院

刘剑锋　主任医师　　中日友好医院

刘俊其　主治医师　　首都医科大学宣武医院

吕　威　教授　　　　中国医学科学院北京协和医院

邱前辉　教授　　　　南方医科大学珠江医院

石照辉　副主任医师　空军军医大学西京医院

王振霖　教授　　　　首都医科大学宣武医院

危　维　主治医师　　首都医科大学宣武医院

魏宏权　教授　　　　中国医科大学附属第一医院

严　波　副主任医师　首都医科大学宣武医院

杨晓彤　主治医师　　首都医科大学宣武医院

余洪猛　教授　　　　复旦大学附属眼耳鼻喉科医院

张秋航　教授　　　　首都医科大学宣武医院

张维天　教授　　　　上海交通大学附属第六人民医院

其他译者详见章节末

回 丛书主编

Eugene N. Myers 医学博士

美国外科医师学会会员

英国皇家外科医师学会荣誉会员

宾夕法尼亚州匹兹堡大学医学院，耳鼻咽喉头颈外科荣誉教授

宾夕法尼亚州匹兹堡大学口腔医学院，口腔颌面外科教授

回 分册主编

Carl H. Snyderman 医学博士 工商管理学硕士

宾夕法尼亚州匹兹堡大学医学院，耳鼻咽喉头颈外科和神经外科教授

宾夕法尼亚州匹兹堡大学医学中心，颅底外科中心共同主任

Paul A. Gardner 医学博士

宾夕法尼亚州匹兹堡大学医学院，神经外科副教授

宾夕法尼亚州匹兹堡大学医学中心，颅底外科中心共同主任

谨以本册《颅底外科学》献予远见卓识且勇气创新的颅底外科先驱，他们对患者甘于奉献，致力于解决棘手的颅底外科难题。同时，也献给下一代的颅底外科医生，他们将承接创新的接力棒。我们对于 Eugene N. Myers 博士（丛书主编）所给予的坚定不移的支持和导师般的指导致以特别的谢意。感谢 Mary Jo Tutchko 不眠不休的努力工作。没有他们的无私奉献，此书将无法面世。

Vijay K. Anand, MD
Clinical Professor
Department of Otolaryngology and Head
 and Neck Surgery
Weill Cornell Medical College
Attending Surgeon
Department of Otolaryngology and Head
 and Neck Surgery
New York Presbyterian Hospital—Weill
 Cornell Medical Center
New York, New York

Pete S. Batra, MD, FACS
Stanton A. Friedberg, MD, Professor and
 Chairman
Co-Director, Rush Center for Skull Base
 and Pituitary Surgery
Department of Otorhinolaryngology—Head
 and Neck Surgery
Rush University Medical Center
Chicago, Illinois

Roy R. Casiano, MD
Professor and Vice Chairman
Rhinology and Endoscopic Skull Base
 Program
Department of Otolaryngology, Head and
 Neck Surgery
University of Miami, Miller School of
 Medicine
Miami, Florida

Paolo Castelnuovo, MD
Professor
Department of Biotechnology and Life
 Sciences
University of Insubria, Varese
Chief
Department of Otorhinolaryngology
Ospedale di Circolo Fondazione Macchi
Varese, Italy

William T. Couldwell, MD, PhD
Jospeh J. Yager Professor and Chairman
Department of Neurosurgery
University of Utah School of Medicine
Salt Lake City, Utah

Johnny B. Delashaw, MD
The Ben and Catherine Ivy Center for
 Advanced Brain Tumor Treatment
Department of Neurosurgery
Swedish Medical Center
Seattle, Washington

Franco DeMonte, MD
Professor
Departments of Neurosurgery and Head
 and Neck Surgery
The University of Texas M.D. Anderson
 Cancer Center
Houston, Texas

Richard G. Ellenbogen, MD, FACS
Professor and Chairman
Theodore S. Roberts Endowed Chair
Department of Neurological Surgery
University of Washington School of
 Medicine
Seattle, Washington

Giorgio Frank, MD
Department of Neurosurgery
Center for Pituitary Surgery and Endoscopic
 Surgery of the Anterior Skull Base
Hospital Bellaria
Bologna, Italy

Paul A. Gardner, MD
Associate Professor
Department of Neurological Surgery
University of Pittsburgh School of Medicine
Co-Director
Center for Cranial Base Surgery
University of Pittsburgh Medical Center
Pittsburgh, Pennsylvania

Ziv Gil, MD, PhD
Associate Professor
The Clinical Research Institute at Rambam
Rappaport School of Medicine
The Technion Israel Institute of
 Technology
Chairman
Department of Otolaryngology, Head and
 Neck Surgery
Rambam Healthcare Campus
Haifa, Israel

Atul Goel, MCh
Professor and Head
Department of Neurosurgery
King Edward Memorial Hospital and Seth
 G.S. Medical College
Mumbai, India

Chester F. Griffiths, MD
Pacific Eye and Ear Specialists
Los Angeles, California

Richard J. Harvey, MD
Associate Professor and Program Head
Department of Rhinology and Skull Base
UNSW and Macquarie University
Associate Professor
Departments of Otolaryngology/Skull
 Base Surgery
St. Vincent's Hospital
Darlinghurst, New South Wales, Australia

Peter H. Hwang, MD
Professor
Department of Otolaryngology-Head and
 Neck Surgery
Stanford University School of Medicine
Chief
Division of Rhinology and Endoscopic
 Skull Base Surgery
Stanford University Medical Center
Stanford, California

Daniel F. Kelly, MD
Professor of Neurosurgery
Director
Brain Tumor Center and Pituitary
 Disorders Program
John Wayne Cancer Institute Providence
 Saint John's Health Center
Santa Monica, California

Dennis Kraus, MD
Director
New York Head and Neck Institute
NSLIJ—Lenox Hill Hospital
New York, New York

Ali F. Krisht, MD
Director
Arkansas Neuroscience Institute
St. Vincent Infirmary
Little Rock, Arkansas

Kurt Laedrach, MD, DMD
Medical Director
Department for Craniomaxillofacial Surgery
University Hospital of Bern
Bern, Switzerland

Edward R. Laws, Jr., MD, FACS
Professor
Department of Neurosurgery
Harvard Medical School
Professor
Department of Neurosurgery
Brigham and Women's Hospital
Boston, Massachusetts

John P. Leonetti, MD
Professor and Vice Chairman
Department of Otolaryngology
Loyola University School of Medicine
Director, Cranial Base Tumor Surgery
Department of Otolaryngology
Loyola University School of Medicine
Maywood, Illinois

Lawrence J. Marentette, MD
Professor
Departments of Otolaryngology—
    Head and Neck Surgery, Oral and
    Maxillofacial Surgery, and Neurosurgery
University of Michigan Medical School
Medical Director
Departments of Otolaryngology—
    Head and Neck Surgery, Oral and
    Maxillofacial Surgery, and Neurosurgery
University of Michigan Health System
Ann Arbor, Michigan

Kris S. Moe, MD
Professor
Chief, Division of Facial Plastic and
    Reconstructive Surgery
Departments of Otolaryngology/Head and
    Neck Surgery and Neurological Surgery
University of Washington School of
    Medicine
Seattle, Washington

Daniel W. Nuss, MD, FACS
George D. Lyons Professor and Chairman
Department of Otolaryngology—Head and
    Neck Surgery
Professor, Department of Neurosurgery
    and Neurosciences Center
Louisiana State University Health Sciences
    Center
New Orleans, Louisiana

Ernesto Pasquini, MD
Department of Otolaryngology
Center for Pituitary Surgery and Endoscopic
    Surgery of the Anterior Skull Base
Hospital Bellaria
Medical Director
Otolaryngology Unit
Hospital S. Orsola-Malpighi
Bologna, Italy

Guy J. Petruzzelli, MD, PhD, MBA, FACS
Professor
Department of Surgery
Head, Neck, and Endocrine Surgery
Mercer School of Medicine
Physician-in-Chief
Curtis and Elizabeth Anderson Cancer
    Institute
Vice-President for Oncology Programs
Memorial University Medical Center
Savannah, Georgia

Theodore H. Schwartz, MD, FACS
Professor
Departments of Neurosurgery,
    Otolaryngology, Neurology,
    and Neuroscience
Weill Cornell Medical College
Attending Neurosurgeon
New York Presbyterian Hospital
New York, New York

Chandranath Sen, MD
Professor
Department of Neurosurgery
New York University
Attending Surgeon
Department of Neurosurgery
New York University-Langone Medical
    Center
New York, New York

Dharambir S. Sethi, FRCSEd
Associate Professor, Yong Loo Lin School
    of Medicine
National University of Singapore
Visiting Consultant, Department of
    Otolaryngology
Singapore General Hospital
Singapore

Carl H. Snyderman, MD, MBA
Professor
Departments of Otolaryngology and
    Neurological Surgery
University of Pittsburgh School of
    Medicine
Co-Director
Center for Cranial Base Surgery
University of Pittsburgh Medical Center
Pittsburgh, Pennsylvania

C. Arturo Solares, MD, FACS
Associate Professor
Departments of Head and Neck Surgery
    and Neurosurgery
Co-Director, Center for Skull Base Surgery
Georgia Regents University
Augusta, Georgia

Aldo C. Stamm, MD
Associate Professor
Department of ENT—Head and Surgery
Federal University of São Paulo
Head
Department of Otolaryngology
Hospital Professor Edmundo Vasconcelos
São Paulo, Brazil

Charles Teo, MBBS, FRACS
Associate Professor
Department of Neurosurgery
University of New South Wales
Director
Center for Minimally Invasive Neurosurgery
Prince of Wales Private Hospital
Randwick, New South Wales, Australia

Mark A. Varvares, MD
Professor and Donald and Marlene
    Endowed Chair
Department of Otolaryngology, Head and
    Neck Surgery
Director
Saint Louis University Cancer Center
Saint Louis University
Chief
Department of Otolaryngology, Head and
    Neck Surgery
Saint Louis University Hospital
St Louis, Missouri

Allan Vescan, MD
Assistant Professor
Department of Otolaryngology—Head and
    Neck Surgery
University of Toronto
Toronto, Ontario, Canada

Ian J. Witterick, MD, MSc
Professor and Chair
Department of Otolaryngology—Head and
    Neck Surgery
University of Toronto School of
    Medicine
Chief
Department of Otolaryngology—Head and
    Neck Surgery
Mount Sinai Hospital
Toronto, Ontario, Canada

**Peter-John Wormald, MD, FRAC, FCS(SA),
    FRCS I(Ed), MbChB**
Professor and Chair
Department of Otolaryngology—Head and
    Neck Surgery
The University of Adelaide
Chairman
Department of Otolaryngology—Head and
    Neck Surgery
Queen Elizabeth Hospital
Adelaide, South Australia, Australia

Adam M. Zanation, MD
Associate Professor
Department of Otolaryngology—Head and
    Neck Surgery
University of North Carolina
Chapel Hill, North Carolina

Lee A. Zimmer, MD, PhD
Associate Professor
Department of Otolaryngology—Head and
    Neck Surgery
University of Cincinnati
Director, Rhinology and Anterior Cranial
    Base Surgery
University of Cincinnati Medical
    Center
Cincinnati, Ohio

颅底外科是近几十年来外科学领域进展最为快速的学科之一，同时，它也深具多学科共同参与的鲜明特征。随着现代内镜外科技术、影像导航技术、神经电生理监测技术和血管介入等技术的出现和不断进展，颅底外科得到了快速的发展。目前，中国的颅底外科工作方兴未艾，设备和条件都达到了国际水准。但必须认识到，这是一个具有解剖复杂性、疾病多样性和治疗高风险性特点的领域，盲目开展容易出现灾难性的结果。因此，颅底外科医生的技术培训尤为重要。《颅底外科学》是《耳鼻咽喉头颈外科手术关键技术》系列丛书的颅底外科分册，是颅底外科领域的经典著作。由匹兹堡大学医学中心（UPMC）目前的颅底外科团队的两位共同主任 Carl U. Snyderman 和 Paul A. Gardner 领衔，邀请了世界上知名的 30 余位专家共同编著。原著采用统一的格式，分别从技术简介、病史、体格检查、技术的适应证及禁忌证、术前计划、手术技术、术后处置、并发症、治疗结果，以及作者感悟的经验和教训、所需要的设备和器械等方面对各种颅底外科技术进行了详细的描述。内容翔实，图文并茂，覆盖的颅底外科技术全面，不但包含每一位颅底外科医生都需要掌握的经典入路，还重点描述了内镜颅底外科技术，是一本非常优秀的技术培训著作。

本册中文译著组织了国内在颅底外科领域具有丰富经验的耳鼻咽喉头颈外科和神经外科专家及学者共同翻译，忠实于原著，相信会成为有志于此的中国颅底外科医生的必备实用工具书。

在此，对为本书翻译过程中付出了辛苦工作和智慧的各位译者、本书的两位秘书及首都医科大学宣武医院耳鼻咽喉头颈外科和颅底外科中心的团队致以深深的谢意。向默默地陪伴并坚定支持我们繁忙工作的家人致以衷心的感谢。

张秋航　王振霖

2019 年 3 月

自从"耳鼻咽喉头颈外科手术关键技术"这套技能丛书于 1994 年问世以来，就成为该学科年轻医师和资深从业人员最好的教材。本丛书采用方便读者分享的方式，以大量精美的插图为读者提供全面的耳鼻咽喉头颈外科技术，以充分满足相关的外科培训之需。与其他书籍相比较，本系列丛书已形成其独特的风格，现已出版 13 种，还有其他种类正在积极筹划之中。

本人有幸担任本系列丛书主编，基于以前编写外科教材的经验，我一开始就意识到这是一个非常艰巨的任务。但是我认为，本系列丛书是一套几乎涵盖耳鼻咽喉头颈外科学所有亚专业的系列书籍，理应成为外科手术领域的重要文献。《头颈肿瘤》分册已于今年年初出版，随后将陆续出版《头颈外科手术重建》《颅底外科学》《鼻科学》《美容外科》《耳科与侧颅底外科》等分册。

我已邀请到各分册的主编，他们分别是 Robert L. Ferris、 Eric M. Genden、 Carl H. Snyderman、Paul Gardner、David Kennedy、Wayne Larrabee、James Ridgeway 及 Tomas J. Roland。将《头颈外科手术重建》作为独立的分册与《头颈肿瘤》分册一并出版，有别于传统的编写方式，这样能够囊括更多的专题内容。我真诚地希望本技能丛书能为大家提供更多的外科知识和技能，更好地为广大患者谋福利。

丛书主编　Eugene N. Myers, MD

颅底外科经历了数个颠覆与创新的巨变阶段，每一次变迁都深具保守派和革新派的冲突。最后，逐渐积累起来的经验和具有循证证据的结果让大家回归理性。最近的一个例子即是外（开放式）入路与经鼻（内镜）入路处理颅底外科疾病的截然对立。在过去10年里，内镜技术被内镜外科医生（鼻科医生和垂体外科医生）采用，但同时被头颈肿瘤科医生（传统的颅底外科医生）排斥。由此产生的在知识和技能方面的鸿沟只能通过更多的协作和更完整的教育项目来解决。

颅底外科或许是外科专业里面唯一一个真正意义上的多学科合作的典范。在合作过程中的共同学习不仅使患者受益，更推动了跨学科的创新。颅底手术的数量分布非常独特，它在开放式和内镜颅底手术之间既竞争又互补的关系中取得了很好的平衡。如今，我们已能从全世界的颅底外科专家处获取到秘诀。在国际上普遍存在着不同外科技术共存的现象，这同时也为比较不同入路和技术的优点及其局限性提供了机会。本书精心设计了易读的章节版式，为读者提供了必要的信息。一些章节描述了每一位颅底外科医生都应掌握的已经时间检验的技术，另一些章节聚焦于仍处于不断演化中的内镜新技术。在此，我们对花费了宝贵时间，将珍贵的个人经验分享给读者的作者致以深深的感谢。

我们希望本册图书将会成为颅底外科医生的权威读物。然而，我们也深深认识到所有的知识，尤其是在颅底外科这一充满活力的领域，仍是飞速发展的。

Carl H. Snyderman，医学博士，工商管理学硕士

Paul A. Gardner，医学博士

目 录

第一部分　蝶窦和鞍旁区 ··· **001**

第 1 章　视神经减压术 ··· 002

第 2 章　内镜经鼻入路至蝶鞍 ·· 008

第 3 章　内镜经鼻入路处理鞍区垂体腺瘤和 Rathke 裂囊肿 ········ 021

第 4 章　经颅入路至鞍区、鞍上和鞍旁区 ································ 036

第 5 章　内镜经鼻入路处理内侧海绵窦 ···································· 053

第 6 章　经鼻鞍上入路 ··· 060

第 7 章　经翼突入路处理蝶窦外侧隐窝 ···································· 066

第 8 章　经蝶入路至内侧岩尖 ·· 077

第二部分　颅前窝 ·· **087**

第 9 章　鞍上肿瘤开颅术 ··· 088

第 10 章　翼点 / 经眶翼点开颅术 ··· 097

第 11 章　鼻内经额入路至前颅底 ·· 109

第 12 章　鼻内经筛入路至颅前窝 ·· 115

第 13 章　内镜经鼻蝶骨平台入路至颅前窝 ······························· 124

第 14 章　鼻内经眶入路至颅前窝 ·· 136

第 15 章　内镜经眶入路前颅底手术 ··· 143

第 16 章　眶上锁孔入路至颅前窝 ·· 156

第 17 章　内镜经鼻切除前颅底 ··· 164

第 18 章　经颅入路前颅面切除术 ·· 174

第 19 章　内镜辅助的前颅面切除术 ··· 184

第 20 章　面部移位入路中央颅底手术 ······································ 195

第 21 章　前颅面切除术：面中部掀翻术 ··································· 210

第 22 章　前颅面切除术：鼻侧切开术 ······································ 214

第 23 章　前颅面切除术：Raveh 技术 ······································ 221

第 24 章　额窦颅骨成形术 ·· 233

第 25 章　伴有或不伴有额窦封闭的骨瓣成形术 ························· 239

第三部分　颅中窝 ·· **245**

第 26 章　岩上入路至外侧海绵窦 ·· 246

第 27 章 岩上入路至 Meckel 腔和颅中窝 ·· 256

第 28 章 岩下入路至颈静脉孔 ··· 264

第 29 章 鼻咽纤维血管瘤的手术治疗 ·· 272

第 30 章 改良眶颧开颅术 ··· 281

第 31 章 耳前入路至颞下窝颅底 ·· 287

第 32 章 经岩骨前入路至颅中窝及颅后窝 ·· 303

第 33 章 耳后入路至颞下颅底 ·· 313

第 34 章 内镜经眶入路至颅中窝 ·· 320

第四部分　颅后窝 ·· **335**

第 35 章 内镜经鼻垂体移位入路至上斜坡 ·· 336

第 36 章 经斜坡入路至中下斜坡 ·· 343

第 37 章 内镜经鼻入路至颅颈交界区及齿状突 ··· 351

第 38 章 联合幕上和幕下乙状窦前、迷路后经岩骨入路 ····························· 359

第 39 章 远外侧经颈入路至下斜坡和上颈椎 ··· 369

第五部分　重建 ··· **379**

第 40 章 非血管化修复硬膜小缺损 ·· 380

第 41 章 大范围硬膜缺损的无血管化修复 ·· 385

第 42 章 鼻中隔瓣 ·· 396

第 43 章 中鼻甲黏膜瓣 ··· 402

第 44 章 下鼻甲瓣 ·· 407

第 45 章 颞顶筋膜瓣在颅底重建中的应用 ·· 414

第 46 章 颅外骨膜瓣 ··· 420

第 47 章 经颅颅骨膜瓣 ··· 427

第 48 章 颅底重建中的颞肌 ·· 434

第一部分

蝶窦和鞍旁区

SPHENOID AND PARASELLAR REGIONS

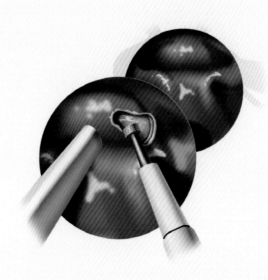

第 1 章　视神经减压术

Optic Nerve Decompression

Pete S. Batra

一、引言

视神经病（optic neuropathy,ON）多由钝性和穿通伤所致。0.5%~5%的闭合性头部外伤出现外伤性视神经病，而伴有颅面骨折的患者这一比例可升至10%。外伤性视神经病的病理机制很可能是多因素的，直接和间接机制均可导致视力丧失。面中部的穿通和眶壁骨折所致的直接损伤可导致神经撕裂、部分离断、神经鞘膜下血肿、眶内血肿及气肿。间接性损伤是由于视神经轴索受到机械性剪切的损伤和挫伤坏死引起视神经缺血导致的。血管缺血和（或）创伤导致视神经水肿，由于视神经管的限制进一步导致了视网膜神经节细胞的死亡。非外伤性的压迫性视神经病也可以通过各种病理过程导致视力下降，如蝶窦和鞍区的良恶性肿瘤、黏液囊肿和Graves眼病。

视神经减压术有多种手术入路。传统的开放性手术包括开颅、鼻外经筛、经眶、经上颌窦及显微镜下经鼻入路。随着硬性内镜的引入、手术器械的精细化和影像导航的应用，促使我们考虑用更微创的内镜技术来处理眶和颅底的病变。实际上，内镜下视神经减压术（endoscopic optic nerve decompression，EOND）具有并发症少、可保存嗅觉、外观更美容、恢复时间短及手术应激小等优点，尤其是对多系统损害的患者，目前代表了处理外伤性和非外伤性视神经病的优选术式。

二、病史

外伤性视神经病经常发生于受严重钝性外伤的患者，因为意识不清，其难以陈述病史，诊断经常被延迟。在这种情况下需要强调保持对外伤性视神经病高度怀疑的重要性，接诊时尽早请眼科医生进行视力评估。对于非外伤性压迫性视神经病患者，经常出现的症状是视物模糊。鼻旁窦和颅底肿瘤患者可合并鼻塞、鼻出血、头痛、突眼、三叉神经麻痹等症状。蝶窦黏液囊肿患者可有外伤或鼻窦手术史。

三、体格检查

外伤性视神经病患者需要由创伤团队全面评估。合并颅内、脊柱、胸部、腹部创伤的患者必须被确诊或排除。严重的钝性冲击伤或穿透伤可导致脑脊液鼻漏或耳漏。颅底颈动脉管的任何骨折均应做脑血管造影排除颈内动脉的动脉瘤或颈内动脉海绵窦瘘。及时做眼科检查并记录基础视力非常有必要。通常患侧的视敏度为20/400或更低。详细的检查能够发现更多的眼部异常，包括视野缺损、色觉下降及患侧传入性瞳孔反应障碍。眼底镜检查对于排除视神经萎缩是必需的，也可以排除其他导致视力下降的病因，如脉络膜破裂、视网膜脱落、玻璃体积血。非创伤性压迫性视神经病患者常有类似的眼功能障碍，需要做全面的神经眼科评估，包括视野检查。怀疑颅底肿瘤的患者需要做全面的头颈和神经系统检查。鼻内镜检查可以排除中鼻道和蝶筛隐窝的外生性肿物。

四、适应证

外伤性视神经病伴有视力丧失的患者，如果大剂量激素冲击治疗无效，CT显示视神经管有骨折，视神经鞘膜血肿，或眶尖血肿压迫者可采用内镜下视神经管减压术。有些患者没有明显的骨折或血肿，但骨管内视神经水肿也适合该术式。从理论上讲，该术式可以缓解神经水肿在坚硬的骨管内带来的压力，并且可清除卡压的碎骨片和血肿，也能促进神经功能的恢复。对于多病因导致的非创伤性压力性视神经病，该术式也能获益，包括原发于视神经的肿瘤，如脑膜瘤、胶质瘤，蝶窦的良恶性肿瘤，鞍区和鞍上的肿瘤，中颅底的骨纤维异常增殖症，蝶窦或蝶筛气房（Onodi气房）的黏液囊肿，Graves眼病，良性颅高压等。

五、禁忌证

长期、完全的视神经萎缩是内镜下视神经减压术的绝对禁忌证，此种情况视力不可能恢复。损伤部位在眼眶部分和完全性视神经离断也是禁忌证。昏迷的患者在充分的视力评估前也不适合行该项手术。

六、术前计划

（一）解剖考虑

在开展手术前，必须要精通蝶窦和视神经颈内动脉的解剖关系。胚胎发育上，蝶窦来源于软骨性鼻囊。在9～12岁期间，随着骨化和吸收的进程，蝶窦占据了颅底的中心区域。蝶窦按气化不同可分为甲介型、鞍前型、鞍型和鞍后型，气化程度越好，视神经颈内动脉隐窝越明显。后筛气房向后、向上气化到蝶窦上方就会形成蝶筛气房，也叫Onodi气房。这种情况占25%～30%，此时视神经与Onodi气房的关系比蝶窦更密切。

有很多重要结构在蝶窦表面显现。视神经-颈内动脉隐窝（opticocarotid recess，OCR）代表了前床突视柱的气化。视神经在紧邻OCR上方的视神经管穿过，而颈内动脉前曲（C_3段）恰在OCR的下方。位于视神经管内侧的骨质缺损和蝶窦间隔分别见于15%和30%的病例，位于颈内动脉管的骨质缺损和蝶窦间隔分别见于20%和40%的病例。颈内动脉隆突之间的中位距离为12mm，OCR的中位长度为5mm。

视神经管位于蝶骨小翼两柱之间，其内走行视神经和眼动脉。视神经直接连入大脑，被覆三层脑膜：软脑膜、蛛网膜和硬脑膜。视神经分三段：眶内段、管内段和颅内段。管内段更容易因头部钝器伤而受损，也更可能从EOND获益。视神经鞘膜附着在视神经管的骨壁上，因此，此区域的骨折更容易造成视神经损伤。眼动脉来自于硬膜下腔，在视神经管的硬膜鞘内与视神经伴行。通常情况下眼动脉从下外侧进入神经鞘膜，一般不会出现在EOND手术区域。然而，15%的患者其眼动脉从内侧进入视神经管，此时从内侧入路减压易损伤眼动脉。

（二）术前影像

EOND术前一定要行高分辨CT扫描（≤1mm），以帮助勾画蝶筛区域的重要解剖关系，辨认视神经和颈内动脉表面的骨质缺损或蝶窦间隔，并为计算机辅助手术提供路线图。事实上，在手术前必须完成术前解剖核对表（表1-1）。在外伤性视神经病患者中CT也可以确认视神经管、颈内动脉管或颅底的骨折。对于严重外伤的患者，做MRI（MR）检查可能存在问题，但在可能的情况下该检查可以发现视神经水肿，眶内或视神经管内的血肿。对于非创伤性视神经病患者，CT和MRI检查是必需的，将帮助确认肿瘤的全部范围及与视神经管的关系。CT有助于显示Graves眼病患者压迫性病变的位置。

七、手术技术

患者仰卧位，气管插管全身麻醉。插管固定于术区左侧。垫头圈，眼部涂好软膏后小心贴上眼膜。手术开始时触诊眼球评估其硬度作为基准。手术全程须保持眼部暴露并清晰可见，以使术中出现的任何眼眶并发症能被及时发现。用羟甲唑啉棉片充分收缩鼻腔。在此期间进行影像导航系统的注册和校准。面部常规消毒及铺巾。

0°内镜下开始手术。1%利多卡因加1∶100 000肾上腺素沿鼻腔外侧壁和蝶腭孔浸润注射。一般而言，经筛入路至蝶窦可以更好地暴露眶尖和视神经区域。进行标准的钩突切除，开放上颌窦，以便更好地进入中鼻道，并有利于引流术区的出血。眶底的高度标志着蝶筛隐窝内蝶窦口的水平。开放全部筛窦使眼眶轮廓化，范围从泪道系统到眶尖。一定小心避免暴力损伤眶纸板和眶筋膜，否则会导致眶脂肪疝出，影响视野。在蝶筛隐窝辨认上鼻甲，锐性切除下1/3暴露蝶窦口。扩大开放蝶窦，暴露视神经管和颈内动脉隆突。如果视神经穿过Onodi气房，则需要此气房完全开放，明确其与蝶窦的关系。

距视神经结节约1cm处切除眶尖的骨质。眶尖骨质可能较厚，须用金刚砂磨钻来暴露眶筋膜和总腱环。视神经管内侧壁的骨质要用2mm或3mm的长柄磨钻来处理。同步的吸引冲洗对于清洗术野的骨粉、出血及减少热传导对视神经的损伤非常重要（图1-1）。电钻工作时整个钻头需全部可视，这样可以降低意外损伤颈内动脉管和蝶骨平台的风险。先用电钻磨到骨管变蓝，然后用刮匙或耳科钩去除剩下的骨壳。暴露从蝶窦外侧壁到视交叉的整个视神经鞘，通常长10～15mm。在视神经鞘膜的内侧和下面完成180°减压（图1-2）。

有些学者建议切开视神经鞘膜来进一步减压。但此项操作是有争议的，有导致下方的视神经和伴行的眼动脉损伤及术后脑脊液漏的潜在风险，在有明确的鞘膜下血肿或严重的神经水肿时或许可以考虑。然而，不建议常规切开视神经鞘膜，目前并没有研究显示其受益大于潜在风险。

表1-1　EOND解剖核对表

- 蝶窦气化的分型（甲介型、鞍前型、鞍型和鞍后型）
- 蝶窦间隔的位置
- 是否存在蝶筛气房（Onodi气房）
- 颅底的高度（Keros Ⅰ型、Ⅱ型和Ⅲ型）
- OCR的位置
- 视神经或颈内动脉表面的骨质缺损
- 蝶窦间隔附着于视神经或颈内动脉表面
- 蝶鞍、斜坡、翼管神经、上颌神经的位置
- 眼动脉相对于视神经的走行
- 是否合并鼻窦炎、鼻中隔偏曲、泡性鼻甲或下鼻甲肥大

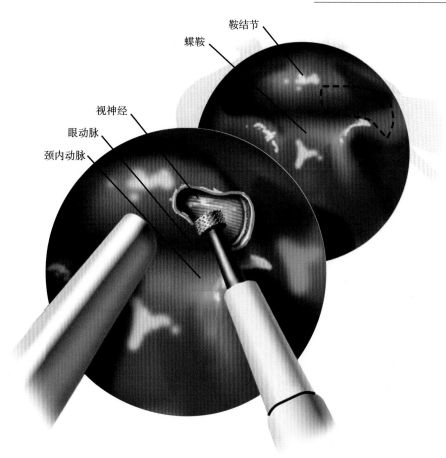

鞍结节
蝶鞍
视神经
眼动脉
颈内动脉

图1-1　内镜下显示用金刚砂钻磨除视神经管内侧壁骨质。同步的冲洗对于减少热损伤非常重要，而吸引对于清理术野的出血和骨粉是十分必要的

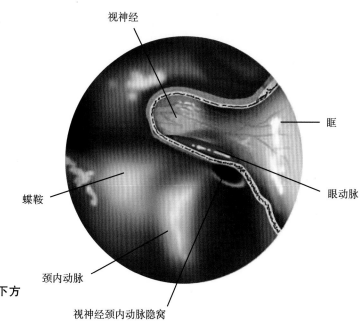

视神经
眶
蝶鞍
眼动脉
颈内动脉
视神经颈内动脉隐窝

图1-2　内镜下显示从眶尖到视交叉的内侧和下方180°减压。眼动脉走行在视神经下方

八、术后处置

术后通常要整夜观察和监控患者可能出现的相关并发症，如鼻出血、脑脊液鼻漏和眼眶的问题。手术当晚应持续应用大剂量糖皮质激素以降低发生视神经水肿的风险。根据临床需要，应连续监测视力。术后第1天行仔细的眼科检查，为以后的检查确立一个基准。口服抗生素和逐渐减量的激素，连用7~10

天。从术后第1天开始用生理盐水冲洗，直到术腔黏膜完全愈合。术后5~7天进行第一次术腔清理，便于去除鼻腔干痂或早期的肉芽组织以保证鼻窦通畅。在此期间不要清理眶筋膜和视神经区域，因这些区域的黏膜上皮化需要4~6周。

九、并发症

潜在的并发症包括鼻腔鼻窦粘连，出血，术后鼻窦炎，溢泪，嗅觉和（或）味觉改变。更严重的并发症包括完全的、不可逆的视力丧失，脑脊液漏和颈内动脉损伤。尽管这些严重风险发生的概率低，但因为电钻要接近这些重要结构，所以预期的风险比常规的鼻窦内镜手术要高。

十、结果

由于自然病程不清楚且目前已发表的研究有多种混杂因素，故多年来关于创伤性视神经病的最佳处理方案一直争论不断。多个回顾性病例对照研究显示内镜视神经减压比单纯激素治疗或观察效果要好。目前为止最大宗病例研究是国际视神经创伤研究，包括133例创伤性视神经病。该研究显示与单纯观察相比，激素治疗或视神经管减压未能显示出明显益处。然而手术组的患者比激素组和观察组在统计上更可能已无光感，因此很可能存在治疗偏倚。Cook等对文献进行系统评价，分析激素、手术、两者联合及不给予治疗的结果，发现激素、手术或两者联合均较不治疗要好。并且中度损伤者较轻度损伤者视力恢复得更好。现有的文献提示手术不应作为创伤性视神经病患者的标准治疗方案。但是，在个性化基础上谨慎选择患者非常必要，如严重视力下降大剂量激素治疗无效，并有客观CT证实视神经损伤，即视神经管骨折造成碎骨片压迫神经或出现血肿可进行手术。

非创伤性视神经病患者同样可以从内镜视神经减压手术获益。Pletcher和Metson为7例患者实施了10次内镜视神经减压术，病理包括颅底肿瘤、黏液囊肿和Graves病。经过平均6个月随访，平均视力从20/300提高到20/30。随着颅底入路手术的增加，非创伤性视神经病患者的手术结果将会有更多的数据。

✔ **精要**

- 细致的眼科评估对于创伤性或非创伤性视神经病患者非常重要。
- 薄层CT对于确认蝶筛区域重要的解剖关系必不可少，并且能为影像导航手术提供路线图。
- 对于视神经受侵的颅底肿瘤病例多学科协作非常重要。
- 为了识别与视神经相关的重要解剖结构如眶内侧壁、筛顶、蝶鞍及颈内动脉，广泛开放鼻窦是必要的。
- 眶尖和视神经管的骨质需要用金刚砂磨钻头磨除，同时用水冲洗和吸引，保证清晰术野，减少对神经的热损伤。
- 需要暴露从蝶窦外侧壁到视交叉的全部视神经鞘膜，并沿神经的内侧面和下面180°减压。
- 术后需要应用7~10天的抗生素和糖皮质激素。术后第1天开始给予轻柔的鼻腔冲洗。术后1周开始细致地清理鼻腔。

✔ **误区**

- 进行内镜下视神经减压术术前要确认眼动脉的走行。

● 术中保证钻头完全可以将损伤颅底或颈内动脉的风险最小化。

● 切开视神经鞘膜是有争议的，可能导致脑脊液漏或视神经损伤。

✔ 所需器械

● 切除该区域的任何肿瘤所需要的内镜颅底器械。

● 高速金刚砂钻，最好有同步冲洗和吸引。

● 双极电凝。

● 单击电凝全程避免使用。热损伤穿透得较深，有损伤颅内、眶内重要结构的风险。

● 强烈建议使用影像导航，特别是对于因严重外伤或颅底肿瘤导致明显解剖改变的患者。

（刘俊其 译）

推荐阅读

Cook MW, Levin LA, Joseph MP, Pinczower EF. Traumatic optic neuropathy. A meta-analysis. Arch Otolaryngol Head Neck Surg 1996;122（4）:389 - 392.

Luxenberger W, Stammberger H, Jebeles JA, et al. Endoscopic optic nerve decompression: the Graz experience. Laryngoscope 1998;108:873 - 882.

Rajiniganth MG, Gupta AK, Gupta A, et al. Traumatic optic neuropathy: visual outcome following combined therapy protocol. Arch Otolaryngol Head Neck Surg 2003;129（11）:1203 - 1206.

Pletcher SD, Sindwani R, Metson R. Endoscopic orbital and optic nerve decompression. Otolaryngol Clin North Am 2006;39:943 - 958.

Pletcher SD, Metson R. Endoscopic optic nerve decompression for nontraumatic optic neuropathy. Arch Otolaryngol Head Neck Surg 2007;133:780 - 783.

Locatelli M, Caroli M, Pluderi M, et al. Endoscopic transsphenoidal optic nerve decompression: an anatomical study. Surg Radiol Anat 2011;33:257 - 262.

第2章　内镜经鼻入路至蝶鞍

Endonasal Approach to The Sella

Dharambir S. Sethi

一、引言

垂体瘤的手术治疗经历了向微创技术的重大范式转换。在过去的15年中，垂体瘤的经鼻内镜入路已获得认可，现已成为一种安全有效的方法。在使用0°鼻内镜切除肿瘤后，用角度镜检查鞍内可以更好地显示残余肿瘤，从而保证更彻底的切除。为在垂体瘤手术治疗中获得成功，完全切除肿瘤对最大程度减压视交叉和降低复发至关重要。完全切除分泌性肿瘤对控制长期内分泌紊乱尤为重要。

在过去的16年中，笔者所在的鼻科学–神经外科团队已完成700多例垂体瘤手术，之前曾报道过内镜经鼻蝶鞍入路和"四手外科技术"。我们的技术涉及以两侧上鼻甲为界的蝶窦开放术。不切除中鼻甲。切除约1cm的鼻中隔后段以便于通过双侧鼻孔进入器械。不常规使用以蝶腭动脉为蒂的血管化鼻中隔瓣，但至少保留一侧的蝶腭动脉（通常为左侧），以便如果需要血管化的鼻中隔瓣，可以在去除肿瘤后制备使用。该入路旨在应用微创技术以最大程度保留鼻腔解剖结构。

二、病史

详细地询问病史和进行体格检查是最基本的。由于大多数患者出现视力或内分泌症状，因此应进行彻底检查。某些患者在因头痛行常规磁共振扫描而发现垂体病变时可能无相关症状表现。急性头痛发生在垂体卒中，慢性头痛可能由脑积水引起。眶周头痛可能提示海绵窦受压或受侵。视力障碍包括视野缺损，同侧偏盲或完全双颞侧偏盲甚至失明。复视的发生可能是由于肿瘤侵犯海绵窦时累及展神经和动眼神经所致。内分泌症状可能是由垂体功能不全或垂体功能亢进而引起。垂体功能不全的发生可能与大、小肿瘤都相关。垂体功能亢进可能导致多种高分泌状态。肢端肥大症患者可出现特征性症状，如粗壮面容，包括手、足、面部骨骼和下颌的增大。库欣病患者也具有典型特征，包括面部多血，锁骨上脂肪组织堆积，后颈部脂肪组织堆积，痤疮，多毛症，皮肤变薄，瘀斑和紫纹。这些患者通常体重增加，疲劳，易怒，抑郁并且健忘。

三、体格检查

体格检查包括全面的头颈部评估及神经系统评估。垂体功能亢进的特征（肢端肥大症、库欣病）可能存在。如出现眼部症状，应由眼科医生进行全面的眼科检查。鼻内镜检查对于术前评估鼻气道和排除鼻窦炎及鼻息肉等合并症非常重要。

四、适应证

手术治疗垂体瘤已被证实是治疗激素分泌性垂体瘤和无功能性垂体瘤的有效方法。手术适应证包括所有无功能性垂体瘤和除泌乳素瘤外的大多数分泌性垂体瘤。泌乳素瘤通常通过多巴胺激动剂可良好控制。手术适应证还包括药物治疗失败、拒绝药物治疗或不能耐受药物的副作用。

非分泌性肿瘤可能大小不一，病变使蝶鞍扩大并沿着阻力最小的路径侵犯，向外侵犯海绵窦，向上侵犯鞍上池，向前侵犯蝶窦。某些非分泌性肿瘤可能有着非常广泛的鞍上侵犯。这些肿瘤的最佳手术方案是一期或分期行内镜经鼻联合开颅入路手术。大多数分泌性肿瘤表现为肢端肥大症和库欣病，是手术的适应证。对于垂体泌乳素瘤，对药物治疗无效、不能耐受药物治疗或主要是囊性肿瘤的患者来说，可以考虑手术。垂体卒中可能需要行急诊手术，因为这些患者通常出现突然且迅速的视力恶化。

五、禁忌证

最近的一篇文献综述比较了垂体瘤的不同治疗方式。该综述证实，与其他治疗方式相比，内镜技术在肿瘤减瘤、视神经减压和激素控制等方面有优势。然而，有些患者并不适合内镜技术。不适合全身麻醉手术的功能性肿瘤患者可以接受放射治疗或药物治疗。内镜垂体瘤手术的主要（相对）禁忌证是存在广泛的颅内生长，特别是鞍区部分小的肿瘤，因为切除鞍内肿瘤后不太可能导致鞍上的肿瘤显著下降进入术区。对于此类患者，术者必须进行颅底的广泛切除和重建，以便获得足够的通路。另一个相对禁忌证是泌乳素瘤。只要患者可以耐受多巴胺能药物治疗的副作用，在大多数情况下药物能控制这些肿瘤而不会对视力造成直接威胁。

六、术前计划

所有计划进行垂体瘤手术的患者术前和术后都要接受影像学检查、内分泌检查和视野检查。耳鼻喉科医生行术前鼻内镜检查是常规术前评估的一部分。在笔者所在机构，已经为准备接受此手术的患者制定了"垂体瘤临床路径"。经过初步检查和转诊后，患者在由耳鼻喉科医生、神经外科医生和眼科医生组成的多学科垂体诊室进行检查。这是为了确保涉及患者治疗的不同专家在围术期能进行紧密的合作。

（一）影像学检查

垂体的MRI是首选成像方式。垂体区薄层MRI扫描及矢状位和冠状位重建是垂体瘤影像学检查的金标准。应常规行鼻、鼻窦和蝶鞍CT，因为它们不仅有益于了解骨性解剖结构，而且钙化灶病变如颅咽管瘤在CT上更易于识别。垂体窝的MRI扫描提供了肿瘤的位置、大小、边界，以及与毗邻结构的关系等重要信息。必须仔细评估肿瘤对海绵窦内神经血管结构的包绕程度。虽然包绕并不是该入路的禁忌证，但外科医生必须对自己能安全地从肿瘤中解剖颈内动脉的能力进行预判，并应牢记放射外科和分次放射治疗可以控制不可切除的残余肿瘤的生长。在某些情况下，术前MRI扫描中表现为肿瘤包绕了血管，但术中发现血管只是贴着肿瘤包膜走行，并且可以从蛛网膜平面很好地分离开。

（二）视野检查

所有患者均应接受术前视野检查。视野进行性恶化通常是主要的神经学标准，手术处理的决策也是基于此。即使视觉通路和垂体肿块之间没有接触，Humphrey和Goldmann视野评估仍然有用。这是因为视野缺损可能反映出既往的侵犯、潜在的血管分流或减压后视交叉的移位。术前检查中视觉病变的定位与定量对于预后信息和法医学文书都非常重要。

（三）内分泌检查

术前常规行内分泌检查。接受垂体瘤手术的患者围术期内分泌治疗可能会因垂体病变大小、病变类型、手术入路（经蝶或开颅）和术前内分泌功能而有所不同。

（四）耳鼻喉科检查

由耳鼻喉科医生施行术前鼻内镜检查以排除活动性鼻窦炎。有必要在垂体瘤手术前治疗鼻腔鼻窦感染并确保术区没有感染。围术期常规预防性使用抗生素。此外，术前鼻内镜检查也可提供鼻腔解剖的有用信息，如鼻甲肥大、泡性鼻甲或严重鼻中隔偏曲，这可能需要行鼻中隔矫正术才能进入蝶窦。

（五）内镜摄像设置

数字内镜摄像系统（Karl Storz）置于手术台头端，以便2位外科医生都能够在液晶显示器上观看手术。耳鼻喉科医生位于手术台的右侧，神经外科医生位于手术台的左侧。手术操作视频文件通常记录在数字记录装置上。

七、手术技术

自1994年以来，700多名患者在笔者所在医院接受了内镜垂体瘤手术。大多数病例使用的是单纯内镜入路到达蝶鞍。

病例1：患者，女，50岁。表现为头痛和双颞侧偏盲。MRI扫描显示延伸至鞍上池的巨大鞍区病变（图2-1和图2-2）。

术前评估后，使用如下手术技术进行内镜下垂体瘤切除。

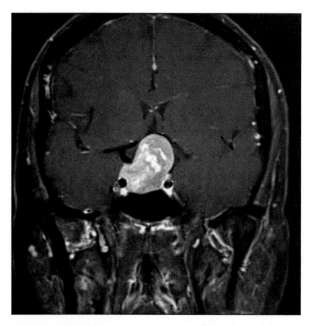

图2-1　病例1的冠状位T1加权钆增强MRI序列显示巨大的垂体大腺瘤

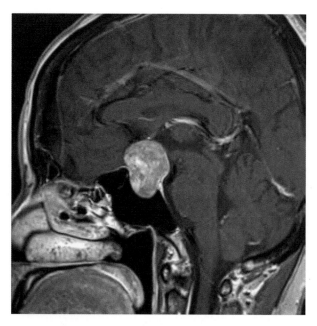

图2-2　病例1的矢状位T1加权钆增强MRI序列显示巨大的垂体大腺瘤

1.在诱导麻醉前约20分钟，将2只4%可卡因浸润的脑棉片塞入两侧鼻腔中使鼻腔减充血。患者取仰卧位，全身麻醉。给予抗生素、糖皮质激素和抗组胺药。我们常规使用头孢唑林（2g，静脉注射）、地塞米松（10mg，静脉注射）和苯海拉明（50mg，静脉注射）。使用经口气管插管，填塞咽部。将气管插管固定在左侧嘴角以保持胸部区域有足够空间，这是因为在胸部上的内镜手术操作动作可能偶尔会导致气管插管移位。常规将Foley导尿管插入膀胱以监测术中和术后尿量。患者头部上仰并略微转向右侧。头部抬高至高于心脏约30°以促进静脉回流。用消毒液（如5%聚维酮碘溶液）消毒口鼻，并用无菌巾和手术薄膜覆盖该区域。如果需要取移植用的脂肪组织，将下腹部消毒铺巾。

2.取出置于鼻腔的脑棉片。鼻腔再次局部应用可卡因减充血。内镜下将4%可卡因浸润的无菌脑棉片置于两侧蝶筛隐窝。减充血约10分钟后移除，并用1%的利多卡因与1∶80 000肾上腺素浸润注射双侧蝶筛隐窝。用21号脊髓穿刺针浸润注射蝶窦前壁、蝶腭孔和鼻中隔后部。

3.在鼻腔充分收缩后，使用0°或30°内镜进行检查。确认双侧蝶窦口。

4.自蝶窦口暴露较好的一侧开始手术。大多数情况下从右侧开始。使用4mm具有锯齿外轴的微型吸割器清除蝶筛隐窝处蝶窦口周围的黏膜，注意不要损伤上鼻甲。微型吸割器的锯齿形刀片朝向内侧，外护套向外以保护上鼻甲黏膜。向下及向内扩大蝶窦口至蝶窦底。注意不要太靠下以避开蝶腭动脉（SPA）中隔支。用2mm向上或向下开口的Kerrison咬骨钳开放蝶窦。清除犁骨和蝶嘴后方的黏膜。蝶窦开放术通过脱位附着于蝶嘴上的犁骨而延伸到对侧。确定对侧蝶窦口，并将蝶窦开放至对侧上鼻甲（图2-3）。用坚固的鼻中隔钳去除蝶嘴。向上延伸至蝶窦顶部，向下至蝶窦底部，向外至两侧上鼻甲的广泛蝶窦开放术就成形了。

5.用反咬钳去除犁骨后部约1cm，以便从两侧鼻孔进入器械。获得蝶窦全景视野。去除部分鼻中隔后部，使2位外科医生均能使用双手，从而可通过双侧鼻孔分别进入2个，共达4个独立的器械。蝶窦入路完成（图2-4）。神经外科医生和耳鼻咽喉科医生此时开始团队合作。耳鼻喉科医生手动操作内镜并协助神经外科医生切除肿瘤。

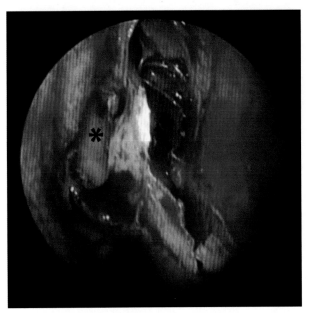

图2-3　双侧蝶窦开放术（黑色星号）

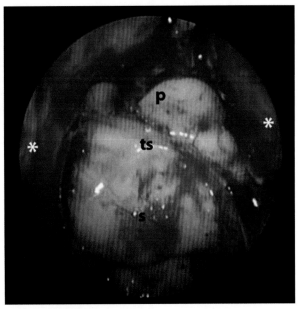

图2-4　提供蝶鞍（s）入路的宽大的中线蝶窦开放术，外侧界限是上鼻甲（白色星号），其他可见的结构分别是蝶骨平台（p）、鞍结节（ts）、斜坡（c）和斜坡旁颈内动脉（a）

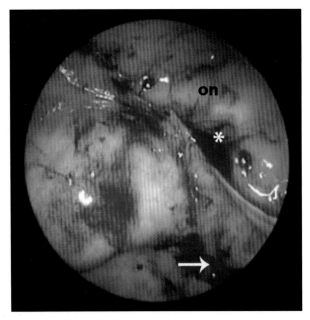

图2-5　30°内镜下蝶窦结构视图。标记的结构是左侧视神经（on），左侧视神经颈内动脉隐窝（星号）和附着到左侧斜坡旁颈内动脉上的蝶窦附加间隔（箭头）

6.接下来用0°，30°和70°的4mm内镜检查蝶窦，并识别其中重要的解剖标志，特别是侧壁结构。当蝶窦气化良好时，可清楚识别颈内动脉隆突、视神经管隆突和视神经颈内动脉隐窝（图2-5）。在气化良好的蝶窦外侧隐窝处，可分别于上外侧和下内侧识别三叉神经第二支（V2）和翼管。

在后壁上确定鞍结节、蝶鞍前壁和斜坡凹陷。如果存在窦内间隔，确认其位置。注意不要撕脱蝶窦黏膜，因为这可能导致较多出血。一旦获得蝶窦的全貌和手术标志，就完成了蝶鞍入路。正确识别鞍底的主要标志为上面的蝶骨平台、下面的斜坡和两侧的颈动脉隆突，如果可以的话使用神经导航确认标志（图2-6）。

7.一旦确定鞍底，使用双极电凝烧灼鞍底的黏膜以暴露下面的骨质。通过使用诸如球形探针

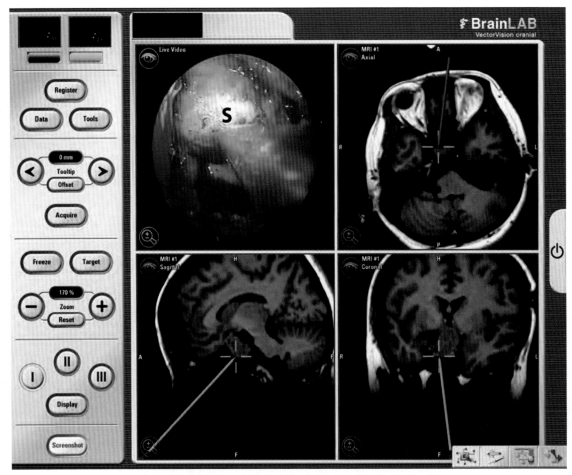

图2-6　内镜图像显示蝶窦下部，可见骨性鞍底（s）膨入蝶窦；辅助神经导航也显示了探针尖端在矢状位、冠状位和轴位T1加权磁共振图像中的位置

等器械轻柔触诊以评估鞍底厚度。通过直视显像和触觉反馈，确定鞍底最薄弱处，并在阻力最小处轻轻骨折。在硬膜和鞍底之间用直角钩分出一个平面。使用1mm Kerrison咬钳或刮匙精细地去除鞍底暴露硬膜。鞍底去除的界限上为蝶骨平台，下为斜坡，外为颈内动脉隆突（图2-7）。

8.切开硬膜前使用双极电凝对表面进行止血。用镰刀、可伸缩刀片的手术刀或45°短吻剪切开。

9.取肿瘤组织活检。一旦获取足够的肿瘤组织进行病理检查，可使用钝环刮匙和垂体钳联合切除肿瘤。耳鼻咽喉科医生和神经外科医生此时协作。当一人切除肿瘤时，另一人持续吸引以促使快速切除。有计划、有步骤地切除肿瘤非常有效。从底部开始切除肿瘤，然后切除侧面，如果有鞍上部分的话，最后予以切除。肿瘤通常在囊性或凝胶状部位迅速减压。鞍膈可能在该区域迅速下降，给人以肿瘤已被完全切除的印象，但肿瘤呈半固态或黏附于鞍膈的肿瘤可能会残留。因此，试图通过按步骤切除肿瘤以防止鞍膈过早下降对保证完全切除肿瘤至关重要。当鞍膈下降不均衡时，可造成肿瘤囊袋残留。此时通过一位外科医生轻轻地回抬蛛网膜使肿瘤可视，同时另一位医生可以仔细检查囊袋并切除任何残余肿瘤。

10.一旦肿瘤被切除，使用4mm角度镜（30°，45°或70°）来观察蝶鞍腔和鞍上池，以确保没有肿瘤残余（图2-8）。使用角度镜的侧向视角可以探查海绵窦内侧壁。

11.一旦完全切除肿瘤，可通过使用脑棉片进行约5分钟的压迫填塞以控制来自鞍区的轻微渗血。移除脑棉片后，再次内镜检查鞍区，并且通过放置止血纱（Johnson&Johnson，New Brunswick，NJ）控制任何局部渗血。在采取上述措施后仍然存在渗血的情况下，可局部应用含凝血酶的液态明胶（FloSeal；Baxter International Inc.，Deerfield，IL）进行控制。

12.手术结束后，须确保鼻腔止血。使用双极电凝控制任何轻微黏膜渗出或来自蝶腭动脉中隔支的出血。

13.用薄层止血纱衬于蝶鞍腔。不常规行鞍区缺损修补。在缺损处放置薄层止血纱。

14.为促进黏膜术后愈合，应确保蝶嘴处没有骨质暴露，并充分覆盖黏膜。将8cm长的鼻用膨胀海绵（Medtronic Xomed Surgical Products，Jacksonville，FL）置入双侧鼻腔中并注入生理盐水使其膨胀。24小时后将其除去。

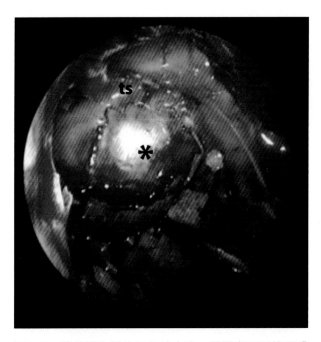

图2-7 鞍前壁和鞍底已经被去除，暴露出下面的硬膜（星号）和鞍结节（ts）

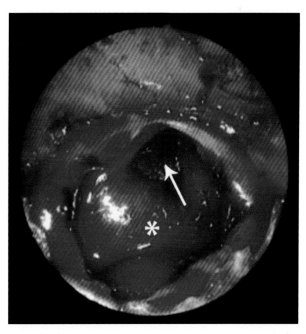

图2-8 切除肿瘤后辨认蛛网膜（星号），箭头指向鞍上的延伸

颅底外科学

上述患者未发生脑脊液漏。手术全长57分钟，失血量约150ml。术后3个月复查MRI显示肿瘤已被完全切除（图2-9和图2-10）。

另一病例为不同的鞍区病变以展示手术技术和结果。

病例2：患者，男，49岁，头痛和复视2周。MRI显示鞍内均匀强化的肿块延伸至鞍上池，压迫并抬高视交叉（图2-11A，B）。图2-12显示在中线完成的双侧蝶窦开放术。图2-13显示鞍底。注意鞍底的蝶窦中线间隔已被去除。图2-14显示去除蝶鞍前壁。图2-15展示运用双手技术从蛛网膜表面切除肿瘤。图2-16显示从鞍内观察蛛网膜（黑色星号）。此患者有一处小的脑脊液漏，采用脂肪组织塞于漏口并用带蒂鼻中隔瓣修补。图2-17是神经导航探针置于鞍内的术中图像。MRI扫描（图2-18A，B）显示术后2年的变化。

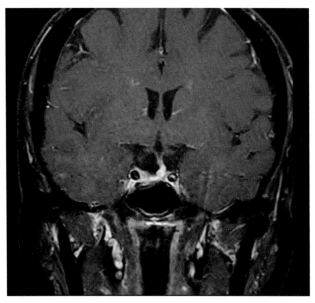

图2-9　病例1术后3个月的T1加权钆增强冠状位MRI序列显示肿瘤完全切除

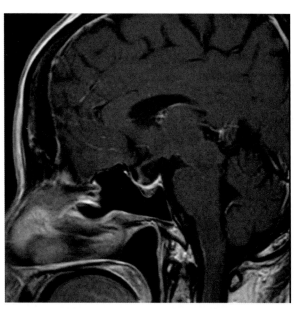

图2-10　病例1术后3个月的T1加权钆增强矢状位MRI序列显示肿瘤完全切除

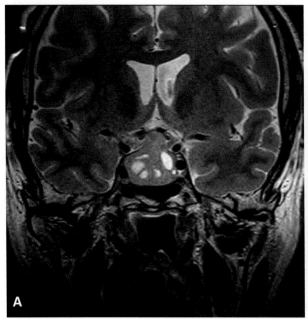

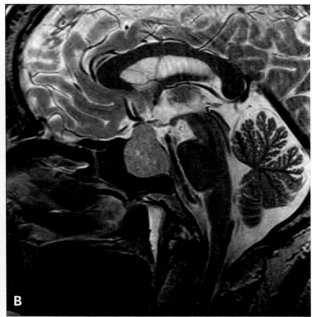

图2-11　A和B：T2加权MRI显示鞍内均匀强化的肿块延伸至鞍上池，压迫并抬高视交叉

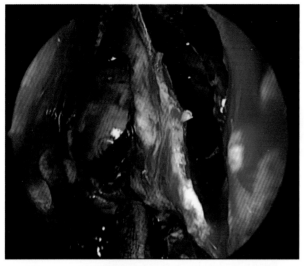

图2-12　双侧蝶窦中线开放术已完成的内镜视像

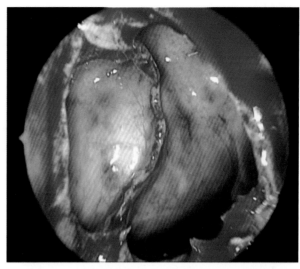

图2-13　中线部位的宽大的蝶窦开放术后的鞍底视像

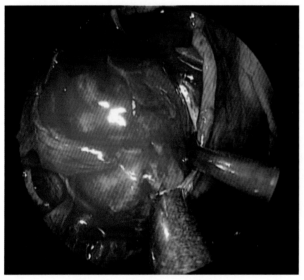

图2-14　去除鞍底以暴露硬膜

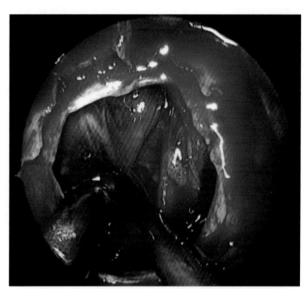

图2-15　使用双手技术从蛛网膜表面分离肿瘤

图2-16　鞍膈下降的术中内镜视像。注意蛛网膜（黑色星号）

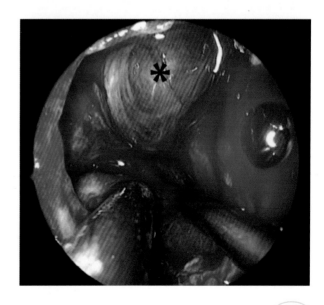

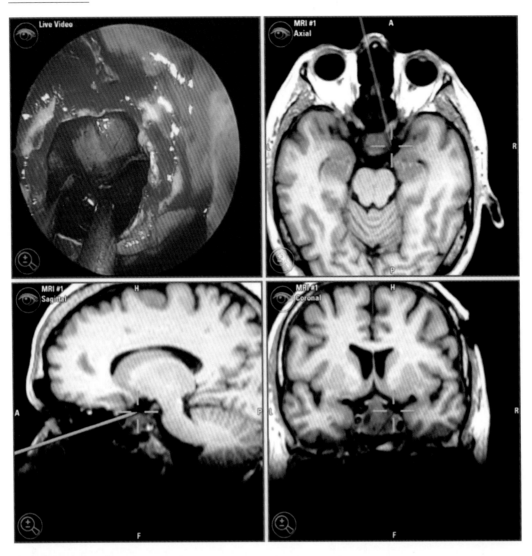

图2-17 探针位于右侧海绵窦段颈内动脉的神经导航视像

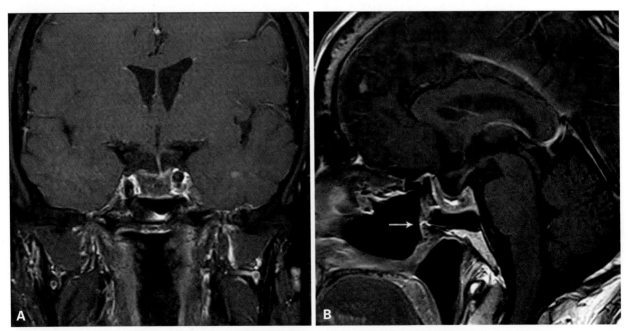

图2-18 A和B：术后每3个月复查1次MRI。箭头指向带蒂的鼻中隔瓣

八、术后处置

手术完成后，拔管并将患者送到复苏室监测其生命体征。接下来的24小时，在神经外科ICU监护患者，特别关注有无尿崩症和视力恶化。术后第2天查晨起空腹皮质醇水平，仅当皮质醇水平低下时才行皮质醇替代治疗。术后第1天去除鼻腔填塞。如果没有放置腰大池引流，患者可在术后第2天下地行走，并可在术后第3天或能够下地行走和顺利进食时尽早出院。术后监测患者有无脑脊液漏、脑膜炎及出血的症状体征。常规使用抗生素和镇痛药。取出鼻腔填塞后用内镜检查患者。在内镜引导下吸出鼻腔内所有血凝块。

第一次复诊安排在术后1周。局部使用4%可卡因后，内镜下去除鼻腔和蝶窦内的血凝块。仔细检查鞍区有无出血和脑脊液漏。耳鼻喉科医生前3周每周查看一次患者，接下来2次复诊每3周安排一次。愈合通常需要3~6周，通过内镜下去除痂皮以促进愈合。必要时安排进一步复诊。内分泌科医生、眼科医生和神经外科医生也都提供术后随访。

九、并发症

手术医生必须熟悉并准备好处理可能出现的并发症。表2-1列出了外科医生必须预计到的并发症。

最常见的术中并发症是脑脊液漏。脑脊液鼻漏的常见原因是刮匙、镊子或吸引器等器械导致的鞍膈损伤。鞍膈通常很薄且易受损，因此从该精细结构上切除肿瘤时必须非常小心。同样重要的是，要记住在漏斗之前，垂体的上面与蛛网膜和软脑膜直接相连，蛛网膜下腔在此延伸到鞍膈下，切除肿瘤时可能会被无意损伤。术中发现脑脊液漏时，应找到鞍内缺损。手术应在其周围操作完成，并采取措施使其不要扩大和加剧。手术结束时，应在鞍内填放腹部脂肪组织和纤维蛋白基质（Tisseel；Baxter，Deerfield，IL）来修复缺损。有些病例的脑脊液漏可能是由于"十"字形切口的垂直部分向上延伸，导致蛛网膜轻微"滴漏"造成的。在这些患者中，将少量脂肪组织置于缺损处并用纤维蛋白基质（Tisseel；Baxter，Deerfield，IL）固定以修复"滴漏"缺损。

术中出血可能是由于术前鼻腔减充血不足、蝶腭动脉损伤、蝶窦黏膜无意撕脱、海绵窦损伤、海绵间窦损伤或海绵窦段颈内动脉损伤引起。术前及术中鼻黏膜减充血，切开前用双极电凝烧灼肿瘤包膜和硬膜表面，以及采取预防措施避免蝶窦黏膜撕脱是减少术中出血的关键。肿瘤组织易出血。快速切除肿瘤确保早期止血。如果蝶鞍腔持续出血，用30°内镜检查对于确定出血点和肿瘤残余十分有效。然后可通过压迫、双极电凝或薄层止血纱控制出血点。当静脉血充满术野时应怀疑海绵窦出血。可使用止血纱、纤维蛋白基质或流体明胶FloSeal（Baxter，Deerfield，IL）进行修复。

最可怕的并发症可能是海绵窦段颈内动脉的损伤。如果术者正在外侧操作，应怀疑颈内动脉出血。首要措施是迅速填塞鼻腔和蝶窦。其间评估患者的情况。输血只是应急措施。同时，安排血管造影和闭塞试验。如果填塞足以止血且患者能通过闭塞试验，可使用球囊闭塞颈内动脉。然而，如果患者不能

表2-1　内镜垂体手术并发症

术中并发症

- 脑脊液漏
- 颅内损伤
- 神经血管损伤
  - 颈内动脉损伤
  - 海绵窦出血
  - 上颌神经损伤
  - 视神经损伤
- 蛛网膜下腔出血

术后并发症

- 脑脊液漏
- 尿崩症
- 脑膜炎
- 鼻中隔瓣坏死或移位
- 继发性出血
- 视力丧失

远期并发症

- 慢性鼻窦感染
- 粘连

通过闭塞试验，则必须在闭塞颈内动脉之前先行动脉旁路移植。如果填塞不能止血，需要采取紧急措施，如栓塞颈段颈内动脉或可能须行开颅手术。

明显的术后出血可能是由于蝶窦开放部位的黏膜渗血或蝶腭动脉分支的活动性出血。对于难以控制的大出血须警惕颅内血管损伤的可能，应行血管造影。

鞍内血肿或视神经直接损伤可能会导致暂时性或永久性的视力下降。当患者术后诉视力恶化时应怀疑鞍内血肿。此时须行急诊脑CT扫描并立即行手术清除血肿。

在我们的病例中，术后脑脊液漏发生率很低，大多数情况下在术中就被识别和处理了。如果术后出现脑脊液漏，且内镜检查提示存在蛛网膜下腔破裂可能，需要确认并关闭缺损和修复蝶鞍。替代方案是试行腰大池引流并卧床休息，但应注意长期的脑脊液漏与脑膜炎相关。

十、结果

内镜手术治疗垂体瘤已成为新的标准治疗方式。内镜技术和显微镜技术的比较已经证明内镜手术的优势，特别是对于大腺瘤。内镜的视觉增强能获得更充分的解剖和更高的大体全切率。对于功能性肿瘤，内镜技术与显微手术的激素缓解率和肿瘤控制率相似，但围术期并发症发生率更低。

✅ 精要

● 蝶窦口位于蝶筛隐窝上方，后鼻孔上缘约1.5cm处。蝶窦口的形状和大小可能有所不同，但位置几乎恒定。在某些情况下窦口被最上鼻甲遮盖，可将其轻柔地推向外侧或在必要时切除。不能识别窦口的情况罕见，可用钝的器械或吸引器头控制力度在前壁阻力最小处进入蝶窦。

● 如果蝶嘴很厚，可能需要使用金刚钻磨除蝶嘴以获得通道。

● 鞍底切除范围取决于病变的大小和位置，但一般推荐横向切除范围达颈内动脉。

● 硬膜上的切口类型可因手术医生偏好、肿瘤类型和大小及去除肿瘤所需暴露而异。切口可以是垂直、水平、"十"字形、对角或做成向下翻转的瓣状。注意不要将垂直切口过于向上延伸，以避开蛛网膜下腔和前海绵间窦。水平切口的横向范围受两侧海绵窦限制，在暴露区域的远外侧角必须非常小心地避开颈内动脉。硬膜的对角线切口比"十"字形切口可提供更宽阔的开口。如果需要进一步暴露垂体顶上方，可能要在中线进一步切开硬膜上叶。

● 如果术中发现脑脊液漏，用三明治法将腹部脂肪组织垫夹在止血纱之间填塞缺损，并用纤维蛋白基质（Tisseel；Baxter，Deerfield，IL）密封。

● 以上至蝶骨平台，下至蝶窦底壁，外至上鼻甲的宽大蝶窦开放术提供了足够的通道，可以切除大部分没有向外侧包绕海绵窦的垂体瘤。

● 从蝶嘴掀起黏骨膜瓣，可以保留蝶腭动脉的中隔支。我们总是至少保留一侧动脉，通常为左侧，以防需要血管化的鼻中隔瓣修复术中或术后脑脊液漏。

● 在需要鼻中隔瓣的情况下，必须以带冲洗的高速电钻充分磨平蝶嘴，以使黏膜瓣和蒂无隆起或扭转地铺到术腔内。然后填塞铋碘仿石蜡纱条，从而使黏膜瓣附着在术腔表面。

● 广泛去除蝶鞍前壁和大的硬膜切口可以方便抵达及切除肿瘤。

● 为了完全切除肿瘤，可能需要从蛛网膜表面解剖肿瘤包膜。

✅ **误区**

- 术者应该有足够的内镜鼻窦手术经验。
- 必须对蝶鞍及周围区域的内镜解剖有清晰的理解。
- 术中应能够处理海绵窦段颈内动脉的损伤。
- 内镜技术可能不适合大的侵袭性肿瘤，其治疗可能须与开放入路相结合。
- 在向下开放蝶窦时，如遇到蝶腭动脉中隔支可能会导致活动性出血，可用双极电凝烧灼止血。在罕见情况下出血难以控制，可能需要在蝶腭孔处暴露并结扎蝶腭动脉，蝶腭孔位于紧邻中鼻甲后方的中鼻道内。大多数内镜鼻窦外科医生都熟悉该技术。
- 如果要去除蝶窦附属间隔，应格外小心，因为它们通常附着于颈内动脉管或视神经管。使用咬切器械去除这些间隔更加安全。非咬切器械对间隔的不慎撕脱可能导致覆盖海绵窦或视神经的薄骨骨折，从而引起血肿、难治性出血甚至失明。
- 在鞍区侧方轻柔操作极其重要，因为海绵窦内壁可能非常薄。有颈内动脉损伤出血的报道，但也可能是由颈内动脉的分支撕裂导致，如垂体下动脉或颈内动脉的被膜动脉。应使用钝刮匙，因为蛛网膜可能非常薄，即使轻柔操作也可能导致脑脊液漏。

✅ **所需器械**

（一）通用设备

- 内镜：0°，30°，70°
- 微型吸割器（Medtronic）和控制台（Medtronic集成功率控制台）
- 内镜清洁鞘（带冲洗管）
- 鼻窦仪器托盘［包括Freer剥离子Blakesley钳（直的和45°）咬切钳（直的和45°）及球形探针］
- 长枪式双极钳
- 2个吸引器装置

（二）蝶窦开放术

- 直型蝶窦蘑菇头形钳
- Kerrison咬骨钳（1mm和2mm，上咬和下咬）
- 2mm骨凿和骨槌
- 加长的颅底钻头
  - 美敦力4mm直切割钻
  - 美敦力5mm，15°金刚钻

（三）鼻中隔切开术

- 反咬钳

（四）垂体入路

- 管刀/圆盘剥离子
- 刀片可伸缩的手术刀

（五）垂体切除

● 内镜垂体托盘
  ■ Rhoton解剖器3, 5号
  ■ 刮匙解剖器，大、小
  ■ Storz弯刮匙

（张维天　译）

推荐阅读

Jho HD. Endoscopic pituitary surgery. Pituitary 1999;2（2）:139 - 154.

Molitch ME. Medical treatment of prolactinomas. Endocrinol Metab Clin North Am 1999;28:143 - 169.

Ellegala DB, Maartens NF, Laws ER Jr. Use of FloSeal hemostatic sealant in transsphenoidal pituitary surgery: technical note. Neurosurgery 2002:51:513 - 516.

De Divitiis E, Cappabianca P, Cavallo LM. Endoscopic endonasal transsphenoidal approach to sellar region. In: de Divitiis E, Cappabianca P, eds. Endoscopic endonasal transsphenoidal surgery. Wien: Springer; 2003:91 - 130.

Dhepnorrarat RC, Ang BT, Sethi DS. Endoscopic surgery of pituitary tumors. Otolaryngol Clin N Am 2011;44（4）:923 - 935.

第3章 内镜经鼻入路处理鞍区垂体腺瘤和 Rathke 裂囊肿

Endoscopic Endonasal Approach to the Sella for Pituitary Adenomas and Rathke's Cleft cysts

Daniel F. Kelly, Chester F. Griffiths

一、引言

内镜经鼻经蝶窦入路现在越来越多地被应用于切除鞍区和鞍旁区的垂体腺瘤和Rathke裂囊肿（RCCs），以及其他鞍旁肿瘤如颅咽管瘤、鞍结节脑膜瘤和斜坡脊索瘤。在切除垂体和鞍旁肿瘤时，内镜之于显微镜的优势在于可视性的增强。与显微镜通过硬的鼻内或唇下扩开器所获得的相对局限的管状视野相比，内镜通过蝶窦腔和鞍区内光源的直接照射，可以获得更全景的视野，进而使肿瘤得以被更彻底地切除。

鞍区和鞍旁区的手术已经逐渐自显微镜向内镜转变。20世纪60年代早期Guiot第一次使用带外接光源的硬质内镜完成了经蝶手术。Hardy也在鞍区肿瘤切除后偶尔使用内镜探查鞍内的瘤体残灶。Apuzzo等在1977年报道了在鞍区操作中使用角度镜辅助观察肿瘤切除和垂体消融。1992年Jankowski等报道了3例成功的内镜经鼻垂体腺瘤切除。1997年Jho和Carrau第一次发表了50例单纯内镜下垂体肿瘤切除的临床研究，均未使用显微镜。自此以后，内镜垂体手术受到了极大的青睐，包括笔者团队在内的许多做显微镜下垂体手术的外科医生都已改为使用内镜辅助或单纯内镜入路切除垂体腺瘤和其他鞍旁肿瘤。近10年来，随着内镜图像品质的进一步提高和专科器械的出现，内镜入路即使未成为切除垂体腺瘤及相关颅底肿瘤的新标准，也已成为处理该类病变的首选技术。在此期间大多数外科医生还将单侧鼻腔入路转变为双侧鼻腔入路以获得更大的操作空间，并扩展了的鞍旁操作的边界。相较单人操作，现在更加普及的是双人操作，由一名耳鼻咽喉头颈外科的鼻内镜专家首先完成内镜经鼻手术的入路部分，然后负责持镜，再由神经外科医生双手显微操作切除肿瘤并修复颅底。

本章阐述双人双鼻孔技术下的内镜经鼻入路切除鞍区垂体腺瘤和RCCs。并就手术适应证、术前计划、手术室设置、设备要求、技术细微差别、并发症的防范和术后处理等做出描述。

二、病史

对于所有患有垂体肿瘤和鞍旁占位的患者都应仔细询问神经病学症状，如视野缺损、视力下降、复视、记忆力减退、认知功能受损和头痛。对于肢端肥大、库欣病、泌乳素瘤和TSH分泌性腺瘤的病例，还须询问垂体激素分泌过度相关的症状。垂体前叶激素缺乏应通过询问乏力、无精打采、运动耐力差、抑郁、体重增加或减轻、性欲下降、性功能减退和停经等症状来评估。尿频和过度口渴等提示垂体后叶功能障碍（尿崩症）的症状同样需要考虑。对于伴有视力改变的大腺瘤或其他巨大鞍旁肿瘤的患者，应由眼科医生完成标准的评估。对于鞍区或鞍上占位并且出现垂体功能障碍症状的患者须由内分泌科医生进行评估。过敏性鼻炎、鼻窦炎、鼻或鼻窦外伤/手术史，以及味觉和嗅觉障碍史也应当被采集。

三、体格检查

所有准备开展内镜手术的患者都应完善全面和细致的神经系统检查，以及鼻科相关的头颈检查。对于患有垂体大腺瘤或其他巨大鞍区、鞍旁肿瘤造成视觉器官或海绵窦压迫的患者，须由眼科医生重点检查视力、视野、瞳孔反射及眼球活动。如果存在视力下降，视神经相干断层成像（coherent tomography）可以用来预估视神经纤维受损程度和恢复的潜力。这些病例必须进行神经-眼科学会诊。对于库欣病患者，应关注并记录体型、身体脂肪分布、瘀斑、皮纹、皮肤皲裂、感染和高血压。对于肢端肥大患者，应关注并记录潜在的上呼吸道阻塞、巨舌症、椎管狭窄征象、严重心脏病和高血压。

四、适应证

内镜经鼻入路适用于切除全部有症状的鞍区病变，包括有内分泌活性和无内分泌活性的垂体腺瘤及RCCs。

五、禁忌证

对于罕见的高侵袭性垂体腺瘤，向前侵犯至前颅底或向外侧越过床突上段颈内动脉，内镜经鼻入路并不是理想的手段。这类病例可以使用眶上或翼点入路来代替或联合经鼻入路。经鼻入路的另一个相对禁忌证是活动性的严重鼻窦炎，可能需要抗生素治疗并延迟手术。

六、术前计划

（一）耳鼻咽喉科诊疗

术前评估，讨论和相应的知情同意应该由参与患者诊疗的耳鼻喉科医生完成。既往的鼻腔和鼻窦病症应予以解决，并且经讨论给予适当的额外治疗。在接受经鼻手术的患者中合并鼻和鼻窦疾病并不少见。嗅功能检查也应当纳入评估，简单的"刮和闻"测试可以在术前客观地评估这项功能。我们使用的是Senonics（Haddon Heights, New Jersey, www.sensonics.com）"简易嗅觉识别测试A版本"并且在术后3~6个月进行复查。术后我们复查患者，使用NeilMed鼻窦冲洗系统（Santa Rosa, California, www.neilmed.com）进行鼻腔鼻窦灌洗护理，并制订术后鼻腔清理时间表。对于不熟悉鼻腔冲洗的患者，术前冲洗有助于他们熟悉过程，也有助于在术前清洁鼻腔内的组织碎屑或痂皮。经与多位外科医生及其辅助人员讨论治疗流程，重复细节可使患者更好地知情并做好准备。手术小组必须在术前讨论确定入路、肿瘤范围、切除策略及是否使用带蒂瓣修复。

（二）医学评估和检查

患者应进行全面的术前检查。对于肢端肥大症、库欣病或其他重要的危险因素如吸烟、高血压或高龄者，通常需要进行心脏压力试验。对于有阻塞性睡眠呼吸暂停证据或严重巨舌症的肢端肥大症患者，建议进行术前肺部评估。对于高血压控制不佳、糖尿病和（或）阻塞性睡眠呼吸暂停的肢端肥大症患者，术前应考虑1～3个月的生长抑素类似物如兰瑞肽或奥曲肽的治疗，以降低生长激素和IGF-1水平，进而减少围术期并发症。术前肾上腺功能不全、甲状腺功能减退或尿崩症的患者，最好在内分泌专家的指导下应用适当的激素替代治疗再行手术。

（三）影像学

对于所有接受内镜经鼻入路切除肿瘤的患者均应完善包含鼻窦和颅底在内的高质量鞍区增强MRI检查。预计使用术中导航时，还应当完善薄层轴位T1加权钆强化颅脑成像。术前应仔细观察鞍旁段和海绵窦段颈动脉的流空影。应注意肿瘤推挤造成的垂体、漏斗和视觉器官的移位，而鞍膈的位置及海绵窦受累情况也应当加以关注。尽管一些外科医生主张对所有接受鼻内手术的患者进行薄层CT检查，但我们通常只为病变主体位于斜坡者、有明显血管包绕者、骨性标志可能发生较大变化的再次手术患者，或在术前MRI上发现了未确诊的病理性或先天性鼻腔或鼻窦异常者预约CT或CTA检查。

（四）知情同意

根据可能出现的病理结果，应仔细告知患者预期的结局、治愈的可能性、视力的恢复情况、可能需要的组织移植物和鼻中隔瓣及相关的手术风险。尤其是探讨新发垂体衰竭、脑脊液漏、视力丧失、复视、血肿、颈动脉或其他血管损伤、感染和嗅觉丧失的潜在可能性。

七、手术技术

（一）概述

虽然手术过程需要2名外科医生，但经鼻蝶窦入路一般由耳鼻喉科医生完成。鞍区和鞍旁的显露、肿瘤切除及颅底重建由神经外科医生和耳鼻喉科医生共同完成。当2名外科医生同时操作时，通常由耳鼻喉科医生持镜，并置于右鼻孔的上1/4，而神经外科医生使用双鼻孔入路，通常在右鼻孔置入吸引器，并在左侧鼻孔置入显微剥离子、环型刮匙或其他器械（图3-1）。在使用30°或45°镜时，内镜通常需要放置在鼻孔和鼻腔下方以减少器械间的碰撞。

（二）仪器设备

内镜设备包括0°，30°和45°的4mm硬质内镜（长18mm），高清摄像头和2台平板显示器（Karl Storz, Tuttlingen, Germany）。鉴于双侧鼻腔内镜进路的狭窄空间，所有的仪器都应该尽可能薄和小。根据外科医生的偏好，它们可以是直的或是卡口样的。据多年的鼻内镜微创垂体手术经验，我们更倾向于采用卡口样的微型器械。显微解剖器、环形刮匙、显微刀则装置在卡口手柄上。类似地，在单轴枪状手柄的显微剪、肿瘤抓钳（直线型和上翘型）及双极电凝器可以将视野遮挡降至最小。高速颅底钻、微型吸切器和超声吸引刀也是采用最小直径并具备带角度的手柄。还应准备不同的直吸引器和弯吸引器。所有患者均采用微型多普勒探头（Koven, Inc. 或 Mizuho, Inc.）来进行硬脑膜切开前的海绵窦段颈动脉定位。温热的无菌生理盐水（99°F / 37℃）用于灌洗，既能保持内镜头端清洁又能促进局部止血。而术腔的灌洗通常使用带弯头的50ml注射器。

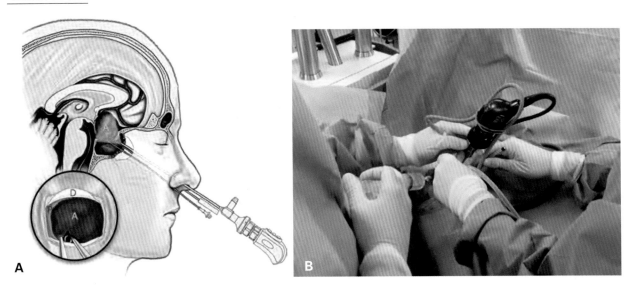

图 3-1　A. 双鼻孔内镜经鼻入路至鞍区，经右鼻孔置入内镜，双侧鼻孔置入其他器械。插图显示0°镜下蝶窦内用吸引器和环形刮匙切除鞍区下部的肿瘤（A. 腺瘤；P. 受压的垂体；D. 硬脑膜）。B. 显示手和内镜的位置，耳鼻喉科医生持内镜和冲洗，神经外科医生左手持吸引器（进右鼻）而右手持环形刮匙（进左鼻）（图片版权属于Daniel Kelly Brain Tumor Center，2012.）

（三）术前用药

术前使用抗生素（通常为头孢唑林）并持续24小时。对于术前肾上腺功能正常或库欣病的患者围术期不使用糖皮质激素。对于肾上腺功能不全或处于临界的患者静脉给予100mg氢化可的松。

（四）体位、房间布局和准备

患者呈仰卧位，全身麻醉诱导后，从口腔左侧置入气管导管，麻醉师和麻醉设备位于患者左侧。对于库欣病、肢端肥大症、其他明显合并症或大型的血管性肿瘤患者，须行动脉置管并留置导尿管。对于微腺瘤、较小的大腺瘤和典型的RCCs患者无须动脉置管和留置导尿管。

符合人体工程学的高效手术室设置对于确保2位外科医生长时间手术过程中的舒适尤为重要。2个内镜视频监视器以90°左右夹角摆放：一个位于患者头顶上方，另一个位于胸部左侧。神经导航监视器放置在2个内镜视频监视器之间。我们目前的手术室布局如图3-2所示。患者的头部放置在一个马蹄状头架中，并向左肩倾斜约30°。这样安排可使外科医生舒适地站在患者右侧并观看他们各自的监视器，其中一名医生位于头侧而另一名医生位于头部下方。对于鞍区病变，头部平行于地面（0°）；对于鞍上区病变，采用颈部后仰10°～15°；对于鞍区下方和斜坡病变，采用颈部前屈10°～15°。将手术导航面具（Stryker Navigation）放置在面部，并将系统注册到术前MRI和（或）CTA影像。只有在手术时间较长时才使用三点式固定，例如在颅咽管瘤或鞍结节脑膜瘤等时间可能超过6小时的手术中，马蹄状头架存在组织压迫坏死的风险。

双侧鼻腔内放置减充血剂（0.05%羟甲唑啉）浸泡的棉片数分钟。对面部、鼻周区域和右下腹部区域（可能行游离脂肪组织移植）进行消毒并铺单。使用透明膜以便在术中能看到导航面具。如果患者固定在颅骨钉上，并且导航的跟踪单元连接到了Mayfield头架，则不需要透明膜。1%利多卡因配1：100 000肾上腺素注入双侧下鼻甲、中鼻甲及鼻腔外侧壁。

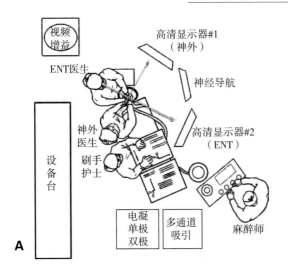

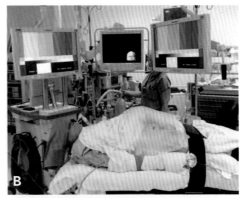

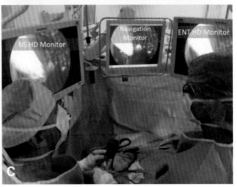

图 3-2　A. 内镜经鼻手术的手术室布局图，显示 2 名外科医生、高清视频监视器、神经导航监视器和辅助设备的位置（图片版权属于 Daniel Kelly Brain Tumor Center，2012.）；B. 显示最后铺单前手术室内高清监视器，神经导航监视器的摆放和患者体位；C. 术中照片示 2 名外科医生观看各自的显示器

（五）蝶窦入路

使用 0° 4mm 硬质内镜完成初始的鼻腔入路，包括鼻甲的处理，双侧保留鼻中隔黏膜的救援瓣制备，扩大的蝶窦开放，鼻中隔后部切除及后组筛窦开放。如下所述，我们很少在垂体腺瘤和 RCCs 的颅底重建及脑脊液漏修复中使用带蒂鼻中隔黏膜瓣，而仅在更大的扩大经蝶骨平台或经斜坡手术中使用。用 Cottle 剥离子将双侧下鼻甲和中鼻甲骨折外移并确定蝶窦口。中鼻甲不作常规切除。我们仅在处理 Meckel 腔和翼腭窝等侧颅底病变时切除中鼻甲。有观点认为未切除中鼻甲会使术后清理更困难，但我们的经验并非如此。双侧鼻中隔 "救援瓣" 基于鼻后动脉而制备（图 3-3）。用手工掰弯的长柄针状 Bovie 电刀（Megadyne EZ Clean 6.0 ″/ 152mm ref：0016M，Draper，Utah）在蝶窦口下方切开黏骨膜，保留鼻后中隔动脉蒂，80% 的病例在蝶窦开口下 8～9mm 处可以发现其 2 个动脉分支。然后以上鼻甲下缘作为水平线将切口向前沿犁骨和后部鼻中隔延长 2cm，以保留鼻中隔嗅区（septal olfactory strip，SOS 黏膜瓣）。以上操作在双侧鼻腔进行。然后用棉片将双侧鼻中隔黏膜 "救援瓣" 向下推至鼻咽部，将其遮挡减至最小从而进入蝶窦（图 3-4）。再将 SOS 黏膜瓣推出术野，即向外向上方推到相邻的上鼻甲上。这些保留黏膜的瓣避免了蝶腭动脉的横断，从而大大降低了术后蝶腭动脉出血和鼻出血的可能性。随着绝大多数鼻黏膜保留在手术区外，任何残留的上方的黏膜都可以用旋切器切除，但很少需要这么做。蝶嘴、犁骨和鼻中隔后段均须去黏膜化并显露在视野中。然后使用上下咬合的 Kerrison 咬钳或颅底钻进行大范围的蝶窦开放术。骨质切除上方可以自一侧蝶窦口到对侧蝶窦口，向下切获得并保留一大块蝶嘴骨片，可能会用于肿瘤切除后的鞍底重建。然后在左侧鼻腔使用反咬钳切除 15～20mm 的鼻中隔后段骨质。应注意鼻中隔切除不应太向上或向前，否则会增加嗅觉丧失和鼻畸形的风险。然后根据病变在鞍区的位置进一步细化蝶窦开放程度。总之，蝶窦骨质和黏膜的切除应向两侧延伸超过蝶窦口的外侧缘，显露鞍结节、鞍底，视神经颈内动脉隐窝，斜坡凹陷和蝶窦外侧隐窝。开放后组筛窦气房以便于内镜和手术器械在上方的操作。

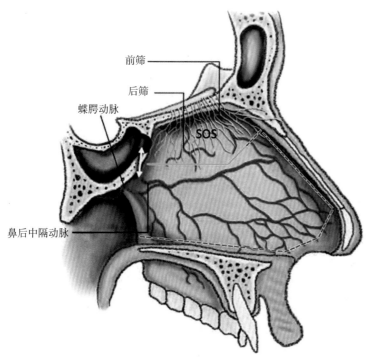

前筛

后筛

蝶腭动脉

SOS

鼻后中隔动脉

图3-3　鼻中隔救援瓣的概念，保留蝶腭动脉、鼻后中隔动脉和SOS。黏膜切口在蝶窦口下方数毫米处起，沿绿线所示向前切开；虚线显示完整的鼻中隔黏膜瓣所需的黏膜切口；双箭头显示蝶窦口下缘至鼻中隔后动脉通常距离9mm；蓝色阴影显示鼻中隔后部切除的范围（图片版权属于Daniel Kelly Brain Tumor Center，2012.）

（六）鞍区显露

在手术进行至蝶窦和鞍区部分时，当耳鼻喉科医生持内镜并且神经外科医生操作时，可将Mayo托盘放在头部上方，垫无菌巾包裹的枕头支撑肘部以缓解持镜时的手臂疲劳。蝶窦开放完成后，辨识蝶鞍前面，并将蝶窦内的骨性分隔与患者术前MRI相对应。特别要注意冠状位上这些分隔在蝶窦后壁附着的位置与颈内动脉、垂体和肿瘤的关系，以及矢状位上这些分隔附于蝶骨平台或蝶鞍的位置。用咬骨钳或高速电钻去除终止于蝶鞍前面的蝶窦分隔，而去除止于颈内动脉表面的分隔时应非常小心，避免过度扭转分隔骨质。去除蝶鞍表面的黏膜，但是保留蝶窦剩余的黏膜不受干扰。然后将鞍前骨质从一侧海绵窦到另一侧海绵窦并从下方鞍底至上方鞍结节用Kerson咬骨钳进行切除，有时须使用高速金刚砂钻头。对于大的侵袭性肿瘤，蝶鞍的骨质可能明显变薄或缺失，瘤体可以直接位于黏膜或变薄的硬脑膜下。

（七）定位海绵窦段颈内动脉

在开放蝶鞍骨质后，尽管颈内动脉隆突应已像视神经颈内动脉隐窝一样清晰可见，但仍推荐用微型多普勒探头再次确认颈内动脉的走行。将探头（10-MHz ES-100X MiniDop®with NRP-10H bayonet probe，Koven，St.Louis，MO，或20-MHz Surgical Doppler，Mizuho America，Beverly，MA）90°垂直于硬脑膜置于骨窗的边缘。如果声音模糊或无流动音，则将探头的角度朝外指向骨缘下方，多数情况下颈内动脉血流声会变得更响（图3-5）。然后将探头向上和向下移动以确定颈内动脉的走向，颈内动脉通常在上方最靠近内侧，在穿过硬膜环进入蛛网膜下腔之前在远侧靠近鞍结节。如果多普勒没有探测到明显的血流，则可以向外侧继续切除骨质将鞍区显露到最大。如果多普勒血流声仍不明显，但术中解剖所见和导航图像显示颈内动脉已经暴露，则应考虑探头是否存在故障。

（八）开放硬脑膜

使用直显微刀（Mizuho Inc.）在鞍区硬脑膜做一个底在上方的宽"U"形切口。硬脑膜的初始切口应尽可能不越过垂体或瘤体。然后使用带角度的显微剥离子将硬脑膜与下面的肿瘤和垂体分开。通过

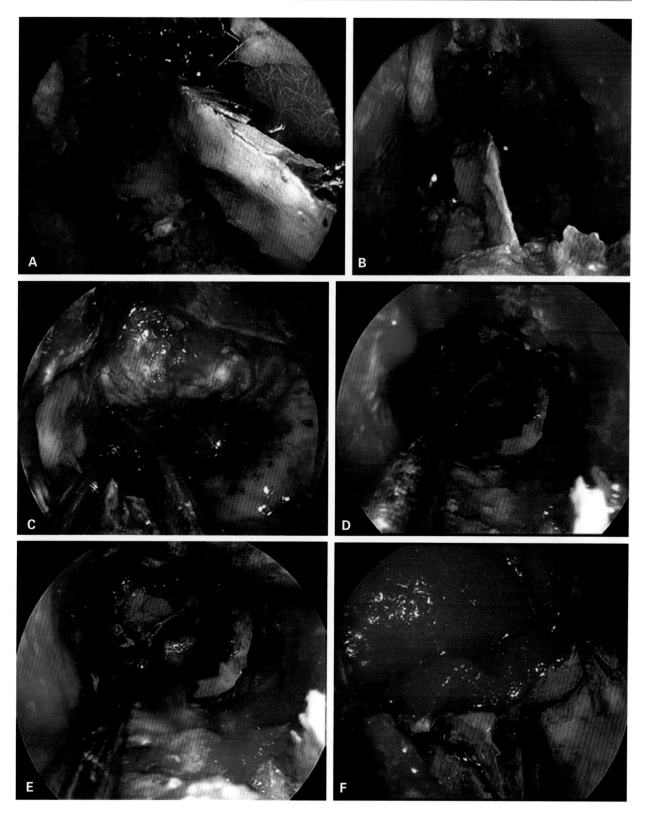

图 3-4　0° 内镜下的术中照片显示在肿瘤切除期间和手术完成时制作并保存的双侧鼻中隔 "救援瓣"。A. 蝶嘴暴露，用长棉片将右侧救援瓣推向下方；左侧救援瓣已经被推下并用棉片覆盖。B. 完成鼻中隔后端切除术，用棉片将双侧救援瓣向下推。C. 蝶窦开放完成，用多普勒探头定位右侧海绵窦段颈内动脉。D. 肿瘤切除后，观察鼻腔后部未被救援瓣阻挡。E. 在鞍区内放置脂肪组织用于脑脊液漏的修补。F. 用脂肪组织移植物和胶原蛋白海绵完成重建后取出棉片，并复位救援瓣

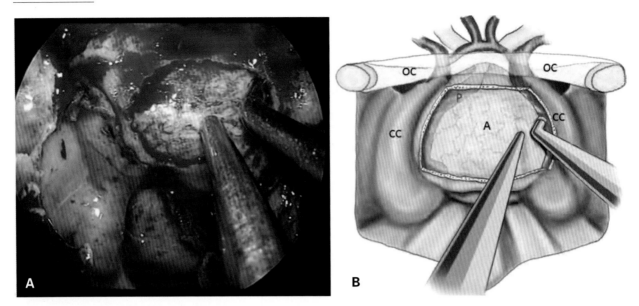

图 3-5　A. 术中照片显示在去除蝶鞍骨壁之后、切开硬脑膜之前，用多普勒探头沿左侧海绵窦探查；B. 描绘图显示多普勒探头在左侧海绵窦内侧缘定位颈内动脉（A. 腺瘤；P. 垂体；CC. 海绵窦段颈内动脉；OC. 视神经管）（图片版权属于 Daniel Kelly Brain Tumor Center，2012.）

使用直角微钩刀片或弯曲的微型剪刀将硬脑膜开口向上、向下并向外扩大，注意刀片切割的力量方向须远离鞍区和海绵窦。对于微腺瘤患者应注意其蝶鞍常较浅且有鞍膈下陷，过于向上的硬膜切口可能会导致早期的脑脊液漏。切口向外侧应该延伸至海绵窦内侧壁的1～2mm内。低压力的海绵窦静脉出血通常可以较为容易地使用Surgifoam（Ethicon Inc.，Johnson&Johnson Co.，Piscataway，NJ）或Gelfoam（Pfizer Inc.，New York，NY）控制。

（九）肿瘤切除

　　图3-1A和B显示了双鼻孔内镜入路。仔细完全地切除肿瘤并保留或改善垂体功能是垂体腺瘤切除的目标。在许多病例中可以辨认肿瘤假包膜并在腺瘤和正常腺体之间找到层面。如Oldfield等所述，用显微剥离子、冲洗和对假包膜的轻微牵拉，通常可以连同假包膜完整切除腺瘤。然而多数大腺瘤质地较软，需要用环形刮匙和吸引器先行前期的内部减瘤，再将具有完整假包膜的肿瘤"外皮"轻轻地与正常垂体和鞍膈分离（图3-6）。对于质地硬或橡胶状的腺瘤，可能需要先用弯和直的显微剪进行减瘤。侵犯至鞍上的腺瘤应首先自下方减瘤，然后再切除鞍上部分。此顺序可以使部分鞍上肿瘤从上方下移，并且可以尽量降低早期脑脊液漏的发生率。对于巨大的腺瘤，确认鞍膈下降作为完全切除肿瘤的征象是至关重要的。用45°和90°上翘的环形刮匙探查鞍膈皱襞的两侧、后方和前方将有助于切除这些部位的残余肿瘤。为进一步促进鞍上肿瘤的下降，麻醉师可以诱导Valsalva动作以暂时增加颅内压。即使存在广泛鞍上侵犯，绝大多数大腺瘤被虽已变薄但基本完好的鞍膈包裹，因此一旦肿瘤全切，鞍膈应完全翻转并落入扩大的鞍区。如果没有看到鞍膈完整的"镜像"下降，而是仅有鞍膈部分下降，则可能存在肿瘤残留。

　　对于明显或可能侵犯海绵窦的肿瘤，直视海绵窦内侧壁是基本要求。在内镜直视下，MRI影像表现的海绵窦受侵，可能只是肿瘤压迫了海绵窦内侧壁。然而在许多病例中，鞍区肿瘤切除后可见海绵窦内侧壁受损。海绵窦内侧腔中的肿瘤可以轻柔地使用带角度的外圈光滑的环形刮匙去除，或至少有效地减瘤（图3-7）。考虑到可能对海绵窦段颈内动脉和其外侧的展神经造成伤害，应避免沿颈内动脉或其外

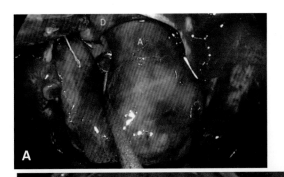

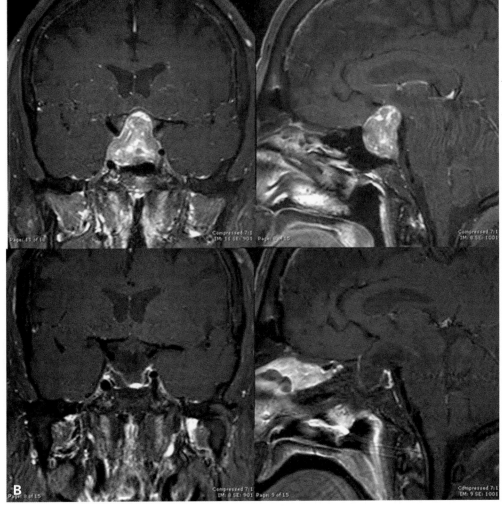

图 3-6 无功能大腺瘤，伴有视力丧失和垂体前叶功能障碍。A. 术中照片示30°内镜下使用环形刮匙和吸引器分离大腺瘤的假包膜（D. 鞍膈；A. 垂体瘤假包膜）；B. 术前和术后冠状位及矢状位MRI钆造影增强显示肿瘤完全切除

侧对肿瘤组织进行激进地刮除或钳取。

当在0°内镜下已尽可能地全切肿瘤，可使用30°和45°内镜来进一步搜索残留肿瘤。这种成角度的视野在鞍膈未完全下降到鞍区的情况特别有效。清除这类肿瘤残留通常可以采用带角度的吸引器、取瘤钳或环形刮匙。

（十）Rathke裂囊肿

由于典型的鞍内和鞍内/鞍上型RCCs位于垂体前叶后部，所以常通过前-下垂体经低位中线垂直腺体切口或避免切开腺体的垂体下方进路切除这类RCCs。通过这个小型的操作通道，囊肿一般很容易用吸引器、环形刮匙和轻柔冲洗切除。30°或45°的内镜有利于在尽可能减少垂体操作的前提下获得囊腔

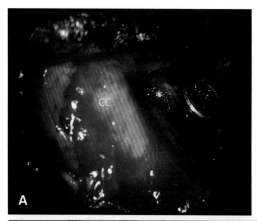

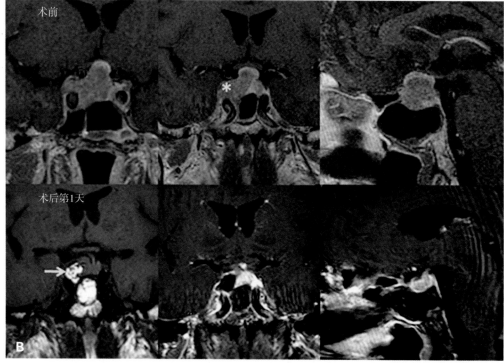

图 3-7 侵犯右侧海绵窦的侵袭性大腺瘤。A. 45°内镜照片显示用环形刮匙和吸引器切除右侧海绵窦内侧腔隙的瘤体。B. 术前（上排）和术后第1天（下排）MRI显示鞍区和右侧海绵窦肿瘤全切并修复2级脑脊液漏（CC. 海绵窦段颈内动脉；星号，海绵窦内侧腔的后膝间隙；箭头，填塞在右侧蝶鞍和海绵窦内侧的脂肪组织）

的最佳视野。囊肿完全切除后，检查术腔内残留的囊内容物和囊壁。鉴于术腔一般由正常的垂体前叶和后叶组成，考虑到垂体功能恶化的风险，不要试图暴力地将囊壁从这些正常结构上剥离。对于通常紧贴垂体柄并常嵌入垂体前叶上方的单纯鞍上型RCCs，需要使用扩大的经鞍结节入路，以便在正常垂体的上方进行操作。

（十一）鞍内止血

肿瘤切除后，可用Surgifoam（Ethicon Inc., Johnson&Johnson Co., Piscataway, NJ）和纯过氧化氢进行止血。将过氧化氢直接灌入蝶窦和鞍区1~2分钟。近期我们证实了从垂体激素功能角度来看使用过氧化氢是安全的，并且可能对残留的微小腺瘤病灶具有额外的杀灭作用。但过氧化氢不能用于大的鞍膈缺损，因可能使其进入蛛网膜下腔。在持续渗血的情况下，应进一步用内镜在鞍内寻找残余肿瘤。

（十二）颅底重建和脑脊液漏修补

颅底重建和脑脊液漏修补可根据脑脊液漏的大小及颅底骨质和硬脑膜缺损进行个体化处理。重建前先对鞍膈缺损的大小进行评估。我们将脑脊液漏评为0（无渗漏），1（小），2（中等），3（大）。如果没有发现明显的缺损，则诱导Valsalva动作以帮助观察鞍膈小缺损发生的隐匿性或小的（1级）脑脊液漏。

　　所有的颅底重建都会使用胶原蛋白海绵（Duragen，Helistat 或 Instat）作为成纤维细胞向内瘢痕愈合的支架和血管化的硬脑膜替代物。在没有脑脊液漏（0级）的患者中，单层润湿的胶原蛋白海绵通常作为唯一的重建材料贴附在暴露的鞍膈、垂体和鞍区硬膜表面。对于大多数小的（1级）脑脊液漏，重建方式包括鞍内放置胶原蛋白海绵，在鞍内硬膜外放置预先收集的蝶骨骨片或人工合成的可吸收骨板作为支撑物，少数情况下使用钛网。再将第二层胶原蛋白海绵放置在支撑物和相邻的鞍区及蝶骨骨面之上。通常用少量组织胶（DuraSeal，Confluent Surgical，Inc.或 Tisseel，Baxter，Inc.）将修补组织保持在位。对于中等（2级）脑脊液漏或具有大的鞍区内死腔的1级脑脊液漏，重建方式包括鞍内填塞腹部脂肪组织，贴附一层胶原蛋白海绵，再在鞍内硬膜外放置支撑物如骨片、合成骨板或钛网。鞍外通常再放置额外的脂肪组织并由另一层胶原蛋白海绵覆盖，用组织胶使重建组织保持在位（图3-8）。在一些1级脑脊液漏中，鞍内填充脂肪组织而鞍底完整，只有少许前方的鞍底组织露出用于保持填塞的脂肪组织位于鞍内，此时只须在脂肪组织外覆盖胶原蛋白海绵并以组织胶固定，而不需硬性的支撑物。最后，较大肿瘤伴有1，2，3级脑脊液漏和较大无效腔时，因鞍区的骨板边缘已被切除或被肿瘤侵蚀而无法楔入硬性支撑物，可在鼻内镜直视下经单侧或双侧鼻腔将膨胀海绵（Medtronic Mystic, Connecticut）填入蝶窦腔内，作为鞍区重建组织的软性临时支撑放置5天（图3-9）。所有术中出现脑脊液漏的患者在术后48小时内每间隔8小时使用Diamox（乙酰唑胺）250mg，以减少脑脊液产生。为进一步评估颅底重建是否充分，在使用组织胶之前进行Valsalva动作以提高患者的颅内压。如果在重建组织周边有脑脊液流出或重建组织出现移动则应予以调整。需要注意的是，在修复中使用组织胶不是为了阻止脑脊液漏出，而是为了防止重建材料（脂肪组织和胶原蛋白海绵）从鞍区移位。对于大面积（3级）颅底缺损，通常见于扩大入路，须考虑采用鼻中隔黏膜瓣。然而在切除垂体腺瘤或RCCs之后发生3级脑脊液漏并不常见，这一小部分3级脑脊液漏的患者可以放置腰大池引流48～72小时。

（十三）关闭术腔

　　吸尽蝶窦、鼻腔和鼻咽部的血液。鼻腔止血应相对彻底以尽量减少拔管后吞咽血液，引起恶心、呕吐致使颅底重建材料发生移位。将预先制备的包括鼻中隔黏膜瓣和SOS瓣在内的"救援瓣"复位到其正常解剖位置。沿着残余的蝶骨体骨质和鼻中隔下前段轻柔地复位鼻中隔黏膜瓣（图3-4）。将骨折外移的中鼻甲复位。除非需要用膨胀海绵帮助承托鞍底重建物使其在位，否则无须行鼻腔填塞。为尽量减少术后脑脊液漏、鼻出血或鞍内出血的可能性，拔除气管导管时应避免过度咳嗽，并注意在术后早期监控血压。

八、术后处置

　　绝大多数垂体腺瘤或RCCs术后患者不须入ICU观察，离开恢复室前应拔除动脉置管。术后第1晚应给予湿化面罩，并可根据患者诉求给予减充血剂。根据患者情况可在术后1周给予盐水鼻腔喷雾剂。术后次日早晨拔除导尿管并鼓励患者走动。对大腺瘤或其他较大肿瘤患者通常在术后2天内行早期MRI或CT检查。所有垂体相关性病变的患者均由内分泌科医生行院内随诊。通过测量尿量和尿比重监测患者是否发生尿崩症。在术后第1天和第2天的早晨测量血清皮质醇和促肾上腺皮质激素（ACTH）水平，以监测肾上腺功能。对于肢端肥大症、泌乳素瘤或库欣病的患者，术后第1天和第2天应复查生长激素、泌乳素和皮质醇/ACTH水平，其水平低于正常值提示早期缓解。

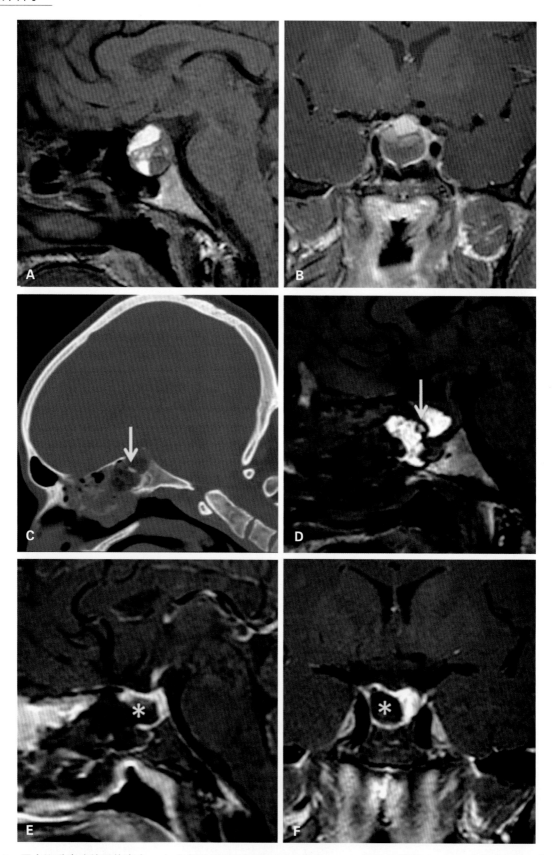

图 3-8 巨大泌乳素瘤伴垂体卒中。A. 矢状位MRI平扫显示亚急性出血。B. 冠状位增强MRI显示垂体严重受压并被出血的肿瘤上抬。C和D. 术后即刻CT矢状位重建及术后第1天矢状位MRI平扫显示用于2级脑脊液漏修补的鞍内和蝶窦脂肪组织移植物及中间的骨性支撑（箭头）。E和F. 术后第1天矢状位和冠状位增强MRI，脂肪抑制序列（星号）显示肿瘤全部切除及重新扩大的脑垂体。患者的泌乳素在术后第2天从286ng/ml降至16ng/ml

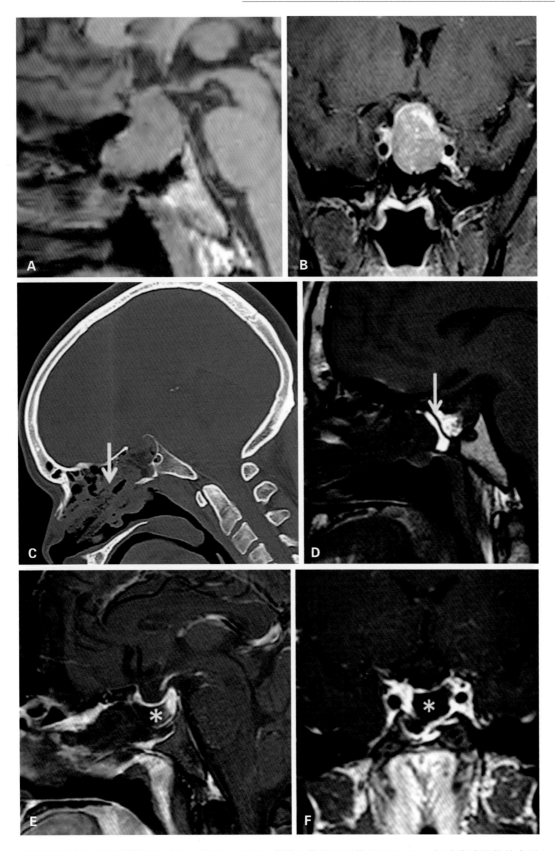

图 3-9　明显向蝶窦生长的侵袭性无功能大腺瘤。A和B. 术前矢状位和冠状位MRI。C. 1级脑脊液漏修补术后立即进行CT矢状位重建，显示鞍内和蝶窦内脂肪组织移植物，由双鼻腔膨胀海绵支撑固定（箭头）。D. 术后第1天，MRI平扫显示鞍内和蝶窦脂肪组织移植物与中间的胶原蛋白海绵（箭头）。E和F. 术后第1天矢状位和冠状位增强MRI，脂肪抑制序列（星号）显示肿瘤全部切除及重新扩大的脑垂体

大多数患者在术后第2天出院，并在术后第4天或第5天检查血清钠水平以监测是否发生迟发性低钠血症。如果没有进行鼻腔填塞，抗生素只应持续使用48小时（直到出院），或使用5天直至拔除鼻腔填塞物。门诊内镜鼻腔鼻窦清理3次，通常在手术后约第10，24，38天进行。神经外科随访约在术后第10天和第3个月，包括完整的垂体激素评估。通常在术后第3个月复查MRI，然后依据病理和患者的具体情况再以6或12个月的间隔进行复查。

九、并发症

内镜经鼻切除鞍区肿瘤对于经验丰富的医生已变得越来越安全且有效。但严重的并发症仍有可能发生。表3-1总结了多个具有丰富经验的医疗中心近期针对术后并发症发生率的多项研究，包括死亡、颈动脉或其他血管损伤、视交叉或视神经损伤、复视、脑膜炎、脑脊液漏、新发的脑垂体功能障碍、鼻出血、鼻窦炎、鼻中隔穿孔和嗅觉障碍。

十、结果

内镜经鼻切除肿瘤的结局一般与显微镜下经蝶窦入路相类似，但最近报道表明单纯内镜入路的缓解率有所提高。考虑到内镜所提供的强化的视野，这一趋势并不令人惊讶。表3-2列出了最近发表的垂体腺瘤和RCCs的预期缓解率和切除率。

表3-1　垂体腺瘤和RCCs内镜经鼻手术的并发症发生率

	发生率
死亡	< 1%
血管损伤	< 1%
新发或加重的视力损失	< 1%
新发或加重的复视	< 1%
脑膜炎	0 ~ 3.7%
脑脊液漏	0 ~ 12.1%
新发的垂体功能减退	0 ~ 13.6%
鼻窦疾病（鼻窦炎，鼻中隔穿孔，嗅觉丧失）	0 ~ 2%
迟发性鼻出血	0 ~ 5%

表3-2　垂体腺瘤和RCCs的缓解和切除率

	微腺瘤	大腺瘤	总体
肢端肥大症 [a]	75% ~ 100%	40% ~ 82%	58% ~ 84%
库欣病 [a]	54% ~ 100%	31% ~ 83%	70% ~ 86%
高泌乳素血症 [a]	92% ~ 100%	57% ~ 77%	47% ~ 88%
无功能大腺瘤 [b]	72% ~ 88%		
RCC [b]	93% ~ 100%		

a.生化缓解率，用目前标准化的指标评估，包括一些显微镜和内镜库欣病例；b.全切率，依据术后鞍区MRI进行评估

✓ **精要**

● 仔细阅读术前影像，尤其注意垂体的位置、肿瘤的范围、颈内动脉的走行、需显露的范围和预

期的颅底重建。

● 实施尽可能宽而高的蝶窦开放术、大范围的鼻中隔后部切除术和宽敞的鞍区骨窗以获得最大的器械操作空间及到达肿瘤的通道。

● 为最大限度地增加保留垂体并且恢复的机会，对垂体的操作必须轻柔，必要时可切开或锐性切除垂体菲薄的部分，以便更好地到达鞍内并暴露肿瘤。

● 用止血材料并用过氧化氢短暂冲洗从而使鞍区完全止血。

● 小心地进行脑脊液漏的修补并以多层方式重建颅底；在离开蝶窦并关闭之前进行Valsalva动作，以评估修补的完整性。

● 轻柔处理鼻腔组织，并使用双侧鼻中隔救援瓣减少术后蝶腭动脉出血的概率，增加保留嗅觉的可能性，并简化术后鼻腔清理。

● 通过团队合作和沟通最大限度地提高操作程序的安全性和效率。

✅ 误区

● 错误的手术通道导致的颈内动脉损伤可通过使用神经导航和多普勒探针避免。

● 如果不以0°和带角度内镜彻底探查鞍区、鞍上区、海绵窦内侧腔隙及鞍膈褶皱，可能会导致肿瘤残留。

✅ 所需器械

● 标准内镜鼻窦手术套装
● 内镜颅底手术器械
● 内镜颅底钻及直径为3mm和4mm的粗金刚石钻头
● 多普勒探头
● 硬脑膜切开刀
● 止血材料
● 重建材料

（蒋卫红　译）

推荐阅读

Esposito F, Dusick JR, Fatemi N, et al. Graded repair of cranial base defects and cerebrospinal fluid leaks in transsphenoidal surgery. Neurosurgery 2007;60:295–303; discussion 294–303.

Fatemi N, Dusick JR, de Paiva Neto MA, et al. The endonasal microscopic approach for pituitary adenoma and other parasellar tumors: a 10-year experience. Neurosurgery 2008;63:244–256; discussion 256.

Tabaee A, Anand VK, Barrón Y, et al. Endoscopic pituitary surgery: a systematic review and meta-analysis. J Neurosurg 2009;111:545–554.

Madhok R, Prevedello DM, Gardner P, et al. Endoscopic endonasal resection of Rathke cleft cysts: clinical outcomes and surgical nuances. J Neurosurg 2010;112:1333–1339.

Rotenberg B, Tam S, Ryu WH, et al. Microscopic versus endoscopic pituitary surgery: a systematic review. Laryngoscope 2010;120:1292–1297.

第4章 经颅入路至鞍区、鞍上和鞍旁区

Transcranial Approaches to the Sella, Suprasellar, and Parasellar Area

Atul Goel

一、引言

在颅底手术中，神经外科与耳鼻喉科的手术区域主要由明确的天然分界所决定。"无菌"和"受尊崇"的脑颅、容纳着至关重要且进化的大脑，更为原始的面颅，承担着基本和必需的呼吸及营养功能。

这一分界由颅底骨和坚固且厚的脑膜/硬脑膜构成。应从以下方面来理解硬脑膜，包括其解剖延伸，功能能力，以及最重要的、尚在研究中的其与疾病的关系。一般而言，肿瘤难以侵犯这层膜。颅底骨质可以变薄、受侵蚀或被破坏，但颅底硬脑膜仍能抵挡并保持完整，显示了其相较于骨的生物学优势。硬脑膜可能变薄、膨出或反折，但被肿瘤侵犯极其罕见。能侵犯硬脑膜的肿瘤往往是恶性的，并且可能出现在分界的两侧。发生于硬脑膜的脑膜瘤可以出现在膜两侧并形成分散的肿瘤。

外科医生应重视硬脑膜，因为对硬脑膜的理解是术者选择手术入路的基础。一般而言，肿瘤位于硬脑膜之上时应采用经颅入路；肿瘤位于硬脑膜之下时可选择经鼻或面部入路。最近发展的一些带血管蒂或游离的组织瓣让两个学科的专家能够合作、自由地越过这一分界进行手术，因而为颅底手术打开了新的局面。尽管现在可以更细致安全地重建颅底，但所修复的颅底始终无法如自然构成的天然颅底一样完美。对于每一例肿瘤，最好的手术入路只有一种，其选择基于对肿瘤的解剖及生物学性质的理解、肿瘤的邻近结构，以及最重要的——肿瘤与颅底硬脑膜的关系。

内镜在颅底手术领域潜力很大，其在处理鼻窦、斜坡及海绵窦内侧的硬脑膜外病灶的优势已获广泛认同。然而，应用内镜经鼻处理硬膜内和颅内病变必须考虑各种与肿瘤、病理相关的重要因素，这种入路目前仍有争议。

在过去的几十年里，处理各种鞍区和鞍上病变的神经外科开颅入路得到了发展和完善。这样的进步得益于多年来众多神经外科医生的贡献。能用内镜辅助观察角落的显微镜视野，在可控的情况下轻松解剖，从脑池和脑室引流脑脊液，以及牵拉脑组织以增加暴露，这些都是经颅入路的重要组成部分。而且整个手术都在无菌条件下进行，没有必要跨越颅底分界。

二、病史

症状进展的性质和持续时间，包括先前的药物或放射治疗，这些现病史提供了肿瘤的生物学性质、从邻近的神经血管上分离肿瘤的难易程度等重要信息。一般而言，症状持续越久、出现的体征越严重，肿瘤可能会越硬且与周围组织粘连越紧密，增大损伤周围结构的概率。每个肿瘤的临床表现都有其独特的模式，如果对症状进展的病史进行恰当分析和研究，常可预测肿瘤的组织学特性，并以此来安排和执行手术。

三、体格检查

在高分辨成像普及的现代，详细的神经系统检查对于诊断仍非常关键，因为其不仅仅是对影像诊断的补充，而且为评估术后症状改善及并发症的情况提供了准确的判断依据。此外，它对指导手术也有非常重要的作用，神经功能障碍的程度和性质可作为参照贯穿整个手术过程。

颅底肿瘤可以引起各种症状，从认知或个性改变的额叶综合征，到特异性功能障碍如直接压迫或视盘水肿导致的视力下降，以及部位及受累情况所决定的特异性脑神经症状，所有这些功能都必须仔细检查以确定受累的程度。

四、适应证

在大多数情况下，术者凭借临床症状及影像学检查就可以对病变的性质作出诊断。患者年龄、性别、主诉、典型表现、重要体征、肿瘤大小、脑神经受累的程度、颈内动脉移位和（或）包裹的情况、CT及MRI的影像学表现，以及其他特征有助于评估病灶的血供和连续性、肿瘤原发灶及转移方向，这些信息对于指引入路的方向到达病灶及海绵窦、控制颈内动脉的需要、手术需要及可能切除的范围，以及预估最终的结果十分重要。

对于恶性肿瘤，术前手术野的放疗使组织与周围质脆的血管组织粘连更严重。术后重建困难，并且是手术的关键步骤。根据肿瘤组织学特点，手术作为首选治疗更可能完全切除肿瘤。

（一）基于与硬脑膜关系的巨大垂体瘤解剖分级

大多数垂体瘤仅累及蝶鞍及海绵窦，本质上位于"硬膜外"。硬脑膜外或经鼻入路（经蝶）是这类肿瘤最合适的入路。即使肿瘤生长巨大也不会侵犯硬脑膜，并局限于硬脑膜外，越过硬脑膜者罕见。

巨大垂体腺瘤（＞3cm）可根据肿瘤的范围及其与蝶鞍硬脑膜和海绵窦硬脑膜的关系分为四级。

Ⅰ级（图4-1）：垂体瘤局限于蝶鞍，位于上抬的鞍膈之下，并且没有侵犯海绵窦。鞍膈可被拉伸甚至超过胼胝体，但仍完全覆盖垂体瘤的顶部，因而尽管肿瘤向鞍上生长位于颅内，但其仍然是"鞍膈下"。

Ⅱ级（图4-2）：垂体瘤侵犯海绵窦。虽然有其他证据表明肿瘤侵入海绵窦，但包绕颈内动脉仍然是海绵窦受累的明确征象。海绵窦常因肿瘤肿胀丰满，但肿瘤并未越过硬脑膜壁。

Ⅲ级（图4-3）：垂体瘤将海绵窦上抬，有时呈相当大的角度。而这种海绵窦顶的上移常被误以为是肿瘤侵犯至额叶或颞叶。海绵窦顶壁的硬脑膜很薄，这种抬升常导致动眼神经移位。尽管没有明确证据证实，但这种将海绵窦顶壁上抬的垂体瘤本身更具侵袭性且复发率相对更高。这种情况下可考虑首程放疗。

Ⅳ级（图4-4）：垂体瘤突破鞍膈界限进入蛛网膜下腔。肿瘤包裹Willis环的动脉血管。

Ⅰ～Ⅲ级垂体瘤位于鞍膈及海绵窦顶壁以下。因为海绵窦通常被视为硬脑膜外结构，因此这三级

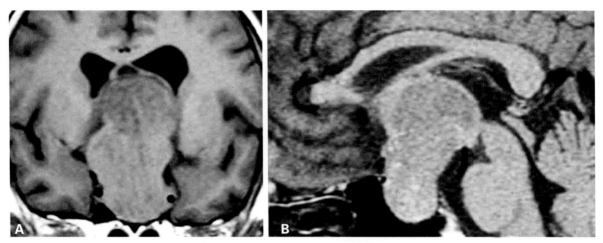

图4-1　A. 冠状位T1加权像MRI 显示Ⅰ级巨大垂体瘤，肿瘤未进入海绵窦界限，鞍膈上抬；B. 矢状位T1加权像显示巨大的肿瘤及上抬的鞍膈

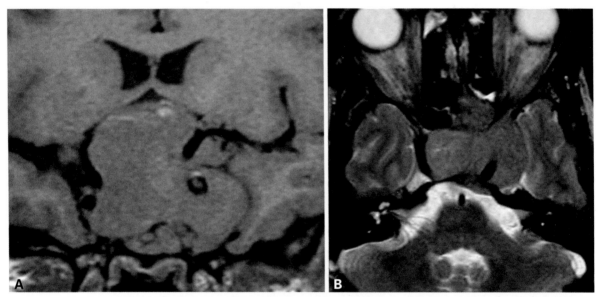

图4-2　A. T1加权像MRI 示Ⅱ级巨大垂体瘤，肿瘤侵犯海绵窦，鞍膈上抬；B. 轴位 T2加权像显示海绵窦受侵

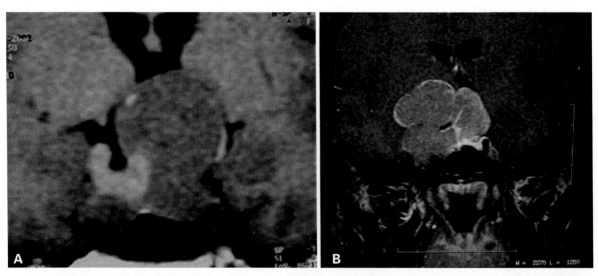

图4-3　A. 冠状位MRI平扫显示Ⅳ级垂体瘤，鞍膈上抬，可见海绵窦顶被肿瘤上抬；B. 冠状位MRI增强示Ⅲ级垂体瘤，鞍膈及海绵窦顶上抬

垂体瘤本质上是"硬膜外"的，能够且应该以颅外经鼻入路切除。对于Ⅳ级垂体瘤的手术方式仍存在争议。这类垂体瘤可用经颅入路。功能性垂体瘤累及海绵窦或侵犯至颈内动脉外侧同样适用经颅入路。经颅手术有时也适用于颅内部分较大或因前次手术所致难以采用经鼻入路的复发性垂体瘤。

（二）三叉神经鞘瘤

三种显著的类型为颅中窝型（A型）、肿瘤位于脑干前方的颅后窝神经根型（B型）和同时累及颅后中窝的哑铃型（C型）（图4-5～图4-9）。根据肿瘤的起源，颅外型（D型）分为眶、颞下窝、翼腭窝三种类型。颅中窝型病变局限于海绵窦侧壁及Meckel腔的硬脑膜里，因此称为"硬膜间型"。尽管这种良性病变有时长至很大，但硬脑膜的界限并未被侵蚀。颅后窝的肿瘤可以起源于"硬膜内"，然而这部分肿瘤其本质上可能是"硬膜间"的。肿瘤仍位于硬脑膜的界限里。增厚的硬脑膜可以将移位的海绵窦及颈内动脉与肿瘤分开。肿瘤的颅外部分通常会被一层硬膜鞘包裹。尽管三叉神经鞘瘤体积较大，但大部分三叉神经纤维仅是被肿瘤挤压移位。

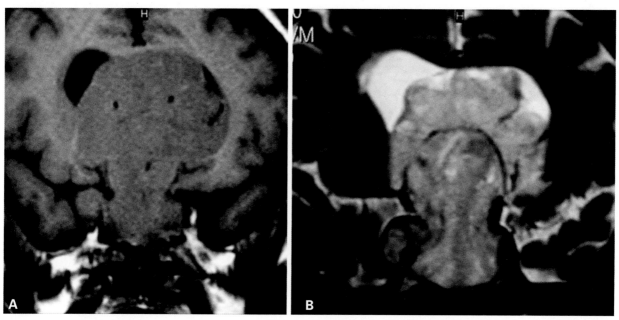

图4-4　A.冠状位T1加权像MRI显示Ⅳ级垂体瘤，肿瘤包裹大脑前动脉；B.冠状位T2加权像MRI显示被包裹的大脑前动脉A1段及前交通动脉复合体

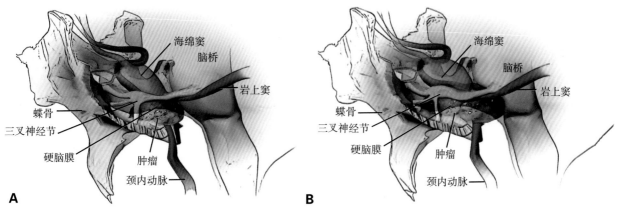

图4-5　A.示意图显示颅中窝的硬膜间三叉神经鞘瘤，三叉神经被肿瘤压迫向上移位，颈内动脉及海绵窦亦被肿瘤压迫移位；B.示意图显示侵及颅中窝和颅后窝的哑铃型三叉神经鞘瘤，三叉神经受压移位

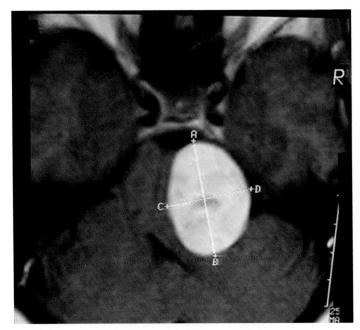

图4-6 位于颅后窝的三叉神经鞘瘤

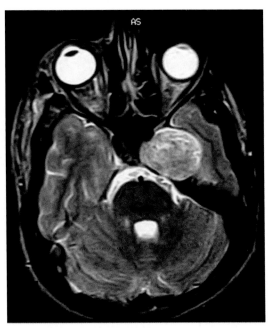

图4-7 位于颅中窝的三叉神经鞘瘤

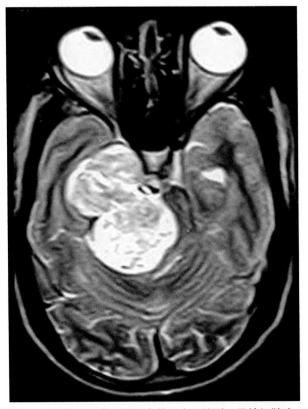

图4-8 侵及颅中窝和颅后窝的巨大哑铃型三叉神经鞘瘤

（三）脊索瘤

这类肿瘤破坏骨质并挤压软组织。这个特点有别于该区域的其他肿瘤（图4-10和图4-11）。尽管许多学者注意到脊索瘤及软骨肉瘤会侵犯海绵窦，但观察发现即使在一些累及海绵窦的巨大脊索瘤中，这些肿瘤也是挤压而不是侵袭进入海绵窦。这种肿瘤起源于斜坡或蝶枕软骨结合处并偏心性生长至海绵窦下方，使后者上抬至其穹窿部。该区域的脑神经功能受累通常是由牵拉所致。海绵窦前及海绵窦段颈内动脉被肿瘤挤向前方。脊索瘤主要位于硬膜外，真正侵蚀硬脑膜很罕见。即使在较大的肿瘤，也存在一层硬脑膜将肿瘤与神经和血管结构分隔，为手术切除提供了层面。肿瘤的硬膜外位置决定了颅外手术入路是一种可行的选择。然而，大量这类患者的治疗结果显示，经颅手术是适合的、更加安全，并且能根治性切除肿瘤。因脑神经受压移位导致的功能障碍，其术后恢复较该区域大多数其他肿瘤更明显。

（四）颅咽管瘤

开颅手术治疗颅咽管瘤已有数十年的历史（图4-12和图4-13）。然而最近有些研究推荐以内镜入路治疗此种类型的肿瘤。鞍膈下型颅咽管瘤是经鼻入路手术的明确指征。这类肿瘤明显向鞍区生长，并使蝶鞍扩大。然而在鞍膈上型颅咽管瘤及小蝶鞍的情况下，经颅入路才可能更为合适。手术切除颅咽管

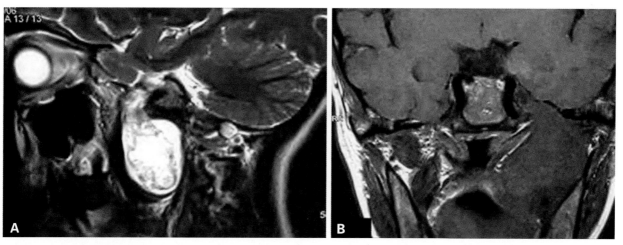

图4-9　A. 矢状位T2加权像显示沿下颌神经生长至颅外的三叉神经鞘瘤；B. 冠状位T1加权像显示生长至颅外的三叉神经鞘瘤，软组织被肿瘤挤压移位

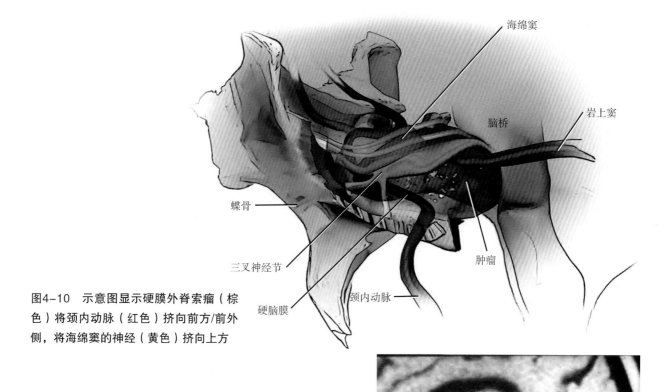

海绵窦

脑桥

岩上窦

蝶骨

三叉神经节

硬脑膜

颈内动脉

肿瘤

图4-10　示意图显示硬膜外脊索瘤（棕色）将颈内动脉（红色）挤向前方/前外侧，将海绵窦的神经（黄色）挤向上方

图4-11　T1加权像MRI 示脊索瘤，肿瘤实质上位于硬膜外将颈内动脉挤向前方（箭头）

瘤一直存在争议，囊性切除的程度、保留垂体柄的必要性及放射治疗的适应证等仍处在争论中。经颅入路解剖颅内硬膜内肿瘤及从肿瘤顶部解剖Willis环要比内镜经鼻入路更容易且更安全。

（五）鞍区及鞍上脑膜瘤

鞍结节脑膜瘤是相对常见且手术较为棘手的疾病（图4-14～图4-17），占颅内脑膜瘤的4%～10%。肿瘤起源于鞍结节、视交叉沟、蝶缘、鞍膈，并生长于视交叉下方。与其他颅底病变一样，鞍结节脑膜瘤尽管体积通常较大但临床症状并不明显。手术成功与否决定了术后的神经功能、视力的改善及远期疗效。切除的程度影响肿瘤术后复发与再生长。合适且及时的手术会带来令人满意的治疗效果和极佳的远期疗效。相反，任何手术失误都可以导致灾难性后果。肿瘤来源于硬膜内，并且容易从

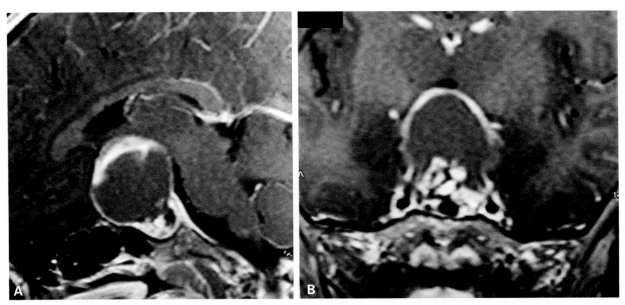

图4-12　A.矢状位T1增强MRI示蝶鞍扩大的颅咽管瘤，瘤体位于鞍膈下。B.冠状位T1增强示颅咽管瘤

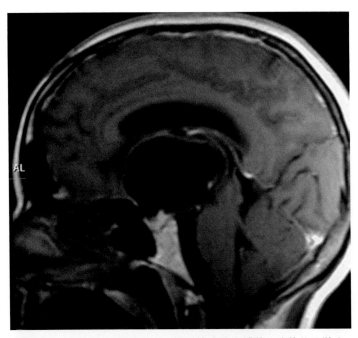

图4-13　矢状位T1增强MRI示颅咽管瘤及小蝶鞍，瘤体位于鞍上

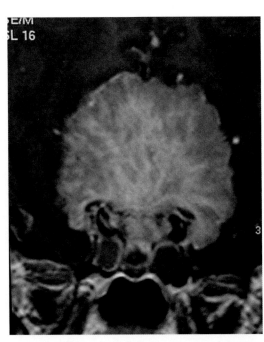

图4-14　冠状位T1加权像MRI增强示鞍上脑膜瘤

神经血管分离，故此类肿瘤更适合经颅入路切除。

（六）鼻咽纤维血管瘤

此类病变主要位于颅外及硬膜外（图4-18～图4-19）。病变范围较大时，颅底骨质被侵蚀、变薄并且上抬。受累的硬脑膜及海绵窦也上抬，但极少被侵蚀破坏。整个海绵窦及窦腔内的神经血管都被瘤体向上推挤。肿瘤的这个特点有助于在肿瘤和颅底硬脑膜间找到分离的层面，即使在钝性分离的情况

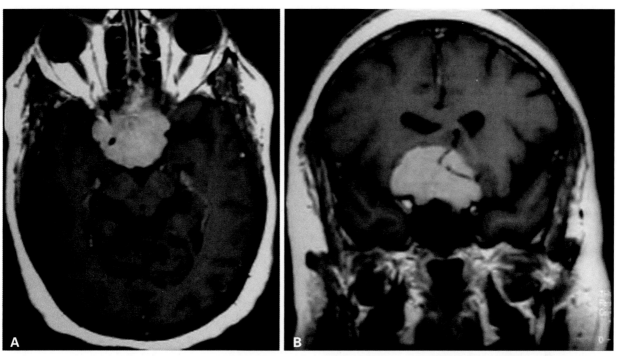

图4-15　A. 轴位T1加权像MRI 增强示鞍上脑膜瘤包绕颈内动脉；B. 冠状位T1加权像MRI增强示脑膜瘤包绕大脑前动脉

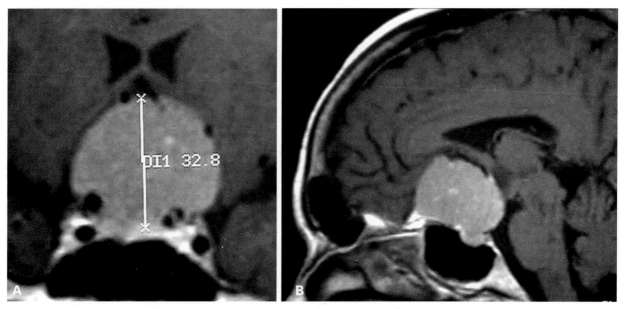

图4-16　A. 冠状位T1加权像MRI 增强显示典型的鞍结节脑膜瘤；B. 矢状位T1加权像MRI增强示脑膜瘤，常可见垂体与肿瘤是分开的

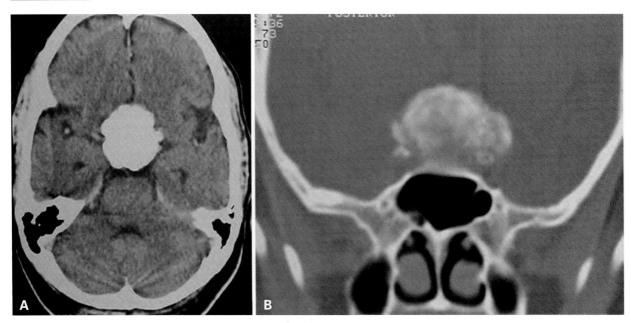

图4-17　A.轴位CT示钙化的鞍上脑膜瘤；B.冠状位CT示鞍上钙化

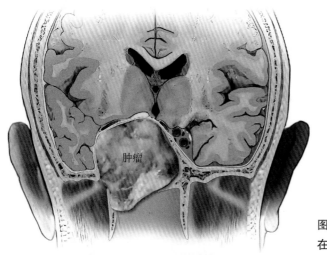

图4-18　示意图显示鼻咽纤维血管瘤与脑膜的典型关系。在本质上肿瘤不但位于颅外且位于硬膜外

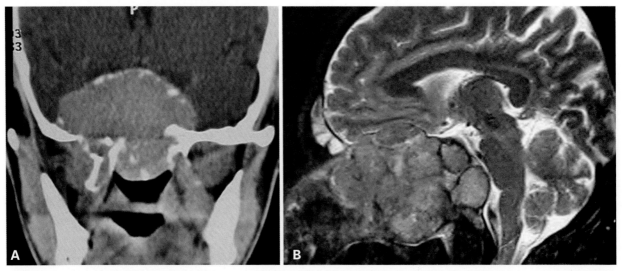

图4-19　A.冠状位CT增强示鼻咽纤维血管瘤，可以看见颅底结构的特征性移位。肿瘤侵犯至翼板两侧；B.矢状位T2加权像MRI示鼻咽纤维血管瘤挤压颅底软组织

下。虽然经颅入路手术已被报道且越来越流行，但大多数情况下颅外入路才是合理的手术方式。

五、禁忌证

总体上说，手术适应证的把握对患者的治疗结果至关重要。手术最常用于消除病患症状，一般很少用于解决影像学上的异常。当手术风险比疾病自然进程的风险更大时，应避免手术。有些患者身体状况不能耐受长时间或复杂的手术。最后，一些特定的恶性肿瘤可能更适合非手术治疗。除了这些罕见情况，经颅径路手术没有禁忌证。

六、术前计划

整个手术应制订好充分的计划后再实施。术前应设计好皮肤切口、骨质暴露和硬脑膜切开的范围，以及肿瘤切除和重建的方式。术前准备越充分，手术操作越顺利。术前也必须评估肿瘤栓塞的必要性。

随着影像技术的成熟，手术不再局限于病灶区域，而是根据肿瘤的病理组织学进行设计。CT及MRI扫描能显示肿瘤的大小、脑神经受累程度、颈内动脉受压移位和（或）被包裹，以及其他一些有助于评估肿瘤的血供、症状与影像学的一致性、原发灶部位和生长方向的特征。

评估肿瘤的一致性：肿瘤的一致性通常决定了手术切除的范围及最终手术疗效，根据临床症状及影像学来评估肿瘤的一致性可以指导手术方案的制订和实施，而症状持续时间及神经受累程度是评估的指标。例如，在一些前床突脑膜瘤患者中，其症状持续越久、视神经受损越严重，肿瘤的一致性就越强。MRI T1和T2加权像的信号高低也是评估肿瘤一致性的指标。T1低信号和T2高信号表明肿瘤质地较软。质软的肿瘤常包裹血管及神经，而质硬的肿瘤则会压迫这些血管和神经。质软的肿瘤组织会包裹动脉但不会挤压其管腔，如果管腔变窄则表明肿瘤质硬。

评估肿瘤的血供：肿瘤的血供是决定手术过程的重要因素，尽管影像学上的强化不是金指标，但强化程度可以辅助判断肿瘤血供丰富程度。MRI上肿瘤周围或内部的点状或线状血管流空影提示肿瘤丰富的血供，以滋养血管的性质、大小、方向和来源。质硬的肿瘤通常血供较差。对于质硬的肿瘤延迟成像可能更有效，因为增强剂进入肿瘤及被清除需要时间。有广泛瘤周水肿的肿瘤通常血供丰富。

评估蛛网膜平面：高质量MRI可以评估肿瘤周围是否存在蛛网膜平面。肿瘤边界呈圆形或不规则、肿瘤呈结节状、周围血管强化、瘤周水肿都有助于断定蛛网膜平面的存在，从而影响对周围结构的解剖。

七、手术技术

（一）开颅切除鞍区及鞍上肿瘤的一般注意事项

1.患者体位　术前应精心设计患者的头位及头皮切口的部位和大小。主刀医生术前须亲自观察患者并标记切口和体位。患者仰卧位，呈舒适的"睡姿"，避免身体任何部位过伸。术者操作区域应在手术部位的上方，以便术者可以以舒适的坐姿手术而不需要扭转自己的身体或颈部。应考虑给予足够的静脉引流，甚至如有必要可以进行脑脊液腰大池引流。

2.头皮切口　切口不仅要美观，还要能够充分暴露术野（图4-20～图4-22）。

3.解剖学注意事项　面神经从腮腺浅叶分出额支及颞支后，在颧弓前面的上方穿过，并穿出至颞肌筋膜和咬肌筋膜的浅层。保持在这些层面的深面、颧弓的骨膜下解剖，可以最好地保留这些面神经细小分支的完整性。在骨膜下分离颧弓时应从后至前分离，避免使用电刀烧灼，以免热损伤影响神经功能。

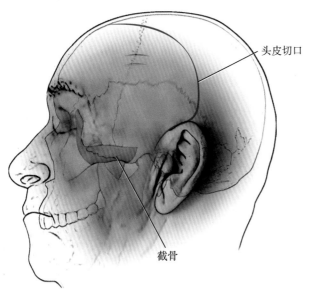

图4-20　额颞开颅手术的传统头皮切口。阴影显示的颧骨表示为了增加颅底暴露所需切开的骨

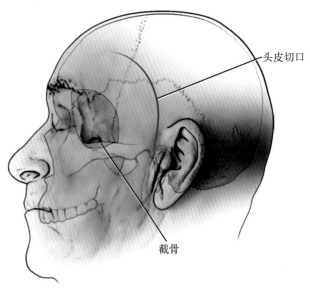

图4-21　翼点开颅暴露的相对小范围的前颅底。眶外侧壁和上壁的后半部及蝶骨小翼被去除

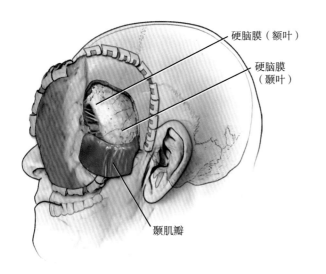

图4-22　骨去除后的暴露范围。眼眶、视神经、床旁段颈内动脉及额叶、颞叶已显露。实施床突区域的手术很少需要牵拉脑组织

用拉钩或缝线轻柔地牵拉外翻的皮瓣，避开神经走行的区域。自帽状腱膜下平面翻起双侧额部头皮皮瓣。皮瓣越厚，血供越丰富，皮瓣内的神经越容易存活。

经翼点入路手术切口应该在颞浅动脉后方，以确保皮瓣能够接受此动脉的血供。在不影响头皮血供的情况下，最合适的切口应该位于颞浅动脉行程及其前支的前方，以及颧弓表面面神经分支行程的后方。这种切口大概是在耳屏前方20mm处。在某些情况下如果术中可能损伤大脑中动脉的主要分支而须考虑行血管吻合修复时，保留全部颞浅动脉将至关重要。

4.指导入路暴露肿瘤　总体来说，在手术初始阶段要暴露肿瘤的发生部位而不是暴露肿瘤的顶部，这种原则不仅适用于脑膜瘤，而且对于绝大多数其他肿瘤如颅咽管瘤、垂体瘤、脊索瘤同样适用。肿瘤顶部是正常血管神经被牵拉最严重的区域并且容易受损。将肿瘤从发生部位分离，并沿其生长方向进行减瘤，可以最大限度地保留被牵扯的神经和血管的完整性及功能。

5.前颅底手术入路　额下入路适用于鞍区及鞍上区的中线病变。通常传统的入路是在额窦上方或包括其上半部做切口进行开颅手术，此径路安全且能够根治性切除病灶。单侧经额开颅手术以眶缘的外侧面为中心（图4-23），这种外侧暴露可以避免开放大部分额窦。脑脊液从额叶下颅底、视交叉及侧裂池引流后，牵拉额叶是安全的。如此操作后能使鞍区手术获得一个较大的操作空间。应避免对额窦及眶上缘进行过多的操作，也不应常规实施。前颅底入路对于一些耗时长的显微手术操作很有优势。传统的经额开颅术可通过各种方式进行颅底扩展。

6.单侧经额开颅术的颅底扩展　常规经额开颅术扩大暴露颅底时所做的双冠状切口头皮皮瓣需要稍微延长一点，以暴露眶缘（图4-23和图4-24）。如果额部血供因为放射治疗或颈外动脉栓塞等原因而受损，暴露时皮瓣应包含颞浅动脉（切口位于颞浅动脉后方）。如果病变邻近颈内动脉或大脑中动脉，术中可能损伤，则必须保护好颞浅动脉。为保护这些血管，可以在颞浅动脉主干前或后做切口。在合适的层面分离并处理动脉可以更好地暴露并保护这些动脉。在眶上缘区仔细进行骨膜下剥离组织可以保护好眶上神经和血管。当这些神经和血管通过孔隙时，可以用小骨凿来打开这些孔隙。继续骨膜下剥离，暴露眼眶，保护眶骨膜。电锯常用于在眶上缘做截骨术。操作过程中要保护好眶内容物、额叶及硬脑膜。眶顶壁要尽可能地向后切。根据暴露范围的需求可将筛板外侧的整个眶顶壁移除，或仅移除部分上外侧壁。中间截骨术通常会穿过额窦腔，手术结束前需要采取足够的预防措施封闭额窦（图4-25和图4-26）。这种内侧骨切除手术可明显改善颅底暴露而不影响嗅觉。还可以向下压眼球获得进一步暴露。眶顶可以向后移位到视神经管。如果确有必要，视神经可以移动。这种暴露可明显减少额叶牵拉的程度。

7.双侧经额开颅术的颅底扩展　行眶上开颅有助于双侧经额开颅的颅底扩展（图4-27～图4-29）。然而，切除颅底肿瘤已很少需要这种额外的暴露。在其他章节已经讨论了这种经眶上缘截骨术。

8.前颅底暴露时的嗅觉保护　行单侧经额开颅术及眶上缘截短术，接着稍向外侧至蝶骨平台而不需要上抬筛板区硬脑膜，就可以保留嗅觉并从硬膜外充分暴露蝶窦、蝶鞍、上中斜坡。侵犯硬膜内的病灶可以通过打开硬膜并从眶顶上抬额叶来处理。这种暴露中线病变的入路在处理大部分经蝶入路无法充分暴露的巨大鞍旁病变时疗效令人满意。如有需要，可行双侧暴露法并保护双侧筛板不被触动。对于需要整块根治性切除的恶性肿瘤，术中需要更大的暴露范围。

9.锁孔入路　显微手术技术的进步使手术切口整体缩小及锁孔入路的成功应用。锁孔入路的使用不能影响肿瘤的切除范围及对患者神经和血管的保护。对于可选择翼点入路的鞍区及鞍旁病变，广泛的额叶及颞叶暴露没有必要。如果是这样，切口可以向前移至蝶骨小翼甚至眉弓。通过去除蝶骨小翼和部分眶顶壁及侧壁，该途径能够较大范围地暴露颅底（图4-22）。这种锁孔入路可以提供病灶的颅底视野，

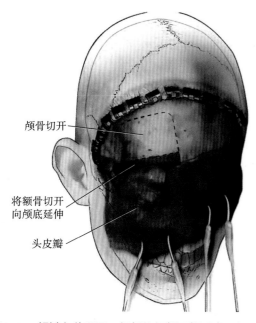

图4-23　额瓣向前翻开。行低位经额开颅手术，褐色区域为经额开颅术的颅底扩展

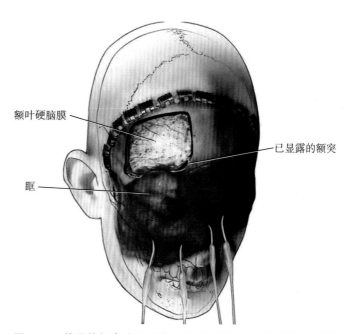

图4-24　使用线锯去除眶上缘进行额底开颅术。开放额窦，暴露眼眶

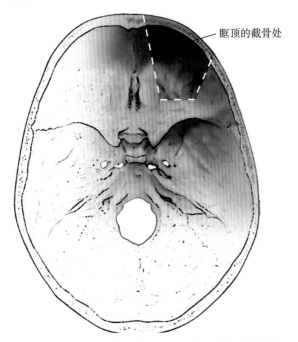

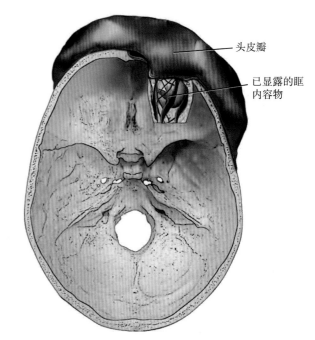

图4-25 从上方观察颅底，显示眶顶壁骨切开的位置　　　　图4-26 从上方观察颅底，眶顶壁被切除

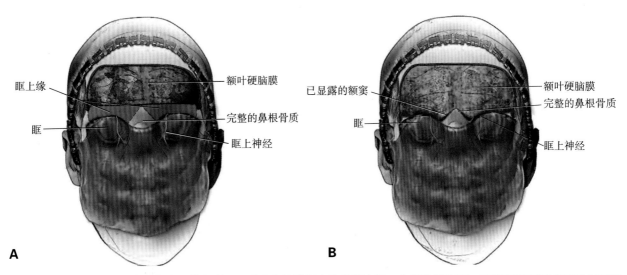

A　　　　　　　　　　　　　　　　　　　　**B**

图4-27 A. 低位双侧经额开颅术。紫色所示区域为将被线锯去除的眶上缘。在某些情况下，双侧经额开颅术可以向下延伸，可以避免切除双侧眶上缘。B. 去除双侧眶上缘后的双侧经额底开颅术。鼻根部区域骨质未被切除

同时避免了不必要的和可避免的头皮切口或骨切除。

（二）经颅入路切除鞍区／鞍上脑膜瘤的注意事项

对于大多数鞍上脑膜瘤患者来说，一般选择在视力较差的一侧进行经单侧额底开颅术（图4-14～图4-17）。患者仰卧位，头后仰，手术切口向下应延伸至眶顶。为避开额窦，通常需要使用更靠外侧的经额底入路，但如果需要更充分地暴露颅底，则还需要开放额窦。将额叶从眶顶壁分开并尽量保护嗅束，打开大脑外侧裂的内侧部分，引流脑脊液从而减轻大脑张力，然后暴露肿瘤，尽可能辨认视神经及颈内动脉，将肿瘤逐渐从硬脑膜附着处分离开。减容肿瘤并避开视神经、大脑前动脉、前交通动脉及垂体柄，可以释放空间用以切除颅底的病变及止血。手术过程中应尽早辨认视神经和前交通动脉。应尽可

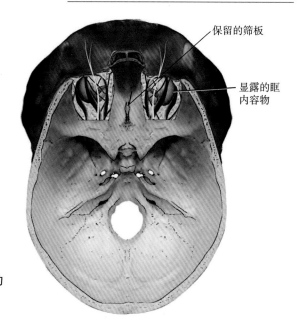

保留的筛板

显露的眶
内容物

图 4-28　从上方观察颅底，切除了双侧眶顶，保留筛板区域的骨质

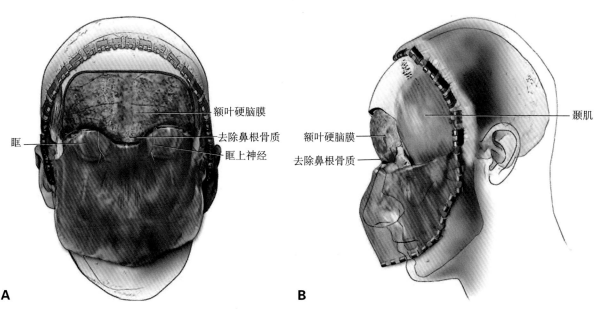

额叶硬脑膜

眶

去除鼻根骨质

眶上神经

颞肌

额叶硬脑膜

去除鼻根骨质

A

B

图 4-29　A. 去除了眶上缘、鼻根、筛板颅底部后显露的颅底；B. 侧面观

能全切肿瘤，但如果将肿瘤从大脑前动脉或颈内动脉剥离风险较大，则只能保留切除风险过高的部分瘤体。有些术者选择在手术早期开放视神经管以切除侵犯此处的肿瘤。但笔者倾向在切除了鞍上大部分肿瘤后再开放视神经管。这样可以直接观察视神经管受累情况并在直视下有更大术野来磨开视神经管。硬脑膜上肿瘤的附着处要充分电凝，受肿瘤累及的硬脑膜也要被切除。除非干扰视野，否则没必要切除增生的骨质。对于脑膜瘤患者，许多术者选择切除涉及的硬脑膜及骨质，然而脑脊液漏及后续问题让我们选择相对保守的方法。重建颅底，利用血管化的骨膜及帽状腱膜隔绝颅内与开放的额窦。

在我们的鞍上脑膜瘤病例中，术野暴露的程度与颅底肿瘤侵犯的范围并不相关。在视力较差一侧行额底开颅术甚至能应对那些累及更广泛的肿瘤。任何无须切开上矢状窦的前部，也不需要切开半球间区域。单侧经额入路要优于经翼点入路的暴露，前者术野开阔，能对称地暴露并直达双侧颈内动脉。单侧经额入路较双侧经额入路具有避免处理或损伤对侧嗅束的优势。

手术切除鞍结节脑膜瘤的难点在于肿瘤与视神经、视交叉、大脑前动脉、颈内动脉及其穿支的关系。这些结构常受肿瘤包绕和（或）推挤移位。手术切除成功的关键在于保护好这些血管组织。尽管在MRI上看肿瘤完全包绕了颈内动脉，但术中常发现只是肿瘤分叶绕过了血管，这种情况下分离肿瘤相对简单。我们手术后病情恶化的患者，在术中均有大脑前动脉或其大的穿支血管的损伤，因此术中尽早辨认大脑前动脉至关重要。这些肿瘤前部的滋养血管通常来自筛动脉，偶尔有大脑前动脉的小分支参与供血。此外，靠近肿瘤的动脉壁会变薄甚至有动脉瘤样扩张。即使这些血管的性质和大小使血管吻合非常困难，一旦血管损伤仍需要立即进行吻合手术。

三叉神经鞘瘤手术的注意事项：

在Meckel腔区域,硬脑膜与三叉神经半月节相对独立。通常在这个区域有个较大的蛛网膜下腔。硬脑膜在三叉神经半月节前方与其分支紧密附着并延续为神经外膜。硬脑膜与第一分支的附着较其他分支更紧密。三叉神经鞘瘤常起源于半月神经节区。不断增大的肿瘤充满Meckel腔，使其随之扩大。肿瘤沿上颌神经向前侵入颞下窝较为少见，这可能与肿瘤天然依附于硬脑膜和神经有关。肿瘤常推挤颈内动脉，使其海绵窦段向内移位、岩骨段向下移位，因此在硬脑膜边界内操作是相对安全和有效的。在这种情况下，切除肿瘤很少需要控制邻近的动脉。此外，术中可以不暴露颞叶就开放半月神经节的硬膜外鞘。因此，如果了解并遵循了硬脑膜与三叉神经鞘瘤的相对关系，只要一个相对较小的术野暴露就能切除肿瘤。

三叉神经鞘瘤的颅外部分仍沿着该神经的分支生长，尽管有些瘤体可以生长得很大，但它依然局限在分支的神经外膜内（此层为硬脑膜的延续）。这些肿瘤不会包绕颞下窝或眶内的主要血管及脑神经。因此，借"经颅"硬膜外通道的"反向颅底入路"可用于切除大部分肿瘤。手术策略是做一个小的颞底开颅，切除颅中窝底，同时暴露颅中窝及颞下窝的肿瘤。因肿瘤的性质和范围不同，颅底颞部开颅时可根据需要磨除颧弓根、下颌骨髁突顶部、外耳道顶壁，以及包含鼓窦的部分乳突。由于多数病例中的颞肌及其他颞下窝肌肉都已萎缩，因此牵拉肌肉相对简单。可以向前、后、下牵拉颞肌或从中裂开以暴露术野。切除颧骨后可进一步牵拉肌肉。当眶壁受累时需要切除外侧眶骨，并广泛切除眶上裂外侧面的骨质以同时暴露眶内及颅中窝的肿瘤。然后在肿瘤的外侧壁做一切口切开硬脑膜，切除肿瘤时注意保护硬脑膜的深层，后者可形成致密的保护层，包裹颈内动脉和脑神经。肿瘤不会累及所有脑神经，有些通常可以被保留。在肿瘤内操作时，用吸引器帮助或用超声吸引手术刀（CUSA）进行钝性分离，尽量避免使用电凝，以免损伤神经纤维。

在切除肿瘤的颅中窝及颅外部分后，这种入路所提供的宽阔术野可以进一步暴露肿瘤侵入颅后窝的部分。从上方及侧方解剖可以在术野中同时暴露肿瘤、颞叶、脑干及岩骨段颈内动脉，并可以在直视下从这些组织上分离肿瘤。与其他大多数手术入路相比，这些重要结构离术野更近。

这种经颅入路适用于切除神经鞘瘤和许多其他的鞍旁肿瘤。术中行腰大池引流可减少脑组织张力。再将脑组织向上牵拉可提供额外的术野，以更好地暴露肿瘤在颞下窝甚至眶内的部分。在颅中窝硬脑膜外操作可以保护颞叶。尽管违背了颅底手术原则，但牵拉脑组织以显露颅外肿瘤的策略可以更简单、快速、宽广地显露整个肿瘤。经面前或前外侧入路都可能无法同时如此精细地暴露病变。

八、术后处置

术后初期患者应送ICU观察。对开颅手术应常规预防性使用抗惊厥药物。保持敷料干燥，直至拆线。根据个人偏好和经验使用合适的抗生素。如果有脑水肿的风险或术中对神经操作较多，围术期可以使用激素。

九、并发症

所有潜在、可避免的并发症都是由于术前计划不当或手术操作欠佳造成的。其中最首要的并发症来源于手术对象的选择不当。当选择待术患者时，唯一需要考虑的就是患者的需求。换言之，尽管有时需要考虑肿瘤占位，但通常手术还是为了解除患者的症状。

为最大限度地避免并发症，整个手术（包括重建）都需要详细规划以便成功实施。

鼻窦的处理：鼻旁窦实际是无菌的，但因为共生菌的存在，因此它也是一个潜在的感染灶。窦腔与鼻腔沟通，颅内手术时开放鼻窦将使颅内与鼻腔相通，因此应尽量避免开放鼻窦。但在额区颅底手术时常须开放额窦，此时应彻底封闭与鼻窦的沟通。额窦经鼻额管与鼻腔相通，可以用小的骨块填塞。如果鼻额管被封闭，必须去除窦腔内的残余黏膜以防窦内分泌物积累形成黏液囊肿或脓肿，这些都可能导致上行感染。最好用来自颅骨膜或帽状腱膜的带蒂筋膜瓣进行鼻窦的封闭。

卒中及视力受损仍然是鞍上及鞍旁手术的主要并发症。视力受损主要由视神经损伤、神经缺血低灌注或脑神经操作所致。卒中通常可以避免，但其发生风险取决于肿瘤与受累动脉的粘连情况。

十、结果

鞍上和鞍旁区开颅手术的结果在文献中已有广泛报道，仍然是说明手术效果的金标准。仔细选择适应证及手术入路并且安全有效地进行手术才能保证得到这些结果。手术的预期结果取决于肿瘤的类型。总体而言，垂体瘤及其他鞍上肿瘤的手术后症状改善非常好。根治性切除是每个肿瘤手术的目标，但这种观念需要调整，因为患者的安全才是最重要的。

经颅入路切除鞍上肿瘤应随着肿瘤的解剖及生理特点而变化，肿瘤的这些特点又与其病理有关。了解肿瘤的生长模式及其与脑膜的关系是选择入路的基础，并可以此指导手术。

> ✅ **精要**

- 颅底脑膜的分界决定了手术入路的方式：分界以上的肿瘤用经颅入路，分界以下的肿瘤用经鼻或经面入路。内镜是经鼻入路治疗颅底病变极具价值的工具。
- 垂体瘤与硬脑膜有明确的界限。充分理解垂体瘤与硬脑膜的关系之后，即使巨大的垂体瘤也可以选择经鼻路径切除。
- 在颅中窝，三叉神经鞘瘤位于海绵窦外侧壁的硬脑膜腔隙中，或在硬膜之间。充分了解肿瘤与硬膜的关系可以尽可能缩小手术的暴露。
- 脊索瘤生长会破坏骨质并挤压包括脑神经和血管在内的软组织。
- 鼻咽纤维血管瘤一般位于硬膜外和颅外。
- 鞍上脑膜瘤位于硬脑膜分界以上，因此最好选择经颅入路。
- 鞍膈下型颅咽管瘤最适合使用内镜经鼻入路，而其他类型位于脑膜分界之上。

> ✅ **误区**

- 应了解面神经额支的走行并在手术暴露额颞部时仔细保护，以免术后面瘫。
- 明白保护颅底的穿支血管对于避免视力丧失和其他神经损伤至关重要。
- 术前及术中应确认肿瘤是否累及血管以避免损伤；当血管壁受压变薄时，术中应尽可能确认并修复。

● 术中必须妥善封闭鼻窦，去除窦内黏膜以避免黏液囊肿、脑脊液漏及颅内感染。

✓ 所需器械

● 标准神经显微器械
● 高速磨钻
● 手术显微镜

（蒋卫红　译）

推荐阅读

Goel A. Infratemporal fossa interdural approach for trigeminal neurinoma. Acta Neurochir （Wien） 1995;136:99－102.

Goel A. The extradural approach to lesions involving cavernous sinus. Br J Neurosurg 1997;11（2）:134－138.

Goel A, Muzumdar D, Desai K. Tuberculum sellae meningioma: a report on management on the basis of a surgical experience with 70 cases. Neurosurgery 2002;51:1358－1364.

Goel A, Nadkarni T, Muzumdar D, et al. Giant pituitary tumors: a study based on surgical treatment of 118 cases. Surg Neurol 2004; 61（5）:436－445.

Kothari M, Goel A. Maternalizing the meninges: a pregnant Arabic legacy. Neurol India 2006;54（4）:345－346.

第5章　内镜经鼻入路处理内侧海绵窦

Endoscopic Endonasal Approach to the Medial Cavernous Sinus

Charles Teo

一、引言

前颅底手术径路在过去30年发生了巨大的变化。随着神经内镜的技术革新，内镜经鼻入路到达前颅底以其可行性和微创性而开始取代开放的经颅或经面入路。虽然显微镜下经鼻入路到达鞍区已有数十年的成功经验，但内镜有几大优势，包括更好的近距离可视化、更好的亮度及角度镜的使用。角度镜的使用可以让术者在显微镜所能提供的直线光线照射区域之外观察和操作。

上述的其中一个区域就是内侧海绵窦。由于该区域内有众多重要的神经和血管结构，海绵窦手术仍是一个严峻的挑战。尽管如此，有经验的外科医生通过应用角度镜，可以经鼻内通道安全地处理经过恰当选择的内侧海绵窦病变。这一入路完全依赖于内镜下的可视化。因此，熟悉角度内镜控制下的经鼻手术是实现这一入路的前提条件。

二、病史

当评估一位患者是否适合内镜经鼻处理海绵窦的病变时，有两个重要问题需要明确。一是要明确患者有无既往手术或鼻窦病变，这有可能使该入路变得复杂。既往的手术可能已经暴露颈内动脉、视神经或垂体。既往的鼻窦炎等病变，或鼻成形术等手术，可能对要选择的手术通道产生重大影响。二是术前脑神经的病变情况可以提供病变的性质及其定位。例如，如果有明显的面部感觉障碍，那么海绵窦外侧壁很可能已受累。由于视神经和垂体紧密毗邻，视觉功能可能受到影响。

三、体格检查

术前的鼻内镜检查将提供一些重要信息，如使用哪一侧鼻孔，可能需要掀起的黏膜瓣及是否存在感染。全面的神经系统检查重点在第Ⅱ～Ⅶ对脑神经。术前常规的视野检查和内分泌科会诊是必需的。

四、适应证

海绵窦病变的治疗较难。治疗适应证取决于多个因素，包括病变的位置和大小，怀疑的病理类型，活检的需求，病变的生长方式；对周围血管神经的压迫，症状及术前已经存在的脑神经障碍。内侧海绵窦最常见的三种病理为脑膜瘤、垂体腺瘤及神经鞘膜瘤。

通常情况下手术治疗海绵窦脑膜瘤时，一旦进入海绵窦，伴发脑神经麻痹的概率很高。因此，很多外科医生会选择正在进展的或有症状的海绵窦脑膜瘤进行手术，且仅切除海绵窦外的部分。通常，笔者同意这一保守的做法来处理疑似的海绵窦脑膜瘤，尤其是无症状、大小稳定，且主体位于海绵窦内者。同时，对于内侧海绵窦受累的病例，鼻内径路较为适合活检、减瘤，如果海绵窦受累范围局限还有可能全切肿瘤。由于海绵窦脑膜瘤容易包绕颈内动脉和脑神经，因此，如果存在实质性的海绵窦侵犯，通常并不建议全切。

相对于脑膜瘤，垂体腺瘤即便已经侵犯海绵窦，其外科治疗也通常是可行的。典型的垂体瘤质地软，由内向外的生长方式（肿瘤由垂体向外侧生长）决定了内镜经鼻是处理侵犯海绵窦的垂体瘤的理想入路。这种生长方式的好处是肿瘤将颈内动脉及脑神经推向外侧。对于这些病例，肿瘤所处的平面即是到达内侧海绵窦的安全通道，同时切除质软"可被吸除"的腺瘤可以大大降低损伤神经血管结构的风险。

内镜经鼻处理内侧海绵窦病变的适应证包括肿瘤位于海绵窦内侧壁，或肿瘤由内向外生长将颈内动脉向外侧推移。在选择这一径路前还必须考虑其他的解剖特点，包括蝶窦的气化程度，肿瘤向硬膜内或蛛网膜下的侵犯，第Ⅲ～Ⅵ对脑神经的位置。内镜经鼻入路到达内侧海绵窦的理想条件包括气化好的大蝶窦、完全的轴外病变和海绵窦内的所有神经血管结构的外移。这一入路的重要原则是可以在角度镜下直视海绵窦内侧壁，而标准的显微镜视野却无法达到。因此，计划通过这一径路到达该区域时，需要熟悉内镜下的外科技术。

总而言之，内镜经鼻处理内侧海绵窦的适应证包括：
- 病变基底位于海绵窦内侧壁。
- 由内向外生长的垂体腺瘤。
- 颈内动脉及脑神经外移。

另一种到达海绵窦的径路为旁正中、经上颌窦入路，这需要熟练的知识并熟悉翼腭窝内的结构。这一入路通常用来切除外侧海绵窦病变，但也可用于处理内侧的病变，我们将在后面做进一步介绍。

五、禁忌证

经鼻入路的首要禁忌证是由于解剖学的限制而将颈内动脉和脑神经置于高风险者。病变基底位于海绵窦内，并包绕颈内动脉或脑神经，或将它们向内侧移位，都不太适合内镜经鼻入路。具有上述特点的无症状的良性脑膜瘤最好是观察而非手术处理。对于其他累及血管神经结构且诊断不明确的病变，最好行活检术而非彻底切除。治疗任何海绵窦病变的目标必须是合理的，因其涉及深入分析全切的必要性和血管神经损伤风险的大小。最后，活动期的鼻窦感染是手术的相对禁忌证。当然，如果需要紧急手术，尤其是病变主体位于硬膜外时，可以在抗感染治疗的同时完成。如果手术并不紧急，则应先治疗活动性鼻窦感染。如前所述，经鼻入路到达内侧海绵窦将依赖角度镜的应用。因此，不熟悉内镜技术的也是这一入路禁忌证。

该入路的常见的手术禁忌证包括：
- 海绵窦内神经血管结构被包绕。
- 颈内动脉和脑神经内移。
- 不熟悉内镜操作技术。

六、术前计划

术前必须仔细回顾患者所有的相关影像，包括术前的磁共振影像，最好是包含垂体窝和相邻海绵窦的薄层冠扫。除了可能的周围神经血管结构受累和移位之外，病变的位置和范围应予以评估。这些重要的神经血管包括颈内动脉、视神经、垂体腺、垂体柄和海绵窦内的脑神经。仔细评估正常的解剖标志。颈内动脉位置的评估至关重要。颈内动脉的流空在T2加权像上很容易识别。对海绵窦段颈内动脉的位置和内移程度的评估特别需要关注，在高达8%的患者中，这一段可以接近中线。除了海绵窦内所有神经血管结构的移位模式之外，肿瘤侵犯海绵窦的程度也须予以评估。

CT扫描提供了很好的骨性解剖概观。MRI也能提供宝贵的解剖信息，并被大量应用而取代了CT。蝶窦的大小、位置和蝶窦内分隔是否存在及其位置都应予以注意。很多蝶窦分隔并非附着于中线，而是附着于外侧的颈内动脉隆突。累及蝶鞍的病变，术前需要进行全面的内分泌学检查。同样，当病损压迫视神经时，即使没有明显的视觉障碍主诉，也有必要行正规的视野检查。术前应告知患者鼻畸形、脑脊液鼻漏、内分泌失调、损伤颈内动脉或脑神经的风险。

七、手术技术

经鼻入路处理海绵窦是一种内镜控制技术（endoscopic-controlled technique），意味着所有的手术视野依赖于内镜，手术器械的操作是在内镜之外，但在内镜视野之内。这有别于内镜辅助手术（endoscopic-assisted surgery），内镜只是在标准的显微手术之后临时导入以检查术腔，或纯内镜手术（purely endoscopic surgery），所有器械操作是通过内镜所连接的工作通道完成。笔者倾向于应用高清0°，30°内镜，以及偶尔用70°内镜提供成角视野。在显微镜视野下，为防止术者手遮挡光路，我们常用枪式器械，而在内镜经鼻入路下，这些器械则是不必要的，甚至有碍。枪式器械很容易使术者和助手的操作通道变得拥堵，而且试图旋转枪式器械会导致术者的手碰到内镜。因此，应该使用直的鼻内器械。成角度的非枪式器械，如成角度的双极电凝、吸引器，允许医生在30°内镜视野下到达外侧区域。此外，应用多功能的"杂交"器械可极大提高内镜经鼻入路的效率，让单手器械完成多项功能，如带吸引器的双极电凝、自带冲洗和吸引装置的旋切器和一些同时包括了吸引、冲洗、双极电凝及组织切除功能的多功能设备。对于鼻内入路，笔者喜欢2名术者技术（two-surgeon method），一位术者把持和指引内镜，另一位术者双手控制所有的鼻内器械。另外，为让这一入路更为安全、高效，同经验丰富的耳鼻喉科医生合作是非常重要的。

因为经鼻入路需要多名外科医生及大量的手术设备，包括高清内镜系统、监视器、影像导航系统和特殊的鼻内器械，故合理设置手术间，优化手术流程显得非常重要。将高分辨率显示器置于手术床头侧，可使外科医生在手术时保持自然的符合人类工程学的姿势直视视频图像。将影像导航系统置于显示器旁，也在床的头侧。患者取仰卧位，2位医生均在患者右侧，器械护士位于患者左侧。这可以让医生同护士高效地传递器械而无须术者的视线离开显示器。麻醉医生位于手术床尾端的左侧。

患者取仰卧位。腹部需要消毒、铺巾以备取脂肪、肌肉或筋膜。头部用Mayfield头架固定，过伸并旋向外侧以便医生可通过鼻孔直视。完成无框架影像导航系统注册和确认。应用无框架立体定向术来确认外科手术路径，在术中评估正常解剖标志，辨认手术需要避开的结构。

术前鼻腔内用1∶2000的肾上腺素棉片收缩。数分钟后取出棉片，在1%布比卡因中加入1∶100 000浓度的肾上腺素，于中鼻甲及鼻中隔的黏膜处进行浸润麻醉。通常，笔者倾向于"双鼻孔两人"操作。切除中鼻甲下部，或有些情况下仅仅外移。如果怀疑肿瘤已侵犯至硬膜内，需要准备带血管蒂的鼻中隔黏膜瓣。将以鼻后中隔动脉为供血动脉的带蒂黏膜瓣自鼻中隔上掀起。完成后部鼻中隔的部分切除，确认双侧蝶窦口。用Kerrison咬钳、高速电钻、鼻内旋切器完成扩大的双侧蝶窦开放。进入蝶窦，小心去除蝶窦分隔后，观察相关的解剖标志，包括颈内动脉和视神经管隆突、内侧及外侧视神经颈内动脉隐窝、蝶鞍。影像导航和超声多普勒可以辅助定位危险的解剖结构。术者必须注意颈内动脉管处可能出现的骨质缺损。颈内动脉的位置可用导航或超声确认。对于肿瘤将周围解剖结构挤压移位的病例，影像导航必不可少。

一旦进入蝶窦，骨切除取决于要处理病损的大小和位置。对于向外侧侵犯海绵窦的垂体腺瘤，首先去除鞍底骨质，接着扩大骨窗至蝶窦外侧壁。在外侧区域磨骨前，必须仔细评估颈内动脉的位置。将颈内动脉向外侧移位的腺瘤，会在蝶窦外侧壁形成一个安全的磨骨区域。以上这些操作及接下来的工作，均在角度镜和角度器械下完成，以便更好地暴露蝶窦外侧壁和内侧海绵窦。根据病变的位置和鼻窦所提供的手术通道，使用对侧鼻孔到达同侧海绵窦壁可能更为直接。一旦去除蝶窦外侧壁，内侧海绵窦则暴露出来，即可处理病变。通常，可以利用肿瘤外侧的自然分界面进行分离。术中沿着该平面操作可降低损伤海绵窦内神经血管结构的风险。垂体腺瘤可通过位于垂体窝和海绵窦间的自然窗口进入海绵窦，其通常位于颈内动脉前膝的后方。如果没有窗口可以进入窦内，那么可以从海绵窦的前壁安全进入，应用无框架影像导航及术中超声多普勒以确保颈内动脉前曲段不会被意外损伤。来自海绵窦的出血通常很少。然而，一旦肿瘤被切除，海绵窦可能重新开放并大量出血。此时，不必恐慌，因静脉出血是容易控制住的。先抬高床头。这一简单的动作有时就足以控制出血。下一步可以将止血剂（巴克斯特公司的Floseal或强生公司的Surgiflo）直接注入海绵窦再用棉片覆盖并轻轻压迫。如果没有这类止血剂，可以使用加压制剂如明胶海绵（Gelfoam）和速即纱（Surgicel）。对于施旺细胞瘤和脑膜瘤等其他肿瘤，经上颌窦入路则是更为直接的入路。此时不需要外移中鼻甲，而要将其向内侧移位并确认半月裂作为解剖标志以便进入上颌窦。开放了上颌窦内侧壁后，将位于蝶窦口外侧的蝶窦前壁外侧部分打开。为了更好地向下方暴露并找到三叉神经的第二支——上颌神经，上颌窦后壁可能需要去除，即可显露翼腭窝的内容物。

去除病变组织后，细致关闭术腔极其重要。如果术中出现脑脊液鼻漏，笔者更愿选择在蝶窦内用腹部脂肪组织和（或）带血管蒂的鼻中隔黏膜瓣进行多层重建。关闭术腔的基本原则包括：

- 多层重建优于单层。
- 血管化的移植物优于非血管化的移植物。
- 自体移植物优于合成材料。
- 可以用鼻内球囊或鼻腔填塞提供支撑压力。
- 医用胶或硬膜封闭剂有助于封闭缺损。
- 尽管术后的单次腰椎穿刺即可立即降低脑脊液压力，并在持续数天内能维持压力下降的作用，但仍不推荐常规行腰大池引流。脑脊液将持续自硬膜孔漏出进入硬膜下腔，如同临时的"活瓣"。

八、术后处置

相比开颅手术，内镜经鼻入路到达内侧海绵窦，通常并发症的发生率低，住院时间更短。病变侵犯垂体或垂体柄时，术后必须评估垂体功能。所有患者均须按可能存在脑脊液鼻漏进行评估。如果没有内分泌失调或脑脊液鼻漏出现，大多数患者可在术后48小时内出院。笔者通常不用腰大池引流预防脑脊液鼻漏，因为恰当的颅底重建才是预防脑脊液鼻漏的主要手段。

九、并发症

内镜经鼻入路到达内侧海绵窦的潜在并发症如下：

- 脑脊液鼻漏/脑膜炎。
- 垂体功能障碍。
- 视力丧失。
- 眼肌麻痹。
- 颈内动脉损伤。
- 与入路有关的并发症，如鼻腔粘连、湿化差、窦口堵塞。

十、结果

2006—2010年，笔者治疗了160例垂体瘤患者。在这160个病例中，22例为复发肿瘤，76例具有内分泌活性，34例病变向外侧侵犯海绵窦。笔者用内镜控制技术，不用手术显微镜，对功能性肿瘤的治愈率达到78%（指全切及生化指标恢复），对非功能性肿瘤的治愈率达到88%（指全切）。Logistic回归分析表明，海绵窦侵犯不是治愈的负性指标。这些结果表明，对于垂体腺瘤，无论是否向外侧扩展至海绵窦，内镜经鼻入路均可获得很好的疗效（图5-1）。通过选择合适的病例，海绵窦受累不应再是治愈性手术的禁忌证。

✔ 精要

- 中线经蝶窦入路显露和到达内侧海绵窦须应用角度镜和角度器械。相反，经上颌窦入路到达外侧海绵窦应用0°内镜和直的器械。
- 仔细考虑海绵窦内容物的位置至关重要。将颈内动脉及脑神经由内侧向外侧推移的病变是适合采用这一入路的理想病变。
- 肿瘤的质地和一致性决定着其切除的难易和安全性。柔软的垂体腺瘤通过轻柔的吸引即可从海绵窦内完全切除，而彻底切除纤维化的脑膜瘤则不大可能。
- 静脉性出血应可预见，通过抬高患者头部、注入止血剂及轻柔压迫通常容易控制。
- 术者应该清楚海绵窦段颈内动脉管的骨壁可能存在缺损。
- 当在内镜视野下进行操作时，术者应该意识到有一些位于视野之外的浅表结构可能会限制手术通道和影响手术自由度。
- "双人三手或四手"入路允许术者采用标准的双手显微外科技术。这需要助手把持和指引内镜。
- 精细和牢固的重建对于避免脑脊液漏来讲绝对有必要。

✔ 误区

- 血管损伤。最可怕的血管并发症是损伤颈内动脉。恰当的术前计划和通过术前影像对海绵窦段颈内动脉的识别，可以避免上述情况的发生。当术者在蝶窦内磨骨时，应该小心颈内动脉隆突表面可能存在骨质缺损。另外，对于质硬或纤维化的肿物，不应在没有细致并充分地将病损与周围结构解剖分离开之前将其从海绵窦内捣出。在海绵窦内手术时，应避免在内镜视野之外"盲"牵拉肿瘤。如果损伤了颈内动脉，最有效的方法就是用浸软的腹部肌肉或颞肌直接填塞。

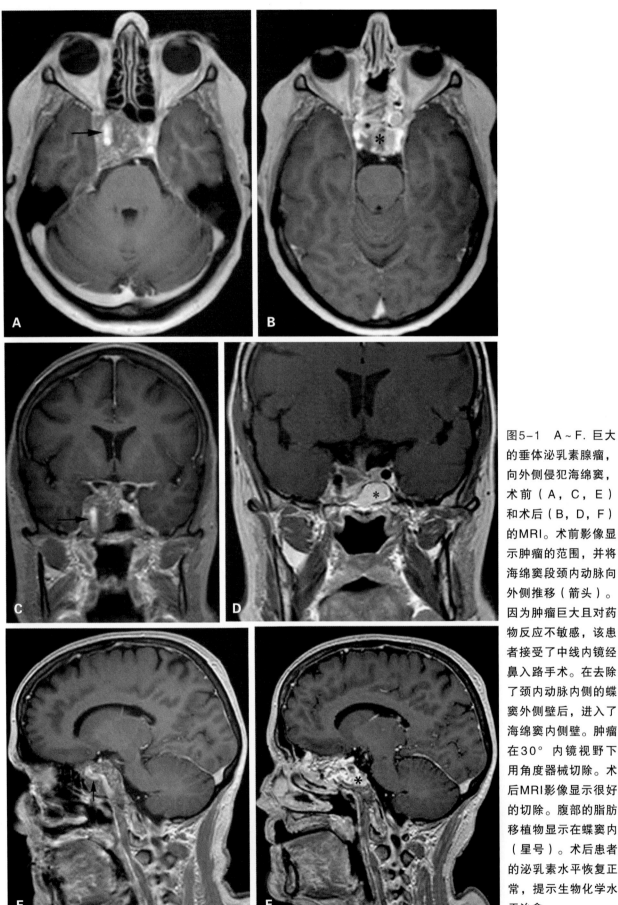

图5-1 A~F. 巨大的垂体泌乳素腺瘤，向外侧侵犯海绵窦，术前（A，C，E）和术后（B，D，F）的MRI。术前影像显示肿瘤的范围，并将海绵窦段颈内动脉向外侧推移（箭头）。因为肿瘤巨大且对药物反应不敏感，该患者接受了中线内镜经鼻入路手术。在去除了颈内动脉内侧的蝶窦外侧壁后，进入了海绵窦内侧壁。肿瘤在30°内镜视野下用角度器械切除。术后MRI影像显示很好的切除。腹部的脂肪移植物显示在蝶窦内（星号）。术后患者的泌乳素水平恢复正常，提示生物化学水平治愈

● 不充分的视野暴露。中线经鼻入路到内侧海绵窦依赖于角度视线，因此，必须应用角度镜和角度器械暴露这个区域。

● 脑脊液漏。脑脊液漏是该入路最常见的并发症，必须精细地进行多层颅底重建以避免脑脊液漏。

✔ 所需器械

● 内镜刨削器

● 带切割钻头和金刚砂钻头的鼻内钻

● 探头可弯曲的显微多普勒超声

● 环形刮匙

● 头部光滑的呈角度吸引器

● 鼻内双极电凝

（刘剑锋　赵　宇　译）

推荐阅读

Dehdashti AR, Ganna A, Karabatsou K, et al. Pure endoscopic endonasal approach for pituitary adenomas: early surgical results in 200 patients and comparison with previous microsurgical series. Neurosurgery 2008;62:1006‐1017.

Ceylan S, Koc K, Anik I. Endoscopic endonasal transsphenoidal approach for pituitary adenomas invading the cavernous sinus. J Neurosurg 2010;112:99‐107.

Lindley T, Greenlee JD, Teo C. Minimally invasive surgery（endonasal）for anterior fossa and sellar tumors. Neurosurg Clin N Am 2010;21（4）:607‐620.

Teo C, Wait S. Endonasal approach to tumors of the pituitary fossa: a shift in the treatment paradigm. Clin Neurosurg 2011;58:79‐83.1

第6章 经鼻鞍上入路

Endonasal Suprasellar Approach

Edward R. Laws, Jr.

一、引言

传统上处理垂体大腺瘤、脑膜瘤和颅咽管瘤等中线前颅底颅内病变的入路一直是经颅入路。尽管开颅手术总体上效果满意，但更加微创及严格的中线入路由于脑组织牵拉更少，自下方能将肿瘤去血管化，以及避免不慎损伤视神经和视交叉等能力而具有潜在优势。

经蝶入路处理前颅底病变一直是神经外科学发展中的一个主要贡献。在经蝶显微外科手术能够高效处理垂体病变的启示下，技术和理念的共同进展使我们有能力进一步拓展外科技术，从蝶鞍向鞍上空间扩展（图6-1）。这一进展的关键在于引入了手术用内镜、影像导航及恪守了包括显微神经外科技术在内的颅底外科手术的基本原则。

二、病史

鞍上肿瘤症状多样，可表现为视力减退、精神异常、继发脑积水和垂体激素异常等。例如，一位典型的颅咽管瘤成年患者可能会具有正常或异常的视觉功能，同时出现头痛、记忆力减退、虚弱和轻度的性功能障碍，但通常不会有尿崩症的表现。

三、体格检查

对鞍上病变患者的体格检查主要用于评价垂体功能和生理机能的异常及视功能的异常。如由于病变压迫正常腺体导致垂体功能低下，体格检查时可发现面色苍白、全身虚弱和皮肤质地的变化，也有可能出现相关的认知功能障碍和偶发的精神心理障碍。

视野检查可发现典型的双颞侧偏盲，视力减退，生理盲点的扩大或暗点。这些结果在压迫视神经和视交叉的早期阶段表现得相当隐袭。此时，眼部CT检查能够发现视网膜纤维层变薄，同时伴有视交叉受压。

四、适应证

一般情况下主要的手术适应证是渐进性的视力下降。此外，也可能有顽固性头痛、垂体功能减退，由于下丘脑受压导致的精神或记忆力改变或通常由于室间孔阻塞引起的脑水肿。

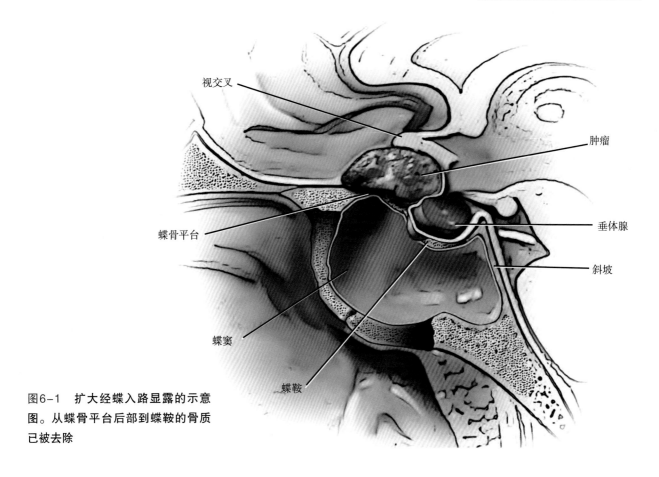

视交叉

肿瘤

蝶骨平台

垂体腺

斜坡

蝶窦

蝶鞍

图6-1　扩大经蝶入路显露的示意
图。从蝶骨平台后部到蝶鞍的骨质
已被去除

五、禁忌证

　　内镜经鼻蝶显微手术入路的相对禁忌证取决于病变的解剖部位和颅底的解剖发育。当小蝶鞍，同时病变主要位于鞍上时，暴露病变的限制性因素为海绵窦段颈内动脉与视神经管之间的距离。如果两者之间距离狭窄，同时也没有被病变所累及，那么操作将难以完成。更为重要的是，假如病变包绕了威利斯动脉环或向颅内方向侵入其外侧的视神经管，那么开颅手术入路可能是更为明智的策略。对上述情况的评估依赖于MRI和CT等神经影像学检查，这些检查对于术前制订手术方案非常必要。视交叉、蝶鞍和病变的位置关系通常是决定手术入路的主要因素。内镜经蝶入路对于切除视交叉后方的病变最为适合，因为此时不需要为显露病变而将视交叉和视神经移位。

六、术前计划

　　术前规划的主要内容应包含完整的内分泌实验室检查和尽可能详尽的影像学研究。内分泌评估包括垂体前叶主要激素的血清学检查和对患者进行尿崩的评估。术前应将已存在的激素紊乱调整至正常，必要时术前使用糖皮质激素保护患者及其视功能。术前需要进行以垂体为中心的高分辨MRI检查，用于评估病变和病变导致的解剖关系变化。视神经、视交叉、视束及肿瘤的背侧部分和脑室系统的关系等也需要进行仔细的影像学评估。蝶鞍可能被病变扩大，这为实施扩大的经蝶入路手术提供了自然通道。行CT检查，以评价鞍上肿瘤内部是否存在钙化。MRI检查可评价威利斯环的血管及其分支。此外，高分辨率CT血管造影的影像导航在需要时可纳入到手术规划及手术过程当中。

七、手术技术

影像导航系统被用于决策手术入路的策略及校准和确认重要的解剖标志。

理想当中，首先获取一个基于后方的蝶腭动脉的鼻中隔黏膜瓣（见第42章），并妥善放置于远离手术通道的鼻咽腔内，注意避免扭曲供血动脉。这一步骤对于颅咽管瘤和其他术中可能出现大的脑脊液漏的病变至关重要。

应用手术内镜通过右侧和左侧鼻孔，轻轻将中、上鼻甲向外侧移位，蝶窦的自然开口就可被找到。我们的经验表明，几乎不需要为了获得满意的中线病变的显露而切除鼻甲。

电凝蝶窦自然口周围的黏膜之后，使用咬骨钳扩大开口。黏膜下注射利多卡因和肾上腺素后，切开鼻中隔后端的黏膜，于黏膜下方掀起黏膜瓣，显露犁骨。使用Cottle剥离子剥开鼻中隔后端，继而分离开对侧蝶窦前壁的黏膜。向下方仔细分离蝶窦前壁下部的黏膜，小心保护走行于其中的蝶腭动脉。蝶窦前壁后方的黏膜可使用微型电动吸切器切除。

蝶窦前壁随之使用合适的骨凿或咬骨钳去除。蝶窦前壁的切除范围要大，以容纳手术内镜和获得满意的观察蝶鞍、斜坡和蝶骨平台的全景术野。接着用凿子或电钻打开骨性蝶鞍，在水平面上，自一侧海绵窦达对侧海绵窦，在上下平面上自蝶骨平台到蝶鞍与斜坡连接处进行仔细的骨质切除。充分显露硬膜非常必要，同时使用高速电钻和合适的咬骨钳去除部分蝶骨平台，直至能够自前方进入鞍上空间。由于颈内动脉和视神经管是两侧的限制性因素，所以一定要在切除骨质和显露硬膜时密切关注影像学检查和解剖学细节。

接着，小心显露海绵上间窦，将其上下方的硬膜切开，双极电凝海绵上间窦，再将上下方的硬膜切口汇合，硬膜则像书本一样打开，视交叉池的蛛网膜也被显露出来（图6-2）。此时可见起源于硬膜的脑膜瘤等肿瘤，但被包裹的颅咽管瘤位于蛛网膜下方。电凝供应病变包膜的侧支血管之后，在蛛网膜下方平面小心地切除肿瘤。辨认和保存垂体上动脉及其供应视交叉下部的分支非常重要。进入颅咽管瘤包

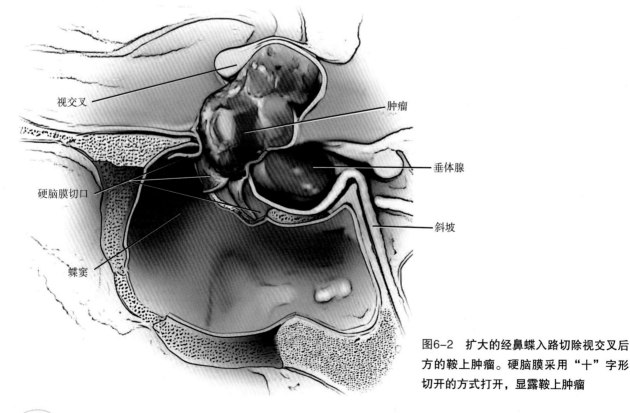

视交叉

硬脑膜切口

蝶窦

肿瘤

垂体腺

斜坡

图6-2　扩大的经鼻蝶入路切除视交叉后方的鞍上肿瘤。硬脑膜采用"十"字形切开的方式打开，显露鞍上肿瘤

囊后，其囊性成分可被引流出来，进一步将病变减压。减压之后，首先游离肿瘤侧壁，接着游离蛛网膜粘连带与视交叉相连的肿瘤上部。随着这些结构被锐性解离开，视交叉被松解，移向上方。在鞍内将垂体的上部和肿瘤的下部游离，向后继续切除，可显露肿瘤与垂体柄的关系。若垂体柄被肿瘤紧密累及，这种情况在许多颅咽管瘤病例中可见，那么建议将垂体柄自肿瘤下界锐性解离开。减压后的肿瘤此时可被小心地移走，同时伴发的或合并的囊肿通常也可通过经蝶的通道切除，这些囊肿通常直径约2cm。这一通道一般比开颅通过终板的通道要大一些。此外，这一入路允许在视交叉之后切除肿瘤，避免了对视交叉、视神经和视束的过度触碰。

一旦肿瘤被切除，应使用角度内镜进行评估，确认颅内没有肿瘤残留，止血可靠，最后用多层重建的方法关闭颅腔。游离的阔筋膜或腹直肌筋膜可用于内衬，接着，笔者惯于使用修剪合适的脂肪组织呈"领扣"样塞于颅底破口处，其下方以修剪合适的塑料板支撑。将此前制备的鼻中隔黏膜瓣置于颅底破口处，覆盖其边缘，并使用明胶海绵小心地加以固定。必要时可做鼻腔填塞。除在某些病例中，一般不会在术前或术后使用腰大池引流。

八、术后处置

因绝大多数颅咽管瘤直接累及垂体柄，因此，必须要考虑到术前并不存在的尿崩症。这需要仔细地监测水和电解质的平衡，采用替代治疗或使用去氨加压素。应定期进行影像学检查以追踪颅内积气的吸收情况和术区的状态。要检查垂体前叶激素，出现异常时给予替代治疗。

九、并发症

扩大内镜经蝶入路最常见的并发症是术后脑脊液鼻漏。需要仔细地多重重建以关闭手术所需的较大的颅底缺损，为预防脑脊液鼻漏提供安全的屏障。晚近采用的鼻中隔黏膜瓣技术已极大地降低了这一并发症的发生率。

与显微手术技术相比，内镜经鼻入路手术较常出现的并发症是术后鼻出血。这通常与内镜下自犁骨处切开黏膜而损伤了蝶腭动脉的分支有关。如果与鞍上病变有关联的血管被损伤，那么就会发生颅内出血。这些血管包括肿瘤的滋养血管和威利斯动脉环的分支。

如果鞍上肿瘤与视交叉紧密相连或粘连，那么视力减退可能会是这一入路手术的并发症之一。我们需要尽一切能力去分辨清楚颅内的结构，并在内镜视野下使用锐性解离的方式切除肿瘤的碎片。

鼻气道的并发症包括鼻窦炎、鼻窦阻塞、黏液囊肿形成、炎症病变、粘连等也可能出现。恰当的术后鼻腔护理对于预防这些并发症很有必要。

十、结果

总体上讲，有经验者施行的这一手术入路其结局非常好，至少目前得到的结果表明其与各种开放式的经颅入路手术技术效果相当，甚至在许多病例上表现出的效果更好（图6-3）。可以预期高达87%的患者的视力会因此提高。正常垂体激素功能保存率因病变性质而定，在脑膜瘤和垂体腺瘤较好，但在颅咽管瘤很差。

颅咽管瘤

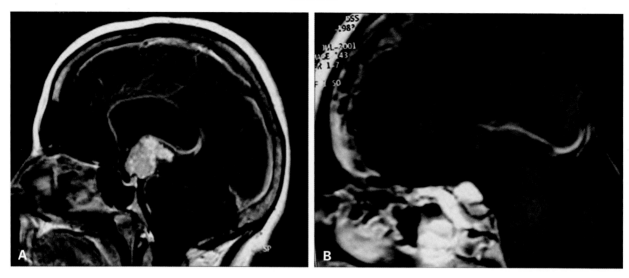

图6-3　内镜下切除鞍上颅咽管瘤，增强MRI矢状位影像（A.术前；B.术后）

✔ 精要

● 如果蝶鞍扩大，同时病变为颅咽管瘤，则可以推断肿瘤的原发部位在鞍膈下。

● 当视交叉和下丘脑与肿瘤的大部分没有发生粘连时，可自下方将鞍膈和肿瘤包囊切除，从而实现肿瘤的全切。

● 切除两侧颈内动脉、视神经管之间、海绵上间窦表面和蝶骨平台处的骨质，最大化地获得经蝶的暴露对于观察和显露肿瘤很重要。

● 角度内镜能提供向上方观察病变的视野。

● 小心谨慎地闭塞和切开海绵间窦常是保证获得适合的通道及充分暴露的关键之一。

● 有效的双极电凝对于控制颅内出血很有必要。为达到直线视野之外的肿瘤碎片，有必要使用成角度的设备和器械。

✔ 误区

● 对手术的颅底缺损必须要妥善地使用多层材料关闭和进行骨性重建，鼻中隔黏膜瓣应刚好够覆盖缺损处的骨缘。

● 因为我们始终缺乏真正有效的双极电凝设备，颅腔内的出血难以控制。在外科医生逐渐将肿瘤去血管化的过程中，以渐进的方式确保止血。

● 有症状的术后低钠血症可以是任何鞍上病变手术后的结果，因此，常规监测血钠很有必要。

✔ 所需器械

内镜经蝶入路手术器械如下：

1. 短（18cm）的和长（30cm）的0°内镜（直径4mm）

2. 长（30cm）的30°内镜（直径4mm）

3. 常规的鼻窦手术器械

4. 双极电凝，蛇牌，GK560R

　　a.枪式手柄，配各种电凝头

5. 垂体咬骨钳（Codman 53-1230；Miltex 20-572；Miltex 20-570）

6. Kerrison 咬骨钳（蛇牌，FF724R）

　　a.1~3mm Storz 662121-23

　　b. 开口向下（2mm）Storz 662132

7. 福岛吸引器头-6F（Ruggles R-8994），7F（Ruggles R-8995）和8F（Ruggles R-8996）

8. 弗雷泽吸引器头-7F， 9F和10F，Codman 70-1088

9. 电钻

　　a.高速鼻科长手柄电钻 （7万转/分）

　　b.直径3mm的金刚砂钻头

10. 骨凿 ［Mueller （4mm） B04-RH1400， 蛇牌（7mm）OL302R] 和锤（Codman 88-2520）

11. 直的和呈角度的环状刮匙

12. 显微剪刀（枪式手柄）

13. 微多普勒超声

14. Stammberger 咬切钳

15. 神经拉钩，Codman 381030

16. Hardy（Boss 72-2150; 72-2155）

17. 显微钩，Storz 28164H

（王振霖　译）

推荐阅读

Laws ER Jr. Transsphenoidal microsurgery in the management of craniopharyngioma. J Neurosurg 1980;52:661-666.

Kaptain GJ, Vincent DA, Sheehan JP, et al. Transsphenoidal approaches for the extracapsular resection of midline suprasellar and anterior cranial base lesions. Neurosurgery 2001;49:94-101.

Dumont AS, Kanter AS, Jane, JA Jr, et al. Extended transsphenoidal approach. In: Sheehan JP, Laws ER, eds. Frontiers of Hormone Research, Vol. 34: Pituitary Surgery - A Modern Approach. New York: Springer, 2006:29-45.

Cavallo LM, Prevedello DM, Esposito F, et al. The role of the endoscope in the transsphenoidal management of cystic lesions of the sellar region. Neurosurg Rev 2008;31:55-64.

Kassam AB, Thomas A, Carrau RL, et al. Endoscopic reconstruction of the cranial base using a pedicled nasoseptal flap. Neurosurgery 2008;63:ONS44-ONS52; discussion ONS52-ONS53.

第**7**章　经翼突入路处理蝶窦外侧隐窝

Transpterygoid Approach to the Lateral Recess of the Sphenoid Sinus

Paolo Castelnuovo

一、引言

在过去的10年中，蝶窦越来越多地引起大家的关注。诊断技术的进步及可供选择的内镜经鼻至蝶窦入路的出现，使蝶窦成为进入鞍区和鞍旁及中后颅底区域的重要通道。蝶窦构成了包括翼腭窝和颞下窝等很多重要结构的边界。翼板（pterygoid plate, PP）的气化是公认的蝶窦解剖变异。根据文献报道，在几组病例系列中，翼板气化的发生率为25% ~ 57%。值得注意的是，翼板的气化与翼管和圆孔的隆凸具有相关性（图7-1）。

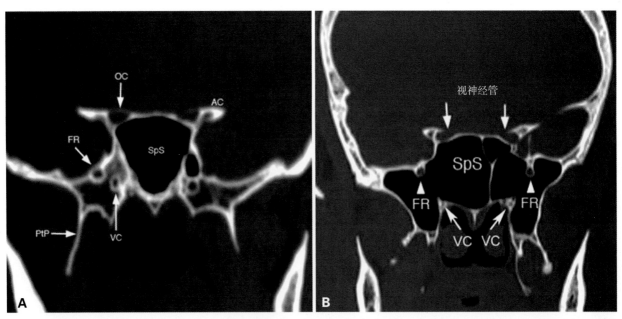

图7-1　影像学检查显示气化程度不同的蝶窦外侧隐窝。当蝶窦气化不良时（A）蝶窦外侧隐窝是一个虚拟空间，翼管神经和V2紧邻，当蝶窦广泛气化时（B）蝶窦外侧隐窝分开了上述神经（OC. 视神经管；AC. 颈内动脉管；VC. 翼管；SpS. 蝶窦；PtP. 翼板；FR. 圆孔）

进入蝶窦和蝶窦外侧隐窝的传统入路（经上颌窦、经腭、经面部和经颅入路）被认为是有创的并对外形会有损毁。内镜经鼻技术的发展提供了一种传统方法之外的实用的替代选择，其可直接进入蝶窦并保护好周围的解剖结构。内镜经鼻中颅底和后颅底的手术也变得越来越精细化，因此，蝶窦被认为是许多手术入路的主要的解剖标志。

二、病史

根据文献记载，蝶窦单发的病变很少见。一般而言，蝶窦病变没有特殊的症状。当出现鼻阻塞和（或）流涕，特别是单侧时，常应行进一步检查以排除侵犯蝶窦外侧隐窝并累及翼腭窝或鼻咽部的良恶性肿瘤。尤其在年轻男性患者，当这些症状伴有鼻出血，应考虑青少年鼻咽纤维血管瘤（JNA）的可能。

头痛是常见症状，在某些条件下或伴有其他症状时，须考虑颅底病变的诊断。通常，这种类型的头痛位于头顶或眶后，且常规治疗无效。

单侧的水样鼻涕可能是一个有警示意义的症状，尤其是在之前曾经发作过脑膜炎的患者中。就这一点而言，女性，绝经后且肥胖被认为是原发性脑脊液鼻漏伴有脑膜脑膨出的危险因素。在后者的这些病例中，要考虑到存在Sternberg管未闭的可能性。对之前发作过脑膜炎的年轻患者，必须要排除先天畸形或综合征的可能，即使患者看起来是正常的。由于病变的压迫（骨纤维病变，脑膜脑膨出，炎症或良性病变例如神经鞘膜瘤）或侵犯（恶性肿瘤）上颌神经或翼管神经可能分别会引起面部麻木和干眼。

蝶窦病变侵犯或扩散可破坏邻近的重要结构。复视的出现可能是第Ⅲ，Ⅳ或Ⅵ对脑神经受侵犯的症状，视敏度下降或光感是视神经受累及的警示体征。

三、体格检查

目前，鼻内镜检查被认为是评估颅底解剖和病变的必要手段。对于任何的鼻腔组织异常或液体漏出，应用鼻内镜检查鼻腔、鼻咽部和颅底。对于高度怀疑脑脊液鼻漏的患者，应收集水样的鼻腔分泌物，并检测 β_2 转铁蛋白。对于颅底的病变应行常规的脑神经功能检查。怀疑岩尖受侵时，进行听力学检查也是很有帮助的。

在颅底畸形的患者中，有必要进行头颅的全面评估。大多数这样的患者需要颌面外科和神经外科的多学科评估。类似地，对于垂体病变也需要进行仔细的内分泌和神经外科评估，以选择最有效的和微创的治疗方法。对于有眼眶区临床表现的，需要请眼科医生筛查，以选择必要的多学科联合的手术入路。此外，需要进行颈部检查以评估是否存在淋巴结病变，尤其是对于颅底恶性病变的患者。

四、适应证

经翼突入路适用于处理蝶窦外侧隐窝的病变或用于经此到达颅中窝或颅后窝。常见的起源于蝶窦外侧隐窝或侵入蝶窦外侧隐窝的病变有纤维骨性病变、JNA、脑膜脑膨出、神经鞘膜瘤和内翻性乳头状瘤。也可以通过此入路处理位于颅中窝的中线旁结构的病变，如鞍区、鞍旁和海绵窦外侧（尤其是在蝶窦外侧隐窝明显气化的情况下）。

这一入路的适应证取决于病变的位置、类型和肿瘤质地。一般而言，当没有侵犯神经血管结构时，适合采用此入路。血供不足的肿瘤和（或）压迫及阻断海绵窦血供的病变最适合行内镜下手术。而对于颅底血供丰富的肿瘤，术前栓塞很有帮助。这种微创的入路在活检手术中优势明显。此外，经翼突入路也适合作为到达岩尖内侧、岩下区、海绵窦下方、岩斜区和颞下窝等许多不同区域的通道（表7–1）。

表7-1　经翼突入路的适应证

经翼突入路进入蝶窦外侧隐窝	病变起源于或侵犯这一区域（内翻性乳头状瘤，纤维骨性病变，JNA，广泛的炎性疾病）
经筛-翼突-蝶窦（trans-ethmoid-pterygoid-sphenoid, TEPS）入路到海绵窦和中颅底	经选择的肿瘤病例： ● 放疗后复发或已伴有脑神经功能障碍的垂体大腺瘤或脑膜瘤 ● 第 V 和 VI 对脑神经的肿瘤（如神经鞘膜瘤） ● 颅中窝的脑脊液漏（如 Sternberg 管未闭）
经翼突/经蝶入路到岩尖内侧	岩尖病变向斜坡和蝶窦外侧隐窝侵犯（如硬膜外的胆固醇肉芽肿、胆脂瘤和皮样肿瘤）
经翼突/蝶窦入路到岩斜区	● 位于岩斜区内侧的硬膜内或硬膜外病变（如软骨肉瘤、脊索瘤、岩斜区脑膜瘤、源自鼻-鼻窦区的病变） ● 岩斜交界处的脑脊液鼻漏
经筛-翼突-蝶-上颌窦（trans-ethmoid-pterygoid-sphenoid-antral, TEPSA）入路	向外侧侵犯的巨大病变

五、禁忌证

单独使用内镜入路的禁忌证包括肿瘤包裹了重要的血管结构（颈内动脉或穿支血管）和不可能通过鼻蝶通道治疗或切除的病变，如肿瘤质地坚硬或与软脑膜粘连。单纯内镜入路在须行神经血管手术（颈内动脉分流）或眶剜出术的患者中也是禁忌。在这些情况下，更适合使用经颅和内镜联合入路。

需注意的是，选择此类入路最主要的禁忌证是术者缺乏使用内镜处理这些解剖区域病变的经验，以及处理并发症的整体能力不足。

六、术前计划

常规使用鼻内镜，CT和MRI提高了诊断蝶窦病变的准确性。内镜和影像学检查能够评估病变的部位、大小和侵犯范围，甚至可以提供某些病变（如胆固醇肉芽肿、JNA）的术前诊断而避免活检。术前内镜检查联合CT扫描可提供影响选择理想的手术通道的解剖特征细节（如中隔棘突、泡状鼻甲、蝶嘴的气化和上鼻甲的气化）。需要辨认翼管神经、V2、颈内动脉、视神经等影像学的解剖标志及翼板的气化来避免可能出现的手术风险。

CT在反映骨质结构的完整性和骨密度的变化方面优势明显。在CT上发现的骨质重塑或骨质破坏需要在MRI上仔细评估相应位置的软组织的细节变化。MRI在蝶窦及其邻近结构成像上具有重要作用，包括拥有高对比度的分辨率及多维成像能力，它不仅是评估良恶性病变，而且是评估侵袭性炎性病变的重要工具。MRI能够分辨海绵窦内结构的细节，并可很好地突显脑神经海绵窦段。海绵窦的边界、硬膜和脑脊液也能获得良好显示。增强CT和MRI及血管成像对于判断病变的密度尤为重要，有助于鉴别诊断。这些检查也对理解病变和邻近血管的关系有帮助。PET-CT可帮助确定易于局部或远处转移的恶性病变的分期。

组织活检是治疗前准备的一个必要步骤。然而，有些病变可通过临床或影像学评估诊断，如富含血管的病变和脑膜脑膨出，此时活检应为禁忌。在计划切除病变之前，重要的是要考虑肿瘤的病理，以避免不必要的手术。

因为其临床症状常延迟出现并缺乏特征性，且常于并发症出现时才确诊，所以早期诊断非常关键。

为避免术中过多失血，患者应停止使用所有抗凝药物及非甾体抗炎药物。术前应控制鼻-鼻窦的感染性疾病。

必须告知患者本手术可能的风险，神经血管的损伤、脑膜重建及外入路或许会被用于替代或作为内镜手术的补充的可能性。当然，治疗计划的确定应当基于多学科讨论的结果，包括耳鼻咽喉头颈外科医生、神经外科医生、神经血管介入医生、颌面外科医生、神经放射学医生及其他相关专家。

七、手术技术

患者麻醉后，采用仰卧位，应用基于CT血管造影或CT/MRI融合的磁导航系统可更好地在解剖过程中判断血管结构。使用0°内镜，进行广泛的上颌窦开放，以更好地显露上颌窦后壁。然后从前向后开放筛蝶窦。此入路是经筛处理眶内侧壁和眶尖的入路向外侧的扩展，应显露翼突的根部。在此步骤中，必须注意将腭降动脉电凝，该动脉会在向后朝PP方向扩大上颌窦造口时遇到。需要次全切除中鼻甲，仅保留上方的附着处。

辨认蝶腭动脉的鼻外侧分支和中隔分支的位置后使用双极电凝将其电凝。确定蝶腭孔的位置，用Kerrison咬骨钳开放翼腭窝。使用45°内镜可获得更好的外侧视野。将翼腭窝的内容物外移，即可发现翼管和圆孔。电凝翼管动脉之后，显露翼突根部和蝶窦底，特别是连接翼管和圆孔的骨缘。采用这种方式则可完整地观察到蝶窦的翼突隐窝。在PP气化良好的情况下，可以去除上颌窦后壁进一步显露颞下窝。随后，需要仔细暴露翼管并以此作为斜坡旁ICA内膝的重要安全标志（图7-2）。

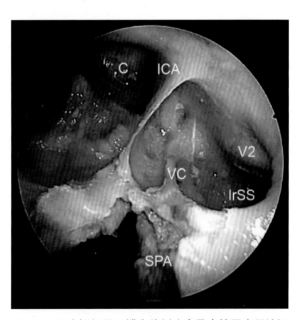

图7-2　尸头解剖显示蝶窦外侧隐窝及内镜医生须认识的周围的手术标志（C. 斜坡；ICA. 颈内动脉；V2. 上颌神经；VC. 翼管；SPA. 蝶腭动脉；IrSS. 蝶窦外侧隐窝）

在四手操作技术中（表7-2），对于小的病变，单鼻孔入路就可。对于中等或大的病变，需要对侧鼻中隔旁入路，切除蝶嘴和蝶窦间隔。此后，需要去除部分犁骨到达对侧的颅中窝底，使在四手操作技术中器械可以得到较好的移动空间。如果此入路需要扩大到颞下窝，可补充在内镜下切除上颌骨的内侧，以尽可能地获得更好的外侧显露。

对发生于颅中窝水平的脑膜脑膨出或医源性脑脊液鼻漏，有必要使用多层技术重建颅底。尽管可使用异体材料，但笔者更偏向使用自体材料如颞筋膜（或腹部筋膜）、阔筋膜、中隔或鼻甲的黏骨膜、四方软骨或鼻甲骨等。根据手术入路的类型、缺损的部位和脑膜缺损的范围选择材料。中鼻甲骨和黏骨膜可被用

表7-2　经蝶入路

四手经蝶入路	可以到达的解剖区域
双侧中隔旁入路	鞍区，鞍旁下方区域
双侧经筛入路	鞍旁上方和内侧区域
经筛 - 翼突 - 蝶窦（TEPS）入路	鞍旁外侧，颅中窝和岩尖
经筛 - 翼突 - 蝶 - 上颌窦（TEPSA）入路	颅中窝，颞下窝，鼻咽（ICA 外膝）

来作为游离的移植物。重建技术通过以多层的方式（颅内硬膜外层，然后是颅外层）放置植入物来确保水密的颅腔关闭。附加的颅内硬膜内修补层仅用于大的硬膜缺损。在靠近神经血管的危险区域，使用这一方法有一定的风险。此时使用衬垫密封修补可取得更好的效果。这一技术即单纯以外衬的方式铺开一个大的移植物，用一个稍大于缺损的软骨置于移植物上方，并将其推向颅内，但移植物的边缘保持在颅外，防止移植物和邻近的神经血管接触。

大的缺损需要一个大的瓣如鼻中隔瓣（Hadad-Bassagasteguy瓣）。为制备这一瓣，术者应保护蝶腭动脉的鼻中隔支，切断通过骨管的其他动脉分支（如腭降动脉、腭鞘动脉和翼管动脉）。这样可以保护瓣的血管蒂并提供较大的移动自由度。

在修补结束时，应该在移植物/瓣的表面上使用纤维蛋白胶，而不要在两者之间使用，以免在胶被吸收后形成空腔及导致可能的脑脊液漏复发。有些术者偏向在蝶窦内使用球囊以支撑移植物。在中隔两旁放置硅胶片，然后鼻腔填塞。

蝶窦闭塞术常以单独使用或加用一层外衬移植物的方式用于封闭位于蝶窦外侧隐窝的缺损。因为可以做到精确的黏膜切除，故这一方式适用于小蝶窦，但在气化良好的蝶窦，很难做到这一点。在我们的病例中，前7例采用蝶窦根治的患者没有出现脑脊液鼻漏复发。然而有1例患者在上颌神经支配区域出现了疼痛，并在非常靠近骨质缺损和上颌神经骨管的颞叶下方形成了一个蛛网膜囊肿。我们认为这种情况（蛛网膜囊肿形成）是脂肪移植进行蝶窦闭塞术非常罕见的并发症。自此，我们没有再做过窦腔闭塞，因为我们的主要精力应该用于修复颅底的骨性缺损，单独的蝶窦闭塞并不能达到这一目的。

手术时不需要常规行腰池引流，除非患者有颅内高压的表现。对于之前存在颅内高压表现的患者，可考虑使用脑室腹腔分流术。有学者发现对于可疑脑脊液漏患者术后使用腰池引流5～6天有一定帮助。

八、术后处置

术后1～2天可以拔除鼻腔填塞物。在手术结束时，为防止鼻腔粘连和结痂，在鼻中隔旁使用的硅胶片可以在术后2周后取出。使用黏液溶解剂和盐水进行鼻腔冲洗可以更好地清理鼻腔。在住院期间，于术后24小时行CT或MRI扫描，检查是否有颅内出血、缺血、颅腔积气或明显残留的肿瘤。

根据病理结果，对患者常规进行随访。对于恶性肿瘤，应该进行严格的临床和影像学检查；术后第1年，患者应每月进行内镜检查和每4个月进行MRI检查，术后第2年每2个月进行内镜检查，每半年进行MRI检查；之后每半年进行上述检查。

在首次复查时，应清理术腔中的残余干痂，使用黏膜瓣的要检查其状态。仔细排查感染迹象和肉眼可见的脑脊液漏。

九、并发症

风险

● 脑脊液漏
● 颈内动脉损伤
● 海绵窦损伤
● 眶尖-视神经损伤

● 上颌神经损伤

● 干眼（翼管神经）

对解剖关系的透彻理解是进行手术最基本的要求。在术中应保持基本的颅内外解剖标志在可控制范围，保证可安全到达深部结构。

当进入蝶窦时，术者需要记住识别后鼻孔上界、蝶骨嵴突，以及上鼻甲与最上鼻甲的尾端。切开海绵窦应该在暴露翼管和圆孔之后，辨认展神经从内向外，从下向上通过海绵窦。当到达岩尖时，需要先确定翼内板、翼管和ICA的内膝（图7-3）。这对于避免颅后窝的脑脊液漏，颈内动脉或垂体下动脉损伤等严重并发症而言是必要的。来自颈内动脉或大血管的出血可导致患者出现严重的神经功能障碍，甚至死亡。

许多文献报道使用鼻中隔瓣之后脑脊液鼻漏并发症的发生率明显下降。当鼻中隔瓣不可用时，使用颞筋膜瓣经过翼腭窝修补颅底是另一可靠的选择。在术后使用暂时的腰池引流并不能降低脑脊液鼻漏的复发率。已发现由于术中大量脑脊液丢失和随之发生的颅内积气可导致癫痫大发作。

脑神经可被直接损伤或由于神经的血供受损而损伤，出现暂时或永久神经麻痹。笔者曾遇到过一例没有直接损伤，术后却出现暂时的展神经麻痹。这一并发症出现在为彻底去除皮样病变而进行海绵窦冲洗之后。另一个严重的并发症是视神经损伤，导致单眼或双眼视力下降。上颌神经和翼管神经损伤后可能会分别出现面、腭部麻木和干眼。其他并发症包括细菌性脑膜炎、鼻窦炎、术后鼻出血和由于瘢痕而导致的鼻腔狭窄。

手术训练的一个关键内容是获得三维的解剖知识。这一基本训练使术者可以通过整合大体观，影像学和触觉获得术中的定位，从而在脑中重建一个完整的三维空间。从这个意义上讲，神经导航可以提供避免并发症的额外优势，但这并不能取代解剖知识和娴熟的手术技术。

十、结果

内镜经鼻蝶入路处理蝶窦外侧隐窝的实性或囊性病变是一种高度稳妥的方式（图7-4）。其结果与传统的经面或经颅显微镜入路（鼻侧切开/ Caldwell-Luc-面中部掀翻，经颞或经颅的外侧入路）所获得的结果相当。内镜经鼻入路避免了面部瘢痕畸形、面神经损伤的风险和对耳蜗和前庭功能的干扰。此外不需要面部切口，缩短了住院时间和术后监护时间。这一微创入路提供了更大、更天然的经鼻窦通道，使内镜下的术后随访更易发现复发（图7-5）。此外，内镜经鼻入路提供了对于深部病变和解剖结构清晰放大的视野。

相比较而言，太大的侵袭海绵窦的病变并不总能通过经鼻神经内镜手术完整切除。因此，药物治疗和放射治疗（立体定向放疗和放射手术）仍然是大多数海绵窦病变的主要治疗手段。对于延伸至单纯内镜入路不能达到区域的1%～4%的垂体肿瘤，开放式的硬膜内外入路能够提供更好的手术效果。对于毗邻重要解剖结构的巨大肿瘤，可以在经鼻神经内镜次全切除之后再使用放射治疗以获得更长期的肿瘤控制。

在我们报道的15例颅底缺损位于蝶窦外侧隐窝的患者，术后没有脑脊液鼻漏或严重的并发症。主要原因是术中采取了多层重建技术或内衬垫片技术，并没有进行鼻窦闭塞或球囊填塞。

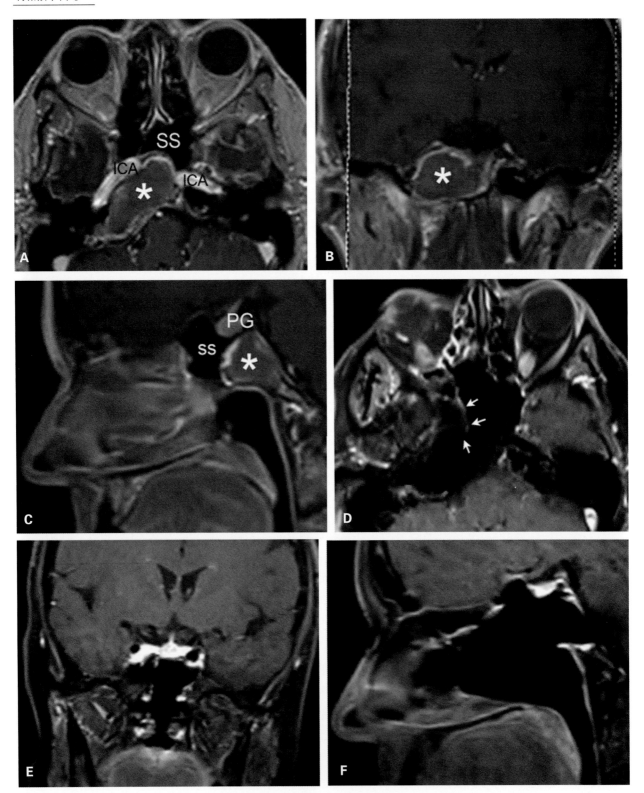

图7-3　右侧岩尖的巨大胆固醇肉芽肿（使用*标记）。术前MRI扫描（T1加权增强）轴位（A）、冠状位（B）和矢状位（C）可见病变包囊的强化特点。采用鼻中隔旁经蝶窦入路，在翼内板上方解剖翼管，保留筛窦完好，对病变进行开窗造口。制备鼻中隔瓣以保持手术通道的通畅（白色箭头标记）。2年后随访MR轴位（D）、冠状位（E）和矢状位（F），所见证实术腔通气良好（PG.垂体腺；SS.蝶窦；ICA.颈内动脉）

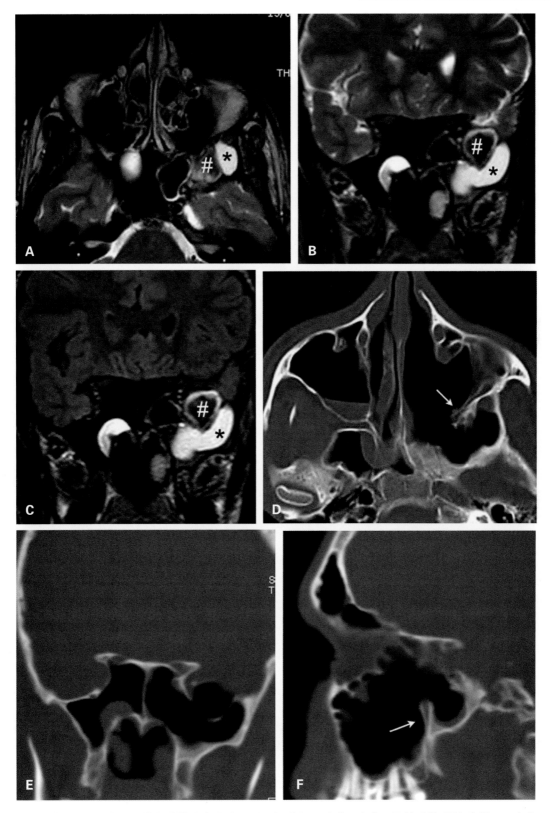

图7-4　具有混杂MR信号的左侧蝶窦液性病变（使用#和∗标注），反映了病变不同的液体/蛋白含量。T2加权MR轴位
（A）和冠状位（B）高信号影显示了病变的液性结构。FLAIR-T2 序列冠状位（C）抑制了脑脊液信号，但病变仍然显
示高信号，这一方法可有效排除脑脊液漏。经筛-翼突-蝶窦鼻内镜入路使我们可以处理位于左侧蝶窦外侧隐窝的液性病
变。向上到达颞极区域的囊性病变可以在V2下方开窗造口。术后的轴位（D）、冠状位（E）和矢状位（F）CT影像。
通过影像学检查辨认出的病变具有一致性的信息，可避免额外的经上颌窦入路（白色箭头标记保留的上颌窦后壁）

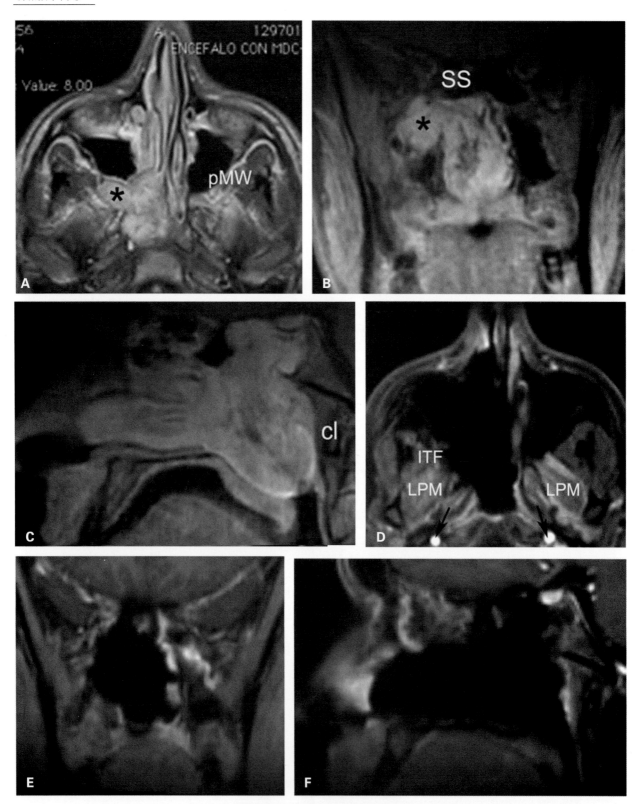

图7-5 青少年鼻咽纤维血管瘤（Andrews 分期ⅢB）伴有颞下窝侵犯（*标记）。术前T1加权增强MR影像轴位（A）、冠状位（B）和矢状位（C）。患者在术前栓塞后接受了内镜经鼻手术，经上颌窦开放后到达颞下窝，并磨除了翼突和蝶窦底。术后T1加权MR轴位（D）、冠状位（E）和矢状位（F）显示病变被彻底切除。黑色箭头标识处为双侧颈内动脉（SS. 蝶窦；LPM. 翼外肌；cl. 斜坡；pMW. 上颌窦后壁；ITF. 颞下窝）

✅ 精要

● 鼻内"四手"技术给耳鼻咽喉科医生和神经外科医生提供了"专家之间"（"between-specialist"）的手术训练模式，实现了相互之间更加有益的手术技术的学习和交流。

● 使用基于CT/MR融合成像或CT血管成像的神经导航系统是重要的，可以更好地发现邻近的血管。术中多普勒超声对于术中探测大的血管来说是一个很有帮助的设备。

● 推荐保存基板（common lamella）的颅底部分和嗅神经上皮。

● 在开放蝶窦外侧隐窝过程中，需要提前确定蝶窦内的解剖标志。

● 上颌窦后壁、翼管开口、圆孔、咽鼓管和ICA在蝶窦内的压迹都是重要的解剖标志。

● 展神经以从内到外的方式通过海绵窦。

● 使用纤维胶原或纤维蛋白胶可以控制静脉出血。

✅ 误区

● 在决定手术之前，重要的是应首先根据影像学特点做出可能的诊断，然后通过组织活检确诊。

● 判断病变和周围神经血管的关系是重要的。仔细判读任何出现的血管的粘连或侵犯，避免出现医源性损伤或无意义的手术切除。

● 每次采取内镜经鼻入路时都必须强调，关于此区域全面的解剖学知识是最主要的必备条件。尸头解剖训练是较好的理解此区域复杂解剖的方法之一。术者应该有传统外入路的相关知识，能够处理遇到的任何并发症。

● 患者应该被告知可能的手术入路，是经鼻，外入路或联合入路。应该详细解释和讨论手术并发症和后遗症的风险。患者教育对于围术期和长期随访中较好的配合是重要的。

● 以团队模式运行尤为重要。应该通过多学科讨论制订治疗计划，从而给患者提供最大获益的专业意见。

✅ 所需器械

● 基于CT/MR融合成像或CT血管造影的神经导航系统

● 术中多普勒超声

● 精细的颅底手术器械（零度和角度镜，精细切割器械和吸引器）

● 高速鼻科电钻

● 经鼻双极电凝

● 止血材料

（石照辉 译）

推荐阅读

Kassam AB, Gardner P, Snyderman C, et al. Expanded endonasal approach: fully endoscopic, completely transnasal approach to the middle third of the clivus, petrous bone, middle cranial fossa, and infratemporal fossa. Neurosurg Focus 2005;19（1）:E6.

Castelnuovo P, Dallan I, Pistochini A, et al. Endonasal endoscopic repair of Sternberg's canal cerebrospinal fluid leaks.Laryngoscope 2007;117（2）:345‑349.

Dallan I, Lenzi R, Bignami M, et al. Endoscopic transnasal anatomy of the infratemporal fossa and upper parapharyngeal regions: correlations with traditional perspectives and surgical implications. Minim Invasive Neurosurg 2010;53（5‑6）:261‑269.

Stamm AC, ed. Transnasal Endoscopic Skull Base and Brain Surgery: Tips and Pearls. Thieme Medical Publishers, New York, NY. August 2011. ISBN: 1604063106.

Kennedy DW, ed. Rhinology: Diseases of the Nose, Sinuses, and Skull Base. Thieme Medical Publishers Inc., New York, NY. May 2012 ISBN: 1604060603.

第8章　经蝶入路至内侧岩尖

Transsphenoidal Approach to the Medial Petrous Apex

Ian J. Witterick

一、引言

岩尖是颞骨的最内侧部分。岩骨呈锥形，锥底主要由骨迷路（半规管及耳蜗）组成；其上表面构成颅中窝底的大部分。后表面构成颅后窝的前外侧壁，岩尖的病变可累及此处的Dorello管而引起展神经麻痹。岩锥的下界为颈静脉球和岩下窦。颈内动脉（ICA）管和水平部（岩骨段）ICA穿行岩锥。

内听道和蜗轴所在的垂直平面将岩尖分为前后两部分。大部分岩尖病变都位于该平面的前方，因为后方内听道与前庭之间的骨密质很少气化。人群中约10%存在岩尖前部的气化。

传统耳科到达岩尖的入路包括经迷路或迷路周围入路（经迷路、迷路下、迷路后、耳蜗后）或上方入路（颅中窝径路）。这些耳科入路的缺点有：技术要求高；视野和通路通常狭窄且受限；有听觉或前庭功能丧失的风险；可能需要牵拉脑组织而引起神经系统后遗症；术后没有自然的引流通道。作为一个可选入路，岩尖病变通常向内侧膨出至蝶窦，因此有部分选择恰当的病例适合内镜经蝶入路。

内镜经蝶入路便于对岩尖病变取活检和建立引流通道，尤其有助于像胆固醇肉芽肿这样的囊性病变，因为其治疗的目的是开窗而不是完全切除病损。经蝶入路通常可避免损伤耳蜗前庭器，而且如果需要的话，还可以建立至蝶窦的引流通道。有些病变还需内镜下经翼突入路，伴或不伴颈内动脉移位。起源于岩尖中央的病变被认为是"原发的"，约占岩尖病变的40%，而继发病变则是周围区域的病变侵蚀岩尖或转移而来。

胆固醇肉芽肿是岩尖最常见的疾病，其次为黏液囊肿和胆脂瘤。岩尖的恶性肿瘤并不常见。最常见的原发性恶性肿瘤是软骨肉瘤，其特点是CT上骨质破坏及瘤内软骨样钙化，MRI上呈低-中等T1信号及高T2信号。起源于其他部位的肿瘤也可累及岩尖，如鼻咽癌可直接浸润至岩尖，偶尔可见到身体其他部位的肿瘤血行播散至此。

二、病史

微小或生长缓慢的岩尖病变可存在多年而没有症状。胆固醇肉芽肿通常是无症状的，只是在影像检查时偶然被发现。未给予治疗的大的或生长迅速的病变可能会持续增大并引起相应的症状和体征，包括头痛、平衡失调、眩晕、复视、进行性听力下降、面部无力及后组脑神经病变。

三、体格检查

头颈部检查包括纤维鼻内镜检查一般正常。脑神经检查可能会发现轻微的脑神经麻痹；最为重要的是同侧外直肌麻痹（第Ⅵ对脑神经）。耳部检查一般也是正常的。当病变为恶性时，颈部触诊和影像学检查有助于排除颈部淋巴结转移。

四、适应证

鼻内镜下经蝶入路安全，复发率低，可用于囊性病变的造口术和实质性病变的取活检术。岩尖的病变需要活检明确诊断以进一步治疗。如果影像学表现为"经典"的常见的囊性病变（如胆固醇肉芽肿），而且患者又没有症状，那么采用定期行影像学检查的方式进行观察是合理的选择。如果患者出现了症状或是在影像上不能清楚地判断病变的性质，则须行活检、引流或减压手术。

内镜经蝶入路特别适合在蝶窦后外侧壁（颈内动脉后方）产生压迫或"肿块效应"的病变（图8-1）。如果视神经和颈内动脉可识别并能保持在视野内，那么经鼻内镜入路到岩尖就相对直接。"膨出"区域根据情况可以开放、造口或活检。当病变在蝶窦内不明显、蝶窦气化欠佳或未膨出到蝶窦外侧、病变位于斜坡段颈内动脉后外侧时，这一入路就有困难。内镜下颈内动脉外移术已经在一些中心开展，但此项技术要求高，需要娴熟的内镜技巧才能保证安全实施。对于更靠外侧的病变，可采用经翼突岩下入路，这一入路需要解剖咽鼓管，并磨除岩骨段颈内动脉水平段下方的岩尖骨质，同样在技术上要求很高，仅适用于有丰富的颅底手术经验的团队（图8-2）。

五、禁忌证

经鼻内镜入路到岩尖的相对禁忌证包括存在妨碍手术的常见合并症和由于患者的解剖结构而导致处理困难。如果患者有可用听力，那么应该考虑经蝶入路或传统的经耳保留听力的入路（如迷路下入

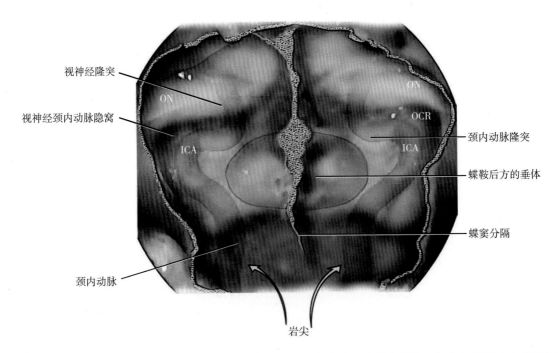

图8-1　蝶窦解剖标志的内镜观。斜坡凹陷的外侧界为双侧的颈内动脉，上界为蝶鞍。气化好的前床突［视神经颈内动脉隐窝（OCR）］会使颈内动脉（ICA）和视神经（ON）的关系更加清晰。可以从内侧到达岩尖（直接到达或外移ICA）或从岩骨段ICA下方到达（箭头）

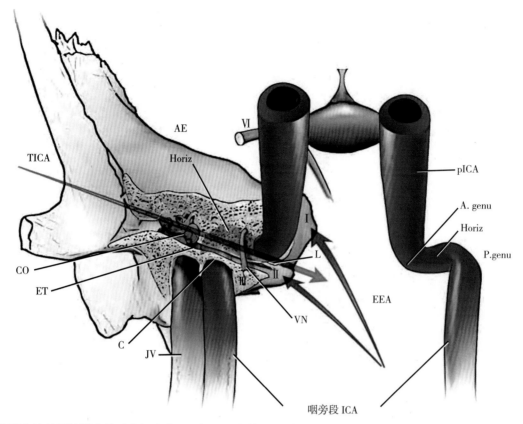

图8-2 主观上比较到达岩尖的手术入路（EEA和TICA）的3D示意图。冠状位模拟内镜经鼻入路手术。注意岩尖各区域的界限和周围结构，以及每种入路的主要方向（Ⅰ. 岩尖Ⅰ区；Ⅱ. 岩尖Ⅱ区；Ⅲ. Ⅲ岩尖区；Ⅵ. 展神经；AE. 弓状隆起；CO. 耳蜗；JV. 颈静脉；ET. 咽鼓管；C. 颈动脉管；L. 破裂孔；VN. 翼管神经；P.genu. 岩骨段ICA后膝部；Horiz. 岩骨段ICA水平部；pICA. 斜坡旁段ICA；A.genu. 岩骨段ICA前膝部；ICA. 颈内动脉；EEA. 内镜经鼻入路；TICA. 经耳道耳蜗下入路）

路，经外耳道耳蜗下入路或颅中窝径路）。如果患者几乎无可用听力和（或）前庭功能丧失或内镜入路存在困难，则应考虑经颞骨入路。对于经颞骨手术，颞骨应该充分气化，有足够的空间可以绕过或穿过迷路。颅中窝入路技术要求高，无法建立永久的引流通道，需要不同程度的脑组织牵拉，可能损伤脑组织。经蝶入路更适合希望建立永久引流通道的病例（如胆固醇肉芽肿）。

六、术前计划

成功的内镜颅底手术有赖于完整的病史采集，术前评估和与患者的知情同意交流，告知手术的风险、收益，以及可供选择的其他治疗方案。患者必须清楚手术的目的，可能仅仅是取活检用于明确诊断，也可能获得症状的改善。手术团队需要做好预案应对非预期的危及生命的并发症，如颈内动脉损伤等。

CT和MRI通常用于评估岩尖病变。胆固醇肉芽肿在CT上的典型表现为一个呈膨胀性生长的病变，伴骨质侵蚀（图8-3A）。蝶窦后壁骨质变薄，有可能出现岩骨段颈内动脉管缺损。胆固醇肉芽肿在MRI上具有特征性表现，即T1和T2像均为高信号，这是因为病变中同时含有脂质和液体的缘故（图8-3B和C）。相反，岩尖胆脂瘤在MR上表现为边缘整齐的膨胀性团块影，T1呈低信号而T2呈高信号。多种核磁脉冲序列可以帮助我们鉴别不同的岩尖病变（如梯度回波）。

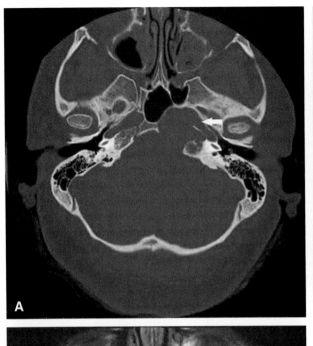

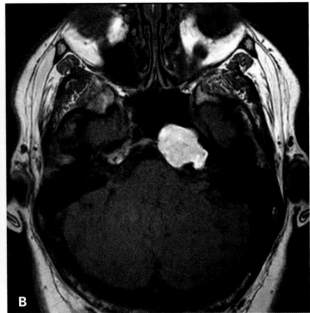

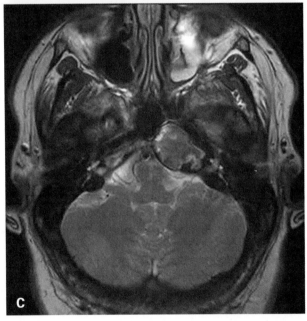

图8-3　同一患者左侧岩尖区病变在相似层面的轴位CT和MR影像（活检证实为胆固醇肉芽肿）。A. 轴位CT显示膨胀性病变"突入"内侧蝶窦。箭头所示为左侧颈内动脉管内侧壁骨质缺损。B. 同一患者轴位MR T1像显示病变呈亮信号。C. 同一患者轴位MR T2像显示中等信号

研究CT和MR至关重要，可以确定包括颈内动脉、视神经、颈静脉球、面神经在内的解剖结构的位置及蝶窦和颞骨的气化情况（图8-4）。对岩骨段及斜坡旁段颈内动脉的定位及骨管厚度的评估同样非常重要。关键的是在考虑实施活检或引流前要确保岩尖病变不是血管性病变如血栓性动脉瘤。轴位片上从梨状孔到囊肿的连线可以帮助我们评估磨除骨质后颈内动脉内侧病变暴露的程度（图8-4）。其内界即病变的内侧缘，最外界是破裂孔段颈内动脉，此处无法向外侧牵拉。

七、手术技术

患者仰卧于手术台上，头取中立位。用1∶1000肾上腺素浸湿的棉片局部收缩鼻黏膜。设置好影像导航系统，校准后用于术中确认重要的解剖结构。手术的大多数时间都在使用连接高清影像摄录系统的0° 4mm硬性内镜。角度镜（如30°或70°）通常用于打开囊肿后观察囊内情况（如胆固醇肉芽肿）。

很少需要用鼻中隔黏膜瓣来处理如脑脊液鼻漏等并发症，但术者应提前有所准备，以便在手术开始时制作黏膜瓣并置入鼻咽部或上颌窦内予以保护。或者，先保护好一侧鼻后中隔动脉黏膜血管蒂，如果后面一旦需要，可以制作黏膜瓣。也可以将小块的鼻中隔黏膜瓣置入造口后的胆固醇肉芽肿中以替代临时的硅胶支架来保持开口通畅。

位于大的气化好的蝶窦一侧岩尖的病变，可以通过同侧扩大的蝶窦开放术到达。然而这通常意味着术者不得不像常规鼻窦手术那样单人持镜和操作器械而没有第二位医生协助。大多数岩尖病变需要像内镜下垂体手术那样采用扩大的内镜双鼻孔技术才能完成（图8-5）。这可能需要根据医生的操作习惯及鼻腔宽窄决定是否需要去除一部分中鼻甲。通常并不需要完成筛窦开放或上颌窦造口术，除非合并有鼻窦疾病或需要行经翼突入路。将骨性鼻中隔后部与蝶嘴脱位，并去除1~2cm的后部鼻中隔。用Kerrison咬钳和3~4mm粗金刚砂钻头的高速颅底钻去除蝶窦前壁骨质。注意电凝蝶腭动脉跨过蝶嘴的鼻后分支防止术后出血（如果已制作了一侧鼻中隔黏膜瓣，那么只须电凝另一侧）。正如其他任何内镜颅底手术，宽敞地开放蝶窦非常重要，使其呈长方形，这样骨缘不会妨碍器械的操作。术者在这一手术解剖过程中应始终清楚视神经及颈内动脉虹吸段的位置。

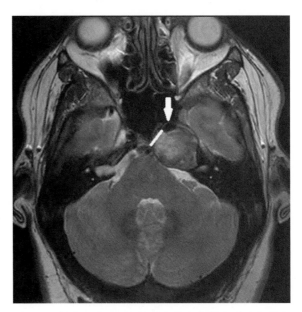

图8-4 轴位MR显示左侧岩尖病变将颈内动脉向前方推移（箭头）。经蝶入路处理岩尖病变时术中必须识别颈内动脉并须避开。动脉的位置使从后内侧到达病变的通道变窄（实线）

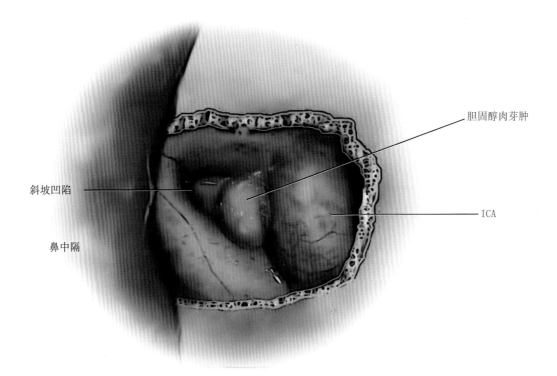

斜坡凹陷

鼻中隔

胆固醇肉芽肿

ICA

图8-5 切除蝶嘴和鼻中隔后部1cm的双侧蝶窦开放，获得更好的暴露，便于器械操作和改善视野角度

用角度Kerrison咬钳和（或）高速电钻去除蝶窦中隔，直至颈内动脉骨管。识别蝶窦的标志，如果需要可以用影像导航确认。术者需要寻找并定位斜坡凹陷、视神经、蝶骨平台、内侧和外侧视神经颈内动脉隐窝和蝶鞍。如果有任何疑虑，术中超声多普勒探头可能有助于确认斜坡旁段颈内动脉的位置。在用器械处理岩尖病变之前，至关重要的是术者应该确信颈内动脉的位置。

去除蝶窦内的黏膜对于减少术中出血及辨认骨性解剖结构是有帮助的。如果岩尖病变突入到蝶窦内，通常其表面有骨质覆盖，可以用钝头器械如球头探针碰触加以评估。如果表面有骨质覆盖，则必须去除，通常选择大小合适的粗金刚砂高速电钻来处理（图8-6）。磨骨过程中，注意不要将钻杆触碰颈内动脉，以免造成误伤或热传导损伤。磨骨时从病变的内侧面开始，平行于颈内动脉垂直进行。当骨片菲薄足以骨折时，用小Kerrison咬钳（1~2cm）去除骨片。磨骨的范围由怀疑的病理和操作需要的空间决定。

如果怀疑病变为囊性的（如胆固醇肉芽肿），则需要尽可能多地去除病变表面的骨质。用锋利的镰刀划开囊壁，并引流其内容物（图8-7）。已经暴露的囊壁可以用角度咬切钳去除，并送病理检查。一些外科医生应用"十"字形切口，并将切开的囊壁覆盖到骨缘上。如果预计囊壁可能出血，可以用双极电凝烧灼切口。用角度镜检查囊内，如果需要，可用盐水冲洗去除残余的病变（图8-8）。如果病变为实质，所要做的就是活检或减容，便可以用角度合适的器械钳取组织。术中冷冻切片分析有助于确认获得了病变的典型组织，并能初步区分病变的性质（如良性或恶性）。如果想建立岩尖通向蝶窦的临时或永久的引流通道，便可以在造口处铺放一层大小合适的可弯曲的薄硅胶片。注意不要将（硅胶片）切开面置于对侧颈内动脉或视神经上，以免引起压力侵蚀或损伤。有些外科医生曾报道用儿童的气管内"T"形管或其他的小型导管支撑这一区域。支架的保留时间目前尚无定论，但通常是3~6个月。

如果因为蝶窦气化不佳或病变在岩尖区的外后方，上述的标准径路无法到达岩尖，那么便需要考虑颈内动脉减压和外移，或者选择经耳部径路。行颈内动脉减压和外移，需要行扩大的经中鼻道上颌窦开窗术。辨认蝶腭动脉，去除上颌窦后内侧的骨质以暴露翼腭窝。结扎并切断蝶腭动脉和鼻后中隔动脉。

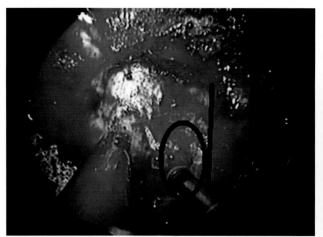

图8-6　在识别胆固醇肉芽肿的骨壁后，用3mm的粗金钢砂钻头小心地将囊壁内侧的骨质磨薄。用Kerrison咬钳扩大开口。图中圆圈所示为胆固醇肉芽肿，平行线为斜坡旁段颈内动脉［图和图示的再版已征得原作者同意。Snyderman C, Kassam A, Carrau R, et al. Endoscopic approaches to the petrous apex. Operative Techniques in Otolaryngology 2006; 17（3）: 168-173.］

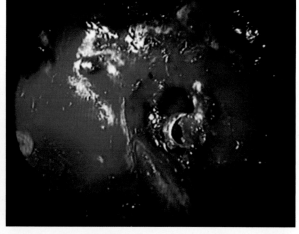

图8-7　胆固醇肉芽肿的内容物已用刮匙、吸引器和冲洗去除［图和图示的再版已征得原作者同意。Snyderman C, Kassam A, Carrau R, et al. Endoscopic approaches to the petrous apex. Operative Techniques in Otolaryngology 2006; 17（3）: 168-173.］

在翼板根部辨认翼管及其内容物［翼楔（pterygoid wedge）］。去除翼管内侧和下方的骨质，循翼管动脉到颈内动脉第二膝。用金刚砂钻头磨薄并去除斜坡垂直段颈内动脉的骨质，以便将斜坡段颈内动脉向外侧移位数毫米。通过术前和术中的评估，如果足以暴露病变，那么病变便可以用前述的扩大的双鼻孔经蝶入路处理。

如果手术结束时没有过多的出血，通常可以不行鼻腔填塞。在术区少量轻柔填塞可吸收材料，有助于减少术后轻微出血。

八、术后处置

如果手术不复杂，患者可以当日出院。术后注意事项同常规的鼻窦手术，通常包括1周内避免剧烈活动、每天进行数次鼻腔冲洗、可能应用广谱抗生素如阿莫西林、克拉维酸钾。术后换药根据医生的习惯及患者的承受能力而定。对于大多数不复杂的病例，每2～3周轻柔地清理1次，持续6～8周或直至术腔愈合（图8-9）。

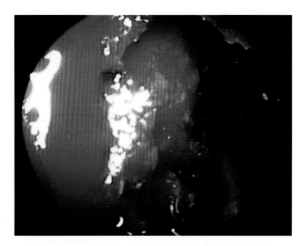

图8-8 最终的缺损可以用角度镜观察［图和图示的再版已征得原作者同意。Snyderman C, Kassam A, Carrau R, et al. Endoscopic approaches to the petrous apex. Operative Techniques in Otolaryngology 2006; 17（3）: 168-173.］

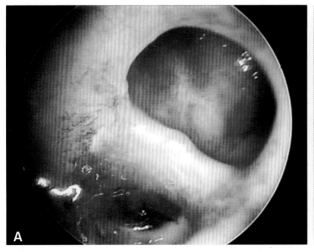
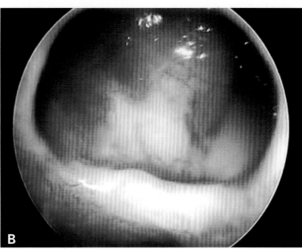

图8-9 几个月后，可以看到通向岩尖的通道上皮化良好而且宽敞（A）；近观（B）［图和图示的再版已征得原作者同意。Snyderman C, Kassam A, Carrau R, et al. Endoscopic approaches to the petrous apex. Operative Techniques in Otolaryngology 2006; 17（3）: 168-173.］

九、并发症

最可怕的并发症就是患侧颈内动脉的意外损伤和出血,罕见但致命。对其处理已超出本章的范畴,但这要求术者及团队有预案去填塞压迫止血(如新鲜肌肉片),管理血容量和输血,并涉及放射介入治疗。避免损伤是关键,需要全面了解颈内动脉解剖变异的知识,术中须看到颈内动脉并在动脉周围细致地操作。术中影像导航及超声多普勒评估有助于在临床印象上确认动脉的位置。

术后出血并不常见,除非鼻后动脉的止血不够充分。曾有报道提及暂时性的脑神经麻痹,尤其是展神经和位听神经。经翼突径路时,由于牺牲翼管神经引起的术后干眼而需要使用人工泪液的情况不常见。此术式很少引起脑脊液鼻漏或眼眶的损伤。囊性病变放置支架有助于保持造口的开放,但数月至数年内如出现狭窄和症状复发,则须行二次手术。在因鼻腔粘连导致硅胶支架难以取出的病例,可行二次手术取出。

十、结果

经蝶入路处理岩尖区病变是最近15～20年才流行起来的。对于岩尖区的良性囊性病变,内镜经蝶入路到达内侧岩尖成功率高、复发率低,损伤内耳结构的风险低,还可以在鼻窦腔内建立自然的引流通道。

文献中曾有个案和小宗病例报道。在Gore等进行的最大宗的胆固醇肉芽肿的病例报道中称,内镜处理岩尖胆固醇肉芽肿病变的临床和(或)影像学复发率约为5%,相比之下经耳部径路约为15%。大多数学者都倾向于在岩尖至蝶窦的通道中放置支撑材料,尤其是医用级别的硅胶,大多数都放置数月。曾有小宗病例报道放置小的鼻中隔黏膜瓣作为支撑也取得了较好效果。为防止术后狭窄,有人在囊性病变造口处的周围局部应用丝裂霉素。但没有数据表明这种抗肿瘤药物究竟是否有效,或是否会引起远期后遗症出现。丝裂霉素的致癌性限制了它的使用。

✓ 精要

● 广泛切除蝶嘴以获得最大的暴露,同时允许双人四手技术。

● 在整个手术过程中保持最佳视野;用一种或多种方法充分止血,如温水冲洗、局部应用血管收缩剂、局部应用止血药。

● 对于蝶窦外侧病变在切开或取活检之前,需要用多种方法确认颈内动脉位置。

● 具备由手术团队制订并知晓的,一旦颈内动脉损伤的行动计划。

● 如果患者需要行颈内动脉外移,则要考虑其他手术入路或将患者转诊至更专业或更有经验的颅底中心。

● 如果是实质性肿物,应尽早获得冷冻切片,其病理结果或许会提示(如淋巴瘤)将不需要进一步或更广泛的手术干预。

✓ 误区

● 尝试通过单侧鼻孔或小范围蝶窦开放到达内侧岩尖区域通常无法充分地暴露蝶窦外侧壁。这会导致对囊性病变造口不充分(增加术后再狭窄的概率),并增加损伤神经血管结构的概率。

● 囊性病变开窗术后如不置入支撑材料更容易发生狭窄。

✓ 所需器械

- 标准的内镜颅底和鼻窦器械
- 影像导航系统
- 高速内镜用颅底钻
- 术中多普勒探头

（刘剑锋 赵 宇 译）

推荐阅读

Isaacson B, Kutz JW, Roland PS. Lesions of the petrous apex: Diagnosis and management. Otolaryngol Clin North Am 2007;40:479 – 519.

Gore MR, Zanation AM, Ebert CS, et al. Cholesterol granuloma of the petrous apex. Otolaryngol Clin North Am 2009;44:1043 – 1058.

Zanation AM, Snyderman CH, Carrau RL, et al. Endoscopic endonasal surgery for petrous apex lesions. Laryngoscope 2009; 119（1）:19 – 25.

第二部分

颅前窝

**ANTERIOR CRANIAL
FOSSA**

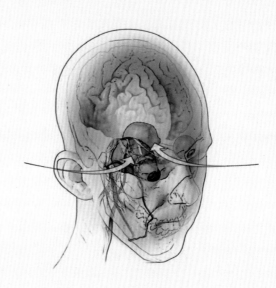

第 9 章 鞍上肿瘤开颅术

Craniotomy for Suprasellar Tumor

William T. Couldwell

一、引言

鞍上池最常见的病变是脑膜瘤、垂体瘤和颅咽管瘤等颅底肿瘤。一些不太常见的病种会累及垂体柄和下丘脑，可能需要活检和切除。任何累及鞍上池的病变，只要它对垂体柄和视交叉产生占位效应，都应接受全面的影像学和实验室检查评估。

二、病史

与鞍上占位病变相关的最常见的症状是下丘脑/垂体功能障碍和视力下降。起源于鞍上池的病变从下方压迫视交叉。所以，垂体瘤、Rathke囊肿和中线脑膜瘤等病变的典型表现是双颞侧偏盲，且视野缩小通常是从颞上象限开始。当病变向偏侧生长时，如脑膜瘤，可更多累及一侧视神经，进而导致不对称性视野缺损。

完善的内分泌学评估应包括下丘脑-垂体轴的各种激素水平检查（表9-1）。这包括泌乳素、促肾上腺皮质激素、晨起空腹皮质醇、甲状腺刺激素、游离甲状腺素、促性腺激素（黄体生成素/卵泡刺激素）、性激素（女性的雌激素/孕酮，男性的睾酮）、生长激素和胰岛素样生长因子。对于孕龄女性，月经周期消失和溢乳可成为常见主诉。其原因可能是垂体功能不足，也可能是由于垂体柄受压引起的"垂体柄效应"，后者是因为垂体柄受压导致调节泌乳素释放的抑制因子缺乏，进而出现中等程度的高

表9-1 内分泌学评估时需要检查的血清下丘脑-垂体轴激素水平

内分泌血清检查
雌二醇
游离睾酮（男性患者）
游离甲状腺素
生长激素
胰岛素样生长因子 –1
黄体生成素（女性患者）
监测空腹皮质醇
催乳素
促甲状腺激素
总睾酮（男性患者）

泌乳素血症。垂体柄效应必须与真性泌乳素分泌型垂体腺瘤相鉴别，因为无功能垂体腺瘤虽可导致垂体柄效应，但多巴胺受体激动剂治疗是无效的。

三、体格检查

应仔细评估视觉功能，包括视力和视野检查，以发现任何视力下降或视野缺损的情况。正规的眼科检查通常可验证这些发现。应检查眼外肌的运动功能，以排除任何第Ⅲ（动眼神经）、第Ⅳ（滑车神经）、第Ⅵ（展神经）对脑神经功能障碍。应常规检查嗅觉，以排除前颅底病变的可能性，如起源于筛板或蝶骨平台的脑膜瘤。

四、适应证

所有肿瘤如垂体腺瘤、颅咽管瘤、中线脑膜瘤或Rathke囊肿，只要其产生占位效应并出现症状，如视力下降、垂体或下丘脑功能不全等，都需要手术减压和（或）手术切除。血管性疾病，如动脉瘤，也可压迫视路或其他邻近组织结构。另外，一些特殊的累及漏斗或下丘脑的鞍上病变可能需要手术活检。所有这些手术均可通过额颞开颅或额下开颅完成，其具有宽阔的手术通道和显露术野。

五、禁忌证

如果患者的一般状况适合手术，鞍上肿瘤开颅手术很少有绝对禁忌证。通过开颅手术完全切除巨大的鞍区肿瘤很具有挑战性，但鞍上肿瘤一般可通过这些入路来处理，尽管肿瘤与视神经和视交叉的关系决定了手术的难度不同。

六、术前计划

任何手术步骤均须仔细规划，尤其是要计划好切除病变所需的手术轨道和角度。鞍区密布脑神经、颅内近段的大血管及其穿支和下丘脑-垂体轴，所以在规划鞍区手术之前，应尽可能多地获得患者的相关信息，包括内分泌状况、视觉功能状况和术前影像资料。另外，必须排除一些少见的占位性病变，如巨大动脉瘤，因为此类手术需要做有针对性的准备工作。如果怀疑巨大动脉瘤，术前应进行血管造影检查，如数字减影血管造影（DSA）或计算机断层扫描血管造影（CTA）等。手术过程中可能需要在颈部进行颈动脉近端控制。

磁共振成像（MRI）是明确鞍上占位病变特征最好的检查方式，术前应获得无造影剂增强和有造影剂增强的薄层T1加权序列MRI图像。除鞍上区域，还应特别注意鞍内是否有病变累及，因为这提示病变可能起源自垂体，可能是垂体腺瘤或垂体囊肿。同时，还应仔细评估病变与三脑室的关系。冠状位图像可用来评估视神经，它从眼眶后部向后延伸并穿过视神经管和鞍上池，冠状位图像同时可评估病变与视交叉和视束的关系。脑外病变会导致视神经压迫，通过分析病变与视神经的关系可明确其脑外病变的性质；而视交叉或下丘脑自身发生的内源性病变则可能包裹和侵袭视神经。须仔细分辨病变对大血管（即颈内动脉、近段大脑中动脉和大脑前动脉）的累及和包裹。须注意垂体柄的位置和移位。

有时CT扫描也能提供重要信息，尤其是有助于发现急性出血（如垂体卒中）或肿瘤内的钙化灶。发现钙化灶对颅咽管瘤，尤其是儿童颅咽管瘤的诊断非常重要。

鞍上病变的手术入路有几种选择。在笔者的病例组中，大部分鞍上肿瘤采用额颞或额下开颅切除（图9-1）。额下入路可为单侧或双侧。肿瘤的位置、附着部位、垂体柄的移位方向，以及肿瘤与视神经和视神经管的关系等，这些都需要在手术决策过程中考虑到并加以关注。

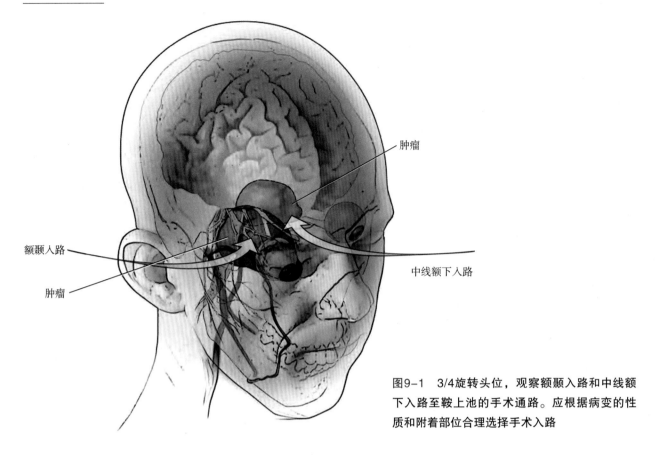

图9-1　3/4旋转头位，观察额颞入路和中线额下入路至鞍上池的手术通路。应根据病变的性质和附着部位合理选择手术入路

（一）额颞入路

额颞入路可提供至鞍上池的更靠前外侧的手术通路，可以在早期从肿瘤后方或侧方探查发现颈内动脉和垂体柄（图9-2）。同时，额颞入路沿蝶骨嵴长轴到达鞍上池，距离最短。针对不同的肿瘤，开颅时可选择不同大小的骨窗，进而获得较宽的或较窄的手术通道。如病变体积较小或附着部位局限，可能一个很小的手术通道就能满足切除病变的需要。对于向上方生长较多的肿瘤，可能需要选择额颞眶颧入路，使术者获得自下向上的手术通道，便于显露和切除肿瘤最上方的部分。这个入路尤其有助于切除明显向鞍上生长的脑膜瘤和颅咽管瘤等肿瘤。

（二）经额入路

至鞍上池的经额入路既可以是单侧的，也可以是双侧的。对于中线病变，当术者认为单侧开颅不能满足发现颈内动脉和垂体柄的需要时，应选择双侧开颅。

七、手术技术

（一）额颞入路

额颞入路时，患者取仰卧位，同侧肩下置肩垫。所有受压部位均需软垫保护，头部固定于3钉Mayfield头架。头部旋转30°~45°，旋转角度取决于术者希望得到的侧方显露的程度。当术中可能需要行视神经减压和前床突磨除时，笔者一般使患者头部旋转小于30°，这样可使观察前床突骨质的视角更加直接。术中都要进行体感诱发电位和运动诱发电位监测。根据肿瘤侵犯的程度和脑神经可能受累的情况，可增加其他脑神经的电生理监测。

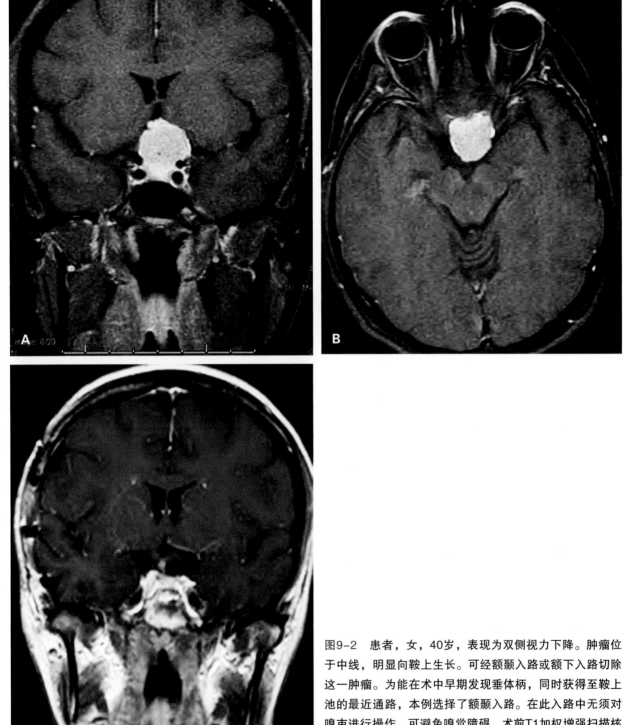

图9-2　患者，女，40岁，表现为双侧视力下降。肿瘤位于中线，明显向鞍上生长。可经额颞入路或额下入路切除这一肿瘤。为能在术中早期发现垂体柄，同时获得至鞍上池的最近通路，本例选择了额颞入路。在此入路中无须对嗅束进行操作，可避免嗅觉障碍。术前T1加权增强扫描核磁影像，图A为冠状位，图B为轴位，提示压迫视交叉的鞍区脑膜瘤。图C为术后影像，提示肿瘤全切

　　头皮切口通常起始于同侧耳屏前，额部的显露范围根据手术的需要确定，可止于中线，也可过中线。通常只须钻2个骨孔，一个位于McCarty孔的位置（翼点），另一个位于颞窝深部。以高速金刚砂磨钻磨除蝶骨嵴，磨除范围由所处理的病变决定，此外磨除范围还可包括硬膜外前床突的磨除。对于累及鞍结节和视神经管的脑膜瘤，都需要开放视神经管，以显露位于管内的肿瘤。笔者一般会做完全的前床

突磨除和视神经管减压以尽可能完全地切除这一危险区域的肿瘤。选择从哪一侧手术切除脑膜瘤，需要考虑到肿瘤累及的主要部位。如果肿瘤累及视神经外侧的前床突，且同侧视神经管也受累，应选择肿瘤同侧的单侧开颅。如果肿瘤完全位于中线，通常选择右侧单侧开颅。如果肿瘤附着点恰好位于视神经内侧，可考虑对侧入路，因对侧入路可以更好地显露附着部位，倾斜的视角可以避开同侧视神经和颈内动脉的遮挡（图9-3）。应特别小心避免损伤所有穿通血管，尤其是起于颈内动脉近侧段、供应视神经

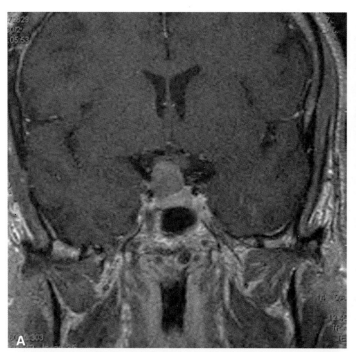

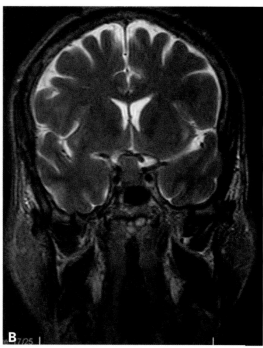

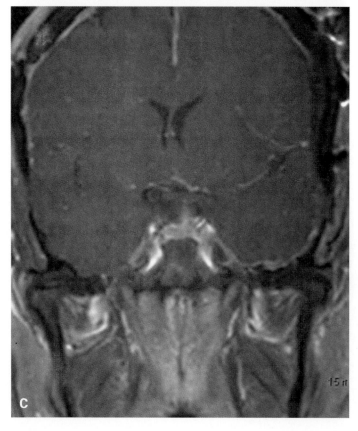

图9-3 冠状位核磁影像。患者，男，46岁，脑膜瘤，在外院手术切除肿瘤后再次出现右眼视力下降。图A为T1加权增强像，图B为T2加权像，均提示脑膜瘤复发。可通过内镜经鼻入路或开颅手术切除这一病变。在本例中，为获得肿瘤附着区域的最佳视角，选择对侧经颅入路。图C为术后T1加权增强像，提示肿瘤全切

和视交叉底面的穿通血管，以及后交通动脉和脉络膜前动脉。彻底切除肿瘤需要精细的显微操作（图9-4）。在切除脑膜瘤时，笔者首先在开始阶段将肿瘤从颅底附着部位离断，以减少肿瘤血供，然后再努力切除整个瘤体和累及的硬脑膜。如果肿瘤累及视神经管，笔者会完全磨开视神经管直至总腱环区，同时开放眼眶后部（图9-5）。有时鞍结节脑膜瘤需要双侧视神经减压。所有受累的骨质均须磨除，有时可能需要更广泛的骨质磨除，直至开放气化的前床突或蝶窦，此时需要认真地进行这一区域的颅底修

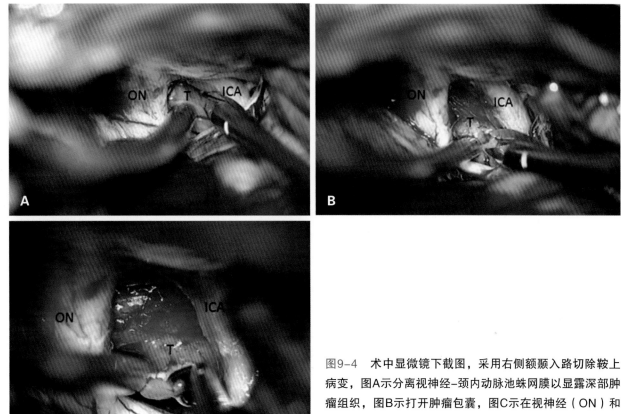

图9-4　术中显微镜下截图，采用右侧额颞入路切除鞍上病变，图A示分离视神经–颈内动脉池蛛网膜以显露深部肿瘤组织，图B示打开肿瘤包囊，图C示在视神经（ON）和颈内动脉（ICA）之间进行囊内肿瘤（T）切除

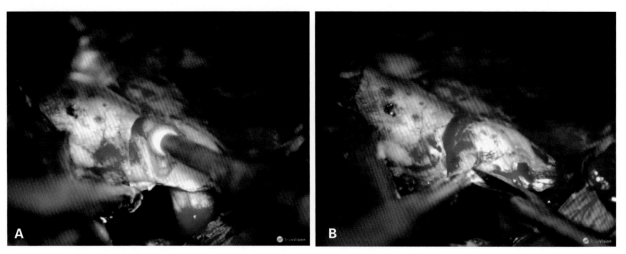

图9-5　术中显微镜下截图，采用右侧额颞入路切除累及视神经管的鞍上病变，术中通过（A）磨除视神经管骨质和（B）剪开镰状韧带进行视神经减压

补以免造成脑脊液漏。在这种情况下，笔者一般采用自体筋膜和肌肉来封闭颅底骨质缺损，其表面通常再用纤维蛋白胶加强，如果需要的话，还会进行原位缝合。在切除颅咽管瘤时，必须在直视下仔细地将肿瘤从垂体柄和下丘脑区分离（图9-6）。在处理下丘脑与肿瘤之间的神经胶质界面时需要特别小心，此界面是肿瘤与神经组织之间的交界面，需要在高倍放大镜下进行分离。如果可能的话，手术的目标应该是全切除肿瘤，但在肿瘤与下丘脑之间缺乏可供分离的界面时，次全切除以避免下丘脑损伤可能是更好的选择。脑膜瘤切除以后，如果有必要，可在缝合硬膜时使用硬膜补片。骨瓣复位后用微钛板固定；被磨除或咬骨钳咬除造成的颞部骨质缺损，可用多孔聚乙烯材料进行颅骨成形。这样操作可使患者获得长期良好的预后，并将并发症降至最低。

（二）经额入路

根据术中需要的骨窗范围，可采用单侧额颞头皮切口或双冠切口。为避免双侧嗅束损伤和完全性失嗅的风险，应尽可能选择单侧入路。如果额窦较大，此入路通常会进入额窦，并使其与颅腔相通。需要特别注意的是，残留在颅底的和在骨瓣上的额窦后壁骨质及所有相关黏膜都必须同时去除。

八、术后处置

术后患者应转重症护理病房进行监护治疗。对于许多接受鞍上肿瘤切除术的患者，术后都需要特别注意水电解质和尿崩症的处理。尤其对于颅咽管瘤和下丘脑病变的患者，术后总会发生尿崩。笔者通常会每6小时查一次血钠，同时不间断地记录尿量。如果血钠升高超过147mmol/L，同时伴有尿量增加（>300ml/h），就需要使用去氨加压素治疗。术后须严密观察视力和血压变化。笔者非常注意避免患者术后出现低血压，尤其是对于有尿崩症和潜在脱水风险的患者，因为这可能加重各种血管因素对视交叉的潜在影响，进而导致视力下降。根据病变性质，鞍上手术的主要风险是下丘脑-垂体轴或视觉器官损伤。对于绝大多数视交叉受压的患者，肿瘤切除后视力一般会稳定或提高。大型颅咽管瘤术后患者可能出现内分泌功能障碍加重，此时需要合理补充甲状腺素和皮质醇等激素。

九、并发症

鞍上肿瘤切除术相关的主要并发症包括视力下降、血管并发症和垂体功能低下。外科医生需要牢记的是，视交叉和视神经的主要动脉血供来自这些结构的底面，因此显微分离操作必须十分精细，避免阻断这些结构的血供，进而避免视觉功能损失的风险。除了要考虑这些血管因素，术中还应尽可能减少对

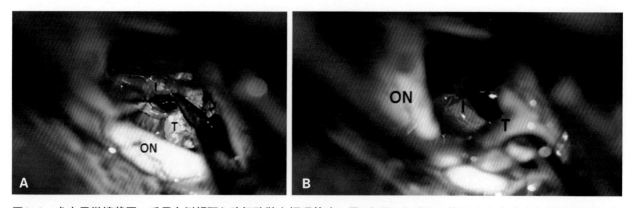

图9-6　术中显微镜截图，采用右侧额颞入路切除鞍上颅咽管瘤，图A和图B分别显示从漏斗（I）分离和切除肿瘤（T）的过程，所有正常结构保留完整（ON. 视神经）

视交叉和视神经的操作。在鞍上区手术中，脑神经瘫痪的发生率较低，但动眼神经（第Ⅲ对脑神经）走行穿过鞍上池，滑车神经（第Ⅳ对脑神经）沿小脑幕走行，操作不慎亦可导致损伤和功能障碍。

操作或阻断发自后交通动脉、大脑前动脉、大脑中动脉近段或脉络膜前动脉的小穿支动脉可能导致血管并发症。穿支血管损伤可能导致灾难性后果，避免损伤的关键是使用精细的显微剥离子和锐性分离技术，仔细进行分离操作。在鞍上区手术中，当所有颅底和血管操作完成以后，笔者会使用稀释的罂粟碱溶液（1：10ml生理盐水）以防止鞍上池微血管操作导致的血管痉挛。

在所有的并发症中，内分泌不足可能更难避免。如果可能，应尽力保存垂体柄；但垂体柄特别脆弱，任何分离操作都可能导致至少是暂时性的垂体功能下降。术后尿崩是垂体柄损伤的通常表现。同时也必须注意其他激素系统的术后变化，尤其是促肾上腺皮质激素–皮质醇轴和促甲状腺素–T4轴的变化。

十、结果

最常见的鞍上肿瘤是脑膜瘤和垂体腺瘤，它们大都是生长缓慢的良性肿瘤。视力下降主要由肿瘤对视路的压迫引起，手术减压效果良好。垂体瘤可能伴随垂体功能低下或激素异常分泌导致的功能亢进，因此应在术后和随访期间严密监测各激素轴的功能状况。肿瘤切除术后，笔者会随访观察，如果肿瘤复发或残留肿瘤生长，就给予辅助治疗措施，通常采用分次放射治疗或立体定向放射外科治疗。对于侵袭性较强的脑膜瘤或不典型垂体腺瘤，可能需要术后即辅以放射治疗。

颅咽管瘤手术争议较多。笔者主张在保证安全的情况下尽最大可能切除肿瘤，对于次全切除或复发病例应进行放射治疗。

必须要记住的是，放射治疗，无论是分次放疗或立体定向放疗，都存在放射性视神经损伤和垂体功能低下的潜在风险，其中垂体功能低下尤其常见。因此，对于这些患者，需要在一个较长的时间内监测垂体功能和主要激素轴的情况。

> **✓ 精要**
>
> ● 手术之前，应进行严格的术前检查，包括神经眼科、内分泌、MRI和CT检查等。
> ● 术前与患者进行交流时，应全面交代可能出现的内分泌功能障碍，尤其是对罹患颅咽管瘤和下丘脑胶质瘤等累及下丘脑–垂体轴的肿瘤患者。
> ● 术中必须采用精细的双手显微分离操作，这是安全切除病变的最佳选择。应避免钝性分离，应特别注意所有发自颈内动脉近段、供应视神经和视交叉底面的穿支血管。
> ● 用磨钻打开视神经管和磨除前床突时，应持续多量喷水以避免对视神经的热损伤。
> ● 在重症监护病房（ICU），必要时需要认真处理患者的血压、水电解质和主要激素替代等问题。

> **✓ 误区**
>
> ● 在切除脑膜瘤时，如果未能彻底切除视神经管内的肿瘤，将会导致肿瘤早期复发和视力丧失。
> ● 过于激进的分离技术（尤其钝性分离）可能导致视神经、视交叉或血管的损伤。
> ● 鞍上手术中可能有肿瘤遗留于术野盲区，此时带角度的内镜有助于观察到这些肿瘤。
> ● 术中应尽早预见到垂体柄的位置，避免损伤或离断。
> ● 对于接受过放射治疗的脑膜瘤患者，应特别注意的是，术中可能很难建立起明确的肿瘤组织的

分离界面，为避免不必要的损伤，可能需要选择次全切除。

● 肿瘤可能侵袭进入颈内动脉或其分支，尤其是包裹海绵窦段颈内动脉的肿瘤，当意外损伤颈内动脉时可能需要进行血运重建，必须考虑到这种可能性，提前做出预案。

✅ 所需器械

● 为能够观察到位于视神经、视交叉、颈内动脉或垂体柄后方的术野盲区，需要使用30°或70°内镜。

● 为能够在重要的血管和神经周围进行锐性分离，需要全套的显微剥离子和精细显微剪。

● 为降低穿支血管分离操作导致的缺血风险，需要用稀释的罂粟碱溶液浸泡血管。

● 如果肿瘤已经侵犯视神经管，需要使用各种型号磨钻（尤其是金刚砂钻头）以磨除视神经管骨质。

● 通过不同手术通道切除肿瘤时，需要使用精细的超声吸引器头。

致谢

感谢Aaron Cutler和Vance Mortimer帮助处理图片，感谢Kristin Kraus帮助编辑工作。

（李茗初 译）

推荐阅读

Couldwell W, Weiss M. Pituitary macroadenomas. In Apuzzo M, ed. Brain Surgery: Complication Avoidance and Management. Philadelphia, PA: Churchill Livingstone, 1992;295 - 313.

Rabb C, Couldwell WT, Weiss M. Pituitary tumors: anatomy and surgical approach. In Tindall G, Cooper P, Barrow D, eds. The Practice of Neurosurgery. Baltimore, MA: Williams & Wilkins, 1996;1120 - 1134.

Youssef AS, Agazzi S, van Loveren HR. Transcranial surgery for pituitary adenomas. Neurosurgery 2005;57:168 - 175.

Bowers CA, Altay T, Couldwell WT. Surgical decision-making strategies in tuberculum sellae meningioma resection. Neurosurg Focus 2011;30（5）:E1.

Elliott RE, Jane JA Jr, Wisoff JH. Surgical management of craniopharyngiomas in children: meta-analysis and comparison of transcranial and transsphenoidal approaches. Neurosurgery 2011;69:630 - 643; discussion 643.

第10章　翼点 / 经眶翼点开颅术

Pterional/Orbital–Pterional Craniotomy

Ali F. Krisht

一、引言

翼点入路是一种改良的额颞入路，Yasargil详尽描述了翼点开颅手术，并采用这一入路处理各种不同的额颞和颅底脑池病变，推动了该入路的普及。近年来，由于对颅底解剖理解的不断深入，我们在应用翼点入路时的手术能力也随之扩展。翼点入路以外侧裂区为中心，是神经外科医生最常使用的开颅手术入路之一。在经典的翼点入路中，额侧的显露多于颞侧。然而，在基于翼点入路的各种改良入路中，可以选择更多的额侧或颞侧显露，这些变异入路在改善入路的安全性和降低相关风险的同时，可以扩大入路能够到达的范围，有助于我们提高手术能力，使入路的潜力最大化。

二、病史

对于需要采用翼点或其变异入路手术的患者，其病史差异极大，主要是因为累及这一区域的病种很多。由于病变靠近鞍区和鞍旁区域，许多患者表现为视力障碍。例如鞍结节脑膜瘤、垂体腺瘤和颅咽管瘤等肿瘤性疾病。一些血管性疾病，如床突旁动脉瘤也可导致视力下降。后交通动脉瘤可表现为动眼神经麻痹。较大的鞍区或鞍旁病变可导致癫痫。累及颞叶或边缘系统和旁边缘系统的胶质瘤最常表现为癫痫。另外，垂体内分泌功能改变也是常见的临床表现，尤其是当肿瘤起源于或压迫垂体时。大型肿瘤可表现为颅内压升高的症状和体征，如严重头痛、视盘水肿、恶心和呕吐等。

三、体格检查

对于需要采用翼点入路或其变异入路手术的患者，其体格检查的表现因疾病种类的不同而不同。对于脑膜瘤患者，根据肿瘤起源部位的不同，可有不同程度和范围的视力下降及视野缺损。在体格检查时，鞍结节脑膜瘤患者可表现为双颞侧偏盲。在某些患者，脑膜瘤导致的视力下降在靠近肿瘤起源的一侧更加明显。嗅沟脑膜瘤因压迫嗅神经表现为嗅觉减退或消失，也可因额叶功能障碍发生精神和行为改变。蝶骨翼脑膜瘤侵入眼眶外侧壁时常可见眼球突出。海绵窦脑膜瘤表现为复视和展神经麻痹。当脑膜瘤累及海绵窦后内侧腔隙时，因肿瘤侵袭Dorello管区，展神经麻痹和复视会更典型。累及海绵窦前部的脑膜瘤可表现为动眼神经麻痹。

垂体腺瘤患者常表现为头痛和视力下降，视野检查时可发现双颞侧偏盲。根据垂体瘤类型不同，体格检查时可发现激素分泌过多导致的身体改变，如库欣综合征和肢端肥大症等。颅咽管瘤患者的体格检查与其他鞍上肿瘤患者差别不大，需要注意的是一些患者可能没有典型的尿崩症症状和体征。

四、适应证

翼点入路及其改良入路可以安全有效地处理许多不同类型的累及额颞区、颅底和脑池的病变。

（一）肿瘤

1. 脑外肿瘤

（1）脑膜瘤

- 外侧蝶骨翼脑膜瘤
- 内侧蝶骨翼脑膜瘤
- 前床突脑膜瘤
- 鞍背脑膜瘤
- 鞍结节脑膜瘤
- 鞍膈脑膜瘤
- 蝶骨平台脑膜瘤
- 嗅沟脑膜瘤
- 小脑幕前部脑膜瘤
- 颅中窝前部脑膜瘤
- 海绵窦脑膜瘤

（2）垂体腺瘤

- 伴严重的鞍上和鞍旁侵袭
- 累及海绵窦

（3）颅咽管瘤

- 鞍上颅咽管瘤
- 视交叉后颅咽管瘤

（4）其他

- 皮样囊肿
- 表皮样囊肿
- 垂体细胞瘤
- 蛛网膜囊肿
- Rathke囊肿

2. 脑内肿瘤

胶质瘤

- 岛叶胶质瘤
- 额眶胶质瘤
- 颞叶内侧胶质瘤
- 颞叶神经节胶质瘤
- 下丘脑胶质瘤
- 额叶岛盖胶质瘤

● 颞叶岛盖胶质瘤

（二）血管性病变

（1）动脉瘤
● 大脑中动脉
　● M1、M2、M3段
● 颈内动脉
　● 床突旁
● 后交通动脉
● 脉络膜前动脉
● 前交通动脉
● 基底动脉尖
● 小脑上动脉
（2）血管畸形
● 动静脉畸形（AVM）
　● 额眶
　● 岛叶
　● 额叶岛盖
　● 颞叶岛盖
　● 颞叶内侧
　● 颞叶前外侧
　● 额叶外侧
● 海绵状血管畸形（额叶和颞叶）

五、禁忌证

　　翼点入路用途广泛，很少有绝对禁忌证。但翼点入路是一种前外侧入路，所以对于中线前部肿瘤可能难以完全显露。同时，许多颅后窝病变，尤其是偏于尾侧的病变，不能通过翼点入路显露。

六、术前计划

　　根据患者的病种和相关症状的有无，决定翼点开颅患者的术前规划。有颅内压升高的体征和症状的患者，术前通常需要静脉或口服应用类固醇激素。癫痫患者须口服抗癫痫药。大多数有视力症状的患者，术前须行眼科检查，包括视野检查。必要时须抽血查垂体功能。偶尔须行血管造影检查，尤其是对于血管性疾病的患者。对于有严重的脑动脉狭窄或梗阻的肿瘤患者，当需要确定脑血流情况和侧支循环发育程度时，也须行血管造影检查。为术中神经导航，大多数脑肿瘤患者术前须行薄层MRI检查。

七、手术技术

（一）头皮切口

　　翼点入路的头皮切口及其各种变异要根据以下两个重要因素进行设计：①因每个具体患者的发际线

位置不同，切口设计时需考虑美容因素；②病变的具体情况决定了开颅骨瓣的位置，切口设计时亦须考虑。总的来说，头皮切口的位置既要考虑到患者头部形状的差别和美容效果，也要考虑到骨瓣的位置。笔者通常会根据每个病例的具体情况，依据所需要的开颅骨瓣的位置和范围确定其头皮切口。所有的翼点开颅手术都需要遵循的一个主要原则是，当皮瓣翻开后，必须能够很舒服地显露翼点区域。因此，在术中我们会确定，连接头皮切口两端点的直线与额骨颧突根部和眶缘的汇合点之间的距离不能超过1cm（图10-1）。

采用这种方式，根据实际所需的颞部骨瓣显露范围，头皮切口在耳前的起点可以向上或向下延伸。在额部的切口终点的位置取决于前述头皮切口两端点之间的直线，同时还需要考虑获得良好的美容效果。对于发际线靠后的患者，切口也须靠后。当需要显露更多的额部骨窗时，切口线须更靠额侧。如果需要完全的颅眶开颅，有时切口可能需要延伸至中线对侧（图10-1）。

（二）颞肌切开

保护颞肌的解剖完整性对于良好的美容效果至关重要。保护颞肌的血供和神经支配与保护颞肌本身同等重要。颞肌的血供来自颞深动脉，其分支在颞肌的内侧面走行于骨膜和颞肌之间。因此，在将颞肌连同骨膜一起从颞骨上分离时需要特别小心。将颞肌与骨膜一起从颞骨上分离将有助于保护骨膜下的颞肌血供和神经支配。使用单极电凝将颞肌从颞骨分离抬起的操作对颞肌的血供和神经支配都有较高的热损伤风险。在切开颞肌时，笔者一般会沿颞上线保留一小条颞肌筋膜，注意不要把大量颞肌纤维连同颞肌筋膜一起保留在颞上线附着处，在手术结束时可将切开的颞肌再缝合到筋膜上可进行重建（图10-2）。沿颞肌发出和走行的方向将其翻向前下方。

有时，对于体积较大的颞肌，当需要更多的颞部显露时，可磨除部分颧弓，以使颞肌翻向更下方（图10-3）。如果病变累及颅中窝、海绵窦区或颅后窝的前上1/3，这一操作可增加对这些病变的显露。同时，这一操作还可提供从外向内的视角，使鞍区上方的显露更加充分。

（三）颅骨切开

须根据涉及的病变改变颅骨切开的范围。翼点入路开颅有三种主要变异：标准开颅、额侧扩展开颅和颞侧扩展开颅（图10-4）。

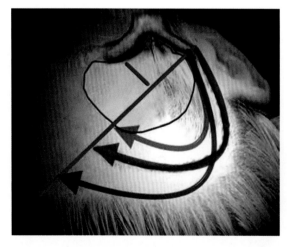

图10-1　可根据不同病变采取不同的头皮切口，但连接切口起点和终点的直线到额骨颧突和眶缘结合部的距离应小于1cm

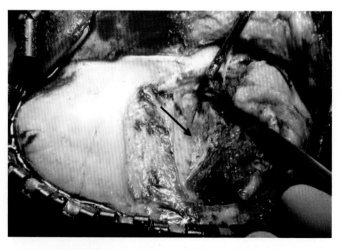

图10-2　将右侧颞肌深部筋膜（即骨膜）从其覆盖的颅骨（箭头）表面锐性剥离

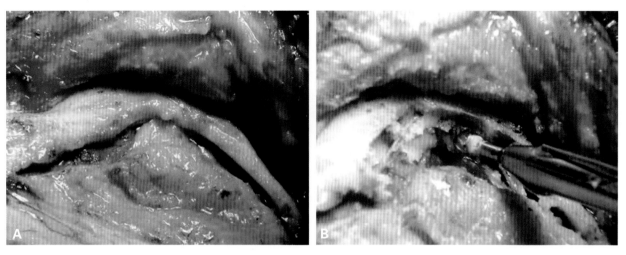

图10-3　A和B 示颧弓部分磨除前后对比。此方法可使颞肌向下翻转更多，有利于增加颞前和颞下显露

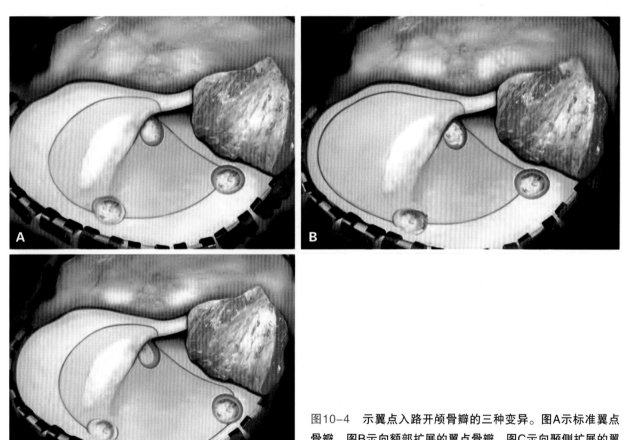

图10-4　示翼点入路开颅骨瓣的三种变异。图A示标准翼点骨瓣，图B示向额部扩展的翼点骨瓣，图C示向颞侧扩展的翼点骨瓣

（四）颅骨钻孔

尽管单一骨孔可能已足以满足颅骨切开的需要，但硬膜撕裂的风险也较高，尤其是对于老年患者，硬膜与颅骨内板常紧密粘连。如图10-4所示，笔者一般会在颞肌的范围内钻3个孔，在关颅和颅骨重建时，这3个孔都会被颞肌覆盖。这些骨孔的位置有助于铣刀切开颅骨内面明显的骨嵴，同时也有助于在

铣开骨瓣前对硬膜进行分离。

颅骨钻孔完成后，用铣刀连接各骨孔并切开颅骨，然后磨除蝶骨翼的内侧面，使此部位的骨性连接的强度降低。这样即可比较容易地翻起骨瓣。沿骨窗边缘使用明胶海绵和悬吊线进行硬膜外止血。以后的操作将在手术显微镜下进行。

（五）硬膜外分离和显露

颅底骨质磨除的范围取决于病变的具体位置。总的来说，如果要进入脑底面的脑池、剪开视神经上方的蛛网膜、释放脑脊液并在手术的早期获得脑松弛的效果以减少脑牵拉，则必须将蝶骨翼磨平到眶顶的水平（图10-5）。蝶骨翼磨除的范围须根据不同病变而定。在标准翼点入路中，蝶骨翼磨除至眶脑膜动脉水平即可。有的病例需要更多地显露颞窝，或需要磨除前床突，此时要向额下和颞前两个方向进一步分离硬膜外间隙。通常的做法是先电凝并切断眶脑膜动脉，然后将颞叶硬膜的固有层（脏层）从眶上裂区分离并牵开（图10-6）。对于位于海绵窦内的病变或需要穿过海绵窦处理的病变，可采取同样方式继续向海绵窦外侧壁方向分离硬膜（图10-7）。在进行这一步时有时会遇到海绵窦大量出血。注射纤维蛋白胶至海绵窦内可较容易地控制这种出血。但需要特别注意的是，应避免纤维蛋白胶通过蝶顶窦反流至与海绵窦交通的大脑中浅（Sylvian）静脉。在注射纤维蛋白胶时，可使用吸引器或棉片压迫蝶顶窦以阻止纤维蛋白胶的逆向反流。

在上述操作中，对颅中窝解剖的透彻理解至关重要。特别是要掌握颞叶与海绵窦外侧壁之间的解剖界面，这样才能避免意外进入海绵窦或进入颞侧的硬膜下间隙。

上述步骤中剥离额侧硬膜的操作可使前床突获得充分显露，可直至前床突的尖端。

（六）前床突切除

切除前床突的操作需要深刻理解其解剖特点。前床突解剖存在诸多变异，并且前床突与周围神经和血管结构（包括颈内动脉、视神经和动眼神经等）之间的解剖关系也特别复杂，所以掌握前床突的解剖特点是非常重要的。安全切除前床突需要离断其三处解剖连接（图10-8），分别是蝶骨翼内侧部与眼眶、视神经管顶壁和视柱的骨性连接。首先，切除眼眶顶壁后1/3可离断前床突与蝶骨翼的连接。然后，使用高速金刚砂磨钻头磨除视神经管顶壁以离断第二处连接。最后，在特别小心保护床突段颈内动脉和视神经的前提下磨除视柱。在上述步骤中，磨除骨质时需要进行持续盐水冲洗和频繁停下磨钻进行

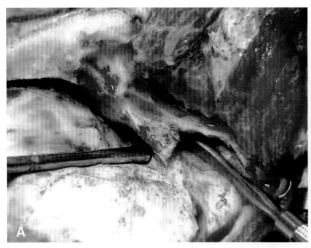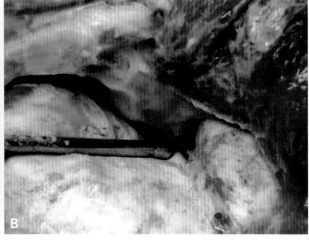

图10-5　标准翼点开颅术中磨除蝶骨翼之前（A）和之后（B）的对比。注意将蝶骨翼磨除至眶顶壁水平后，额下显露变得更加容易

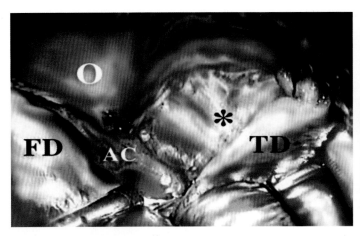

图10-6 在硬膜外将颞叶硬膜固有层（脏层）从眶上裂和前部海绵窦外侧壁剥离（星号），可扩大前床突显露，并使其更加表浅（O. 眼眶；AC. 前床突；FD. 额部硬膜；TD. 颞部硬膜）

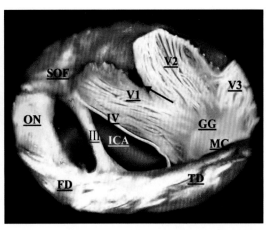

图10-7 前床突切除后所见之神经血管结构和海绵窦外侧壁的解剖细节（ON. 视神经；SOF. 眶上裂；ICA. 颈内动脉；FD. 额部硬膜；TD. 颞侧硬膜；Ⅳ. 滑车神经；Ⅲ. 动眼神经；V1、V2和V3. 三叉神经分支；GG. 半月神经节；MC. Meckel腔）

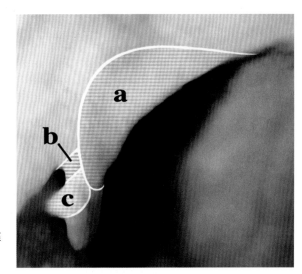

图10-8 右侧前床突与周围骨质之间的三个骨性连接（a. 蝶骨嵴；b. 视神经管顶壁；c. 视柱）

观察。对于体积较大或长度较长的前床突，需要通过磨钻减小其体积（图10-9）。这样可使前床突尖端从其附着处松解，并比较容易地将其从硬膜包裹中翻出。在一些少见的病例中，有中床突与前床突尖端相连，在这种情况下，离断前床突的三处骨性连接后，前床突尖端不会活动。此时，需要一直向后朝后床突的方向将前床突磨除干净。

（七）打开硬膜

打开硬膜的方式须根据病变特点而定。对于拟采用标准翼点入路处理的病变，可取"C"形弧线切开硬膜，硬膜瓣翻向前方并覆盖于蝶骨翼。对于累及鞍区和鞍旁区，以及累及床突和床突旁区的病变，笔者更倾向于沿蝶骨翼硬膜凹陷切开硬膜（图10-10），并根据需要向内侧延伸硬膜切口以扩大额下显露，和（或）向外侧延伸硬膜切口以扩大颞下显露。这样可直接进入基底池，无须牵拉脑组织。同时可充分利用前面通过骨质磨除取得的空间，获得处理深部解剖死角病变的操作角度。

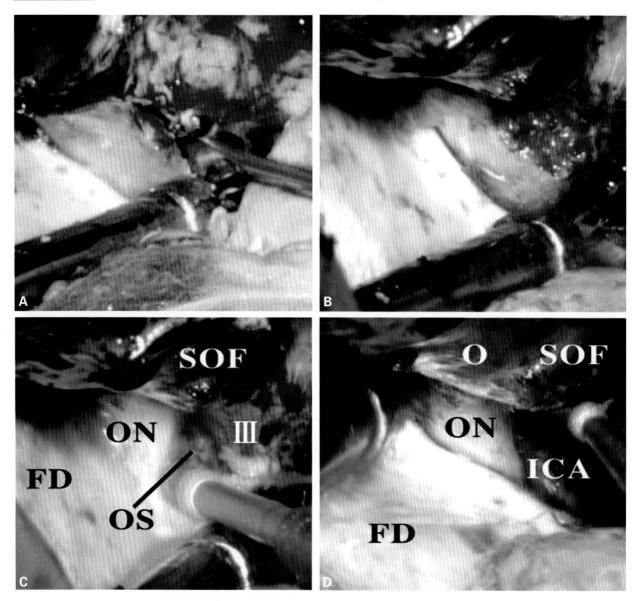

图10-9　磨除右侧前床突的步骤。A. 磨除眶顶壁；B. 在视神经管和眶上裂之间显露前床突；C. 磨除视神经管顶壁以后继续磨除视柱；D. 完全磨除前床突之后所见（ON. 视神经；FD. 额部硬膜；OS. 视柱；Ⅲ. 动眼神经；SOF. 眶上裂；O. 眼眶；ICA. 颈内动脉）

硬膜内步骤

　　硬膜内操作的第一步是打开各基底池的蛛网膜、释放脑脊液和松弛脑组织。通常首先打开包裹视神经的蛛网膜，随后打开颈动脉池蛛网膜。后面的操作可根据病变情况而定。对于蛛网膜下腔出血的患者，可通过打开终板进一步松弛脑组织。对于向前突出的前交通动脉瘤，打开终板可能难以实现，此时须经颈内动脉和动眼神经之间向Liliequist膜方向分离，从桥前池释放脑脊液。

　　随后的分离操作根据涉及的病变进行。对于累及外侧裂区的病变，需要打开外侧裂。开放外侧裂的程度同样需要根据病变的位置和大小而定。例如，岛叶胶质瘤需要广泛开放外侧裂，而后交通动脉瘤可能仅须开放外侧裂的近侧部。最好是采用Yasargil描述的从内向外的方法开放外侧裂。通常首先找到一个从外侧裂发出的M4段大脑中动脉分支（图10-11）。打开蛛网膜，向岛阈方向分离外侧裂至其深部，依次找到大脑中动脉的M3和M2段分支，再沿M1段近侧端向颈内动脉分叉方向分离。外侧裂深部宽大的

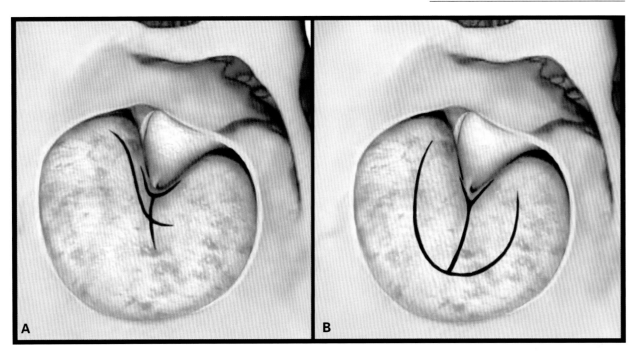

图10-10　根据不同病变可采取不同的打开硬膜方式。A. 示当病变位置更靠额侧或额下时硬膜打开的方式；B. 示当病变位置处于入路中部和（或）同时向颞前和额下扩展时硬膜打开的方式

谷部（vallecula）开放以后，再开始分离更表浅的额盖和颞盖部。开放外侧裂是经翼点入路安全处理诸多病变的关键步骤。在分离外侧裂的过程中，对外侧裂血管及其解剖变异的深刻理解是手术安全的保证。

（八）翼点经海绵窦入路

翼点入路可用来处理累及海绵窦的病变。翼点经海绵窦入路还可用来处理累及鞍上区和脚间窝的病变。对于海绵窦区病变，可使用向颞侧扩展的翼点入路。硬膜外操作已如前述。许多病变需要广泛的硬膜外显露。在棘孔处电凝并切断脑膜中动脉，松解中颅底颞下硬膜的附着和粘连，可有效扩大颅中窝硬膜外的显露空间。然后从前向后将颞叶硬膜固有层（脏层）从海绵窦外侧壁、三叉神经半月节剥离，直至

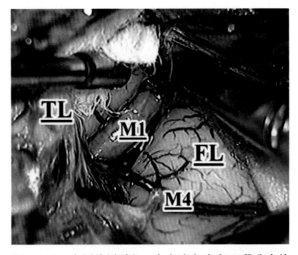

图10-11　左侧外侧裂和一个大脑中动脉M4段分支从外侧裂深部向外的走行过程，以及M1段所在的区域（TL. 颞叶；FL. 额叶）

Meckel腔水平。这样可显露大部分累及海绵窦区的病变，而无须打开硬膜进入硬膜内间隙。

对于累及鞍上区和颅后窝前上部的病变，翼点经海绵窦入路也非常具有价值。这需要将硬膜外显露和硬膜内分离相结合。如果将动眼神经沿其全程从脑干至眶上裂进行分离，还可进一步扩大显露范围。因动眼神经游离后活动度大为增加，至脚间窝的解剖间隙也随之增大。这样即可在最小、乃至完全无脑组织牵拉的情况下，获得对鞍上和脚间窝区域无遮挡的观察角度（图10-12）。

（九）关颅

对于翼点入路来说，关颅与开颅同样重要。骨窗边缘须进行硬膜悬吊，以免硬膜外积血过多。如

果沿海绵窦外侧壁分离硬膜而出现颞前硬膜外间隙，需要对颞前硬膜进行悬吊，以避免出现颞前血肿。硬膜应做水密缝合。前床突磨除和床突硬膜切除后，通常会在内侧的视神经和外侧的动眼神经之间存在硬膜缺损。笔者通常会用一块颞肌或一块取自腹壁皮下的脂肪组织封闭此处的硬膜缺损。在修补硬膜缺损时需要额外注意的是，对于在磨除前床突过程中开放了蝶窦的患者，必须将位于视神经和颈内动脉之间通向蝶窦的骨质缺损封闭，只有这样才能避免各种脑脊液漏。同样地，翼点开颅如果比较靠内侧，还可能会开放额窦。此时非常重要的一点是要将额窦黏膜全部剥离并封闭额窦，如果额窦较小可用骨蜡封闭，如果较大可用皮下脂肪封闭。额窦封闭以后，还可翻转和旋转骨膜瓣覆盖，使额窦的封闭得到加强。

　　翼点入路的骨质重建也须重视，以免出现术后额颞区容貌缺陷。尤其是对于颧骨和眶缘交界区骨质随眶顶壁磨平的患者，或蝶骨嵴磨除的患者，更须引起重视。颅骨重建联合颞肌解剖完整性的保留可使手术对患者容貌的影响降至最低（图10-13）。

　　随后将颞肌缝回颞上线。将帽状腱膜和皮下组织原位缝合可有效止血。因此，无须给患者放置皮下引流。

　　使用订皮器或3-0尼龙缝线缝合头皮。通常在手术日以后2周拆线，在此期间须保持切口干燥。

八、术后处置

　　术后早期，患者要在神经外科重症监护病房（ICU）观察治疗1~2晚，重点监测神经功能状况、液体出入量平衡和生命体征等情况。术前1小时开始应用抗生素，如果手术时间小于4小时，则持续应用抗生素到术后24小时；如果手术时间长于4小时，则持续应用抗生素到术后48小时。选择的抗生素应覆盖革兰阳性球菌。对青霉素不过敏的患者可选择萘夫西林（乙氧萘青霉素），否则可选万古霉素。颅底气房和鼻窦开放的患者须加用头孢他啶以扩大抗生素覆盖范围。眶周水肿常见于大多数患者，通常采用冷敷和抬高床头对症处理。术后第1天，患者可坐轮椅，除非需要密切监测尿量，可同时拔除导尿管。如果能够耐受，可开始经口进食。鼓励患者早期活动，大多数患者在手术后的第2天可从ICU转到普通病房。

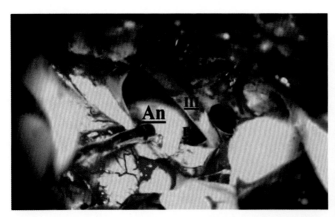

图10-12　右侧翼点入路中完成经海绵窦分离和硬膜内分离之后获得的显露范围。注意术野深部脚间窝区宽阔的显露范围（Ⅲ. 动眼神经；An. 动脉瘤；P1. 右侧大脑后动脉）

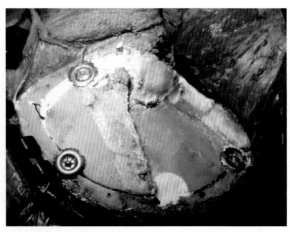

图10-13　关颅过程中额骨颧突、眶缘、蝶骨翼和眶顶交界区域的颅骨重建

九、并发症

翼点入路及其各种变异入路是非常成熟的手术入路，如果术中注意尽量减少对正常组织的损伤，并且很好地保护这些组织的血供，其并发症的发生率是非常低的。如果能够做到正确分离皮下筋膜层次，即使可能因为面神经额支术中牵拉或术后水肿出现暂时性面瘫，最终也都能完全恢复。如果术中广泛磨除了蝶骨大翼区骨质，但对翼点区域的骨质缺损未进行充分重建，可导致术后开颅区域头皮凹陷并影响患者的容貌。如果因未能正确处理颞肌血供而导致颞肌萎缩，术区头皮凹陷可能会更加明显。为避免出现脑血管、脑实质或脑神经损伤等相关的各种并发症，术中需要采用合理的显微操作技术，同时需要深刻理解正常解剖和术中变形的病理解剖之间的关系。当然，并发症出现的概率也与病变的复杂性直接相关。

为避免出现脑脊液鼻漏和耳漏，需要特别强调颅底重建的重要性。因前床突与蝶窦气房关系密切，深刻理解颅底骨性结构的解剖，尤其是前床突区及其变异的解剖，对于避免脑脊液漏十分重要。如前所述，只有封堵通向气房的骨性缺损才能获得良好的颅底重建。可采用腹壁皮下脂肪组织封堵骨质缺损，对于较小的骨质缺损，也可使用小块的颞肌和（或）筋膜进行修补。

十、结果

每名做开颅手术的神经外科医生都必须深刻理解翼点入路及其各种变异入路。这些入路适用于处理颅内较大范围的诸多病种。熟练掌握该入路，同时理解其各种相关的骨性、血管和神经解剖变异对于安全、高效地治疗这些病变至关重要。

翼点入路和经眶翼点入路治疗各种颅内病变的结果在文献中有大量报道。这些入路是颅内动脉瘤夹闭最常用的手术入路，适用于几乎全部的前循环动脉瘤和许多后循环动脉瘤。经颅夹闭术是动脉瘤治疗的金标准，其他各种治疗方式，包括血管内介入治疗的结果都需要与经颅夹闭术的结果相对照。其他如蝶骨翼脑膜瘤、各种鞍上、海绵窦和脚间池病变也都可通过这一相对简便的入路得到很好的处理，而与入路相关的并发症的发生率很低。

✅ **精要**

- 翼点开颅可根据病变部位和手术需要向额侧或颞侧进行不同程度的扩展。
- 在眶脑膜动脉的深方，可通过仔细的硬膜间分离来显露前床突。
- 将前床突与蝶骨翼内侧部、视神经管顶壁和视柱的骨性连接磨除后可离断前床突，使用磨钻过程中应持续使用盐水冲洗。
- 应采取由内向外的方式打开外侧裂，在分离岛盖之前须识别MCA近侧段和ICA分支。

✅ **误区**

- 在分离颞部皮下组织的过程中，应沿脂肪垫与深层筋膜之间的间隙进行分离，或将深层筋膜与脂肪垫一起翻起，以避免损伤走行于脂肪垫内的面神经额支。
- 磨除视柱时存在损伤颈内动脉和视神经的风险，需要减慢操作速度并且十分小心。

✅ **所需器械**

- 标准开颅器械

- 各种长度的双极电凝镊
- 各种尺寸的吸引器头
- 显微剥离子
- 显微手术刀
- 显微剪
- 显微镊

（李茗初　译）

推荐阅读

Yasargil MG, Antic J, Laciga R, et al. Microsurgical pterional approach to aneurysm of the basilar bifurcation . Surg Neurol 1976;6:83 - 91.

Yasargil MG, Smith RD, Young PH, et al. Interfascial pterional craniotomy. In Yasargil MG, ed. Microneurosurgery , Vol. 1. Thieme, Stuttgart, 1984:215 - 233.

Yasargil MG , Krisht AF , Ture U, et al. Microsurgery of insular gliomas, part II: opening of the sylvian fissure . Contemporary Neurosurgery 2002;24（8）:1 - 6.

Krisht AF . Transcavernous approach to diseases of the anterior upper third of the posterior fossa . Neurosurg Focus 2005;19:1 - 10.

Krayenbuhl N, HafezA, Hernesniemi J , et al. Taming the cavernous sinus: technique of hemostasis using fibrin glue . Neurosurgery 2007;61（3）:ONS-E52.

第11章 鼻内经额入路至前颅底

Endonasal Transfrontal Approach to the Anterior Cranial Base

Peter–John Wormald

一、引言

额窦肿瘤的传统入路是骨瓣成形术，切除肿瘤并消除额窦或尝试将额窦向鼻腔开放。此入路会导致两个问题。其一，因为不能在内镜下检查窦腔，所以只能通过影像学检查的方法（CT或MRI）来评估复发。其二，如果将额窦开向鼻腔，而当时筛窦复合体没有被完全打开，则额窦口狭窄并阻塞的风险会很高。这些问题可用内镜下改良Lothrop手术（也称为Draf Ⅲ或额窦磨除术）来解决。此术式将额窦口开得很大以暴露并切除肿瘤，而且术后复查时可通过内镜来检查额窦，当时即可发现复发的肿瘤。

二、病史

患有额窦疾病的患者常表现为头痛、额部疼痛和闷胀感，如果是黏液囊肿，可表现为眼球突出、眼球运动受限、复视或视力减退。如果黏液囊肿合并感染，可能出现眼眶蜂窝织炎或脓肿形成。如果肿瘤累及鼻腔，患者可能有鼻塞及涕中带血。

三、体格检查

肿瘤完全局限在额窦内的患者，鼻腔和耳鼻喉检查可能是正常的。对于肿瘤累及鼻腔的患者，检查可能会发现富血供、质脆的肿块。通常需要完善CT（图11-1和图11-2）和MRI扫描（图11-3）来评估病变的性质，以及是否累及颅前窝或眼眶。如肿瘤长至鼻腔内，则可行活检。然而，大多数额窦肿瘤都是通过影像学评估的，并且只有在对诊断产生怀疑时才会在术中送冷冻切片检查。

四、适应证

该项技术最常应用于鼻腔良性肿瘤的切除，包括额窦内翻性乳头状瘤（图11-1 ~图 11-3）、骨瘤、骨纤维异常增殖症、脑膜膨出和脑膜脑膨出。局限于额窦的恶性肿瘤少见，可能是转移性的，通常来自肺或乳腺。除非肿瘤较小且容易暴露，否则不宜采用这种入路。恶性肿瘤侵犯至额窦时可将此入路作为手术的一部分，但需要考虑其他被肿瘤侵犯的部位，以及周围结构的受累情况。

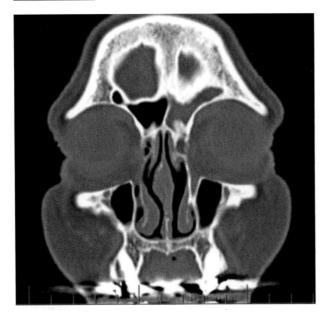

图11-1　在冠状位扫描显示左侧额窦不透亮

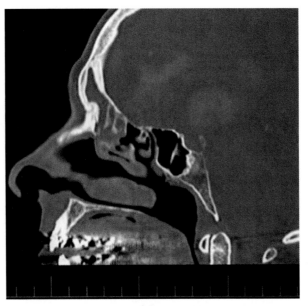

图11-2　矢状位CT扫描显示不透光区累及额隐窝

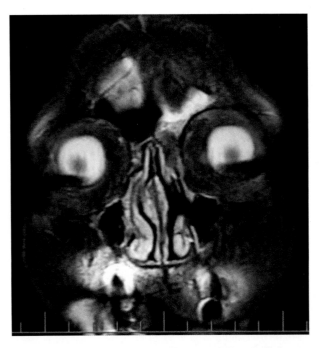

图11-3　冠状位MRI的T2加权像上可以分辨CT扫描中不透光区的黏液和肿瘤。额隐窝及额窦内可见肿瘤

五、禁忌证

虽然额窦的大部分区域可以通过内镜下改良Lothrop入路暴露，但累及整个额窦及额窦边缘的骨瘤更容易通过骨瓣成形入路切除。一般来说，不超过瞳孔中线的骨瘤可以通过这一入路切除，肿瘤范围超过瞳孔中线的则须通过骨瓣成形入路来处理。虽然通过骨瓣成形入路切除累及额窦远外侧区域、巨大且广泛的内翻性乳头状瘤更加容易，但笔者仍倾向于使用内镜下改良的Lothrop入路来处理所有的内翻性乳头状瘤。范围超过瞳孔中线的骨纤维异常增殖症和脑膜脑膨出也最好通过骨瓣成形入路切除。

六、术前计划

术前所有患者均行影像导航的CT扫描。如果没有其他的鼻窦疾病，那么手术应从切除钩突开始，清除前组筛窦，向上开放额窦口。然而，如果存在鼻窦疾病，那么应在开放额窦前处理这些疾病。在大多数情况下，我们将双侧额窦的微钻孔术作为手术计划的一部分。钻孔后能将含荧光素染料的盐水注入额窦，流过额窦口的荧光素可以标记颅底；如果术者保持在荧光素前方操作，则不会损伤颅底。

七、手术技术

第一步是完成全部有手术指征的鼻窦开放术。所有患者均行钩突切除和上颌窦开放，但只有在病变累及后筛和蝶窦时才进行完全的蝶筛切除术。然后进行鼻中隔开窗。鼻中隔开窗的界限是恒定的，每一例手术都应遵循该界限。鼻中隔窗的后界是中鼻甲的前缘。鼻中隔窗的下界应至能使直的器械从一侧鼻腔穿过骨窗到达对侧中鼻甲腋（图11-4）。鼻中隔窗的前界应向前至直钻可以抵达中鼻甲前方的上颌骨额突。窗的上界至鼻腔穹窿。由于需要从一侧鼻腔穿过骨窗至对侧额窦操作，此处若遗留3～4mm的鼻中隔骨质将影响肿瘤的切除。完成手术的这一早期步骤非常重要，内镜和电钻就都能从一侧通过鼻中隔窗并磨至对侧额窦。这样可以改善视角，并且可以实现在直视下磨除外侧的骨质。术中尝试从患侧做骨切除非常困难，而且不能在清晰的直视下进行骨切除是也较危险，可能导致意外的损伤。

在其他的鼻窦手术完成之后，就可以开始进行额窦的手术。第一步是放置双侧微钻孔器，将含荧光素染料的盐水注入额窦（图11-5）。如果额窦内为恶性肿瘤，则不进行这一操作，因为有引起肿瘤在皮肤种植转移的风险。荧光素流过额窦口时可以准确地定位自然口。通过追溯荧光素可以进入额窦。如果手术医生保持在荧光素的前方操作，电钻就会在颅底前方。手术医生应辨认的第一个标志是鼻梁的皮肤或泪囊的上表面。磨骨使用0°内镜和3mm直切割钻。向上外侧磨除骨质直到可见白色的骨膜。压迫皮肤，骨膜可随之移动则提示已达到骨切除的外界。作为第一步，在双侧鼻腔均完成这一操作。继续切除骨质直到开放额窦底（图11-6）。然而，在看到嗅丝之前，不要在额窦口的内侧使用电钻。一旦骨切除范围到达嗅丝上方，则可以继续在内侧磨骨并切除额窦中隔使双侧额窦在中线相连（图11-4）。下一步是向后方确定颅底。通过两种方式来完成此步骤，这样嗅丝穿行于筛板最前缘的位置就不会被弄错（图11-7）。首先，在中鼻甲颅底附着处前方的鼻腔穹窿部，用吸引器在黏膜和骨之间分离出一层面。将黏膜推向后方直到看见第一嗅丝。在对侧重复这一步骤。第一嗅丝指示颅底的层面，并且可以通过影像导航证实。导航探针从额窦后壁向下移动，穿过嗅神经的水平。在影像导航上观察轴位图像，辨认颅底的前突出部。额部的"T"形骨（T由两侧中鼻甲和鼻中隔组成）可以磨低至第一嗅丝。完成这一步之后，将0°内镜换为30°或45°内镜，将直的3mm圆形切割钻换为40°的切割钻，切除前方额嘴的骨质，直到额窦前壁平滑地连于鼻腔而没有骨嵴存在，以最大限度地扩大新额窦口的前后径。

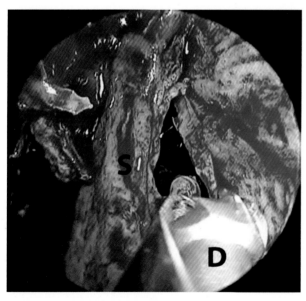

图11-4 中隔窗的下界应至能使电钻（D）从一侧鼻腔穿过鼻中隔（S）到达对侧中鼻甲腋

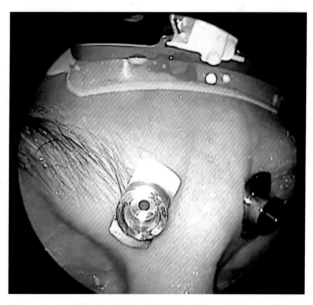

图11-5 在眉弓的内侧缘放置微钻孔器，长约2mm的切口隐藏在眉毛内。含荧光素染料的盐水通过小孔注入额窦，这样就能准确地识别出额窦口，而只要手术是在荧光素的前方和外侧操作，颅底就是安全的

通过这个扩至最大的新额窦口应能够达到整个额窦。带角度的刀头和钻甚至可以到达额窦的最远区域，包括外侧隐窝（图11-8）。根据肿瘤的质地，可以开始用刀头或钻来切除肿瘤。在内翻性乳头状瘤的病例中，应切除肿瘤区域的所有黏膜，用粗金刚砂钻磨除基底的骨质（图11-9）。用钻轻轻地磨除骨质，以确保新骨形成处和可能有肿瘤残存的小骨洞被全部切除。骨瘤最好用转速在60 000 RPM的高速颅底电钻切除。电钻显著提高了切割能力，并且能高效地切除像象牙一样质硬的骨瘤。由于电钻没有内置

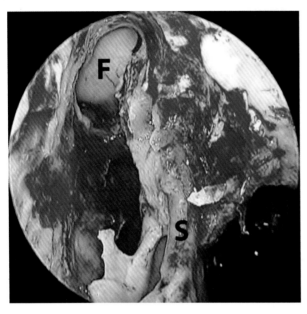

图11-6　右侧额窦（F）已打开。骨膜的暴露程度决定了手术切除的外界。在额窦底壁打开之前，不要在内侧磨骨（S.鼻中隔）

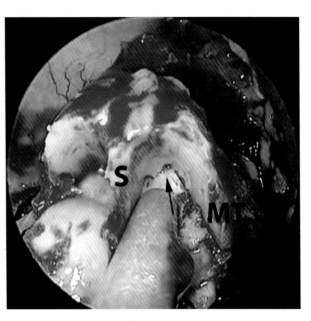

图11-7　嗅窝内的黏膜被推向下方直到辨认出第一嗅丝（箭头）。第一嗅丝指示颅底的前投射。一旦确定了这个标志，磨骨就可以在这些神经的内上方进行，连接两侧的额窦（S.鼻中隔；MT.中鼻甲）

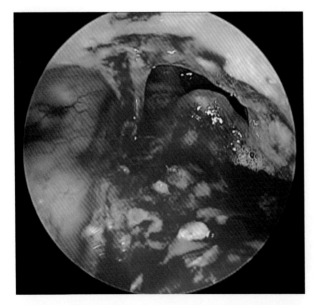

图11-8　额窦已显露，在左侧额窦可以清楚地看到内翻性乳头状瘤。完全切除肿瘤，用金刚钻轻轻地磨除基底的骨质，以切除任何残留在骨中的黏膜

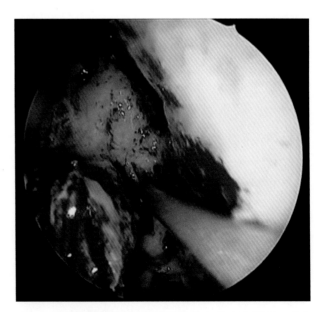

图11-9　用金刚钻磨除左侧额隐窝和额窦的骨质，以确保完全切除该区域的内翻性乳头状瘤

的吸引器，因此可能需要助手持续吸引来保持术野一直清晰可见。

八、术后处置

患者可以在手术当天或第2天早上回家。术后处理包括口服阿莫西林/克拉维酸2~3周，镇痛，所有患鼻息肉的患者还须口服疗程3周逐渐减量的泼尼松龙。术后第2天开始每天使用盐水冲洗鼻腔4~6次，以帮助清除血凝块并促进愈合。

九、并发症

主要的并发症是脑脊液漏和眼眶损伤。这些并发症的发生率低于1%，类似于标准的内镜鼻窦手术。发生脑脊液漏时须及时处理，用一块浴缸塞一样的脂肪组织封闭瘘口，如果缺损超过1cm，则用含带蒂鼻中隔瓣的多层组织修复。如果在肿瘤切除过程中切除了眶纸板，则可能发生眼眶损伤。这可能导致眶脂肪脱垂，最好不予处理，但如果眶骨膜的损伤发生在额窦底，则可能会影响上斜肌的滑车。如果滑车受损或在术后发生纤维化，患者可能会出现Brown综合征，表现为眼球向上和向外侧凝视受限。在大多数情况下，它难以治愈，但早期发现并行眼整形手术有可能改善预后。

十、结果

内镜下额窦手术是治疗炎性疾病的一种非常有效的方法，在治疗非复杂疾病中，它在很大程度上取代了外入路手术。通过内镜引流黏液囊肿和黏液脓囊肿，即使是行额窦骨瓣成形封闭失败的患者也常可以获得挽救。新窦口的开放率维持在80%~90%。有严重鼻息肉病，特别是有哮喘或阿司匹林不耐受的患者，行Draf Ⅲ手术的复发率（及需要行修正手术的概率）要低于标准的内镜下额窦开放术。

在医学文献中有许多报道显示了内镜技术在治疗额窦骨瘤和内翻性乳头状瘤中的有效性。复发率与开放入路相当，几乎没有并发症而且副作用很小。

✓ **精要**

● 术前计划须行CT扫描，某些情况下须行MRI扫描。

● 如果CT和MRI均已完成，则这些图像应融合至影像导航系统来评估颅底骨质及和肿瘤周围的软组织。

● 术前应计划好修补的方式，包括决定是否使用鼻中隔瓣。

● 磨除骨质的第一个标志是找到上颌骨额突下方的皮肤，从而确定外侧的标志。

● 磨除骨质通常在0°镜下进行。

● 嗅神经标志着筛板的前界，应仔细辨认。

● 新额窦口的前壁应磨到额窦前壁能平滑地连于鼻腔而没有任何骨嵴。

✓ **误区**

● 鼻中隔窗开放不够，器械不能从一侧鼻腔通过鼻中隔至对侧中鼻甲腋，导致暴露不好。鼻中隔窗的前界应能使器械从一侧穿过至对侧上颌骨额突。窗的后界应至中鼻甲的前缘。

● 未能扩大鼻中隔窗至鼻穹窿处，限制了开放额窦最后阶段的完成。

● 单鼻孔入路限制了对外侧的暴露。内镜和器械都应该从一侧穿过鼻中隔至对侧，以获得最佳和最安全的角度进行解剖。

✅ **所需器械**

● 标准内镜鼻窦手术器械
● 影像导航
● 带有冲洗和吸引系统的内镜用钻
● 直的和角度钻头
● 额窦微钻孔器

（危　维　译）

推荐阅读

Wormald PJ. Salvage frontal sinus surgery: the modified Lothrop procedure. Laryngoscope 2003;113（2）:276 - 283.

Wormald PJ, Ananda A, Nair S. Modified endoscopic Lothrop as salvage for the failed osteoplastic flap with obliteration. Laryngoscope 2003;113（11）: 1988 - 1992.

Seiberling K, Floreani S, Robinson S, et al. Endoscopic management of frontal sinus osteomas revisited. Am J Rhinol Allergy 2009; 23（3）:331 - 336.

Eloy P, Vlaminck S, Jorissen M, et al. Type Ⅲ frontal sinusotomy: surgical technique, indications, outcomes, a multi-university retrospective study of 120 cases. B-ENT 2011;7（Suppl 17）:3 - 13.

Wormald PJ. Endoscopic modified Lothrop procedure. In: Wormald PJ, ed. Endoscopic sinus surgery: anatomy, three-dimensional reconstruction and surgical technique, 3rd ed. New York: Thieme, 2012; Chapter 9.

第 **12** 章　鼻内经筛入路至颅前窝

Endonasal Transcribriform Approach to the Anterior Cranial Fossa

Paul A. Gardner, Carl H. Snyderman

一、引言

　　1957年Guiot首次提出可使用内镜进行经蝶手术，Apuzzo在1977年报道了这一入路。然而直到1984年Griffith和Veerappen才用单纯内镜技术切除了1例鞍区垂体腺瘤。1997年，神经外科医生Jho通过与耳鼻喉科医生Carrau和Snyderman的合作，开始确立这一单纯内镜技术。然而，直到2001年Jho才报道了第一例内镜经鼻入路切除压迫视神经的颅内脑膜瘤。其他神经外科医生，如DeDivittis和Cappabianca，采用并改良了这些技术，使其被更广泛地接受。通过使用内镜"辅助"入路，Kelly在2004年报道了3例行内镜经鼻入路鞍上脑膜瘤切除术的患者，短期疗效良好。

　　考虑到血管的受累或粘连，用内镜技术切除鞍上脑膜瘤尚有争议。然而，所有这些入路，从经蝶入路至蝶鞍开始，都是基于肿瘤及其起源部位与作为通道的鼻窦之间的单纯解剖关系。以筛窦作为通道到达整个颅前窝是这一概念的自然扩展。

　　同样在1997年，Yuen介绍了1例应用炎症性内镜鼻窦手术的原则和器械完成的内镜辅助下颅面切除术治疗恶性肿瘤。Stammberger在1999年报道了1例嗅神经母细胞瘤（ENB）在内镜下获得全切。此后，文献报道了内镜下切除ENB和其他颅底肿瘤的多组病例，均取得了良好效果。这些医生和相关人员开始组成相对固定的包括耳鼻喉科和神经外科医生的外科团队，为发展这一领域并完善这些入路而努力。不仅是起源于鼻窦的肿瘤如ENB，甚至有明显颅内侵犯及起源于前颅底的肿瘤如脑膜瘤等，也越来越多地通过内镜入路被安全地切除。

　　经筛入路的应用要滞后于扩大经蝶入路，可能是因为缺乏显微镜下经鼻至前颅底的经验，颅底重建困难，还有一部分原因是需要建立一个由耳鼻喉科和神经外科医生组成的外科团队。内镜的加入及由耳鼻喉科和神经外科医生共同使用，增加了对此交界区域的解剖理解，使得一些外科团队能够切除大多数侵犯前颅底的肿瘤。

二、病史

　　前颅底肿瘤的患者依肿瘤的起源和范围可以表现为不同的症状和体征。脑膜瘤可有认知功能逐渐损失和抑制的轻微表现，常被误诊为痴呆。性格改变和记忆障碍往往是最容易辨认的症状，但通常不能被患者自己发现。因此，与家人或朋友讨论这些症状很重要，他们有可能注意到这些只有通过回忆才能辨别的细微变化。患者可能变得越来越暴躁，不耐烦或去抑制。或反之，意志力丧失可能是最主要的表现并且经常被完全忽视。

视力改变（模糊、复视或失明）、头痛、味觉或嗅觉丧失及鼻出血是更为客观的症状，可以帮助指导诊断和治疗。症状发生的时间和快速进展同样提供了重要的线索，并提示恶性肿瘤可能，但生长缓慢的肿瘤如脑膜瘤等达到临界体积后也会迅速产生更加明显的症状。

三、体格检查

全面的神经系统体格检查对于发现其他体征非常重要。许多更具侵袭性的鼻窦肿瘤可能有隐匿的脑神经受累，而在影像学上并无显示。巨大的肿瘤或伴有严重相关水肿的肿瘤可引起视盘水肿及相关的视力丧失。这被经典地称为Foster Kennedy综合征：直接压迫导致一侧视神经萎缩及中心暗点，而占位效应和水肿导致对侧视盘水肿。此外，还可以有失嗅和认知障碍。全面的神经眼科检查对于评估视盘水肿非常重要，尽早行脑脊液分流术或治疗肿瘤可防止远期的视力损失。此外，除非解决颅内压升高的问题，否则将增加重建失败相关的术后并发症（如脑脊液漏）的风险。仔细的体格检查还能发现如眼球突出等眼眶受累的体征。

鼻窦肿瘤比脑膜瘤更容易引起嗅觉丧失，但任何侵犯筛板的肿瘤都可以影响嗅觉和味觉。这些可以在办公室用咖啡或其他无害物质来测试。"刮嗅法"嗅觉检测（Sensonics,Inc.，Haddon Heights, NJ）可以量化嗅觉损失的程度。对于鼻窦肿瘤，鼻内镜检查可提供有重要价值的信息，包括鼻腔结构受累的情况、是否存在影响手术通路或手术时机的相关感染。

四、适应证

手术治疗的适应证取决于多种因素，包括肿瘤的病理和生物学行为，疾病的分期，患者的合并症，患者的意愿，以及先前的治疗。通常，耳鼻喉科医生可以在检查室通过内镜完成术前的鼻窦肿瘤活检。建议在活检之前行影像学检查，以免在无法控制或妥善处理出血的情况下对富血管的肿瘤进行活检。在有经验的颅底放射科医生的帮助下，结合术中病理检查，鉴别诊断的范围通常可以缩窄到足以指导治疗或确诊。一般来说，低度恶性肿瘤和早期高度恶性肿瘤先行手术切除，如有指征可行术后辅助放疗。无法切除的恶性肿瘤、高度恶性肿瘤或有远处转移的肿瘤，先行放疗或放化疗。另一种选择是在活检时将硬膜外肿瘤减容，以缓解并减轻鼻部阻塞、眼眶压迫及神经受累的症状，或者在放疗和（或）化疗前降低肿瘤负荷（尽管这一益处尚未证实）。

依肿瘤的范围、与神经血管的关系或受累的情况，大部分的前颅底中线肿瘤可以在内镜下切除。鼻窦恶性肿瘤的手术目标是全切肿瘤并获得阴性切缘。与开放入路或联合入路相比，在内镜下同样可以很好地达到这一目标。没有入路可以真正做到"整块"切除，因此，确认组织学的阴性切缘至关重要。虽然没有单纯内镜下切除嗅神经母细胞瘤的远期数据，但越来越多的经验表明其在肿瘤控制上与开放入路效果相同。对于边界超过内镜所能到达范围的肿瘤，如向上位于额窦后方或向外侧超过眶中线，有一个能够同时完成开放入路手术的外科团队非常重要。手术入路不应该限制获得干净切缘的能力。

如果肿瘤占位效应引起了额叶或视神经的症状，像嗅沟脑膜瘤这样的肿瘤最好的治疗方式通常是手术。此外，如果有额叶或视神经受压的影像学证据，即使患者没有明显的症状，手术仍是首选的治疗方案，除非患者有禁忌手术的合并症。如果肿瘤偏良性、偶然发现且体积较小，初始治疗应考虑放射外科治疗，即便这些生长缓慢的肿瘤在随诊可靠的患者也可以观察一段时间。

依据肿瘤向外侧侵犯和血管受累的情况，嗅沟脑膜瘤通常可以通过鼻内入路获得全切。如果肿瘤的范围超过了眶中子午线，就需要考虑开放入路以获得全切。对于有严重合并症的老年患者，达到次全或近全切除通常是合理的。在这些病例中，通过解除占位效应缓解症状是治疗的首要目标，而不是治愈肿瘤。

五、禁忌证

除了急性期鼻窦感染外，内镜经鼻入路几乎没有绝对禁忌证。感染常用抗生素治疗，而手术稍作推迟。然而有时鼻窦疾病也需要通过手术来获得充分引流。此外，感染与肿瘤侵犯和自然引流通道的堵塞有关。在这些病例中，可能需要部分切除肿瘤使引流通畅，同时视患者症状的紧急程度、肿瘤生长的速度或是否需要其他治疗，决定是否推迟硬膜内肿瘤的切除。

对于广泛累及前颅底的肿瘤，保留嗅觉的可能性很小。实际上，切除侵犯颅底的嗅神经母细胞瘤时须包括嗅束和嗅球，因而损毁了全部嗅觉。内镜下切除小的早期肿瘤有时可以保留对侧鼻腔的嗅觉，但绝不能为了保留嗅觉而使肿瘤的切缘受到影响。小的单侧蝶骨平台或嗅沟脑膜瘤，内镜经鼻入路可能会有很高的嗅觉受损风险。在与患者讨论手术方案时须阐明这一风险，并与开颅手术中额叶牵拉或操作相关的潜在并发症相比较。

致密的纤维性肿瘤和丰富的血供并不是内镜手术的禁忌证。实际上，切除肿瘤和凝固血管所用的大多数器械和设备及开放入路所用的是相同的，增加器械的长度、枪式的手柄或细小的尖端可使其更适合经鼻使用。扩大入路提供了广泛暴露，使得这些器械的操作方式跟在开放入路时一样。

肿瘤包裹大脑前动脉是一个相对禁忌证及争议的焦点。毫无疑问，如果肿瘤接触或包裹动脉，手术就会变得更加困难而且需要一个更有经验的团队。可以在内镜下应用显微解剖技术，和在开放入路中的方式相同。虽然内镜下并不适合做动脉的缝合修复，但考虑到受累血管的直径，采用任何入路通过缝合来挽救受损的血管都不太可能，在这种情况下显微夹和双极部分电凝仍然是很好的选择。尽管如此，外科团队应使用感觉最舒适的入路切除此类肿瘤。

经鼻入路的真正优势在于神经血管结构被肿瘤挤向周边，减少或完全避免了对这些结构的操作。唯一的限制是肿瘤的范围超过了这些结构，如到了ICA分叉的外侧。大多数前颅底肿瘤的范围并不越过视交叉，而是使其抬高。因此，唯一的限制是向前上方至额窦上部及相关的硬脑膜，或向外侧超过眶子午线。通过切除纸样板，可以安全地向外侧牵拉眶骨膜以切除范围超过眶的肿瘤或受累的硬脑膜。这时其限制变成了视神经的垂直平面（眶中线）。最重要的是肿瘤学原则，尤其是阴性切缘，必须不受入路的影响。这可能需要联合内镜经鼻入路和开放入路，特别是当肿瘤或切缘超过眶中线或进入额窦或相关的硬脑膜时。

六、术前计划

须对前颅底肿瘤进行全面的MRI和CT血管造影（CTA）评估。MRI有助于确定颅底和鼻窦受侵犯的程度，并显示相关的额叶水肿。然而，CTA往往更有价值，它能显示前颅底的骨质改变，颅底、眼眶（纸样板）受累和破坏的情况，以及血管与肿瘤的关系（图12-1）。这些检查还可以用于术中影像导航。

在内镜经鼻入路中，对于大多数前颅底肿瘤来说术前栓塞是不必要的。通常肿瘤主要的供血来自筛前和（或）筛后动脉。内镜经鼻入路可以很容易地显露这些血管，提供良好的控制和早期去血管化。

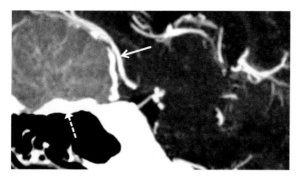

图12-1　矢状位CT血管造影显示大脑前动脉（箭头）与巨大嗅沟脑膜瘤的关系。注意蝶骨平台的骨质增生（虚箭头）

如果患者有明显的视盘水肿，特别是与脑室扩大相关时，应考虑行脑室腹腔分流术，以获得最大程度的减压并在等待脑水肿缓解的同时保留视力，而且对肿瘤切除后所致颅底缺损的愈合有所帮助。

七、手术技术

对内镜经筛入路来说体位非常重要。患者的头必须充分后仰，使术者的手和器械在不碰到患者胸部的情况下达到前颅底的最前方。这也有利于放置皮瓣或移植物时借助重力避免其移位。

内镜经鼻入路至前颅底的主要优势基于肿瘤起自、侵犯或触及与筛窦直接相邻的颅底这一事实。因此，这一入路可以通过合适的筛窦切除术来实现。其范围可以从显露蝶骨平台的后组筛窦切除术和蝶窦开放术，到结合额窦开放的前组筛窦和后组筛窦全切术。加做上颌窦开窗和切除眶纸板可以获得向外侧的扩展。当存在疑问时，进行更广泛的暴露，它能够改善视野、定位和操作空间。如果肿瘤范围靠近额窦的后壁，则应行额窦切除术（Lothrop或Draf Ⅲ手术）。这将提供清晰的前界或标志，极大地改善术中定位，并且可以防止术后的额窦阻塞。

手术前须计划好重建的方案。若肿瘤的恶性程度很高，如鼻腔鼻窦的许多癌，因为存在受肿瘤侵犯的可能，鼻中隔黏膜瓣并不是一个好的选择。然而，在合适的嗅神经母细胞瘤病例中，如果影像、内镜和组织病理学均证实切缘阴性，则可以使用对侧鼻中隔黏膜瓣。如果组织瓣不能完全覆盖缺损，可以先用无血管的自体移植物如阔筋膜或同种异体真皮（Alloderm）覆盖整个缺损，外面（浅面）再部分覆盖带血管蒂的组织瓣。带血管蒂的组织瓣似乎能极大地改善非血管化移植物的愈合。除此之外的情况，应毫不犹豫地计划和使用颅外骨膜瓣（图12-2）。通过穿经一个低于颅底平面的鼻根部骨开口，这个皮瓣可以在不开颅的情况下放置于"颅外"（相较于颅内的传统骨膜瓣）。

当完成合适的蝶窦及筛窦开放术之后，可以切除其上方的颅底骨质。第一步是定位、控制和电凝筛动脉（图12-3）。这些血管常为绝大多数筛区肿瘤供血，因此这一操作也可以使肿瘤去血管化。筛后动脉可以在视神经前约半厘米处找到，而且它从外侧向内侧走行时稍朝向后方。筛前动脉（AEA）从外侧向内侧走行时斜向前方，也可以通过切除邻近的眶纸板来定位它，并在它穿出骨孔处电凝。注意将筛动脉的残端完全凝固以免术后发生球后血肿。一旦动脉被阻断，就可以在眶内侧用高速电钻和金刚砂钻头行双侧的骨切除（图12-4）。需要时可以向后在蝶骨平台或鞍结节处将两侧骨切除区域贯通。最后，自额窦后壁向后至筛骨鸡冠处进行前方的骨切除。完成后，被筛骨骨板分隔的双侧前颅底骨板就可以从硬

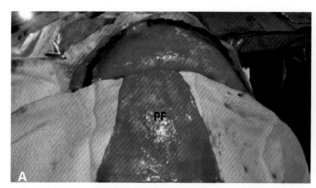
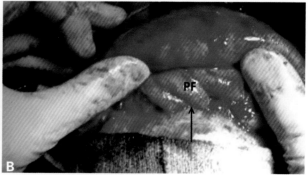

图12-2　术中照片显示制作完成的带血管蒂的颅骨膜瓣（PF）（A）并穿过鼻根骨切开处（B）。箭头指向切开的骨缘

脑膜表面剥离。蝶骨平台和鞍结节的骨质可以分别去除。

切除眶纸板后，可以用45°角的Kerrison咬骨钳继续向外侧切除骨质至眶中线。在大多数情况下，这将完全暴露所涉及的全部硬脑膜，故无须行开放入路。然后用枪式双极电凝对硬脑膜和大体积肿瘤进行最大程度地止血和肿瘤去血管化。最后，根据鸡冠的高度，用电钻和剥离子或Kerrison咬骨钳游离并切除鸡冠。因为在鸡冠可活动时分离其表面的硬脑膜非常困难，所以理想的情况是在鸡冠离断前分离硬脑膜。

在眶纸板内侧缘切开硬脑膜（前部颅面切除术的切口在嗅神经外侧，嗅沟脑膜瘤时切口在一侧中间）。对于脑膜瘤，两侧硬脑膜均应向上切到大脑镰以利于最大程度地减容，然后电凝并切除。须注意在手术后期才能暴露前部的额叶，否则脑组织下沉将影响视野。在前部颅面切除术中（如嗅神经母细胞瘤），在切口向后延至蝶骨平台之前，须将硬脑膜从外向内上切到鸡冠平面的大脑镰。然后将大脑镰电凝并横断，为避免沿其切至额窦后壁，角度应朝向后方。

接着进行肿瘤的囊外分离。在嗅神经母细胞瘤和其他鼻窦恶性肿瘤中，嗅神经和嗅束应与硬脑膜一并切除，并仔细将其从额叶血管的表面分离。向后在蝶骨平台的层面切断神经和硬脑膜（图12-5）。

然后对硬脑膜的手术切缘进行组织学检查，以确保微观下的全切。在切除嗅沟脑膜瘤时，用脑棉片、剥离子或温和的吸引器小心地将肿瘤向内翻，在肿瘤与受压的脑皮质之间获得一手术层面。在外侧，带角度的内镜可以改善视野，有助于避免不必要的静脉出血。随着解剖向后进行，需要关注大脑前动脉（ACA），通过解剖蝶骨平台或鞍结节处的肿瘤直到辨识大脑前动脉，以获得对其近端的控制。在

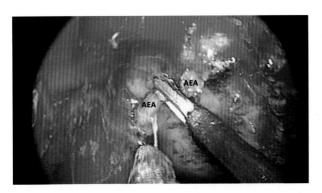

图12-3　术中内镜显示双极电凝阻断右侧筛前动脉（AEA）

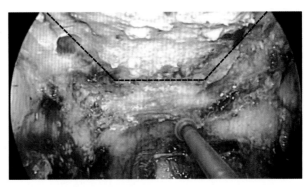

图12-4　术中内镜下显示在切除全部筛窦后的前颅底下面观。磨除的骨窗范围用虚线指示

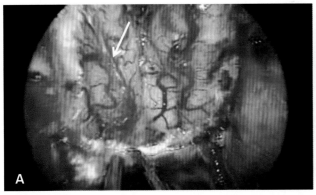

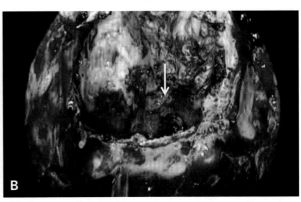

图12-5　术中内镜下显示（A）切除嗅神经母细胞瘤后的硬膜缺损和（B）切除嗅沟脑膜瘤后的硬脑膜缺损。注意保留大脑前动脉的额眶支（箭头）

了解其位置的情况下，可以小心地进一步行囊外分离。必要时在前交通复合体处残留一小片肿瘤包膜，以免损伤小的但非常重要的穿支血管，如Huebner动脉。

重建时先放置内层硬膜移植物，范围通常稍微盖过残余的大脑镰。患者的头部必须足够后仰，这样重力就能使每一层不移位。然后用带血管蒂的皮瓣或游离瓣覆盖整个缺损，皮瓣必须通过与周围的骨或软组织边缘相接触来愈合。应注意确保皮瓣的蒂在整个行程中贴着鼻腔外侧壁或鼻窦，以防止其挛缩。通常，翻转皮瓣使其蒂部走行在患侧鼻腔外侧壁是最好的选择，而皮瓣是斜行放置的。如果使用颅外骨膜瓣，它应该置于眶与其上层的硬脑膜之间以起到分隔作用。在皮瓣边缘可以使用速即纱和组织胶，外用明胶海绵及膨胀海绵。导尿管球囊通常不适于这种矩形的缺陷。

八、术后处置

硬膜内手术的鼻腔填塞（导尿管球囊或膨胀海绵，取决于缺损的大小或形状）约在术后7天拔除。推荐静脉使用1～2天的广谱抗生素，但只要患者鼻腔仍有填塞就应继续使用合适的口服抗生素（一般是覆盖鼻腔菌群的头孢菌素或其他等效抗生素）以免发生中毒性休克或其他相关感染。鼻腔填塞物一旦被拔除，应在门诊行内镜检查以判断是否有明显的脑脊液漏或缺损。皮瓣应该是搏动的，而且一般来说在这时很少进行鼻腔清理。

术后3周再次进行内镜检查，同时移除鼻内硅胶夹板。此时可进行更积极的清理，清除剩余的异物如残留的组织胶或明胶海绵。一般来说，痂皮可不处理，以促进愈合。

血栓形成是常见的并发症，患者应定期监测静脉血栓以免发生肺栓塞。高危患者（卧床不动或已知的高凝状态）在术后24小时尽早开始皮下注射肝素是安全的。

九、并发症

术中大动脉损伤可能是鼻内镜手术中最可怕的并发症。在前颅底肿瘤侵及或包裹大脑前动脉时最有可能发生。避免损伤的最可靠办法是严格遵循标准的显微外科手术技术。将肿瘤从动脉表面切除之前，先进行充分的减瘤和依序的囊外切除。

在颅底手术中，特别是内镜经鼻手术，脑脊液漏是主要的并发症。有血供的重建是早期愈合和降低术后脑脊液漏发生率的关键。在多数情况下，可以用一个大的鼻中隔瓣修补，如果鼻中隔瓣不可用，颅外骨膜瓣也是很好的选择。如果发生了脑脊液漏或气颅（通常在去除鼻腔填塞后），应该立即重新检查术腔以防止进一步的并发症。当有明显的脑脊液漏或气颅加重时，不能行脑脊液分流，一方面不能解决渗漏，另一方面可能会因为进入空气而使情况恶化。去除残留的可吸收填料如组织胶和明胶海绵，彻底检查以发现漏点。通常，需要做的可能只是简单调整一下皮瓣的位置，但如果皮瓣上有针孔大小的缺损，就需要用脂肪组织移植或缝合/钳夹来加固。如果因挛缩或中隔穿孔导致皮瓣不够大，在放置带血管蒂的皮瓣之前，可以用人工真皮或其他同种异体移植物覆盖整个缺损。

术后耳鼻喉科和神经外科医生的紧密合作仍至关重要，以保持对并发症的警惕。感染性并发症如鼻窦炎，应及时治疗以免发生脑膜炎。鼻出血是一种已知但罕见的并发症。应谨记术后鼻出血可能是切除肿瘤时对颅内动脉的分离操作引起的。其他出血性并发症包括筛动脉撕裂或电凝不彻底所致的球后血肿。治疗应急请眼科会诊，并且可能需要做外眦切开以释放压力。

与在传统入路手术中一样，常见的术后并发症能够也必然会发生在内镜经鼻颅底手术术后。在血栓栓塞事件中，患者在术后第一天就可以安全地进行抗凝治疗。显然，这需要在没有栓子时小心完成，同时稍微降低抗凝的程度。癫痫发作的发生率似乎低于传统入路，尽管这一点尚未得到彻底研究。接受内镜下前部颅面切除术治疗脑膜瘤或无明显脑水肿的鼻窦恶性肿瘤患者，通常无须抗惊厥治疗。

十、结果

最近我们初步回顾了9年内在匹兹堡大学医学中心（UPMC）接受内镜经鼻嗅神经母细胞瘤切除术的35名患者。对Kadish分期、重建、术后并发症、辅助治疗及疗效进行了分析。

患者手术时的平均年龄为48岁（16～79岁），60%为男性。大部分患者为Kadish C期（63%），34%为Kadish B期，3%为 Kadish A，以及0 Kadish D。2名患者须联合开放和内镜入路以获得阴性的硬膜切缘。大部分重建使用的是鼻中隔瓣（57%）和（或）颅骨膜瓣（17%）。有14%因无须切除硬脑膜而未做重建。仅5例患者（14%）行腰大池引流。21%的患者发生术后并发症，包括复视（6%）、脑脊液漏/脑膜炎（3%）、鼻出血（3%）、颅内血肿（3%）、眶内气肿（3%），以及颅骨膜瓣引起的外观畸形（3%）。术后63%的患者接受放疗，14%接受化疗。94%的患者获得阴性切缘。1例患者（3%）发生局部/区域复发，1例患者（3%）发生区域复发。平均随访时间为35个月（1～110个月），在挽救手术后目前100%的患者无瘤生存。这仅是一项短期随访的初步回顾，尚需要进行同行评议。

Devaiah和Andreoli将可获得的文献进行meta分析来比较内镜经鼻手术和开放手术，发现报道的361例内镜手术患者的存活率更高（$P = 0.0019$）。

我们对2002年11月至2012年2月在UPMC完成的44例内镜经鼻入路嗅沟脑膜瘤切除术进行了类似的评估。24例（54.5%）患者获得全切（GTR）（图12-6），7例（15.9%）近全切，其余13例患者（29.5%）次全切。其中绝大多数为老年患者的计划性次全切，但有1例是因为血管损伤，1例是因为静脉出血而导致视野很差的非常早期的病例。16例（36.4%）患者进行了2期手术切除肿瘤。GTR的比率随着时间的推移而增加，从48%到69%，显示了这一入路的学习曲线。

最常见的并发症是脑脊液漏，有17例患者（39%）出现，但使用了带血管蒂的鼻中隔瓣之后近年来其发生率已明显减少。3例患者后续发生了脑膜炎，1例为特氟隆肉芽肿的二重感染导致的额叶脓肿。所有患者治疗后没有进一步的神经后遗症。有2例严重并发症：1例是术中大脑前动脉损伤出现迟发的假性动脉瘤破裂，进行了开颅手术和血管内治疗；1例是巨大蝶骨平台/嗅沟脑膜瘤的80多岁高龄患者发生了明显的脑血管痉挛和多发的血管供血区远端的脑梗死。

✓ 精要

- 任何范围靠近额窦的肿瘤均行完全的额窦开放除术（Draf Ⅲ 或 Lothrop），以提供一个可靠的前方的解剖学标志。
- 电凝和结扎筛动脉可使任何前颅底肿瘤早期去血管化。
- 尽可能使用有血供的重建，如鼻中隔瓣、颅外骨膜瓣，或其组合。
- 切除眶纸板可以提供更向外的通道，牵拉眶筋膜可到达冠状水平的眶中线。
- 对于大的良性肿瘤通常可行分期手术，以降低单次麻醉时间、出血及外科医生的疲劳。

✓ 误区

- 累及颅内血管的肿瘤选择入路时须谨慎，颅内的切除需要一个有丰富内镜切除手术经验的外科团队。
- 内镜下前颅底肿瘤切除术不能限制切除的范围，在任何需要的情况下均应结合开放入路以达到

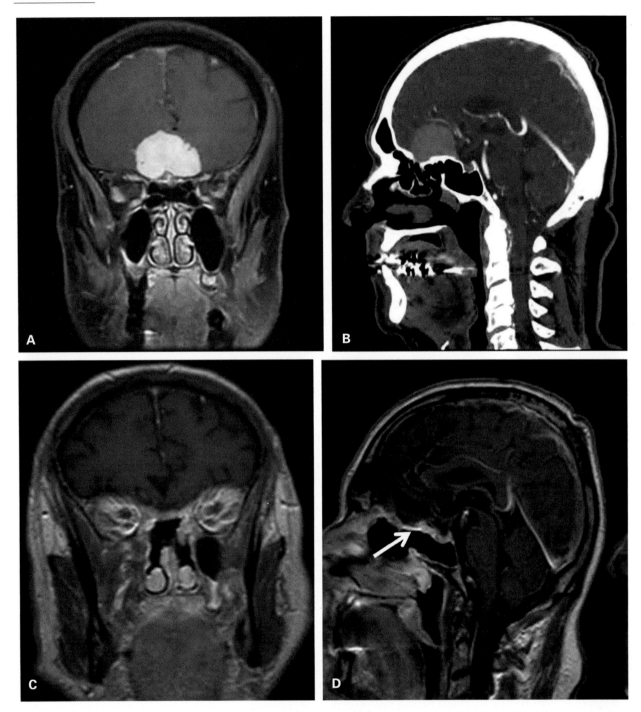

图12-6　术前冠状位增强MRI T1加权像（A）和矢状位CT血管造影（B）显示一个中等大小的嗅沟脑膜瘤。术后冠状位（C）和矢状位（D）增强MRI T1加权像显示肿瘤全切。注意强化的鼻中隔瓣（箭头所指）

肿瘤学切除的目的。

✔ 所需器械

- 全套的鼻窦器械
- 高速电钻
- 0°和45°内镜
- 1个显微电动吸切器
- 精细、带角度、枪式手柄的双极电凝（Storz）（对硬膜外和硬膜内止血非常重要）
- 头端延长的显微剥离子（KLS Martin）
- 精细、枪式手柄的显微剪刀（Storz）
- 头端延长的CUSA（Integra）和Sonopet（Stryker）超声吸切器

（危 维 译）

推荐阅读

Casiano RR, Numa WA, Falquez AM. Endoscopic resection of esthesioneuroblastoma. Am J Rhinol 2001;15:271.

Cook SW, Smith Z, Kelly DF. Endonasal transsphenoidal removal of tuberculum sellae meningiomas: technical note. Neurosurgery 2004;55:239–246.

Kassam A, Snyderman CH, Mintz A, et al. Expanded endonasal approach: the rostrocaudal axis. Part I. Crista galli to the sella turcica. Neurosurg Focus 2005;19（1）:E3.

Castelnuovo PG, Delu G, Sberze F, et al. Esthesioneuroblastoma: endonasal endoscopic treatment. Skull Base 2006;16:25–30.

Gardner PA, Kassam AB, Thomas A, et al. Endoscopic endonasal resection of anterior cranial base meningiomas. Neurosurgery 2008;63（1）:36–52; discussion 52–54.

Snyderman C, Carrau R, Kassam A, et al. Endoscopic skull base surgery: principles of endonasal oncological surgery. J Surg Oncol 2008;97:658–664.

第13章 内镜经鼻蝶骨平台入路至颅前窝

Endonasal Transplanum Approach to the Anterior Cranial Fossa

Theodore H. Schwartz，Vijay K. Anand

一、引言

至腹侧中线颅底的经蝶窦入路最早开始于一个多世纪前。然而，直到近年来，随着硬质内镜、合适的显微手术器械的引入和扩大经蝶窦入路的发展，经蝶窦入路已经成为公认的到达鞍上池和邻近颅内腔隙的标准方法。还有其他几项关键技术的发展使得扩大经蝶窦入路被广泛接受。比如神经导航技术能够帮助医生在手术中实时了解关键解剖结构的定位信息。同样，中线颅底巨大缺损的内镜下修补技术，例如垫片密封法、纽扣法和鼻中隔黏膜瓣，在使并发症发生率保持在可接受的低水平上发挥了至关重要的作用。

几个开创性团队已经发表了尸头解剖研究、病例报告和概念性文章，阐述了单纯内镜经鼻入路切除颅底、第三脑室及蛛网膜下池各种病变的可能性。内镜入路被认为是微创性的，使外科医生能从腹侧方向接近颅底腹侧病变。这些方法主要避免了经颅手术与脑组织牵拉和神经血管操作有关的固有风险。鼻内镜下经蝶骨平台和经鞍结节入路是到达该区域最直接的路径，而且可以避免视神经和颈内动脉操作。这种最微创但又最积极的手术进路成功的关键在于谨慎的病例选择。病例选择恰当，结果就会非常满意。同样地，对并发症和潜在风险充分了解、正确预期和体谅确保了手术的安全。本章我们将概述这些关键因素。

二、病史

病史要仔细地记录下来。要点包括可能由视交叉受压引起的视力丧失或受损。另外，眼球活动受限和复视提示海绵窦受累。三叉神经V1（眼神经），V2（上颌神经）或V3（下颌神经）分布区的面部麻木或疼痛是三叉神经受累的一个重要指标。应评估内分泌功能，如多尿、烦渴、手足粗大，怕热，体重异常增减，或身材矮小等。头痛也应受到重视，某些鞍上病变如Rathke囊肿，头痛可能表明鞍内压力增加，晨起头痛加重甚至可能发生了早期脑积水。

三、体格检查

详细的体格检查应包括脑神经检查、视野检查（眼科评估）、认知功能评估和鼻内镜检查。

四、适应证

● 明显向鞍上区扩展的垂体腺瘤。向上方扩展超过蝶骨平台1cm，或向前发展超过蝶骨平台水平，以及位于鞍结节前可能会受益于切除鞍结节和部分蝶骨平台的肿瘤。这样有益于包膜外全切肿瘤。

● 颅咽管瘤发生于垂体柄，通常位于视交叉后方第三脑室。部分颅咽管瘤在蝶鞍区，也可以向侧面发展。对位于中线、没有向两侧越过颈内动脉的肿瘤，扩大经蝶骨平台入路能提供很好的手术通道。通常，只需要去除蝶骨平台的很少一部分。该入路位于视交叉和正常垂体之间。

● Rathke囊肿也起源于垂体柄，位于蝶鞍区上方。尽管有些会下沉进入鞍内，其余仍然位于鞍上。

● 脊索瘤发生在斜坡，但可能有明显的鞍上侵袭，此时可能需要经蝶骨平台入路作为对经斜坡进路的补充。

● 蝶骨平台和鞍结节脑膜瘤，还有一些小的嗅沟脑膜瘤可接受内镜经鼻蝶骨平台入路切除。仔细选择病例非常重要。向侧面发展越过颈内动脉的肿瘤可能不适合这一手术进路。

● 使用经鼻入路不能完全切除的巨大肿瘤并不一定都是禁忌。根据患者的年龄和手术目的，平行内减压术或配合以经颅或颅内镜入路的分期切除手术。

五、禁忌证

● 小心选择病例对于这种微创手术入路的成功至关重要。向侧面越过眼眶或达到颈内动脉外侧或后方的病变，即便用扩大的经鼻蝶骨平台入路也很难切除。

● 侵袭海绵状窦不是绝对禁忌证，但需要对手术目标进行仔细的术前评估。在充分了解重要神经血管损伤风险的情况下，手术医生可以选择进入海绵窦，使用内侧入路切除肿瘤。或根据不同病理选择次全切术手术，并在术后进行立体定向放射治疗。在围绕颈内动脉的手术准备中，神经放射介入专家的帮助至关重要。

● 根据手术的目标，大脑前动脉A2分支被肿瘤包裹也不是绝对禁忌证。如果能通过显微解剖将肿瘤从A2分支上分离下来，那么手术就可以进行。留下粘连于血管的残余肿瘤可能是恰当的选择。

● 脑组织内或第三脑室底的水肿也不是绝对禁忌证。要求小心地解剖可能侵犯脑组织的肿瘤后缘。同样地，留下已侵入下丘脑的肿瘤（颅咽管瘤）以保存功能可能是恰当的。

● 巨大的垂体大腺瘤其鉴别诊断包括如下丘脑错构瘤、大的颅内动脉瘤和生殖细胞肿瘤等鞍上病变，这些可能不适合此入路手术。这样的病变需要不同的检查和手术入路，并且应该对患者进行细致评估，以便在术前排除这些疾病。

六、术前准备

● 有任何视觉症状或视神经受压症状的患者都应进行视野检测等神经眼科检查。全面的内分泌学检查经常用于确定激素分泌能力的基线和激素分泌不足。可能需内分泌会诊，为术后随访建立联系，并确定垂体能否产生适当的应激反应，或是否须行皮质醇替代治疗。

● 术前仔细的影像学检查是必要的。CT和MRI都可以提供有益的信息。蝶窦分隔的位置及其与中线和颈动脉的相对位置关系应当予以确认。应当了解蝶窦的气化情况，从术前影像学检查中定位颈动脉和视神经隆起等骨性标志。要确定术区开放的范围，比如需切除的筛窦气房数量和蝶骨平台面积以充分暴露肿瘤的整个基底。应辨别鼻中隔穿孔和骨棘，以确定中隔的哪一侧适合采集黏膜瓣，以及是否需要其他类型的黏膜瓣来修补颅底缺损。MRI扫描可以判定肿瘤对脑组织和血管的侵犯程度。

七、手术技术

● 体位和手术准备（图13-1）：在全身麻醉下，患者取仰卧位，给予抗生素（2g头孢唑林或1g万古霉素）和皮质醇（10mg地塞米松）。有库欣病时不能使用皮质醇。对一些巨大的颅内肿瘤，我们使用三种抗生素，如万古霉素、第二代头孢菌素和甲硝唑。下尿管和动脉导管后，通常进行腰椎穿刺，取10ml的脑脊液与0.2ml的10%荧光素混合，再回注入脑脊液。虽然这种做法不是必需的，但我们发现使用鞘内荧光素有助于识别脑脊液漏，而且在回注荧光素前先给予抗组胺剂治疗。在扩大颅底进路处理较大病变的病例中，可以留置腰大池引流以预防术后脑脊液漏发生。对局限的内镜下经蝶窦入路，术后腰大池引流不作为常规。含4ml 4%的可卡因棉片被放置于鼻孔内收缩黏膜血管。患者置于Mayfield头架上固定，头部高于心脏，稍微伸展（10°～15°），并转向患者的右侧（约5°）（图13-2）。Mayfield头架用于在扩大进路的颅底手术病例中可保持精确的神经导航和显微操作时头部的稳定。或可将头部放置在马蹄铁式头架上，用头戴式或三点固定式定位标记进行神经导航。

● 神经导航:神经导航不是必需的，但强烈推荐在鼻内镜手术中应用。导航提供了鼻内手术通道角度的实时信息，并允许术者调整进路，在最少地暴露和触动重要的神经血管结构的同时，最大程度地显示病变。

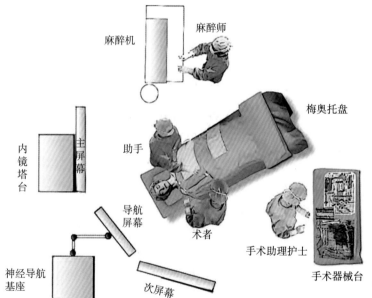

图13-1　手术室的设置和组织。设备的人体工程学设置是必要的，因为内镜手术需要间接的可视化工具（如显示屏和神经导航）。患者头部的位置在手术室的中心，角度稍微偏离麻醉。我们使用2块屏幕，让分别站在床两边的术者和助手都直接可视。这对于内镜下扩大进路手术的病例来说至关重要，以免手术人员持续转头去看屏幕。对于右利手的外科医生来说，作为术者通常站在患者的右边。导航系统放置在床头方向，这样术者和助手可以同时查看屏幕

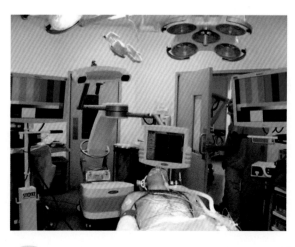

图13-2　手术室设置。从床脚拍摄的手术室照片。注意患者的头部稍微倾斜，因此头顶稍远离站于患者右侧的术者

● 对于预计有较大颅底缺损的扩大入路手术，我们对大腿备皮以切取阔筋膜。如果只需要脂肪组织，如在切除蝶鞍内病变后修补脑脊液漏，则对腹部备皮。如果可能有较大的颅底缺损，我们也会准备鼻中隔黏膜瓣。

在0°内镜下，可观察到双侧下、中、上鼻甲和蝶窦口。通常将中、上鼻甲外移；然而，部分患者须切除中鼻甲以改善术野的暴露。在切除后部鼻中隔前准备鼻中隔黏膜瓣，取瓣的范围从中鼻甲下方的鼻腔外侧壁和底壁向上到接近鼻腔顶的中隔（图13-3）。黏膜瓣的根蒂有鼻后中隔动脉走行供血，并被放置在鼻咽腔内，直到修补颅底时使用。

开大蝶窦口暴露蝶窦，切除邻近犁骨和上颌嵴的鼻中隔后1/3。充分暴露蝶嘴，磨平蝶窦底壁和侧壁，便于在手术结束时放置鼻中隔黏膜瓣。蝶窦底完全磨除，所有的蝶窦分隔都用钻头磨除，窦壁的黏

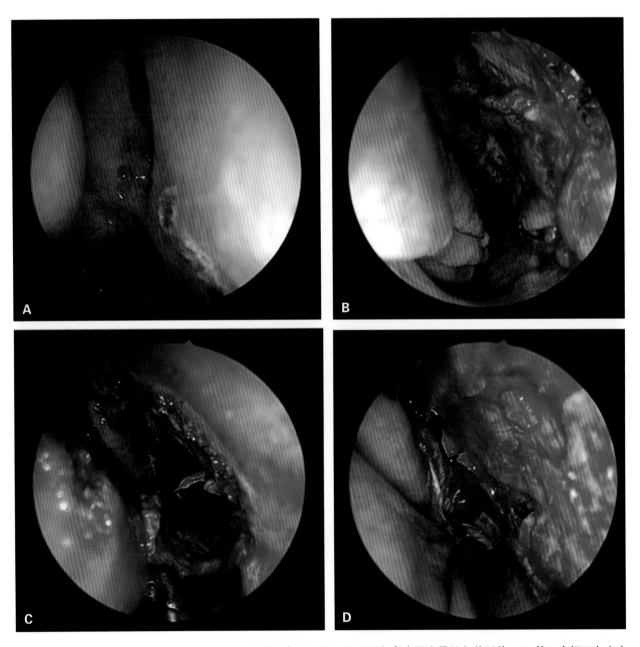

图13-3　制备鼻中隔黏膜瓣。A. 第一个切口是从后鼻孔开始，沿硬腭与鼻中隔交界处向前延伸；B. 第二个切口向上方沿筛板以下几个毫米向前延伸，并与下面的第一切口相连；C. 松解黏膜瓣，保留根蒂，黏膜瓣被（D）保存在鼻咽部直到需要时

膜完全剥除。用温生理盐水冲洗或明胶海绵止血。此时可以从左鼻孔导入0°、长30cm、直径4mm的硬质内镜，并用可弯曲的内镜支架固定于恰当位置。辨别颈内动脉和视神经隆起、内侧及外侧视神经颈内动脉隐窝（LOCRs）。应用术中神经导航验证蝶窦前方和侧面开放的范围，确保在逐步深入开放术区前，全面获得术野的最佳暴露。行双侧后筛切除充分显露蝶窦前壁。

在持续冲洗下，用高速金刚钻磨薄鞍结节表面的骨质。开放区域横向至内侧视神经颈内动脉隐窝（MOCR）之间，向下到达斜坡凹陷。向前开放到达鞍膈水平之上，并切除蝶骨平台，开放的前界用影像导航系统确认（图13-4）。如有必要，用金刚钻打磨覆盖在MOCR上的骨质，并以大量的水冲洗，磨薄和去除视神经硬膜鞘上表面的骨质。暴露双侧视神经硬膜，骨钻磨薄并以Kerrison咬骨钳去除颈内动脉隆起表面的骨质（图13-4）。多普勒超声探头验证颈内动脉的位置。开放上海绵间窦上方和下方的硬膜，紧贴双侧海绵窦内侧电凝并切开海绵间窦。然后切开并用显微剪刀切除鞍膈。此操作可应用在颅咽管瘤和大腺瘤的手术中。对于鞍结节脑膜瘤，鞍膈膜通常是肿瘤的原发部位，在手术结束时清除，以确保肿瘤全切。

一旦打开硬脑膜，巨大垂体瘤、脑膜瘤和颅咽管瘤等就会立即显现出来。可以使用2支向上弯曲的吸引器行囊内切除，如果肿瘤质地硬韧，则使用超声手术吸引器、射频单极或环形电刀或微型吸切设备及显微剪刀。用30°、长30cm、直径4mm的硬质内镜（Karl Storz）增强视觉效果。减压后，肿瘤包膜活动度增加，前交通动脉复合体和穿支动脉能够从肿瘤包膜上清晰地分离出来。必须注意保护Heubner回返动脉、视交叉下穿支和垂体的血管。在可能的情况下，应保留蛛网膜并将视神经和垂体柄从肿瘤包膜中识别、分离出来。在去除残余包膜时，避免电凝和牵拉对保护重要的神经血管结构至关重要。用45°、长18cm、直径4mm的硬质内镜检查创面，以确保没有任何肿瘤残留。弯吸引器、带角度的显微垂体咬钳和剥离子可用来去除残余肿瘤。

侵至视交叉后方进入到第三脑室的肿瘤在0°、长30cm、直径4mm的硬质内镜视野下切除。将实性部分仔细从视神经和垂体柄分离。囊内切除有利于提高活动度并将肿瘤包膜从下丘脑表面锐性分离。重要的神经血管结构，如颈内动脉、下丘脑和视交叉穿支血管的可视及保护非常重要。肿瘤被部分切除后，之前被肿瘤遮挡的垂体柄位置就会变得明显。如果垂体不能活动，则可以在垂体柄的两旁安全操作。如果发现第三脑室壁受侵，可以谨慎地留下部分囊壁防止下丘脑损伤。如果肿瘤和囊壁完整切除，用45°、长18cm、直径4mm的硬质内镜检查创面，以确保没有肿物残留。在大多数情况下，第三脑室室管膜，包括室间孔、中脑导水管清晰可见，脚间池结构也很明显（图13-5～图13-8）。

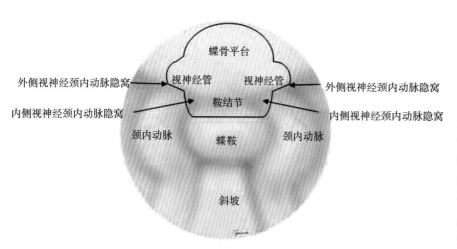

图13-4 骨壁开放。鞍区上方的骨壁在MOCR之间打开。依据影像导航和检查结果显示的肿瘤侵犯范围，用高速电钻和Kerrison咬骨钳打开鞍结节（TS）和蝶骨平台。如果怀疑肿瘤（通常是脑膜瘤）侵入到视神经管，就打开双侧骨管

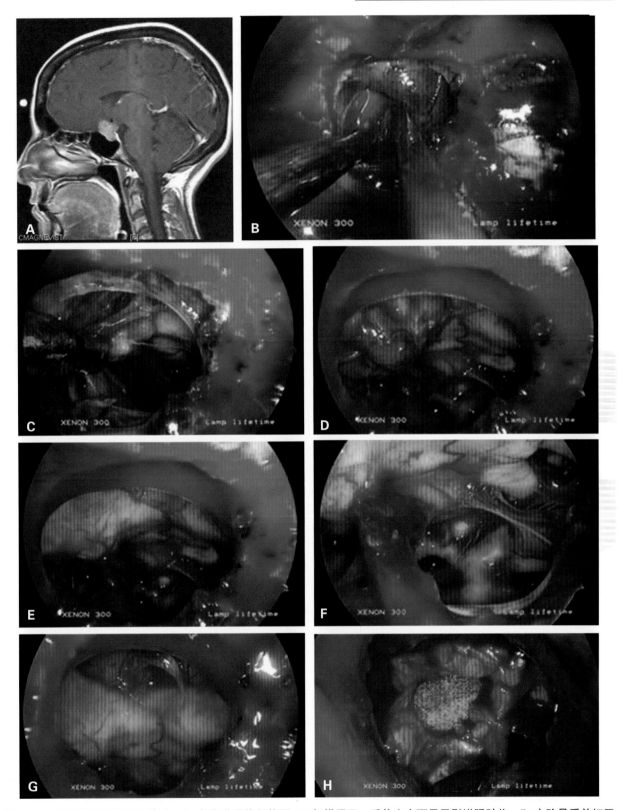

图13-5　手术切除实性颅咽管瘤。A. 术前增强的矢状面MRI扫描显示，垂体上方可见显影增强肿物。B. 去除骨质并打开硬脑膜后，从周围血管（如垂体上动脉）中游离肿瘤。C. 肿瘤附着在视交叉底部。D. 从交叉下和垂体柄前可见小块残余肿瘤。远处可以看到基底动脉和大脑后动脉。E. 肿瘤已从视交叉下方表面切除。F. 近距离观察垂体柄左侧有基底动脉、大脑后动脉、小脑上动脉及在两者之间出现的动眼神经。在基底动脉顶端可以看到乳头体。G. 颅底缺损与后面的视交叉。H. 垫片密封法修补颅底缺损。注意固定支撑阔筋膜的Medpor人工骨

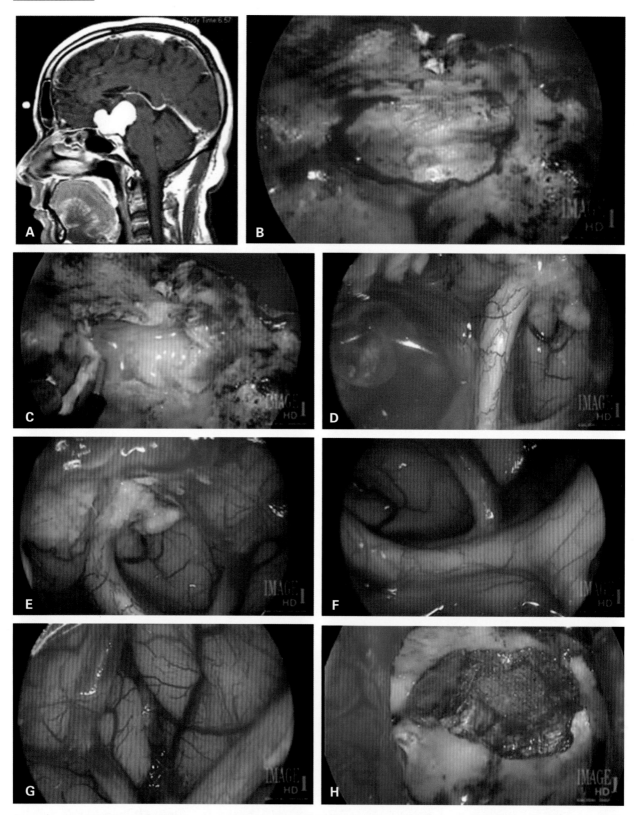

图13-6　手术切除鞍上表皮样囊肿。A. 术前增强矢状面MRI扫描显示垂体上方的肿物。B. 经鞍结节、经蝶骨平台开放骨质暴露两侧视神经管之间的完整硬膜。C. 打开硬脑膜，灼烧边缘。可见绿色荧光素染色的脑脊液和白色的肿瘤。D. 在视神经下方看到垂体柄和附近小块残余肿瘤。E. 肿瘤残余在视神经内侧。很容易看到附近的颈内动脉和大脑前动脉A1段。F. 前交通动脉和A2分支都出现在视交叉以上。G. 大脑纵裂和邻近的视神经。H. 颅底的垫片密封修补

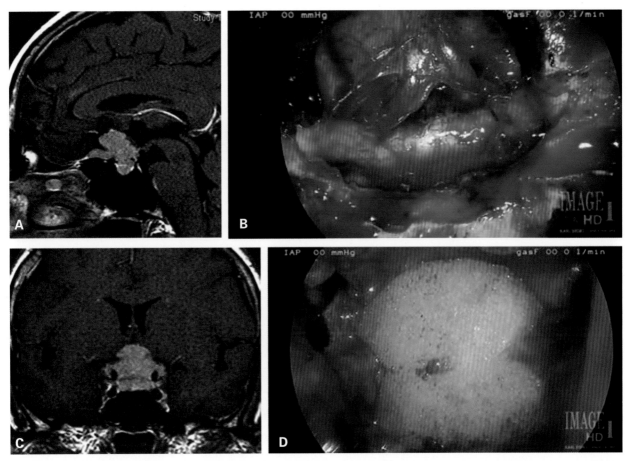

图13-7 手术切除鞍上脑膜瘤。A. 术前增强矢状位MRI显示沿蝶骨平台发展的垂体上方增强显影的肿物。B. 术前增强冠状位MRI显示肿瘤向外侧和向上发展。C. 在蝶窦内切除肿瘤和开放双侧视神经管后,可以看到无瘤的视神经、视交叉。视交叉上方是终板、前交通动脉和双侧A1和A2分支。D. 当双侧视神经管被打开,必须在Medpor人工骨垫片剪裁出侧缝,再放置于筋膜外,以免压迫视神经

多层颅底修补

颅底重建技术以内贴法开始,用脂肪组织填补开放腔并减少脑脊液的汇集。下一步是"垫片密封"封闭缺损。取周边大于缺损约1cm的阔筋膜外贴法置于缺损上,然后用一块与缺损同样大小的Medpor人工骨嵌入到缺损部位作为刚性支撑固定筋膜。阔筋膜应该伸展超过人工骨边缘。然后以带血管蒂的鼻中隔黏膜瓣覆盖在"垫片密封"结构表面,最后用Duraseal生物胶固定并确保防水。在黏膜瓣和垫片密封结构之间不可以使用生物胶,因为它可以阻止颅底的纤维化和血管化。如果是大的鞍区开放,如切除巨大的垂体大腺瘤,我们不使用垫片密封法,因为从鞍区底部到蝶骨平台前方的曲率与要嵌入的人工骨形状不匹配。在这种情况下,我们在鞍区填入脂肪组织,用人工骨支撑,并用鼻中隔黏膜瓣和Duraseal生物胶外覆(图13-9)。然后用Fluseal封闭剂(Baxter, Deerfield, IL)填充鼻腔止血。最后,在两侧鼻孔中各放置一小片Telfa敷料,以吸收分泌物,并在1~2天移除。如果在手术中放置了腰大池引流,通常会以约5ml/h的速度引流24小时,然后在晚上夹闭并撤掉,这样患者在晚上睡觉时可平躺并减少硬膜穿刺后头痛的风险。

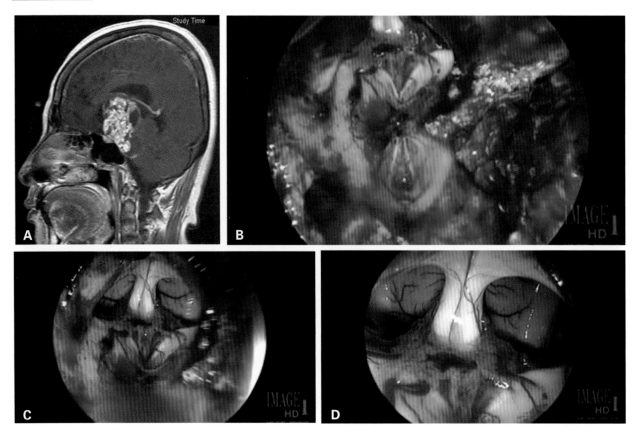

图13-8　手术切除鞍上囊实性巨大颅咽管瘤。A. 术前矢状面增强MRI扫描显示，增强的肿物影在垂体上方从蝶骨平台沿斜坡向下发展到脑桥前方。B. 视野向上进入第三脑室，可见上方的脉络组织及第三脑室和下丘脑壁附着的残余肿瘤。C. 在第三脑室的顶部，可见室间孔、穹窿和脉络丛，以及残余肿瘤附着在第三脑室壁。D. 从下面通过室间孔向侧脑室观察，脉络丛和穹窿更加清晰可见

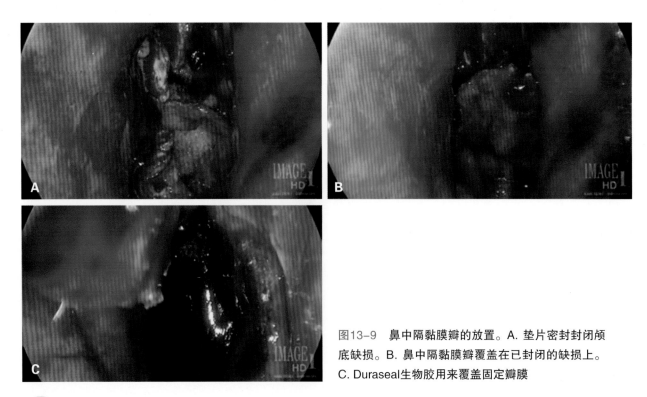

图13-9　鼻中隔黏膜瓣的放置。A. 垫片密封封闭颅底缺损。B. 鼻中隔黏膜瓣覆盖在已封闭的缺损上。C. Duraseal生物胶用来覆盖固定瓣膜

八、术后处置

● 患者术后在ICU密切监测24小时。

● 目前为止水平衡和垂体前叶内分泌紊乱在围术期最常见。相应的处置是内镜经鼻蝶窦入路手术患者的围术期管理中最重要的方面。

● 监测尿量,连续2小时每小时尿量大于250ml且尿比重低于1.005应怀疑尿崩症,并可能需要补充1-去氨酸-8-D-精氨酸(DDAVP,商品名:弥凝)治疗。

● 血清钠的升高表明缺水,并且需要补液,特别是那些不能饮水补充液体的患者。

● 深静脉血栓(DVT)的预防对于长期卧床的患者来说非常重要。

● 严重的头痛或精神状态的改变应行CT扫描以排除颅内积气。

● 口腔有咸味或当患者坐位前倾时鼻腔有清亮液体流出提示脑脊液漏,需要行相应治疗。

● 高热和颈项强直可能是脑膜炎的症状,应行腰椎穿刺确诊。

● 在出院前查晨起空腹皮质醇,以判断是否需要长期类固醇替代治疗。

九、并发症

● 并发症可分为内分泌性(垂体功能低下),血管性(卒中、出血),脑脊液漏,感染性(脑膜炎、脓肿),神经性(视觉丧失、偏瘫),鼻部并发症(结痂、鼻窦炎),以及医源性并发症(深静脉血栓、颅内积气、肺炎、心肌梗死)。

● 细致的手术解剖以保留垂体柄和相关血供对于防止术后尿崩很重要。

● 通过术前影像学检查仔细研究神经与血管的解剖对预防术中灾难性的神经血管损伤是必要的。

● 颅底缺损的特点、肿瘤的病理类型和脑脊液漏流量大小都影响颅底重建。

● 鞘内荧光素可以识别微量的脑脊液漏和帮助改善颅底重建,从而防止术后并发症。

● 如果进行了细致的多层颅底修补,在没有颅内积气的情况下腰大池引流、卧床休息,大便软化剂可以成功治疗大部分流量不大的术后脑脊液漏。

● 在没有术后脑脊液漏的情况下,内镜颅底手术很少发生感染性并发症。在围术期的24~48小时内使用抗生素可能会减少感染发生。

● 术中注意保留健康黏膜,术后常规和经常的护理(鼻腔局部处理,术后清理)能够在内镜下垂体瘤及颅底手术后显著降低鼻腔鼻窦并发症。

十、结果

由于技术革新和几个创新团队促进的手术技术的发展,鼻内镜颅底手术领域发展迅速,达到了几乎整个腹侧颅底。通过去除鞍结节和部分蝶骨平台,内镜经鼻蝶骨平台和经鞍结节入路使暴露范围超过蝶鞍,使得手术进入鞍上池。与任何新方法一样,必须通过克服学习曲线来达到最优结果,对新理念和新技术的评价必须在这些结果不断发展的周期间隔内持续进行。在本组回顾性病例中,我们已经阐明,就如其他学者以前证实过的,使用内镜下经蝶骨平台/经鞍结节入路可以安全、完整地切除鞍上区肿瘤。在这组患者中,整体并发症发生率较低,脑脊液漏发生率(<5%)明显下降,神经功能结果改善,切除范围广,而且对周围脑实质的创伤最小。与早期报道的较高脑脊液漏发生率相比,目前并发症的低发生率表现出了在内镜颅底手术切除鞍上区肿瘤经验方面实质性的进步,并证明了经鼻内镜手术在这些肿瘤处理中的重要作用。

内镜技术提供了直接到达位于颅底腹侧肿瘤的方法,并克服了开颅手术从前外侧向内侧暴露肿瘤时的术野盲点和以下困难：不可避免的脑组织牵拉、对受挤压的视神经进行操作和为暴露肿瘤而必须进行的颈内动脉解剖。此外，鼻内入路擅长暴露和切除侵犯视神经管内侧的肿瘤，如鞍结节脑膜瘤。然而，改良的腹侧暴露是以手术通路向上、外侧越过视神经和颈内动脉的位置为代价，从而将从外向内的手术暴露困难替换为从内向外的暴露困难。最终，主要的肿瘤生长模式和与视神经和颈内动脉相关的鞍上及鞍旁区侵袭情况决定了最佳手术入路或不同入路组合。对术前神经血管成像进行仔细研究和病例的恰当选择，对良好的预后至关重要。一般来说，肿瘤明显越过颈动脉分叉向外侧侵犯时很难通过鼻内入路切除。

✓ 精要

● 当开放蝶窦口时，应避免误伤下外侧结构，因为这可能导致损伤蝶腭动脉。

● 为了处理非常大的肿瘤和使用扩大入路，切除中鼻甲可以提供更好的视野。

● 打开硬脑膜之前应该用超声设备来确定颈内动脉的位置。

● 仔细研究术前CT、CTA或MRI，理解蝶窦间隔和颈动脉之间的关系。CTA导航在术中很有帮助。

● 使用磨钻而非切割钻去除硬膜和颈动脉表面的骨质。

● 在扩大入路中，骨窗不要开得太小。当有信心和能力修补巨大的颅底缺损时，骨窗可以开得更大。导航有助于确定暴露肿瘤所需开放骨窗的大小。

● 反复囊内减压结合囊外剥离使术者能够避免盲目地牵拉肿瘤。

● 经蝶扩大入路脑脊液漏的风险高，需要更加精心地修补颅底。我们推荐垫片密封法，使用阔筋膜、犁骨或其他刚性支撑外敷带血管蒂的鼻中隔黏膜瓣修补颅底缺损。硬膜内填塞脂肪可以减少无效腔，但在术后的影像学复查中可以与残余肿瘤混淆，需要使用脂肪抑脂成像。

● 辨识垂体和垂体柄很重要，必须避免这些结构的意外伤害。垂体柄的血供阻断会导致垂体功能减退，如果可能应该注意识别和保存垂体上动脉。

● 静脉出血的止血使用止血剂和温和的压迫最为有效。

✓ 误区

● 如果骨窗开口太小，术者只能把病变牵拉到视野中操作，这样有损伤附着在肿瘤后面血管的风险。

● 斜坡硬膜内的静脉丛范围可以非常广泛。缓慢而细致地开放，同时小心止血是确保手术成功所必需。

● 如果发生颈内动脉损伤，应该迅速填塞蝶窦并以膨胀的导尿管保持压力。对患者下导管行紧急血管介入评估和治疗。

● 如果再次手术修补脑脊液漏，手术之前应确定漏点。这可以通过使用鞘内碘海醇和CT扫描，或术中使用鞘内荧光素来实现。

✓ 所需器械

● 实施最佳的经鼻内镜手术需要一套与标准的经颅显微外科手术完全不同的器械。

● 显微外科技术中需要刀刺形器械以保持医生的手在显微镜视野外，长直器械配合手枪式握柄在内镜手术中比较好用。特别设计的刺刀形器械可以使用。

● 术中黏膜出血可以使用单极电凝，经颅开放手术时硬脑膜和颅内结构止血使用双极电凝。

● 切除鼻腔内的病变可以使用组织剃刀或微吸切器，而颅内病变需要更精细的器械，如超声吸引器、射频消融设备，或温和使用双吸引器。

● 微多普勒探头对识别血管结构尤其有价值。

● 应有一套18和30cm长，配有0°、30°和45°镜头的内镜。同样重要的是，在术前要确认所有的内镜视频设备都正常工作。

● 高清摄像和大型宽屏幕显示可帮助医生看清正常、异常的蝶鞍和鞍上区结构。

● 内镜旁配置冲洗管道可以在术中冲洗和清洁镜头，最大程度地减少反复取出和插入内镜。

● 最后，在不需要动态视野的病例中，持镜器能帮助保持固定和平稳的视野。

（魏宏权　译）

推荐阅读

Kassam A, Snyderman CH, Mintz A, et al. Expanded endonasal approach: the rostrocaudal axis. Part I. Crista galli to the sella turcica. Neurosurg Focus 2005;19:E3.

de Divitiis E, Cavallo LM, Cappabianca P, et al. Extended endoscopic endonasal transsphenoidal approach for the removal of suprasellar tumors: Part 2. Neurosurgery 2007;60:46–58; discussion 49–58.

Laufer I, Anand VK, Schwartz TH. Endoscopic, endonasal extended transsphenoidal, transplanum transtuberculum approach for resection of suprasellar lesions. J Neurosurg 2007;106:400–406.

Leng LZ, Brown S, Anand VK, et al. "Gasket-seal" watertight closure in minimal-access endoscopic cranial base surgery. Neurosurgery 2008;62:ONSE342–ONSE343; discussion ONSE343.

Schwartz TH, Fraser JF, Brown S, et al. Endoscopic cranial base surgery: classification of operative approaches. Neurosurgery 2008;62（5）:991–1002.

第14章　鼻内经眶入路至颅前窝

Endonasal Transorbital Approach to the Anterior Cranial Fossa

Lee A. Zimmer

一、引言

鼻腔和鼻窦起源的良、恶性肿瘤少见，并对头颈肿瘤外科医生提出了挑战。这些肿瘤经常侵蚀或浸润邻近的眼眶和颅前窝。完整的病史、体格检查和影像学研究为制订手术方案提供重要信息。虽然通过鼻内镜检查可以很容易地确定诊断，但传统的手术方法仍须采用开放的经面入路。鼻内镜解剖学的最新进展和手术器械的技术进步使单纯内镜下切除病变成为可能。

二、病史

鼻腔鼻窦的良、恶性肿瘤列于表14-1。鼻腔鼻窦的恶性肿瘤占头颈部肿瘤的3%左右。接触炼镍、木尘、工业烟雾和皮革鞣制加工等与鼻腔鼻窦恶性肿瘤的发生有关，与镭表盘涂料、锡焊、焊条、喷漆、异丙基油、铬和矿物油的职业暴露也有关。与不吸烟者相比，吸烟者的恶性肿瘤发病率较高。良性血管性肿瘤见于青少年男性。

发生于鼻腔和鼻窦的肿瘤，常表现为累及一个或多个鼻窦的较大病变。这是由于鼻内空间较大，症状出现之前肿物可以持续生长。早期症状包括鼻塞、头痛、流涕、鼻出血和嗅觉丧失。肿瘤较大的患者可出现突眼、复视、球结膜充血水肿、眶上肿胀和眼睑水肿。虽然面深部疼痛和面部感觉异常须更加怀疑恶性肿瘤的可能，但不伴疼痛的眼部症状也不能排除恶性肿瘤。溢泪提示鼻泪管阻塞或被破坏。义齿松动或牙齿脱落提示上颌窦底壁受侵。随着肿瘤发展并侵袭颅前窝和额叶，可能会出现一些细微变化，如言语减少、语言流畅性下降和语言表达改变。患者可能在保持认知能力和记忆力的同时开始显示出洞察力和判断力受损的迹象。

三、体格检查

体格检查应包括鼻腔鼻窦、眼眶、脑神经、中耳和颈部的仔细检查，应该进行双侧的鼻内镜检查。先行耳显微镜检查；中耳积液提示位于鼻咽部、翼腭窝后方或颞下窝的咽鼓管受到压迫、侵袭或堵塞。眼部体征提示眼眶内容物受压和（或）侵犯。鼻镜检查可判断肿瘤的性质和血供。口腔的评估，特别是

表14-1　累及眼眶的肿瘤

腺癌	神经纤维瘤
腺样囊性癌	嗅神经母细胞瘤
皮样囊肿	眼眶炎性假瘤
胶质瘤	视网膜母细胞瘤
泪腺或鼻泪管肿瘤	横纹肌肉瘤
淋巴瘤	神经鞘瘤
黑色素瘤	鼻腔鼻窦未分化癌
脑膜瘤	鳞状细胞癌
转移癌	

上牙槽嵴和牙齿的情况能判断肿瘤对鼻腔和上颌窦底壁的影响。颈部的评估至关重要，因为淋巴结肿大有可能是恶性肿瘤转移。最后对脑神经进行全面评估以寻找局部病灶。

四、适应证

肿瘤累及眼眶，但没有侵犯上颌窦前壁或额窦前壁、视神经、眼动脉，几乎不累及眶上壁骨质的，可以通过经鼻入路处理。位于内、下直肌之间，眼动脉和视神经内侧的肿瘤容易切除。更有经验的医生，可以切除发展到眶尖内侧和内侧颞叶的肿瘤。

五、禁忌证

尽管经眶入路有一些固有的禁忌证，但有些禁忌可能基于手术医生的经验和技巧的。单纯内镜入路无法切除被肿瘤侵犯的额窦前壁而确保获得阴性切缘。累及额窦最外侧的肿瘤也不能通过单纯内镜入路解决。侵犯眼球的恶性肿瘤是内镜经鼻入路的禁忌证，应行开放的眶切开手术。如果患者的视力完好，视神经和颈内动脉外侧的良性肿瘤也属禁忌证。当恶性肿瘤侵犯颈动脉或海绵窦后方，将大大降低手术切除获得阴性切缘的可能性，在这种情况下，建议行次全切除术加化疗和放疗。

六、术前计划

（一）影像学研究

累及鼻腔鼻窦肿瘤需要增强的CT和MR检查。增强检查可以评估肿瘤的血供。如果考虑内镜入路，则应该采使用影像导航。CT成像对颅底、眼眶和鼻腔鼻窦骨壁的完整性能够提供有价值的信息。MRI可以评估软组织和神经受侵的程度，以及鉴别鼻窦内的黏液潴留与肿瘤。如果确诊为恶性肿瘤，应检查正电子发射断层扫描（PET-CT）帮助分期。

（二）鼻内镜下活组织检查

当门诊的条件很难控制鼻出血时，不推荐在门诊行鼻腔鼻窦肿瘤活检，尤其是富含血管的肿瘤。应带患者到手术室进行双侧鼻内镜检查和活检。有了确切的病理诊断再制订最终治疗方案。

（三）眼科评估

鼻腔鼻窦肿瘤患者体格检查或影像检查发现有眼部问题，应接受神经眼科专家详细的眼科学检查。

在常规体格检查中未能发现的一些轻微改变，如眼肌麻痹、视野缺损和视神经受累等，有助于指导手术方案。在合适的病例中，可请眼科专家协助切除肿瘤。

（四）神经外科评估

在笔者所在团队，毗邻或侵蚀颅底、累及或侵犯大脑的肿瘤都要进行全面的神经外科评估。笔者认为应该组建团队来切除此类肿瘤。

（五）肿瘤委员会

一旦所有的术前评估、影像学和病理学检查完成，病例将提交到多学科颅底肿瘤委员会制订治疗方案。肿瘤委员会由神经外科、耳鼻喉科、眼科、肿瘤内科、放疗科、影像科和护理专业人员组成。治疗计划最终完成后交给患者。

七、手术技术

（一）经结膜入路

虽然不作为要求，但一些医疗机构更倾向于由眼科医生进行经结膜入路联合内镜经眶入路以增加眼眶牵拉，并允许牵拉内直肌和下直肌。由于此入路的方法尚未达成一致，本章未描述该入路的细节（见推荐阅读）。

（二）经鼻入路

患者仰卧于手术台上。双侧鼻中隔、中鼻甲、钩突和蝶窦前壁注射1%利多卡因和1∶100 000的肾上腺素混合液。将羟甲唑啉或可卡因棉片置于中鼻道及鼻腔。在鼻黏膜收缩的过程中，载入并校准影像导航系统。透明眼贴保护患者角膜。在手术过程中双眼应易于观察，可以早期发现眶内血肿继发的突眼。

在患侧扩大开放上颌窦并切除筛窦气房。如果病变发展至蝶筛隐窝，须做蝶窦开放术（图14-1）。用内镜手术剪切除中鼻甲并注意保护筛板和外侧板。如果需要双鼻孔入路或病变越过中线，开放对侧前筛以暴露额隐窝，再去除中鼻甲前上部分，为Draf Ⅲ额窦开放术做准备。进行彻底的Draf Ⅲ手术，这样就可以从双鼻孔进入额窦。如果肿瘤出现在这些区域，应向上切除至额窦、向侧面至纸样板，并做冷冻切片判断切缘。

与内镜下眶减压术类似，向下切除纸样板至开放的上颌窦口，向后至蝶窦前壁，向前至鼻泪管，向上至额隐窝。如果切除鼻泪管可以获得阴性安全缘，可以将其切除。手术结束前可以放置泪道支架防止溢泪。纸样板骨质可以用剥离子和反张钳轻松切除。较厚的骨质可以用高速金刚钻磨薄并保持冲洗，然后如前述将其切除。筛前、筛后动脉可以用内镜夹夹闭或用枪式双极电凝烧灼后切断。外移眶骨膜，用咬骨钳或用持续冲洗的高速金刚钻去除眶上壁的薄骨片。对于向外侧发展在后方越过眶的肿瘤，可以在眶上额及硬膜外操作。特别注意不要损伤眶骨膜，因为从损伤处膨出的脂肪组织在内镜下会影响额隐窝或筛窦的视野。少量的眶脂肪组织可用双极电凝使其回缩。去除眶顶壁后，扩大了抵达额窦外侧的通道。此时侵入或穿透额窦后壁的肿瘤能够在直视下切除。可以用内镜剪切除硬脑膜作为后界。在内镜下切除侵犯脑实质的肿瘤是有争议的，超出了本章的范围。额窦后壁的脑脊液鼻漏可以用以前发表的各种内镜技术修补（见推荐阅读）。

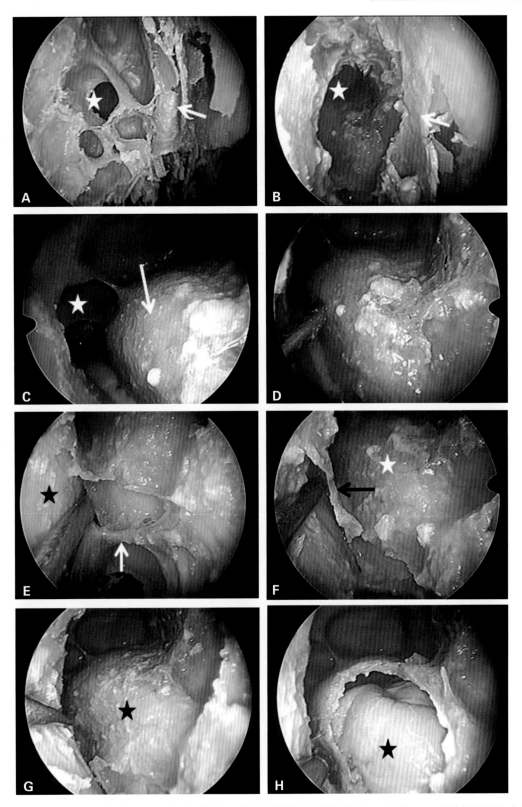

图14-1 尸头解剖显示单侧鼻内经眶入路至颅前窝。除另有说明所有图片均为0°内镜。A. 右前筛开放和中鼻甲切除（箭头），在0°内镜下显示右侧额隐窝（星号）。B. 中鼻甲（箭头）已切除。完成Draf Ⅱ额窦开放，在0°内镜下显示右额窦（星号）。C. 用30°内镜观察右侧额窦远外侧壁（星号）。额窦的后壁完全可视（箭头）。D. 直吸引器显示不采用经眶入路直器械伸入额窦所能达到的外侧界。E. 右筛骨纸样板已摘除（星号），可辨识筛前动脉（箭头）。F. 向外压迫眶骨膜显示眶顶壁边缘（箭头）。再次注意额窦后壁（星号）。G. 切除纸样板和眶顶壁内侧半，观察右侧额隐窝。注意和（D）相比，直吸引器能到达更外侧的位置。额窦后壁（星号）。H. 切除额窦后壁显露颅前窝的脑实质（星号）

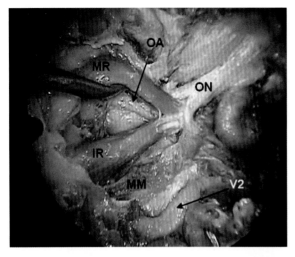

图14-2　尸头解剖显示右眶尖，纸样板、眶骨膜及眶脂肪已去除（OA. 眼动脉；MR. 内直肌；ON. 视神经；IR. 下直肌；MM. Muller肌；V2. 三叉神经第二支）

如果肿瘤发展到眼球后方，累及或侵犯眶骨膜，以内镜剪刀去除受累骨膜（图14-2），冷冻切片检查安全缘。在眶骨膜下最先辨认出的是下直肌和内直肌。视神经和眼动脉在外直肌和下直肌之间外侧，在良性疾病中被保留，如果被恶性肿瘤侵犯，则给予切除。累及眼球的肿瘤需要行开放的眶内容摘除术。如果牺牲动脉，可以从后方夹闭眼动脉止血。用双极电凝烧灼眼球后方膨出的脂肪组织保持手术视野清晰。对于进一步侵袭到翼腭窝、颞下窝、颞叶和（或）海绵窦的肿瘤，超出了本章的范围，在别处描述（见推荐阅读）。小的眶骨膜缺损没有必要重建。较大的缺损可以用异体皮（Alloderm）重建，缝线和填塞固定。内镜下经眶入路至颅前窝的手术不要求鼻腔填塞。可吸收止血材料或纤维蛋白胶可用于加强前颅底重建。

八、术后处置

如果硬脑膜未受侵，观察一夜，患者出院前复查MR或CT检查。如果硬脑膜受侵，术中用带血管的黏膜瓣修补（如鼻中隔黏膜瓣），腰大池引流并非必需。如果有血供的黏膜瓣不能覆盖缺损或使用游离瓣修复硬脑膜，则推荐腰大池引流72小时。清醒时每2小时使用盐水洗鼻喷雾防止鼻腔结痂。手术后1周开始鼻腔鼻窦冲洗直到创面完全愈合。

九、并发症

（一）脑脊液鼻漏

术后脑脊液鼻漏是经鼻入路手术处理颅前窝病变最常见的并发症。文献报道伴随带蒂旋转黏膜瓣的出现，脑脊液鼻漏的发生率降至5%以下。应密切观察和及时修补防止脑膜炎和颅内积气带来的不良后果。

（二）鼻出血

约1%的内镜经鼻入路颅底手术发生需要干预的鼻出血。为预防眶内血肿和颅内出血，需要暂时填塞鼻腔，然后立即进行手术再探查。

（三）眼球内陷

如果在术中未损伤眶骨膜，发生眼球内陷罕见。如果切除了眶骨膜，脂肪组织进入筛窦及中鼻道可能导致眼球内陷。需要及时眼科会诊。

（四）复视

破坏眶骨膜随之眼球内陷后可能出现复视。如果下直肌、内侧直肌或动眼神经受损，也可能发生复视。及时请眼科会诊是必要的。

（五）视力丧失

如果术中损伤视神经或眼动脉，可发生视力丧失，但此种情况非常罕见。

十、结果

遗憾的是，分析经眶入路至颅前窝的同行评审稿件只有少数孤立的病例报道。笔者的资料显示患者住院时间短（2~3天），而且并发症发病率很低（暂时性复视）。

✅ 精要

- 宽大的上颌窦开放有助于术者定位眶底壁。
- 完全的Draf Ⅲ手术可经双鼻孔在内镜下用四手技术进入眶、额窦和颅前窝。
- 用持续冲洗的3mm高速金刚钻有助于切除鼻泪管、厚的眶纸板及额窦后壁。
- 早期识别和结扎筛前、筛后动脉血管能控制出血及避免眶内血肿。
- 早期识别内直肌和下直肌可指引术者找到视神经和眼动脉。
- 有多种分隔颅内和鼻腔通道的颅底重建方法已被描述。术者应能胜任几种重建方法。
- 透彻理解开放式颅底手术入路，允许一些适当的病例从内镜手术转换为开放手术以提供恰当的手术切除方法。
- 建立一个多学科颅底肿瘤委员会对适应患者个性化需求和提供最好的服务是必不可少的。

✅ 误区

- 未识别筛动脉损伤可导致球后血肿和失明。
- 角度内镜和器械提高了手术切除病变和颅底重建的难度，但除非有特殊情况，否则应避免使用。
- 损伤视神经或眼动脉会导致永久性视力丧失。

✅ 所需器械

- 标准内镜鼻窦手术器械
- 内镜手术用双极电凝
- 3~4mm金刚石钻头的高速鼻钻
- 硅胶泪道支架管

（魏宏权 译）

推荐阅读

Fortes FS, Sennes LU, Carrau RL, et al. Endoscopic anatomy of the pterygopalatine fossa and the transpterygoid approach: development of a surgical instruction model. Laryngoscope 2008;118:44‒49.

Abuzayed B, Tanriover N, Gazioglu N, et al. Endoscopic endonasal approach to the orbital apex and medial orbital wall: anatomic study and clinical applications. J Craniofac Surg 2009;20:1594 - 1600.

Zimmer LA, Hart C, Theodosopoulos PV. Endoscopic anatomy of the petrous segment of the internal carotid artery. Am J Rhinol Allergy 2009;23:192 - 1966.

McKinney KA, Snyderman CH, Carrau RL, et al. Seeing the light: endoscopic endonasal intraconal orbital tumor surgery. Otolaryngol Head Neck Surg 2010;143:699 - 701.

Patel MR, Stadler ME, Snyderman CH, et al. How to choose? Endoscopic skull base reconstructive options and limitations. Skull Base 2010;20:397 - 404.

Theodosopoulos PV, Guthikonda B, Brescia A, et al. Endoscopic approach to the infratemporal fossa: anatomical study and case report. Neurosurgery 2010;66:196 - 202.

Ramakrishnan VR, Suh JD, Chiu AG, et al. Addition of a minimally invasive medial orbital approach in the endoscopic management of advanced sino-orbital disease: cadaver study with clinical correlations. Laryngoscope 2011;121:437 - 441.

第 **15** 章　内镜经眶入路前颅底手术

Transorbital Endoscopic Approaches to the Anterior Cranial Fossa

Richard G. Ellenbogen, Kris S. Moe

一、引言

颅底手术的入路已在降低患者并发症发生率并同时能够有效治疗这些隐袭的疾病方面取得了令人瞩目的进展，从中可以反映出光学和材料的技术进步在这一进展中的关键作用。内镜经鼻入路已被充分拓展和高度凝练，与此同时，眶上"锁孔"入路已见报道，其为经额骨到达颅前窝（anterior cranial fossa，ACF）提供了非常好的途径。晚近，可见一些关于采用经眶入路通过薄薄的眶骨壁到达颅前窝或颅中窝的描述，它们分别使用了上睑成形/上睑皱襞（superior lid crease，SLC）等经皮肤的切口或泪阜前（precaruncular，PC）、经结膜下（inferior transconjunctival，ITC）或外眦后（lateral retrocanthal，LRC）等经结膜切口。

考虑将眼眶作为一个手术入路的入口点的理论基础建立在眶骨的空间维度、部位和构成等方面。眶骨构成了绝大部分ACF的边界和颅中窝（middle cranial fossa，MCF）的前部，眶顶亦是颅骨中最薄的骨之一。此外，眶的空间维度相对宽阔和浅表。这些特征为手术到达这些区域和邻近区域的结构提供了极好的潜在途径。

当把减少颅底手术的外科创伤作为考量重点时，有助于从概念上将手术分为三个部分：①创建一个手术通道；②处理手术目标；③重建缺损。由于在手术治疗中需要从外周进入，沿病变周边解剖和切除组织，因此，试图降低处理病变时的并发症发生率较为困难。经典的缺损重建本身并不会产生明显的创伤，除非需要一个另外的供区。而且在内镜入路中，根据病变的部位，有些并不需要重建。但创建手术通道的过程常是并发症的主要来源，尤其是在采用开放式手术技术时。因为入路仅仅意味着到达了病变，所以它产生的任何创伤在理论上都是"附加"伤害。因此，"创建一个手术通道"可能在手术的三个部分中是降低手术并发症发生率最大的机会，为尽可能减少创伤要竭尽全力。

为减少手术通道中的创伤和优化手术效率，入路应该短且直接。要为器械提供宽敞的进入空间，为观察病灶提供无阻碍的视野，同时避免对重要的神经和血管的损伤。有时，为了优化视野和方便成角度的内镜器械处理与重要结构相毗邻的病变可能需要2个或更多的通道。附加通道能够改善重要结构周围的视野，且能看清器械遮挡的部分。2个或多个通道的联合，也指"多通道手术"，允许四或六只手参与手术，各手能在操作中避免发生碰撞（图15-1）。多通道手术也有助于克服单通道时试图将手术器

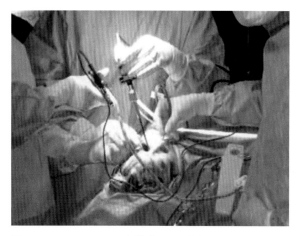

图15-1 四至六手术技术。通过将不同距离和位置的路径合并，增加了手和器械之间的空间

械、吸引和内镜置入唯一通道时的由于几何限制产生的漏斗效应。

决定采用何种入路要依据目标病变的部位和特征，而不是采用个人偏好的已有的入路。通过使用导航软件进行术前入路分析的方法，可以为每名患者的疾病进行个性化的分析和优化各种手术入路中的选择范围（单通道或多通道）。联合入路可作为选项，其能避免危及重要结构并采用微创技术使术者更好地观察和达到危险病灶。为证实入路是否合适和对可能遇到的重要结构的观测能力，术前要采用虚拟现实内镜技术进行检查。

在这些入路中，我们所使用的技术是经眶而非经眼睑技术。经眶入路这一术语是指入路的矢量进入或通过眼眶，但却不移除眶缘的骨质及其邻近结构。经眼睑入路是指入路采用的切口要部分或全部横断眼睑。因此，眶上颅骨切开术可以采用经眼睑切口，不过这并不是经眶入路。这里所描述的SLC切口是一种经眼睑的切口，不过该入路并非是严格意义上的经眶入路。我们发现，如果要切除眶缘的骨质和邻近结构，则需要更大的切口，会增加并发症并延长康复时间。而且通过计算机分析、尸头解剖研究和临床经验发现，切除更多的骨质通常并不能增加手术入路的矢量。

本章描述了经眶处理ACF病变的入路体系，推荐了采用这些和其他入路开展的多通道技术，目的是最大化外科医生的观测能力和使用微创手段处理这些复杂的外科疾病的能力。关于采用经眶入路处理颅中窝疾病的描述将在本书第34章呈现。

二、病史

ACF病变患者的病史很大在程度上依赖其病理组织类型。当眶被累及时，疼痛、复视、视力减退、眼球突出和眼睑下垂是常见症状。需要注意既往的眼科疾病史和治疗史。如果病变累及鼻腔或鼻窦，那么引流障碍、鼻出血和失嗅是常见表现。头痛是一个常见的非特异性的症状，然而，面部感觉下降可能提示三叉神经被肿瘤累及。当出现牙关紧闭则意味着肿瘤侵入翼上颌间隙或颞下窝。

三、体格检查

必须进行详尽的头颈部和神经科检查，尤其要关注脑神经。作为转移癌的表现之一，区域淋巴结的检查很有必要。对于可能侵犯鼻咽或鼻腔的病变，应进行纤维鼻咽喉镜检查。需要对眼球、眼眶和视力进行检查和检测。需要注意眶容积的不对称、眼球位置、瞳孔直径和反射及眼睑的位置。需要确认眼外肌功能是否正常。应请眼科医生对亚临床疾病或其他禁忌证进行术前评估。

四、适应证

经眶内镜手术适用于累及眶内或眶周病变的治疗。当眼眶位于手术通道的入口和手术目标之间时，这一入路亦可作为通道被用来达到较远处的结构。它可以作为单独的手术入路使用或作为入口与经鼻、经上颌或眶上入路联合使用，亦可辅助传统的开颅手术或额叶下颅骨切开术。作为多通道入路的一部分，经眶途径能用于加强观察（内镜），导入器械或同时为安全地处理外科目标提供最可能实现的手段。

晚近，经眶入路的一些应用还包括了手术治疗眶、额窦和硬膜外脓肿等鼻窦源性感染导致的颅内疾病（见推荐阅读）。其适应证正随着实验室工作的不断进展和手术技术的进步而逐渐扩大。

五、禁忌证

内镜经眶手术的绝对禁忌证有两个，皆见于外伤，即眼球破裂和前房积血（眼球前段的间隔积血）。这一入路的相对禁忌证如下，须请眼科医生会诊。

- 最近6个月内的眼内手术（如白内障、视网膜、青光眼或角膜移植手术），在本手术前请眼外科医生会诊。
- 眶内感染（存在感染向后播散的风险）。
- 严重的眶部炎症或充血（减少了眶内回缩的空间，会导致对眼球和视神经的压力增加）。
- 因此前激光角膜手术或其他原因导致的角膜敏感性降低，会增加术后并发症的风险。
- 因其他的眼眶病变的占位性效应或某种形式上改变了解剖而阻碍内镜的进入。

青光眼和干眼症不是经眶入路的禁忌证，但要在术中和术后增加润滑眼球表面的护理。在这些情况的护理中，眼科医生的会诊非常重要。

六、术前计划

为了完整评估和考量包括确切部位、范围和血管分部在内的病变特征，应进行全部的影像学检查。术中导航所需的影像检查要完成，如果需要融合导航，那么CT和MRI则都需要。术前使用计算机计划工作站对导航图像进行分析有助于探索到达目标的理想的手术入路。依靠这些软件，可以突出显示病变，三维分析目标和采用虚拟现实内镜技术对可能的入路进行矢量分析。

在选择手术入路时需要考虑的因素有：
- 病变累及或毗邻的重要结构。
- 器械通过所需的足够的暴露。
- 自入路的视角有能力对病变进行观察。
- 不妨碍对目标的观察和处理。
- 自入路的视角有能力操作器械。
- 创建通路过程中产生的并发症。
- 有能力重建通路或处理目标所产生的缺损。
- 通路不应经过重要的神经血管结构，不能为显露这些结构而对其进行压迫或产生其他创伤。
- 较短的通路可能增加对目标观察和处理的容易程度。
- 当需要时，要为四至六手（4~6种功能）操作提供足够的显露。
- 外科团队的经验。
- 患者的偏好。

在设计手术入路时，我们考虑了所需的手术功能的数量。这些典型的功能有照明/观察（内镜）、吸引、冲洗、切除、牵拉和手术操作。颅底外科文献通常这样描述："四手"手术需要两位术者，并且能够在术中协作。虽然这是一个关键的概念，但有时需要四手以上去完成任务。为解决这一问题，随着手术技术的进步，目前已能提供完成多种任务的器械。一个单独的器械，如微型切割吸引器能够为一只手提供吸引、冲洗和组织切除3种功能。有时，当使用多功能器械时，1名外科医生能用两只手实现5个或更多的功能（一只手负责照明和观察，另一只手负责冲洗、骨穿和吸引）。因此，我们在设计手术入路时强调所需的手术功能的数量。

如果有可能，手术入路和目标病变在一个共同平面为宜（图15-2）。共面入路包括一个通道入口、解剖通道和手术的目标，这些分布在同一个单独的轴位、冠状位或矢状位平面上，如同看一张CT片图像一样。例如，如果肿瘤紧靠蝶骨平台上方，一个借PC通道沿ACF的手术入路能实现切除病变的目标，它可以简化手术操作，允许沿着ACF骨壁在硬膜外制作通道，无须使用角度内镜和角度器械。

我们选择手术入口的依据在于将眼眶分为了四个象限，每个象限都含有一个特定的通道入口（图15-3A），他们是上、下、内侧和外侧象限。可根据病变直接累及的象限选择手术入路，或是超出了达到手术目标的理想途径的处理范围者（图15-3C）。图15-4展示了手术切入点和到达颅底区域的示意图。外侧象限和下象限的手术入路主要用于到达MCF和邻近结构——见第34章关于经眶入路处理MCF。

上象限外侧以眶上裂为界，向前延伸至眶缘，向内侧到筛前动脉和筛后动脉（图15-3B和C）。上睑皱襞入路的入口是一个上睑皮肤切口。滑车是入口的内侧界，泪腺是外侧界，如果需要进一步扩展入路，可以将滑车及滑车附着的骨膜自眶骨表面掀起。如果要进一步延伸这一经皮入路形成经外侧结膜入路则需要行外眦切开术和缝合术，尽管这种情况不是太需要。

内侧象限的上界为颅底面的筛前动脉和筛后动脉，向下达眶底（图15-3B和C）。这一入路的入口通过一个泪阜前经结膜的切口。切口的上界为上睑提肌及肌腱的内侧角。因为切口可以向外下方延伸为间隔前切口或经过下睑结膜形成ITC切口，故没有下界。

以上所述为依据眶的象限选择手术入路。此外，外科医生必须决定是否要使用颅外（颅骨下）或颅内手术入路。如果要使用颅内入路，则必须选择硬膜外、硬膜内或两者联合的解剖方式。此外，术前计划必须包含使用单通道还是多通道技术切除目标及入路选择在同侧还是对侧。手术开始前要计划好重建的选项。

共平面手术

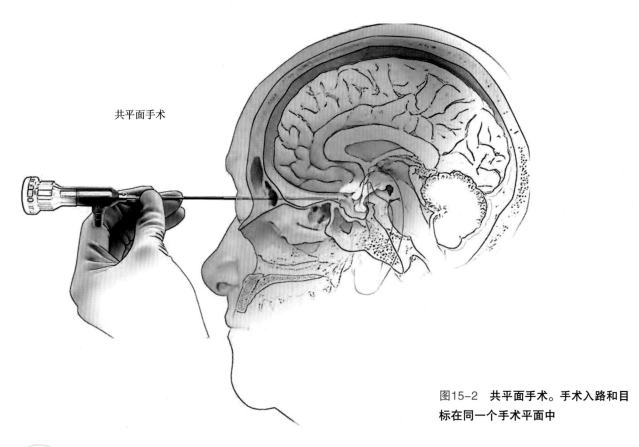

图15-2　共平面手术。手术入路和目标在同一个手术平面中

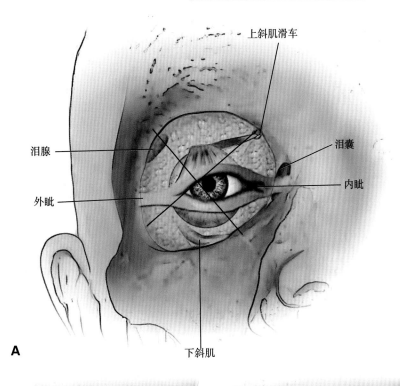

上斜肌滑车

泪腺

外眦

泪囊

内眦

下斜肌

A

图15-3　A. 眶的四个象限。手术入路的选择依据被深方病变累及最多的象限。上象限可通过上睑入路（SLC）达到，内侧象限通过泪阜前切口（PC）进入，下象限的入路通过结膜下（ITC）解剖来完成，外侧象限借外眦后（LRC）途径达到。这些内容将在第37章进行讨论。B. 眶的手术解剖。视神经位于眶内侧壁，在眶上裂和眶下裂接合处内侧稍上方。注意筛前动脉和筛后动脉与视神经共平面，均位于颅底水平。虚线展示了上睑皱襞（SLC）、泪阜前（PC）和结膜下（ITC）入路的近似边界（1. 内侧壁；2. 眶顶；3. 外侧壁；4. 眶底）。C. 左图中绿色线代表PC入路达到的近似区域。右图为PC入路达到的近似区域（注意ACF的水平，此时可以通过裂开的纸样板处看到）。为获取到达邻近目标的通道，这些骨骼的一部分或全部都可被切除

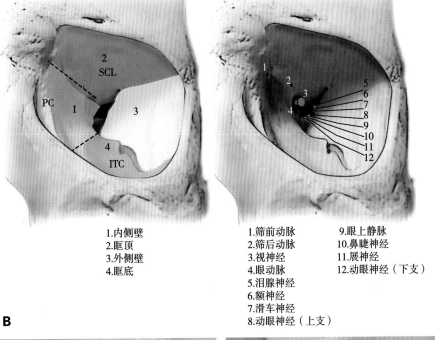

1. 内侧壁
2. 眶顶
3. 外侧壁
4. 眶底

1. 筛前动脉　　　9. 眼上静脉
2. 筛后动脉　　　10. 鼻睫神经
3. 视神经　　　　11. 展神经
4. 眼动脉　　　　12. 动眼神经（下支）
5. 泪腺神经
6. 额神经
7. 滑车神经
8. 动眼神经（上支）

B

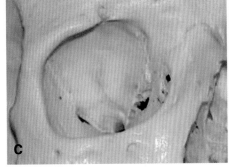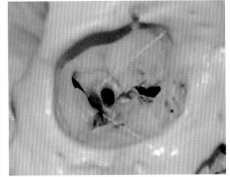

C

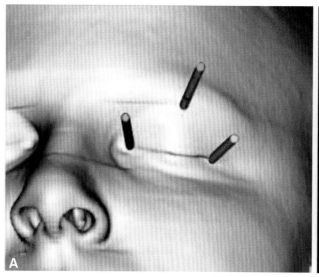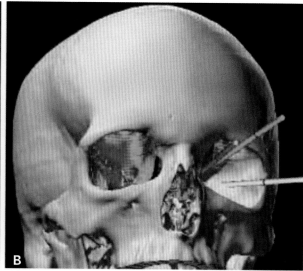

图15-4　经眶神经内镜入口。包含软组织（A）和骨性结构（B）的CT扫描。A. PC（蓝色），SLC（绿色）和LRC（黄色）入路的入口点。B. 移除软组织，展示入路的角度和每一个入路到达眼眶的区域。注意各入路可达到的区域之间有明显的重叠。插图展示的内镜直径为4mm

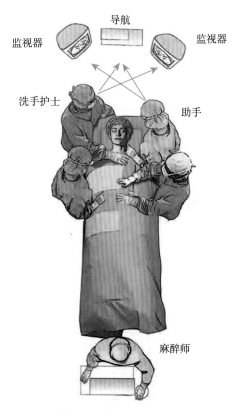

图15-5　手术室示意图。监视器和导航悬挂于屋顶，为所有手术参与人员提供符合人体工程学的角度视野

患者也须积极参与手术入路的选择。需要和患者充分讨论各种可能的手术入路并获得详尽的知情同意。术前计划中，要考虑到诸如肿瘤栓塞等其他辅助性的治疗，要与团队中其他成员进行协调。按要求停止使用抗凝药物治疗。

七、手术技术

手术开始前施以全身麻醉。如果符合适应证，可以放置腰大池引流。如果为定位脑脊液漏拟行鞘内注射荧光素，则要尽可能早开始注射，可望获得染料的充分弥散。然后手术台旋转180°，此时麻醉设备和麻醉师位于手术台的足侧，如图15-5所示。根据外科团队的习惯将患者的头部使用头架或环形胶冻头枕固定，这种固定有助于防止患者头部成角度地移位，不过，在手术的不同阶段改变这一体位可能更有益。头部置于15°后屈位，保证在ACF解剖时额叶与前颅底分离。然后在眶周的手术区域注射不足1ml的1%利多卡因和1∶100 000肾上腺素混合液。如果需要采用包含经鼻通道在内的多通道入路，鼻腔内的局部浸润麻醉也要完成。手术台倾斜10°～15°辅助止血。

置导航面罩，系统注册并验证注册准确性。在患者身上使用导航系统对从计划入口至目标的手术入路矢量进行分析，决定最终的入路入口（图15-6）。患者面部消毒，按手术团队习惯铺无菌巾。使用眼用的聚烯吡酮碘替代常用制剂以免消毒液灌入眼睛。乙醇制剂和其他腐蚀性制剂不要在眼周使用。

共有4种主要的经眶内镜入路（上方、内侧、下方和外侧）。外侧和下方入路主要用于到达MCF，详见第37章。我们最常用于ACF的入路是上方和内侧入路，描述如下：

（一）内侧象限：泪阜前入路

经过内侧象限的PC入路提供了到达ACF上方和/或下方的中央通道及眶顶内侧结构的有效路径，这些结构包括海绵窦、海绵窦内颈内动脉和视神经（图15-7和图15-8）。

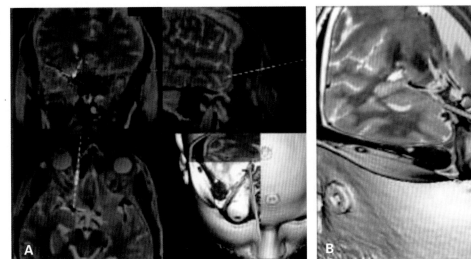

图15-6　手术前计划，PC入路。A. 至右侧海绵窦的导航。B. 通过放大的导航计划图像展示手术途径

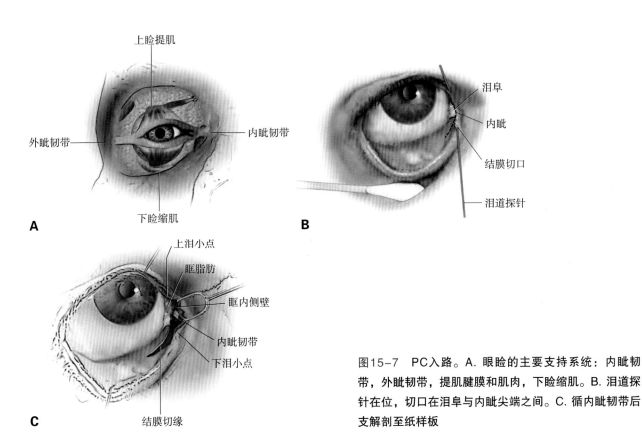

图15-7　PC入路。A. 眼睑的主要支持系统：内眦韧带，外眦韧带，提肌腱膜和肌肉，下睑缩肌。B. 泪道探针在位，切口在泪阜与内眦尖端之间。C. 循内眦韧带后支解剖至纸样板

手术前在角膜表面放置润滑保护器，泪小管内置入探针以防无意损伤，以胶带固定于邻近皮肤防止缩入管道。

在内眦尖端处的泪阜和皮肤之间用小剪刀剪开结膜制作切口，切口在结膜内向上下方延伸。沿这一缺血平面深入可达内眦韧带后支，循该韧带可至后泪嵴。垂直向后切开眶周组织到达后泪嵴，并自眶内侧骨壁（纸样板）向外侧掀起。在眶周组织和眶内侧壁之间继续向后解剖（在4mm 0°内镜下使用带吸引的剥离子）。解剖过程中使用柔性脑压板轻柔的将眶内容移位。在锐性横断筛前动脉和筛后动脉之前，用双极电凝血管。电凝筛后动脉前须使用导航确认与视神经保持安全距离。接着眶尖处的视神经可见，该神经位于眶内侧壁的最后部分，相当于筛前后动脉的水平。颅底在上方紧邻筛动脉，较纸样板呈现为更致密、不透明的骨质。在此处，沿着计划的路径向目标开始解剖。

如果需要向颅内方向解剖，那么在眶内上角和中线颅底处切开颅骨。使用导航确认切开颅骨的适宜位置，可以使用金刚砂钻头或超声骨刀切除骨质，我们偏爱使用后者，因为这种设备不会在骨面弹跳，在硬膜完整时对邻近的硬脑膜损伤更小。此外，超声骨刀既可吸引亦可冲洗，简化了操作。

接下来的颅内解剖可以在硬膜内或硬膜外进行，直到按手术计划到达目标为止。

如果视神经需要减压，可使用纤细的骨膜剥离子自视神经表面将视神经管的内侧和下方的骨壁骨折，这样可以避免使用电钻带来的热传导和损伤风险。在骨折视神经管骨质前，可能需要用到超声骨刀或金刚钻。要从前方硬膜到视交叉对整个视神经管进行完全减压。根据需要可以追踪视神经的颅内部分至视交叉。图15-6展示了这一入路典型的手术导航图像。

（二）内侧象限：泪阜前入路处理对侧ACF

有时，使用对侧入路到达目标可能更适宜（图15-9）。从前入路时必须使用大角度的内镜，否则很难观察到位于蝶窦侧壁/MCF内侧壁的病变，而且器械的操作在这种情况下也很有挑战。偶尔，也会有无关的病变阻挡了同侧的经眶或经鼻入路，只能采用对侧入路。图15-10是一个因为开颅切除脑膜瘤之后导致的持续性右侧ACF脑脊液漏的患者，其同时患有右侧眶顶和眶壁的巨大骨瘤，但拒绝切除，那么

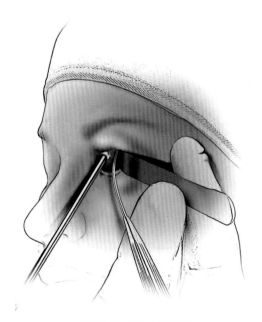

图15-8　PC入路照片

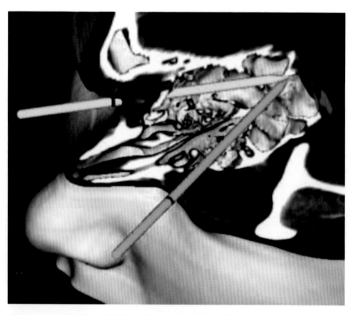

图15-9　示意图，同侧（黄色）和对侧（绿色）PC入路到达右侧MCF/蝶窦外侧部。这一导航图像展示了对侧PC入路改善了到达外侧视神经颈内动脉隐窝的角度

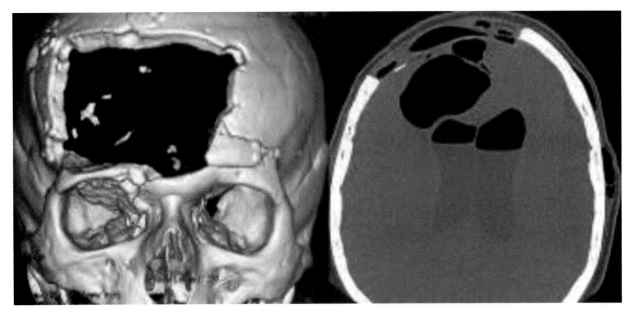

图15-10 切除巨大脑膜瘤之后出现右侧脑脊液漏的患者。位于右侧眶内、上壁的骨瘤阻挡了同侧的PC入路。采用对侧（左侧）的颅内硬膜外PC入路修复漏口

则采用了对侧（左侧）PC入路到达右侧眶顶颅底去修复硬膜和颅底。

对侧PC入路采用的技术与同侧PC入路相同。对于一个脑下方的目标，从入口到目标的矢量通过纸样板区域，在此过程中须切除纸样板。使用微型切割吸引器切除入路侧的后筛气房，通过筛骨垂直板和蝶嘴越过中线，按入路的矢量方向开放病变侧的后筛和蝶窦。对于一个颅内的目标，可以开始就在脑下方或是在颅内解剖，具体须参考入路的矢量通过的区域，在这一区域切开颅骨，接着在颅内向着目标区域进行解剖。

（三）上象限：上睑皱襞入路

累及眶上部、额窦、眶上ACF和中线ACF后部的病变均能使用SLC入路处理（图15-11）。这个入路也可用于处理眶内侧颅底前部的嗅区，如采取颅内入路连同嗅神经母细胞瘤、嗅球和嗅神经在内整块切除的情况。其切口同上睑成形术的切口，但切口要在更靠上的皱褶内。要根据对术前的入路-目标的径路分析设计到达入口区域的切口。因为这是一个经皮的入路，可不使用角膜保护器，用睑缘缝合术暂代。切开皮肤和眶隔前眼轮匝肌，深达此处可辨认出眶隔，穿过眶隔则可见上睑提肌前脂肪，眶隔和脂肪组织层次清楚，接着朝向眶上缘方向迅速解剖至眼轮匝肌的后方。一旦当眶缘可辨，沿其前缘切开骨膜，保留滑车上和眶上神经血管蒂，使用骨膜剥离子分离出眶骨膜与眶顶壁间的平面。采用上述方法在内镜和导航引导下于眶顶壁表面将骨膜切除，视神经可于此后方辨认，并在内侧可见筛动脉。尽可能向外侧解剖，在入口至目标的路径与颅底交汇处使用超声骨刀或金刚钻切开颅骨。掀起颅底处的硬膜，酌情继续在颅内解剖。本入路的导航图像如图15-12所示。

SLC入路亦可用于到达额窦（图15-13）。对于经鼻难以到达的额窦外侧病变（如阻塞性骨瘤），这是一个非常好的入路；也适用于治疗起源于额窦炎的眶脓肿，该脓肿可以扩展为硬膜外脓肿。应用本技术亦可打开窦内间隔，自对侧额隐窝保证额窦引流。依靠SLC入路，可以引流眶脓肿，治疗额窦脓肿，到达并探查硬膜外间隙或引流脓液。SLC入路完成后即可进入额窦，使用导航选择到达目标的合适矢量，标识出打开并进入额窦底的区域，如上所述切除骨壁，过程中使用0°内镜。在自上而下检查额隐

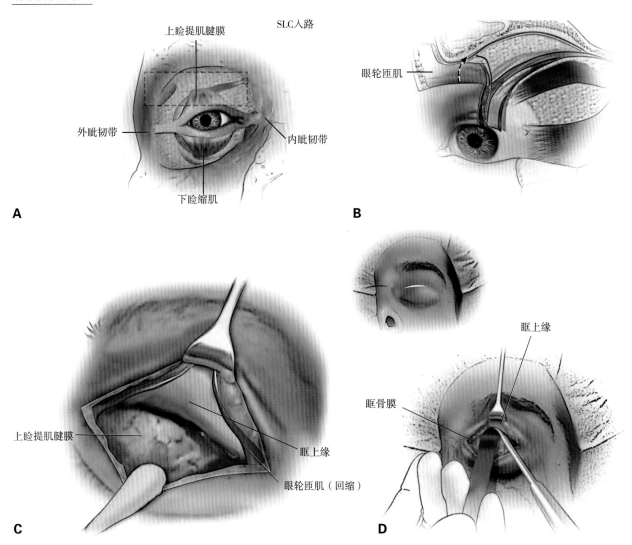

图15-11　SLC入路。A. 入路区域高亮显示。B. 斜位观，上睑；虚线显示SLC向眼轮匝肌深面解剖至眶缘，于此处开始骨膜下平面的解剖。C. 显露眶上缘。D. SLC入路，牵开器在位

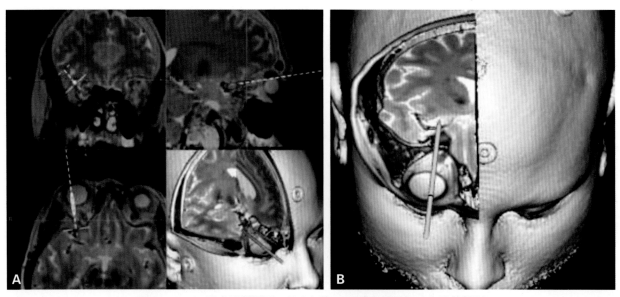

图15-12　A. 手术计划视图，SLC入路；B. 放大显示SLC入路的解剖

窝时，30°内镜更有利。

（四）重建

参考病变的病理类型和颅骨切开的方式，根据需要进行重建。当缺损小，无眼球内陷和眶骨膜完整，内直肌不会附着骨缘时，内侧壁无须重建。如须重建，只须在眶骨膜和缺损上方及下方处的骨壁之间呈三明治样放置一片薄薄的眶骨折片作为植入物即可。使用导航探针确认重建骨片的位置是否符合术前CT扫描所见正常的眶内侧骨壁的位置。

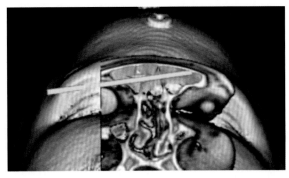

图15-13　SLC入路处理额窦。打开窦内间隔，让脓肿自对侧额隐窝引流

同样的原则适用于眶顶壁的骨质重建。若硬膜缺损存在，则须修复。通常，上方切除的颅骨无须重建。如果未给予处置，术后可观察到眼球随心跳波动1~2周，通常会自动消失。如果须进行骨性重建，可采用眶内侧壁重建的方法完成，用一个短螺丝钉将移植物固定于眶缘的后方。

松松地关闭SLC切口，用5-0可吸收缝线缝合眼轮匝肌，6-0缝线缝合皮肤，这样液体可引流出来，皮肤则对位，一般不缝合结膜切口。

八、术后处置

对行内镜经眶手术的患者，其术后处理要依据所治疗目标病变的病理性质。制作和重建通路所导致的并发症与行单侧眶壁骨折修复者相似或略少。有时，由于没有施行双额入路开颅手术或没有经历大切口和广泛的骨切除患者往往在手术清醒后迫切希望出院，此时应提醒他们刚刚实施了一个巨大的ACF或MCF病灶的手术。要为手术的全部过程或关键步骤在硬膜内完成的患者在术后进行非强化的CT检查，并且患者要在重症监护病房过夜。

如果目标病变的治疗需要腰池引流，那么与其他入路类似，术后继续保留。通常以口服药物镇痛，无须包扎。有结膜切口者，术后1周可使用眼部润滑剂；经皮切开者，术后48小时内应涂抗生素软膏。给予患者口服抗生素5~7天。患者须在术后第7，14和28天于门诊复诊，然后根据病理结果决定如何随访。对于路途远的患者，其术后护理可在14天后转给当地的外科医生。如果患者术前做过眼科检查，如无特殊情况，一般术后约1个月请眼科复诊。

九、并发症

到目前为止，我们所完成的SLC或PC入路处理ACF并未发生严重的并发症。尽管没有经典的开颅手术和颅底入路的大切口，但患者和外科医生都不应轻视。患者必须知晓在眼睛上或眼睛及重要的神经血管结构附近做手术的风险。小心保护角膜和眼球，以免受损伤。护士应了解关于手术的足够的信息，以利于给予患者恰当的术后监测。

十、结果

我们已经报道了应用此种经眶入路处理眼眶和颅底病变的经验及结果评价（参见推荐阅读），发现这些技术高效且安全性极高。对经眶入路手术主要的顾虑是术中对眼球和视神经潜在的压迫，这些压迫可能持续4小时甚至更久。但目前还未发现任何一例在内镜经眶入路手术后出现视力下降的情况。在术中应用心保护角膜表面，定时检查瞳孔是否有散大或形态不规则，这些会提示眼内压是否增高。当发生这些情况时，应将器械自眼眶移开，直至瞳孔恢复正常。这些技术的安全性已在我们超过100例的手术经验中展示了，这些病例中未发生严重的并发症。

这些手术很受患者欢迎，疼痛轻微，远小于预期，恢复时间短，而且美容效果好，没有可见的瘢痕。

✓ 精要

● 术前要获取完整的影像学检查结果，包括导航计划所需的MRI和CT扫描。对血管性病变要考虑血管造影和栓塞。特别是对具有潜在眼科疾病的患者，要咨询并同眼科医生合作治疗。

● 术前认真研究病变，甚至包括对邻近解剖的360°分析。评价到达目标的所有可能的入路角度，根据需要考虑多入路手术。为每一个目标个体化设计入路，优化视觉效果和处理病变的能力。

● 包含神经外科医生和耳鼻咽喉头颈外科医生在内的团队协作，同眼科、肿瘤放射科和神经放射科等其他学科的专家密切合作。

✓ 误区

● 如果没能完成尸头解剖训练，那么试图向患者解释这些手术概念将非常困难。

● 没有手术导航引导去完成这些手术相当危险，尤其是在视神经或其周围及颅内操作时。如果在这些区域迷失方向，后果通常是严重的神经系统损伤。

● 每20～30分钟检查瞳孔的大小和形态。当瞳孔开始散大，暂时将器械自眼眶移开，等待瞳孔恢复正常。

● 保护和湿化角膜，避免角膜擦伤或干燥。

● 慎重选择患者非常必要。如果使用导航不能到达病变，最好终止操作，并可试着采取开放式入路。

✓ 所需器械

● 整套内镜颅底器械包

● 眼整形器械包（含拉钩、角膜保护器、泪道扩张器和探针）

● 高质内镜（0°和30°），配有高分辨率监视器，自顶壁悬挂于符合人体工程学的位置

● 内镜冲洗系统

● 内镜显微切割吸引器

● 电钻，配有金刚砂钻头，或最好有超声骨刀（Sonopet）

● 射频软组织消融吸引器（等离子刀）

● 手术导航系统，配有矢量分析和病变高亮显示（分割）软件

● 术中CT扫描仪（有用，但非关键）

（王振霖　译）

推荐阅读

Ciporen JN, Moe KS, Lopez S, et al. Multi-portal endoscopic approaches to the central skull base: a cadaveric study. World Neurosurg 2010;73（6）:705 - 712.

Moe KS, Bergeron CM, Ellenbogen RG. Transorbital neuroendoscopic surgery. Neurosurgery 2010;67（3）:16 - 28.

Moe KS, Kim LJ, Bergeron CM. Transorbital endoscopic repair of complex cerebrospinal fluid leaks. Laryngoscope 2011;121:13 - 30.

Lim J, Sardesai M, Ferreira M, et al. Transorbital neuroendoscopic management of sinogenic complications involving the frontal sinus, orbit and anterior cranial fossa. J Neurol Surg B Skull Base 2012;73（6）:394 - 400.

Moe KS, Balakrishnan K. Transorbital endoscopic surgery of the skull base and sinuses. In: Simmen D, Jones N, eds. Manual of Endoscopic Sinus Surgery, 2nd Ed. New York, NY: Thieme, 2013.

Balakrishnan K, Moe KS. Transorbital endoscopic surgery of the skull base and sinuses. In Simmen D, Jones N, eds. Manual of Endoscopic Sinus Surgery, 2nd Ed. Thieme, Stuttgart. 2014:424 - 431.

第 16 章　眶上锁孔入路至颅前窝

Supraorbital Keyhole Approach to the Anterior Cranial Fossa

Charles Teo

一、引言

眶上入路是一种微侵袭锁孔手术技术，通过这种微小的前外侧开颅，可以处理较大范围的前、中颅底病变。这一入路可提供对前颅底、鞍旁、外侧裂近侧部、Willis环、额叶底面和脑干腹侧等部位的有效手术显露。因其适用范围较广，临床上常使用这一入路处理上述部位的病变。微侵袭手术的理念是通过最小侵袭获得最大效益，眶上锁孔技术正是这一理念的范例。如果能正确应用，仅通过一个无损容貌的小切口和最少的骨质磨除，即可提供非常好的手术显露。这些优点使其成为神经外科高效和应用性较强的手术入路之一。

二、病史

对于此区域的手术，术前仔细询问病史非常重要。复发肿瘤的手术界面不易辨认，术中可能需要更广泛的显露。对于累及筛板的肿瘤患者，如果要保留嗅觉功能，必须在术前对其嗅觉进行评估。

三、体格检查

眼眉的宽度将决定术后患者的美容效果。额部隆起有时会有助于确定额窦位置。对于老年患者，明显的额部皱纹有可能遮盖住切口瘢痕，此时可采用前额皮纹切口替代眼眉切口。体格检查可发现术区瘢痕，并据此调整手术计划。

四、适应证

眶上入路的指征包括累及前颅底、鞍上或鞍旁、同侧Willis环、额叶底面和脚间池等部位，需要手术处理的病变。术中辅助神经内镜将此入路的显露范围扩展至对侧Willis环、蝶鞍、第三脑室前部、前纵裂、前颅底中线区的前部、斜坡上1/3和脚间池，以及同侧颅中窝的一部分。在许多病例中，可使用标准翼点入路或眶颧入路处理累及上述解剖区域的病变，而眶上入路是这两种入路高效且微侵袭的改良方式。

在选择眶上锁孔入路时，必须仔细分析患者的相关影像资料并预先评估手术通路和方向。虽然手术入路必须根据每个病例的特殊情况进行个体化选择，但通常情况下可以采用眶上入路处理下列各种病变：

- 前交通动脉瘤
- 同侧颈内动脉动脉瘤
- 同侧大脑中动脉瘤
- 同侧后交通动脉瘤
- 前床突脑膜瘤
- 前颅底脑脊液漏
- 额叶底面胶质瘤
- 颅咽管瘤
- 通过眶顶壁切除的眶内病变
- 位于视神经外上方的眶内病变
- 嗅沟脑膜瘤（见禁忌证）
- 垂体腺瘤
- 鞍结节脑膜瘤
- 中脑腹侧肿瘤

五、禁忌证

眶上入路的主要禁忌证与其解剖局限有关。眶上入路是沿眶顶壁进入颅内的、低平的手术通路，因此它对海绵窦外侧壁和颅中窝的显露角度不佳。而且，尽管可以通过附加开眶扩大显露，但该入路对术野中靠头顶侧解剖结构的显露也很有限。明显向上外侧生长或累及颅中窝底部的病变最好是采用标准翼点开颅，也可附加眶缘切开。明显向上突起的中线病变可能更倾向于使用经鼻蝶入路。另外，因为眶上入路骨窗较小，对于宽基底的浅表病变，如脑膜尾征范围较大的额部脑膜瘤，可能需要更大的骨窗以获得充分显露。

从解剖的角度讲，眶上入路的常见禁忌证如下：

- 病变向颅中窝底部生长
- 病变明显向上或外侧生长
- 病变向浅部延伸（如脑膜尾征）超过骨窗界限
- 病变局限于前嗅沟（尤其是累及下方骨质的病变，如脑膜瘤）

因眶上开颅遵循锁孔手术原则，即通过较小骨窗显露范围较大的深部结构，所以需要非常仔细地评估骨窗的合理位置及其提供的显露角度。确定眶上骨窗位置的一个重要考虑因素是额窦的位置和大小。遇到较大的额窦时，骨窗位置需要更靠外侧，这可能进一步限制了显露范围并改变了入路的术中工作角度。在每个具体病例中，应用基于影像资料的无框架立体定向导航设备有助于对手术角度的评估。另外，如果评估证明眶上入路的显露范围不足以满足手术需要，可能需要更换其他手术入路，如传统的翼点入路或眶颧入路。

六、术前计划

在规划眶上开颅之前，需要仔细研究患者最近的术前磁共振，这一点非常重要，我们既要评估病变所累及的周围神经血管结构，同时也要确定如何在术中抵达和显露病变（图16-1）。通过仔细分析横

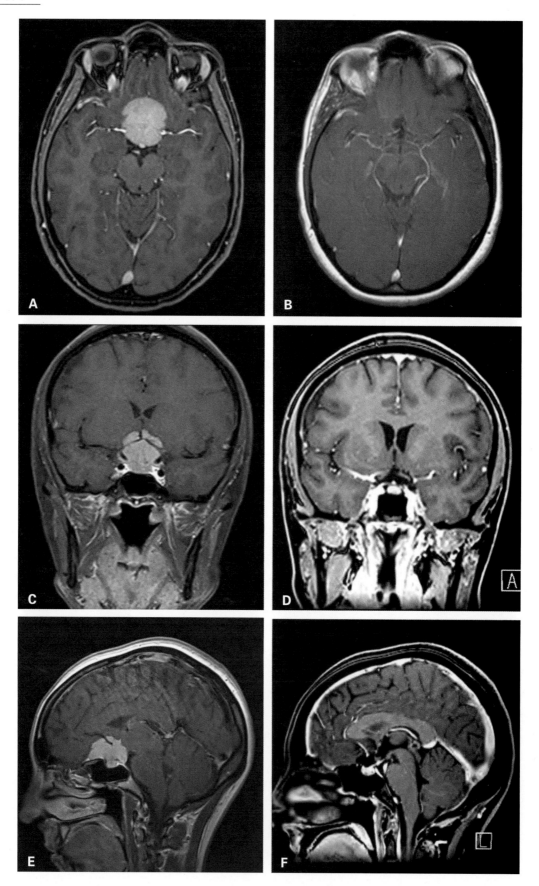

图16-1 鞍结节脑膜瘤患者的术前（A、C、E）和术后（B、D、F）磁共振，通过右侧眶上锁孔入路切除。较大的肿瘤体积和累及周围神经血管结构不是此锁孔入路的禁忌证。术后磁共振示肿瘤全切

断位磁共振序列，可明确病变相对于蝶鞍、颈内动脉和蝶骨嵴向外侧和后方扩展的情况。而病变向邻近的外侧颅中窝扩展的情况，累及海绵窦段和床突上段颈内动脉的情况，以及视神经和视交叉的位置等关键细节，可以从冠状位序列得到。通过仔细观察矢状位序列，则可发现较隐匿的向鞍内扩展的肿瘤，漏斗和视器官（视神经、视交叉和视束）的位置，以及肿瘤向头侧扩展的程度。所以，在选择眶上入路之前，认真评估病变的影像学特征是非常重要的。

如果选择眶上入路，术前须向患者告知可能出现的相关风险，如前额部麻木、额肌麻痹和脑脊液鼻漏等，尽管对于有经验的术者这些并发症发生的概率非常低。在我们超过450例的病例组中，脑脊液漏的概率几乎可以忽略，且只有2例患者出现了永久性额肌瘫痪。

七、手术技术

气管插管全身麻醉后，患者取仰卧位。头部固定于三钉硬性头架。手术床床头抬高约20°以利于静脉回流。头钉加压后，头部轻柔抬升至高于心脏水平，颈部后伸约20°以利于额叶因重力下坠和自然牵拉。这一点在扩大经额下的手术通路时非常重要，可避免显微手术过程中应用牵开器。随后头部略向对侧旋转，使颧骨置于头部最高点。对侧旋转的角度取决于病变部位，15°～30°旋转用于处理同侧病变，最多可旋转45°～60°，用于处理对侧病变。同侧眼涂抹眼膏润滑，暂时用尼龙线缝合睑缘以免消毒液接触角膜。

摆好体位后，注册无框架立体定向导航系统。决定皮肤切口前，在影像导航的帮助下确定额窦位置和病变的最佳手术角度。标记额窦外缘，触诊确定眶上切迹。眶上切迹代表皮肤切口的内侧界。如眶上切迹位于额窦外侧，则以眶上切迹为骨窗的内侧界。如较大额窦向外延伸超过眶上切迹，则以额窦外缘为骨窗的内侧界。

消毒铺单，在眼眉上半部范围内做皮肤切口（图16-2），向内达眶上切迹，向外达眼眉外端。切开皮肤至帽状腱膜下层，软组织以头皮拉钩牵向上方。尽量靠上方切开骨膜，形成"U"形骨膜瓣并向下翻向眶缘。骨膜瓣以缝线悬吊固定于敷料上。在切口外侧有限分离颞肌上部，显露颞上线下方关键孔区，在此钻一个骨孔。应避免过多地分离颞肌。尽量靠近额底铣开骨瓣。眶上骨窗一般宽2～3cm，高1.5～2cm（图16-3）。尽管小骨窗确可提供多种工作角度，但是骨窗再小也必须能够容纳完全打开的双极电凝镊。对于一些特殊病变，如浅表部分较大的病变，可能需要更宽的骨窗。注意保护骨窗内侧的眶上神经，并避免开放额窦。如果额窦开放，可用必妥碘（betadine）浸润的明胶海绵填塞并以骨蜡封闭，或采用骨膜瓣修补。

打开硬膜之前先将硬膜从眶顶剥离。眶顶的骨

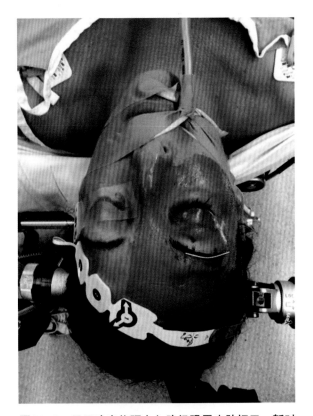

图16-2　示正确定位眶上入路经眼眉皮肤切口。暂时缝合右侧眼睑，皮肤切口从眶上切迹延伸至眼眉外侧端（黄线）。患者头部后仰以使额叶后坠。头部旋转角度可根据病变的大小和位置进行调整。此例患者头部向对侧旋转角度很小。但可在术中随时旋转手术床，以获得所需的角度

性突起用磨钻磨平，骨窗下缘的内侧骨板亦用磨钻磨平，这些操作对最大程度显露颅底至关重要。硬膜切口呈"U"形，硬膜瓣基底向下朝向眶缘（图16-4A）。手术显微镜就位，打开硬膜后立即在蛛网膜上切开小口，使脑脊液开始引流。

不用牵开器，在手术显微镜下分离额下手术通路。辨认同侧视神经和颈内动脉。可打开视交叉间池、视神经–颈内动脉池、颈内动脉–动眼神经池，以及外侧裂近侧部等脑池。通过分离蛛网膜粘连和释放脑脊液，额叶与前颅底逐渐分离，有助于进一步扩大手术通路。探查发现病变，针对不同病变采用合理的显微外科技术进行处理（图16-4B～D）。注意评估病变是否累及和（或）推挤移位视神经、视交叉、同侧和对侧颈内动脉、大脑前动脉、前交通动脉（ACOM）和垂体柄等重要结构。如果必要，应用30°神经内镜可扩大对蝶鞍、脚间池、前纵裂池、对侧Willis环和颅中窝等区域的观察和操作范围。

病变处理完成后，应严密止血。硬膜水密缝合并悬吊至骨窗下缘。确切修补破损额窦。硬膜外间隙铺一层止血纱（Surgicel），注意不要产生占位压迫。骨瓣复位，以扁平钛板固定。注意尽量缩小骨瓣与骨窗上缘之间的间隙，因这一部位的间隙会更加显眼，更影响容貌。因止血纱填塞其他部位的骨性间隙。逐层缝合骨膜、额肌和帽状腱膜。眼眉皮肤切口以尼龙缝线做无结皮内缝合。

高质量缝合最后的皮肤切口可使手术对容貌的影响降至最低。切口两侧皮缘须维持合适张力，以保证良好的一期愈合。在缝线打结之前，前后拉动缝线两端以确保5～7天后可顺利拆线。缝线两端位于皮外的部分需要打结，使皮缘在适当张力下贴合，打好结后，在其下方与切口之间放置不可吸收敷料，以免缝线

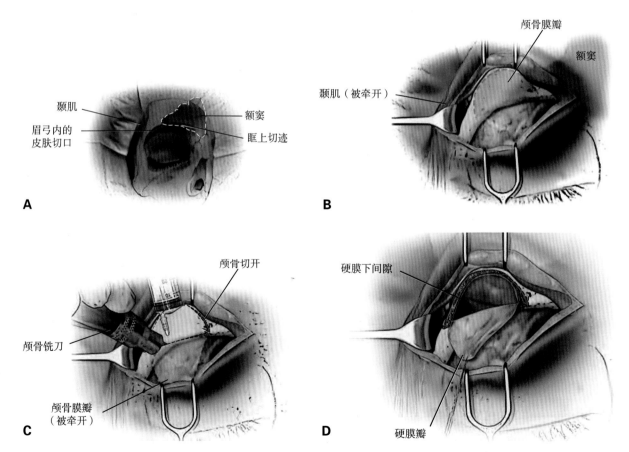

图16-3　A. 皮肤切口在眼眉上半部范围内，从内侧的眶上切迹延伸至眼眉外侧端。B. 分离帽状腱膜下层，软组织用头皮拉钩牵向上方，尽量靠上切开骨膜，骨膜瓣呈"U"形向下翻向眶缘。C. 分离颞肌上部并向外牵拉，以便在颞上线下方翼点关键孔区域钻骨孔。铣刀从骨孔沿预计骨窗的上下缘分别铣开颅骨，向内侧刚好汇合于眶上切迹外侧。尽量向下靠额底磨平骨窗下缘，使之与眶顶壁齐平。D. 磨除眶上骨质之内板，"U"形剪开硬膜并翻向下方，打开硬膜下间隙

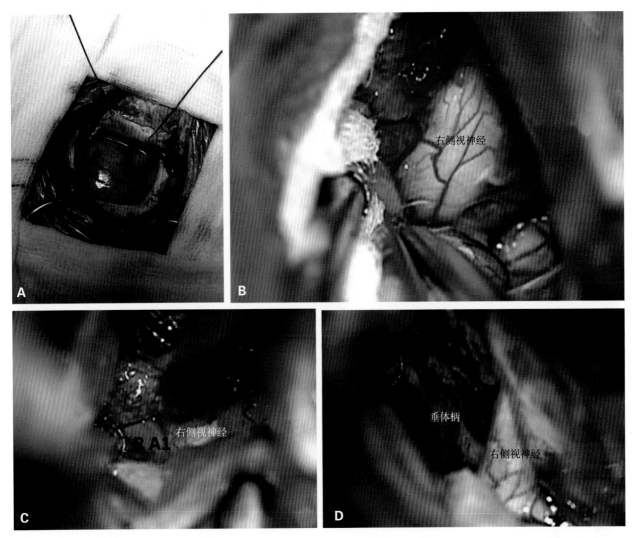

图16-4　图16-2所示病例的术中照片。骨瓣成形、硬膜打开以后,显露额叶底面(A)。因鞍结节脑膜瘤一般向上推挤视神经,所以辨认同侧视神经是第一个关键步骤(B)。清晰显示病变累及大脑前动脉和前交通动脉复合体(C)。肿瘤切除以后,双侧视神经和垂体柄清晰可见(R A1示右侧大脑前动脉近段)(D)。最后一图可显示眶上入路的解剖显露范围

勒入切口。切口缝合后,立即在切口上轻柔持续施压,直至患者拔除气管插管并能顺畅呼吸。这样做可防止患者在麻醉苏醒过程中因咳嗽或肌肉紧张导致的假性脑膜膨出。术后5～7天可拆除切口缝线。

　　视频右侧眶上开颅,骨缘磨平至眶顶水平。分离额下手术通路,不使用牵开器。以11号手术刀切开同侧视神经-颈内动脉池蛛网膜,缓慢耐心释放脑脊液。此步骤对获得充分松弛脑组织至关重要。显露肿瘤,可见肿瘤从鞍结节沿蝶骨平台扩展生长。以双极电凝沿肿瘤基底离断其血供,联合使用吸引器和锐性分离切除肿瘤。分辨并保护肿瘤累及的双侧大脑前动脉、前交通动脉复合体和双侧视神经。一旦肿瘤从周围结构游离,可整块切除大部肿瘤。肿瘤全切以后,双侧视神经和垂体柄清晰可见。

八、术后处置

　　采用眶上锁孔入路的患者通常术后少有不适,住院时间也较短。大多数病例术后1天即可出院回家。如果术中分离骨膜或骨瓣成形时损及眶周膜,术后可出现一定程度的眶周水肿。一般5天以内就会

缓解。对所有患者均应仔细观察和处理可能出现的脑脊液漏，对于累及垂体柄的患者，应注意评估其内分泌系统状况。

九、并发症

除了一般的手术并发症，还应注意下列眶上入路所特有的并发症：

● 损伤眶上神经导致的前额部麻木。

● 损伤面神经额支导致的额肌瘫痪。

● 开放额窦且修补不当导致的脑脊液鼻漏。

● 容貌受损，其原因可能为切口缝合不当、手术显微镜亮度大于75%导致皮肤部分或全层灼伤（与时长无关）、感染或持续的假性脑膜膨出。

总之，因眶上入路仅需很小的头皮切口和很少的颞肌分离，所以术后头皮疼痛、肿胀和咀嚼困难等并发症的发生率低于标准翼点入路或眶颧入路。

十、结果

笔者的眶上锁孔入路手术量已达450余例，包括430余例肿瘤、8例动脉瘤和3例前颅底外伤。这些数字说明此入路用途的广泛性。笔者至今尚没有需要术中更换其他大的开颅入路的病例，这说明如果选择合理、操作正确，眶上锁孔入路并不会因切口和骨窗减小而牺牲手术操作所必需的显露范围。

✔ 精要

● 仔细评估术前影像资料。必须认真阅读术前磁共振检查资料，这是正确选择眶上入路和确保病变合理显露的最重要的环节。

● 后仰头部使额叶后坠。这一体位设置虽然简单，但可使重力作用帮助医生显露手术角度。轻微的头部后伸即可使额叶后坠，额下手术通路自然打开，避免使用牵开器。

● 避开额窦。应用基于影像的无框架立体定向导航很容易避开额窦。成功避免打开额窦可消除脑脊液鼻漏的风险。

● 使骨窗下缘与眶顶齐平。眶上开颅是锁孔入路，骨窗下缘位于手术通道的浅部，即使在眶顶以上残留数毫米的骨质，也会对深部结构的显露角度产生非常大的影响。眶上开颅的目标是获得低平的、沿额叶底面和眶顶壁之间、由前向后的、直接的工作通道。

● 磨平眶顶壁。这样才能使手术通道变得低平，沿眶顶壁进入深部。

● 耐心释放脑脊液。这样做可使脑组织逐渐松弛。

● 有经验的术者会利用角度内镜突破锁孔骨窗的解剖限制。30°内镜可使眶上入路的显露和观察范围扩展至鞍内、对侧Willis环、前纵裂和部分颅中窝。

● 水密缝合硬膜。可最大程度降低假性脑膜膨出的风险，进一步降低脑脊液鼻漏发生的可能性。

● 缝合切口时避免容貌受损极其重要。为获得最佳的美容效果，在缝合切口时须注意下列关键步骤：

★ 缝合切口时采用皮下缝合，做到切口内没有线结。

★ 前后拉动皮肤缝线，以确保将来顺利拆线。

★ 缝线两端打结，保持适当张力。

★ 缝线两端打结后，在线结下方与切口之间放置不可吸收敷料以防止缝线勒入皮肤。

★ 对骨窗适当加压，直至拔除气管插管。

✅ **误区**

● 如果未能充分研究掌握术前影像资料，或未能对眶上入路的解剖限制有透彻理解，可能导致手术显露不充分。

● 在开颅之前应用影像导航技术可确定额窦外侧缘的位置，进而避免误入额窦。

● 一般情况下，通过触诊眶上切迹可确定皮肤切口的内侧界，进而使眶上神经得以保留。

● 限制切口向外延伸的长度，尽量减少向外侧过多分离皮下组织，可降低面神经额支损伤的风险。

● 水密缝合硬膜，按压已缝合切口直至拔除气管插管，可避免假性脑膜膨出。

✅ **所需器械**

● "火柴棍"形磨钻（用以磨平眶顶壁）

● 30° 内镜（用以扩大视野）

● 各种带角度的手术器械（用于内镜辅助手术）

（李茗初　译）

推荐阅读

Paladino J, Pirker N, Stimac D, et al. Eyebrow approach in vascular neurosurgery. Minim Invasive Neurosurg 1998;41:200–203.

Reich R, Perneczky A. Ten year experience with the supraorbital subfrontal approach through an eyebrow skin incision. Neurosurgery 2005;57（4 Suppl）:242–255.

Teo C. Application of neuroendoscopy to the surgical management of craniopharyngiomas. Childs Nerv Syst 2005;21:696–700.

Brydon HL, Akil H, Ushewokunze S, et al. Supraorbital microcraniotomy for acute aneurysmal subarachnoid hemorrhage: results of first 50 cases. Br J Neurosurg 2008;2:40–45.

Little AS, Gore PA, Darbar A, et al. Supraorbital eyebrow approach: a less invasive corridor to lesions of the anterior cranial fossa, parasellar region, and ventral brainstem. In: Cappabianca P, et al., eds. Cranial, cranio-facial and skull base surgery. Italia: Springer-Verlag, 2010.

第17章　内镜经鼻切除前颅底

Endonasal Resection of the Anterior Cranial Base

Roy R. Casiano

一、引言

虽然前颅底肿瘤传统上采用整块切除的颅面联合手术，但微侵袭经鼻内镜技术作为一种可替代的选择已越来越被认可。与传统的"金标准"颅面联合手术相比，对选择恰当的病例，内镜入路切除前颅底肿瘤在肿瘤学上是合理的。内镜入路不仅创伤小，避免了鼻侧切开或唇下切口带来的面部瘢痕，并且对于选择恰当的患者有更好的成本效益。

二、病史

传统的前颅底切除需要完全切除双侧前颅底（图17-1A、B）。对少数选择恰当的患者，可只行患侧前颅底切除，保留一侧的嗅神经和筛板（图17-1C），然而目前对后者仍有很多争议。

前颅底外侧界是眶内侧壁，后界是蝶骨平台或蝶骨顶，前界是额窦后壁，中线结构包括鸡冠和筛板，其中筛板的鼻腔面被覆嗅神经上皮，嗅神经纤维穿筛板上的筛孔进入鼻腔。筛板在外侧连接筛顶。

根据肿瘤的位置和分期，在手术治疗许多鼻腔鼻窦恶性肿瘤（表17-1和表17-2）时，前颅底切除术可能需要获得阴性上切缘。然而，决定适合单纯内镜入路还是颅面切除的依据是肿瘤的范围而非病理类型。

当肿瘤局限于鼻腔，最常见的早期症状是单侧鼻塞和（或）鼻出血，这些症状是非特异性的，经常与慢性鼻窦炎的症状相混淆。当患者有上述症状时应高度怀疑鼻腔鼻窦肿瘤。根据肿瘤的病理类型和（或）侵袭性，可能会出现眼眶或神经受累的症状，包括眼球突出、面部肿胀、脑神经功能障碍、眼球运动障碍，视力下降和（或）精神改变。

三、体格检查

所有患者均应行鼻内镜检查和全面的头颈部体格检查，包括对脑神经的评估。通过体格检查可发现眼球突出，眼外肌功能障碍，颊部、牙龈或唇龈沟的肿块效应（如义齿不合）和（或）牙齿松动。若有颊部、上唇麻木或上颌神经眶下支感觉减退，强烈提示神经被恶性肿瘤侵犯。如有可能通常在门诊行表面麻醉或局部麻醉下鼻内镜活检。当病变位置比较深在（如在鼻窦或颅底部位）或可能导致大量出血，患者应在手术室行活检术。

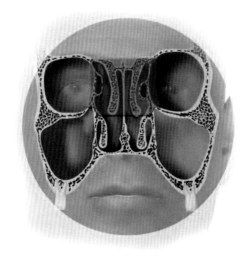

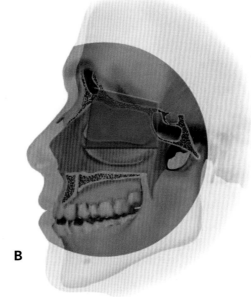

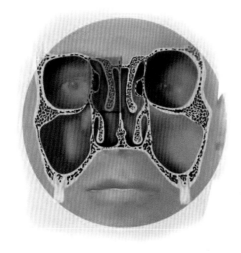

图17-1　冠状位（A）和矢状位（B）显示传统前颅底切除术的解剖范围。在合适的病例，为了保留一侧嗅球，可行单侧前颅底切除（C）

表17-1　常见的鼻腔鼻窦恶性肿瘤

上皮来源	非上皮来源	淋巴网状来源
● 腺样囊性癌	● 血管肉瘤	● 巨细胞瘤
● 恶性黑色素瘤	● 软骨肉瘤	● 淋巴瘤
● 转移癌	● 结缔组织肉瘤	● 浆细胞瘤
● 嗅神经母细胞瘤	● 纤维肉瘤	
● 鼻腔鼻窦未分化癌	● 血管外皮细胞瘤	
● 鳞状细胞癌	● 平滑肌肉瘤	
● 移行细胞癌	● 脂肪肉瘤	
	● 黏液肉瘤	
	● 骨肉瘤	
	● 横纹肌肉瘤	
	● 软组织肉瘤	
	● 滑膜肉瘤	

表17-2　常见的鼻腔鼻窦癌分期

美国癌症联合会（AJCC）筛窦癌分期	嗅神经母细胞瘤分期
TX：原发肿瘤不能确定	Kadish 分期
T0：无原发肿瘤证据	A 期：肿瘤局限于鼻腔
Tis：原位癌	B 期：肿瘤位于鼻腔并侵犯鼻窦
T1：肿瘤局限在任何一个亚区，伴或不伴骨质侵犯	C 期：肿瘤侵犯眼眶、颅底、颅内或存在颈部或远处转移
T2：肿瘤侵犯单个解剖区域的两个亚区，或累及鼻筛复合体，伴或不伴骨质侵犯	UCLA 分期
T3：肿瘤侵犯眶内侧壁或眶底壁、上颌窦、硬腭或筛板	T1：肿瘤累及鼻腔、鼻窦或两者都有累及（蝶窦除外），未累及最上筛房
T4a：肿瘤侵犯下列任何一个区域，包括前部眶内容物、鼻部或面颊部皮肤、颅前窝轻度受侵、翼板、蝶窦或额窦	T2：肿瘤累及鼻腔、鼻窦或两者都有累及（包括蝶窦），伴筛板受侵
T4b：肿瘤侵犯下列任何一个区域，即眶尖、硬脑膜、脑组织、颅中窝、脑神经（除外三叉神经上颌支）、鼻咽部或斜坡	T3：肿瘤累及眼眶或颅前窝
	T4：肿瘤累及脑组织

四、适应证

鼻腔鼻窦的大部分良恶性肿瘤如果没有广泛的眶内、颅内、上颌骨外侧或硬腭侵犯都可考虑采用内镜下前颅底切除作为独立的入路。否则应采用内镜联合外入路的手术方式，同期或分期手术。因此，术前应充分告知患者并获得知情同意。

五、禁忌证

并不是所有的鼻腔鼻窦肿瘤都适合采用此技术，特别是对于侵犯眶上、眼眶、上颌骨外侧或硬腭的病变。在这种情况下，内镜辅助下外入路或传统的颅面联合入路依然优于单纯的内镜手术。肿瘤若已侵犯上述部位，可能须分别行眶内容物剜除术、硬腭切除术和（或）上颌骨全切术。

六、术前计划

CT和MRI检查可以互补来评估鼻窦肿瘤、相邻的颅底及眼眶（图17-2）。CT在评估骨性结构如眼眶和颅底关键区域的骨质破坏或重塑方面优于MRI。增强CT还可以显示肿瘤的血供情况及其与颈内动脉的关系。CT的缺点是不能辨别周围软组织与肿瘤的分界，并且有射线暴露。MRI能够更好地显示软组织，可以有效区分肿瘤及其周围软组织（例如，钆增强后肿瘤呈广泛的中等强化，而黏膜炎症表现为周边的明显强化）。MRI还可区分肿瘤与窦腔分泌物、显示周围神经播散（特别是腺样囊性癌），以及硬脑膜、眼眶或脑实质的受侵情况。其他的影像学检查，为了评估肿瘤的供血情况或进行血管栓塞（如MRA或血管造影），或为了评估转移的病变（如PET-CT），对有些病例可能需要。

在择期颅底肿瘤切除术中，鞘内注射荧光素并不作为常规，但可在患者进入手术室之前静滴荧光素，以帮助医生进行前颅底重建。重建硬膜缺损后周边无荧光素渗出意味着无脑脊液漏。同样，术中计

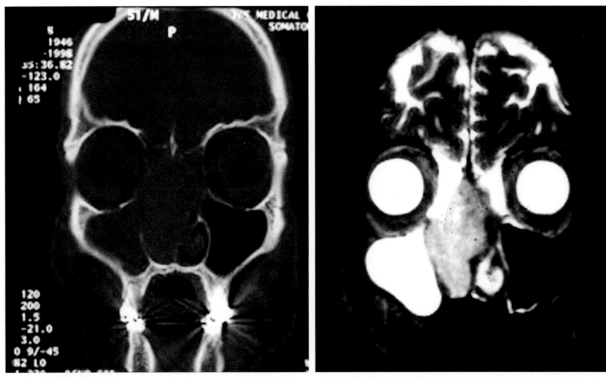

图17-2　嗅神经母细胞瘤的CT和MRI表现。上颌窦内和额漏斗区高信号显示阻塞性改变。鼻腔和筛窦肿瘤表现为低信号，中隔被推向左侧

算机辅助导航在前颅底肿瘤切除术中也不常规使用。然而，当切除的后界至颈内动脉和邻近的神经血管结构周围时导航可能是有益的。如须使用导航，应在术前为患者放置好基准点，在患者插管后、手术消毒前进行注册。

七、手术技术

（一）术中患者体位和消毒

患者仰卧于手术台。插管后，气管插管固定于左侧口角。同所有的鼻内镜手术一样，右利手的术者通常站在患者头部的右侧。当需要四手操作时，通常是在前颅底切除部分，助手站在术者的左侧。两人都可同时看到显示器。患者双眼涂眼膏，确保眼睑闭合并用透明敷料粘贴，便于术中察觉膨胀性眶内血肿。将羟甲唑啉浸润的1.5英寸×3英寸神经外科棉片置于双侧鼻腔。将床头旋转180°。如果需要，将床调成头高足低位，有助于降低术中的静脉充盈和颅内压力。碘伏消毒术区，铺无菌巾，将鼻和双眼置于术野中。

取出羟甲唑啉浸润的棉片后使用30°硬质鼻内镜进行观察，如有需要，术中可更换为70°内镜。70°内镜可用于观察鼻中隔角、额窦的前外侧和上颌窦的边界。如果暴露允许，用含1∶100 000肾上腺素的1%利多卡因在鼻中隔黏膜、中鼻甲附着处及蝶腭孔处局部注射。然而，根据病变大小和累及范围，可能需要先行鼻腔肿瘤的内镜下减容。

（二）鼻腔肿瘤减容并确定肿瘤中心

手术从患侧鼻腔开始。使用动力吸切器切除肿瘤的鼻腔部分，注意辨别并保留黏膜附着点和肿瘤

的"中心"。尽管也可选择使用非切割钳，但动力吸切系统可以通过在吸引器中放置过滤网袋来收集标本。一旦肿块被充分减容，就能将标本送病理检查以明确诊断。网袋需要及时更换并依解剖部位做相应标记。在疾病进展中上鼻甲和中鼻甲受侵并不少见，因此在减容时可一并切除。即使鼻甲在大体上没有受到侵犯，为了更好地暴露前颅底也需要将鼻甲切除。并作为单独的标本送石蜡切片检查。

（三）肿瘤绘图及获得鼻窦安全切缘

一旦确定肿瘤的起源部位或肿瘤的中心后，应将所有受累的鼻腔鼻窦结构逐步全切，将不同解剖部位的标本分别送石蜡切片检查便于术后肿瘤绘图。这将有利于分辨哪些鼻窦或结构被肿瘤累及或仅是炎症。在大多数内镜下前颅底切除术中，通常送15~20个不同的标本用于石蜡切片，每个标本代表每侧不同的具体的解剖部位。在此期间，须对关键区域行近距离内镜检查和冷冻切片检查，如肿瘤对眶周深部的侵犯、累及上颌骨外侧、硬腭、翼上颌间隙或广泛鼻咽受累，从而决定是否须进一步行外入路手术。在行前颅底切除术前，手术医生须在这一步决定是否继续行内镜手术、将来行二期手术［内镜和（或）外入路］，还是此次联合外入路手术。

一旦鼻腔通道建立，行扩大的上颌窦开放术。使用额窦刮匙从后方进入上颌窦后囟，并将中鼻道残余的软组织和骨性结构切除，向前一直到鼻泪管。相反，如果能找到钩突，则采取标准的上颌窦开放，从暴露上颌窦自然口开始。任何可疑受肿瘤侵犯的区域都要送冷冻切片检查。如果肿瘤没有侵犯上颌窦外侧的黏膜和骨质，先行筛窦和蝶窦的根治性切除，去除窦腔内所有黏膜。当下鼻甲或上颌窦内侧壁被肿瘤侵犯，须行内镜下上颌骨内侧切除，包括切除鼻泪管。筛窦全切后开放蝶窦，去除蝶窦前壁，使筛窦与蝶窦一体化。用Kerrison咬骨钳在蝶窦口的内侧和下方去除蝶窦口骨质扩大蝶窦口，充分暴露蝶窦。去除蝶窦内黏膜并送冷冻切片检查。蝶窦顶壁或蝶骨平台，是前颅底的最后缘，需要仔细检查。由后向前沿着颅底的延续仔细观察筛顶或筛凹。去除筛窦内所有没有被肿瘤侵犯的残余骨性间隔，使之与眶内壁和筛凹融合。在内镜下暴露颅底时，注意异常的骨侵蚀、破坏或硬脑膜的异常外观。

使用弯的窦口探针定位额漏斗，然后向前下骨折并去除鼻丘气房。此时可以检查鼻腔外侧壁泪囊表面的部分，若可疑切除送冷冻切片。在进行额窦和蝶窦扩大切除前，先进行对侧蝶筛切除和额窦开放，从而判断对侧受肿瘤累及的范围。

然后用带角度的切割钻和骨刮匙将额窦口向内、向前扩大，完成Draf Ⅲ型手术（改良Lothrop手术），以划定切除的前界（图17-3）。如有肿瘤累及，须磨除鼻骨的鼻腔面。切除的外侧界根据肿瘤的侵犯情况可以切除纸样板和（或）眶骨膜。中隔上段的切除（包括软骨和骨质）尽量向下从而达到阴性切缘。向下可以一直切至鼻底。通常保留尾部和背部的鼻中隔软骨柱以减少鼻背塌陷和继发的鞍鼻畸形的可能。

完成扩大的蝶窦开放（图17-4），包括去除蝶嘴、蝶窦间隔及暴露位于中线的蝶骨平台或蝶窦顶部。此时取鼻咽部和蝶腭区的黏膜切缘送冷冻切片，明确有无肿瘤侵犯。

这样就完成了前颅底暴露。如前所述，此时手术可以分期进行，而不须行颅底重建，或继续行后面介绍的前颅底切除。总之，必须在病理上获得鼻腔鼻窦和鼻中隔的干净切缘才可以进行后面的前颅底切除。

（四）前颅底切除

尽管行前颅底切除需要神经外科的协助，但对于绝大部分前颅底肿瘤的手术很少需要神经外科医生上台手术，除非肿瘤已经广泛侵犯硬膜或脑实质。使用超声骨刀或高速磨钻将前颅底骨质磨薄（如筛凹、蝶骨平台前部和额窦后壁后下部）。将前颅底骨质磨至蛋壳状，然后将剩余骨质小心地从硬膜表面

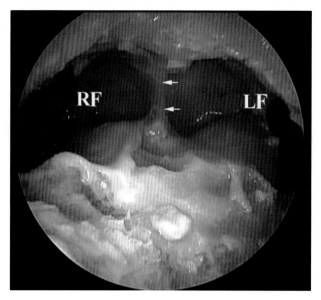

图17-3 完成的改良Lothrop手术（Draf Ⅲ型额窦开放术），显示前颅底切除的前界。观察左侧（LF）和右侧（RF）额窦腔。小箭头指示残余的额窦间隔

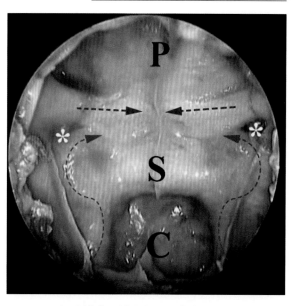

图17-4 切除蝶嘴、蝶窦间隔和鼻中隔上端后完成扩大的蝶窦开放。弯曲的虚线箭头提示蝶窦内颈内动脉的走行。直虚线显示视神经穿过视神经管到达视交叉（P. 蝶骨平台或蝶窦顶；S. 蝶鞍；C. 斜坡；星号，视神经颈内动脉窝）

剥离去除，并送石蜡切片。为便于颅底重建和进一步的硬膜切除（如果需要的话），可用脑棉片轻柔抬起眶上的硬脑膜。用能量为10W的带吸引单极电刀电凝筛前和筛后动脉后，用镰状刀切开硬膜，采用四手技术小心地用吸引器吸引及内镜剪刀切除硬膜，开始时尽可能向外切开硬膜，但要留下环周袖状硬脑膜切缘以送冷冻切片。或者，可使用小的咬切钳切除硬脑膜并同时送病理，从而确保术中取得阴性切缘。硬膜切开从筛凹的上方开始，前方至额窦后壁。切开后，将病变向后下牵拉至鼻咽部，这样可以看到颅内的血管和脑实质。来自硬膜血管的颅内出血用双极电凝控制。静脉出血可以用脑棉片和粉状明胶海绵轻轻压迫1~2分钟止血。在上方，将病变从鸡冠和大脑镰上剥离。用超声骨刀或电钻磨薄鸡冠，然后尽量从高处将鸡冠向下骨折。从两侧切开鸡冠上的大脑镰，缓慢向后解剖游离病变，最后切开蝶骨平台处的硬脑膜，并切断双侧的嗅神经，这时整个肿瘤标本可落入鼻咽部。将前颅底标本整块从前鼻孔取出（图17-5）。如果嗅神经上皮被肿瘤累及（如嗅神经母细胞瘤），需要将嗅神经送快速冷冻切片明确切缘是否干净。

（五）前颅底重建

硬膜和颅内取得阴性切缘后，开始对颅底缺损进行重建。若不能取得硬膜的阴性切缘，需要神经外科医生协助可能转换到采用颅面联合切除术。使用平均厚度1mm的无细胞成分的含水真皮移植物（Alloderm, LifeCell Corporation, Branchburg, NJ）像吊床一样覆盖前颅底缺损（图17-6）。移植物放在硬膜外或硬膜下并不重要，更重要的是需要取得足够大的移植物，并按如下所述置于颅内。通常，可以测量颅底缺损前后和两侧（在上方由眶至眶）的大小，周边至少增加2cm，作为移植物最终的大小。这样在前后径及左右径总共将超出缺损4cm。例如，如果最后的颅底缺损范围由眶至眶是3cm，前后径是4cm，那么需要7cm×8cm的移植物来修复。将移植物的边缘在周边折叠非常重要，这样鼻内的部分就可以覆盖去上皮化的眶、蝶骨平台和额窦后壁（图17-7）。为了将移植物固定在缺损的周边，防止其

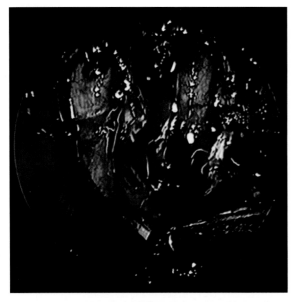

图17-5 前颅底切除后的颅底缺损，可见脑组织及大脑镰的切缘。吸引器头指示右侧嗅神经的断端

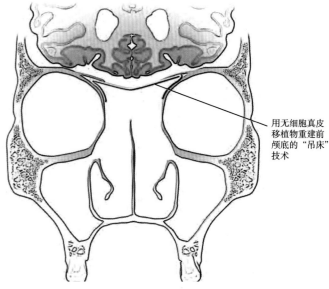

用无细胞真皮移植物重建前颅底的"吊床"技术

图17-6 用无细胞真皮移植物或冻干的硬膜来重建前颅底的"吊床"技术

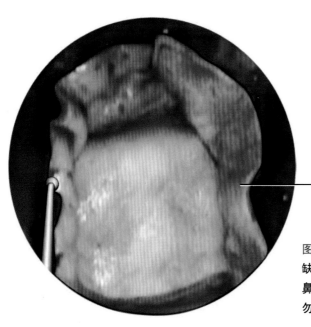

将移植物放置并塞在额窦后壁、眶顶和蝶骨平台上方，形成囊袋样结构

图17-7 无细胞真皮移植物修复前颅底缺损。将移植物塞在缺损的周围形成囊袋样结构并填入明胶海绵。移植物游离的鼻腔缘覆盖在眶内侧壁、额窦后壁和蝶骨平台缺损缘。注意勿阻塞额窦口

向颅内或鼻腔内的移位，用1～2cm²湿润压实的明胶海绵（Gelfoam, Pfizer, New York, NY）填充在移植物周边覆盖在眶顶、蝶骨平台和额窦后壁上反折而成的囊袋内。此步骤有助于牢固地密封缺损处，降低术后脑脊液漏和颅内积气的风险。用弯头吸引器隔着脑棉片吸除嵌顿于囊袋内的明胶海绵的水分并将其压实。移植物的中央使用湿润压实的明胶海绵覆盖，然后用2根膨胀海绵（Merocel, Medtronic Xomed, Jacksonville, FL）填于额窦和蝶窦之间的共同腔，以提供对抗脑实质的反压并在术后即刻恢复脑脊液压力水平（图17-8）。

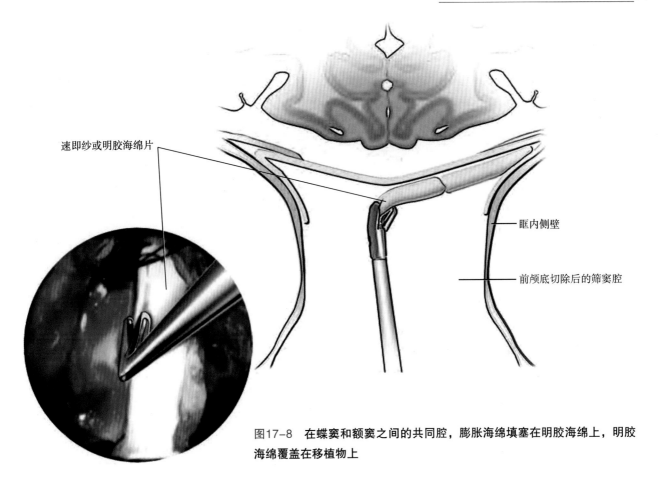

速即纱或明胶海绵片

眶内侧壁

前颅底切除后的筛窦腔

图17-8　在蝶窦和额窦之间的共同腔，膨胀海绵填塞在明胶海绵上，明胶海绵覆盖在移植物上

八、术后处置

术后不常规行腰椎穿刺。患者在转至普通病床前，术后当晚应持续监护。每天观察是否有脑脊液漏，让患者坐位并稍前倾，不要用力。记录鼻孔里流出的任何清亮的液体。观察患者的神志、视力变化及常规的生命体征。如果没有发热、神志和视力的变化，患者一般在术后第3天就可以出院，术后第7天门诊复诊。

术后预防性使用抗生素，直至术后约1周在门诊拔除鼻腔填塞物。不要触动深面的明胶海绵，让其在冲洗鼻腔时自然脱落。此时开始用生理盐水冲洗鼻腔。告知患者避免使劲，必要时使用粪便软化剂。需要时可给予镇痛药。

长时间结痂会阻碍鼻腔鼻窦和前颅底的黏膜修复。黏膜化的术腔结痂较少，无黏膜覆盖的术腔依靠继发的肉芽组织形成来修复。与黏膜化的移植物或组织瓣相比，颅底重建区的长时间结痂是无细胞真皮移植物（Alloderm）或冻干硬膜的缺点。然而，相较于这些不足，移植材料修复容易、可迅速获得，为前颅底缺损提供了很好的封闭，取得了良好效果。使用带蒂的鼻中隔黏膜瓣修复也会导致供区的结痂。定期鼻内镜清理、术后每日冲洗、需要时依据药敏结果使用局部和口服抗生素，有助于减少结痂。如果术后需要放疗，一般在术后4周内开始。预计6个月内可完成全部上皮化（图17-9）。

对于所有肿瘤患者，术后必须长期进行鼻内镜和影像学随访。患者应至少每几个月随访一次，每年至少复查一次头颅MRI检查，如有症状须提前进行（图17-10）。随访时鼻窦CT检查主要用于发现有症状的阻塞性鼻窦疾病，其治疗与慢性鼻-鼻窦炎相同。

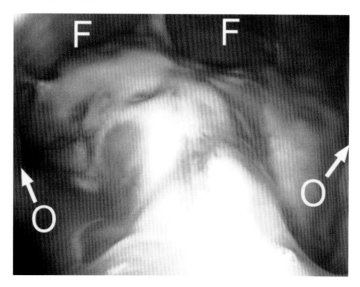

图17-9 术后1年黏膜化的前颅底。可见双侧额窦腔（F）和眶内侧壁（O.箭头）

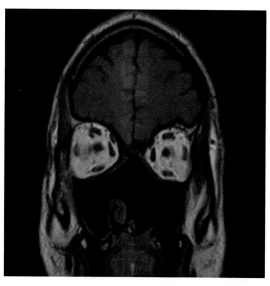

图17-10 内镜下前颅底嗅神经母细胞瘤切除术后3年MRI。术后1个月行放疗。患者同时行了内镜下左上颌骨内侧切除术

九、并发症

前颅底切除术后最常见的并发症是脑脊液鼻漏和鼻出血。由于纤维化、结痂或黏膜增厚造成的鼻窦阻塞在术后的整个随访过程中都有可能发生，导致持续性炎症、分泌物液颜色改变、头痛和结痂。精神状态改变、感觉减退、眶内血肿、复视、失明、眶蜂窝织炎、鼻前庭狭窄和深静脉血栓也有报道。然而，这些症状更常发生于传统的颅面切除术术后。

十、结果

与颅面切除术相比，内镜入路是安全有效的，在一些选择恰当的病例其术后并发症比例和总体生存率与传统入路相当。内镜入路并不影响阴性切缘的获得。通常术后并发症低、住院时间缩短。该技术的另外一个优势是角度镜提供了高质量的动态视野，提高了肿瘤切除的准确性，同时保护了未受累的重要结构。

✅ 精要

● 应依据肿瘤的分期和病理类型对每位患者进行个体化治疗。

● 在前颅底切除术中不常规使用导航和鞘内注射荧光素，除非肿瘤已经侵犯颅中窝或颅后窝，此处辨识颈内动脉和邻近的神经血管结构非常重要。

● 术中仔细界定肿瘤范围并送术中冷冻切片是必须的，不但是为了判断疾病的范围及切缘是否干净，而且还为了判断邻近或不能切除的边界。这样有助于指导术后辅助放疗的方案或进一步手术计划的制订，如行同期或分期手术（内镜或外入路）。

● 当使用Alloderm重建前颅底时：

★ 使用1mm厚移植物。太薄不能起到有效支撑，太厚则缺乏柔韧性，不利于在眶上、额窦后壁和蝶骨平台四周形成"囊袋"。

★ 囊袋周边深度必须至少1cm。

★ 确保在移植物自身反折所形成的周边囊袋内填塞足够的明胶海绵。这样可以将反折部分牢牢地固定在骨质表面，并允许移植物的颅内部分可以上下移动。塞入明胶海绵后，必须能够清楚地看到囊袋在鼻腔内的边缘。

✅ **误区**

● 若移植物四周没有形成囊袋就塞入明胶海绵可能会导致移植物向上方移位，特别是当低颅压、脑萎缩或术后脑脊液压力水平恢复过缓时。

● 对于大多数病例，没有必要使用游离黏膜或黏膜瓣覆盖在移植物的表面。移植物会很快被肉芽组织替代，几个月后会黏膜化。但是，这将延长术后结痂的时间。

✅ **所需器械**

● 标准的内镜鼻窦手术器械

● 动力系统

● 超声骨刀

● 加长的精细内镜颅底剪刀、颅底钳、探针、吸引器头、组织剥离子和手持式双极

（余洪猛　刘　全　译）

推荐阅读

Folbe A, Herzallah I, Duvvuri U, et al. Endoscopic endonasal resection of esthesioneuroblastoma: a multicenter study. Am J Rhinol Allergy 2009;23（1）:91 - 94.

Mantravadi A, Zender C. Craniofacial approaches to the anterior skull base. Oper TechOtolaryngol 2010;21:181 - 187.

Casiano RR, ed. Endoscopic sinonasal dissection guide. New York, NY: Thieme Medical Publishers, 2012.

Tessema B, Eloy JA, Folbe AJ, et al. Endoscopic management of sinonasal hemangiopericytoma. Otolaryngol Head Neck Surg 2012;146（3）:483 - 486.

Wood JW, Eloy JA, Vivero RJ, et al. Efficacy of transnasal endoscopic resection of malignant anterior skull base tumors. Int Forum Allergy Rhinol 2012;2（6）:487 - 495.

第 **18** 章　经颅入路前颅面切除术

Transcranial Approach for Anterior craniofacial Resection

Franco DeMonte

一、引言

据统计，鼻腔鼻窦肿瘤仅占全身恶性肿瘤的0.2%～0.8%，占头颈部恶性肿瘤的2%～3%。人群发生率为（0.3～1）/100 000。此区域肿瘤儿童罕见，40岁后发生率上升。诊断的中位年龄男性为62岁，女性为72岁，男性发病比例稍高。

大部分鼻腔鼻窦肿瘤发生在气房壁的黏膜组织。北美和亚洲地区最常见的病理类型是鳞状细胞癌、嗅神经母细胞瘤、腺癌和腺样囊性癌，在一个较大样本的手术序列研究中发现鼻窦未分化癌是另一个常见的病理类型（表18-1）。由于超过90%的肿瘤会侵犯至少一个窦腔壁，肿瘤可能远超出其原发鼻窦，所以常常很难判断肿瘤的确切原发部位。上颌窦是最常见的原发部位，发生于55%的病例。10%的肿瘤发生于筛窦，仅1%发生于蝶窦和额窦，35%的肿瘤原发于鼻腔。流行病学调查发现，各种环境有害物质与鼻腔鼻窦肿瘤的发生发展有关。一项大样本的病例对照研究发现美国白人男性中，鼻腔鼻窦肿瘤的发生与吸烟显著相关。各种职业有害物质也与鼻窦肿瘤的发生有关联。表18-2中列出了肿瘤的类型、职业暴露和可疑致癌物。

当肿瘤侵犯或经过颅底累及脑膜旁间隙、硬脑膜或硬脑膜内和脑内结构时，可采用经颅入路前颅面切除术治疗这些鼻腔鼻窦恶性肿瘤。此术式可以提供良好的视觉效果、安全和彻底地处理眶部的能力，以及修补颅底和硬脑膜缺损的机会。

二、病史

鼻腔鼻窦恶性肿瘤最常见的初始症状是单侧鼻塞、慢性流涕和鼻出血，而且这些恶性疾病的早期症状与鼻腔鼻窦良性疾病并无区别。研究表明，由于这些非特异性的症候群导致医生和患者延误诊疗时间3～14个月。放宽使用影像学检查及早期活检减少了诊断的延误，提高了肿瘤的早期检出率。

鼻腔上部及筛窦部位肿瘤可能与失嗅及头痛有关。额窦癌可以表现为伴疼痛、肿胀和骨质破坏的急性额窦炎。当肿瘤位于蝶窦时可能不会出现鼻塞、鼻出血和鼻溢的症状，患者的典型表现为头痛、复视和脑神经病变。

表18-1　1992—2008年在M.D. Anderson癌症中心行颅面切除手术治疗的
209例鼻窦肿瘤患者的病理类型分布

肿瘤类型	病例数
鳞状细胞癌	35
嗅神经母细胞瘤	28
腺癌	23
腺样囊性癌	21
鼻窦未分化癌	13
骨肉瘤	11
神经内分泌癌	7
血管纤维瘤	7
黑色素瘤	6
软骨肉瘤	6
纤维肉瘤	5
低级别未分化肉瘤	4
内翻性乳头状瘤	4
横纹肌肉瘤	4
神经鞘瘤	3
脑膜瘤	3
恶性纤维组织细胞瘤	3
恶性外周神经鞘瘤	2
黏液囊肿	2
良性纤维瘤	2
转移瘤	5
单发病例的病理 [a]	15

[a] 包括黏液表皮样癌、间叶组织软骨肉瘤、畸胎瘤、血管肉瘤、骨瘤、平滑肌肉瘤、纤维血管性息肉、造釉细胞癌、PENT/尤因肉瘤、高级别未分型肉瘤、恶性孤立性纤维瘤、生殖细胞瘤、肌上皮癌、脂肪肉瘤、血管瘤

三、体格检查

当怀疑患有鼻腔鼻窦恶性肿瘤时，头颈部的全面检查，包括鼻腔鼻窦及鼻咽区域的内镜评估非常重要。中耳渗出提示肿瘤可能侵犯鼻咽、咽鼓管、翼板或腭帆张肌。脑神经功能必须评估。要完善全面的眼科检查。必须仔细检查眼球运动，以发现与眶内组织或眼球运动神经受累相符的眼球活动受限。须特别注意三叉神经的检查。恶性肿瘤侵犯三叉神经分支的情况并不少见，可通过其支配区域的感觉减退有时合并感觉异常来确认。对任何可疑的病变均须行活检。

表18-2　与鼻窦肿瘤相关的职业危险因素

肿瘤类型	职业	可疑致癌物
鳞状细胞癌	镍提炼	镍化合物
	芥子气制造	二氯二乙硫醚
	异丙醇制造	异丙醇
	手表绘制	镭
腺癌	木工	硬木粉尘
	铬颜料制造	铬化合物
	异丙醇制造	异丙基油

四、适应证

在为鼻窦恶性肿瘤患者计划治疗方案时，需要考虑的因素包括：肿瘤的病理类型、生物学侵袭性、疾病的范围、辅助治疗措施的可行性及潜在成功率、根治性手术可能造成的功能损害及毁容程度。目前，多数患者接受的是外科手术结合放射治疗的综合治疗模式，但也可能须行诸如化疗及放射外科治疗等其他辅助治疗（表18-3）。只有通过多学科评估和治疗才能给患者带来最佳的治疗效果。

五、禁忌证

经颅入路颅面切除术的禁忌证包括：患者有合并症，如严重的心血管疾病；明显的虚弱或合并精神疾患；有凝血功能障碍；合并终末期肾病或肺部疾病，切除肿瘤将很可能没有获益。尽管有远处转移的患者不适合行此手术，但仅有一处转移灶的低-中级别肿瘤有时可以行颅面切除以缓解如视神经病变及疼痛等特定症状。对于侵犯颅内段颈内动脉的高级别恶性肿瘤患者，不建议行此手术。

六、术前计划

CT及MRI具有互补作用，是评估鼻腔鼻窦恶性肿瘤所选择的影像学检查方法。CT在评估骨质改变尤其是骨质破坏时效果明显。直接的冠状位CT是评估前颅底完整性的最佳方法，包括眶顶、筛板、蝶骨平台（图18-1）。MRI是评估肿瘤侵犯程度的最佳方法，在大多数情况下可以鉴别肿瘤与炎性黏膜、血液或潴留的黏液（图18-2）。翼腭窝、颞下窝、鼻咽部的脂肪组织信号消失往往提示肿瘤侵犯了这些区域（图18-3）。硬脑膜增厚及增强通常也是肿瘤侵犯的征象（图18-4）。类似地，脑神经增粗及强化提示肿瘤沿外周神经延伸（图18-5）。在MRI上识别出肿瘤内或肿瘤附近至颈内动脉的流空信号，可能是术前血管造影的适应证，用以评估肿瘤血供并制订手术计划。PET-CT结合MRI有助于鉴别淋巴结转移及全身远处转移。然而，在初次检查的患者中这种情况不超过10%。

只有依据准确的肿瘤病理诊断才能制订出最佳的治疗方案。大多数的鼻腔鼻窦肿瘤可在鼻内镜下活检。少数情况下，深部病变可以在CT引导下针吸活检。经验丰富的病理科医生对活检标本的评估具有

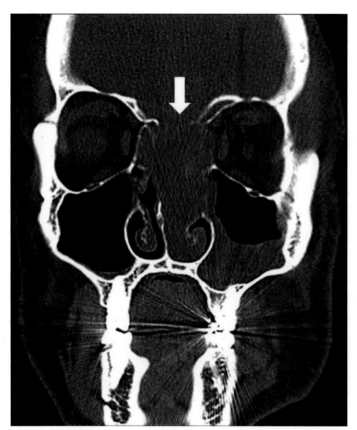

图18-1 冠状位CT的骨窗像。箭头指示神经内分泌癌患者筛骨水平板的骨质破坏处（该图片版权归德克萨斯大学医学部安德森神经外科系所有并已获授权）

重要意义。

七、手术技术

外科治疗的目的是在可接受的并发症前提下实现肿瘤的显微镜下全切。最近的证据显示对肿瘤进行整块切除可能没有必要。当然，试图行整块切除时不应对神经功能造成威胁。当肿瘤侵犯海绵窦、颈内动脉、视交叉或远处转移时，通常不建议手术，除非特殊情况。

经颅入路前颅面切除术的目标是暴露颅前窝内侧的底部。当肿瘤未侵犯上颌窦内1/3的外侧时，此术式可作为独立的入路，但其常与鼻内镜技术或偶尔与开放的经面入路联合使用。颅骨切开的范围取决于个体的解剖差异（尤其是额窦）、肿瘤的大小及侵犯范围。术中应用无框架立体导航可以获得最佳的颅骨切开范围及位置。如果选择直接的经额窦入路，则可以很容易地确定额窦轮廓。

患者仰卧位，气管插管，全身麻醉。气管插管摆放的位置不应妨碍内镜或经面入路。有时需要行气管切开术。如果行面部切口，则应缝合鼻侧切开一侧的睑裂或缝合双侧睑裂。抬高头位以改善静脉回流和脑组织在重力下的松弛。无须行腰大池引流。双侧冠状切口起自双侧耳屏前，位于发际后方。切口深至皮肤和皮下组织，显露帽状腱膜。锐性切开腱膜后暴露腱膜下腔。切口完成后，用皮肤拉钩翻起双

表18-3 恶性肿瘤适合的治疗策略

化疗及放疗

尤因肉瘤

淋巴瘤

大多数横纹肌肉瘤及恶性外周神经鞘瘤

神经内分泌癌

一些鼻窦未分化癌

化疗、放疗、外科切除及立体定向放疗

腺样囊性癌 ⎫
⎬ 尤其伴神经周围侵犯者
鳞状细胞癌 ⎭

高级别肉瘤

术前及术后化疗、外科切除和术后放疗

高级别肉瘤

高级别鳞状细胞癌

一些鼻窦未分化癌及黑色素瘤

外科切除

基底细胞癌

硬纤维瘤病

低级别软骨肉瘤

另外一些低级别肉瘤及低级别腺癌

外科切除及术后放疗

腺癌

腺样囊性癌

大多数转移瘤

嗅神经母细胞瘤

一些低级别肉瘤

鳞状细胞癌

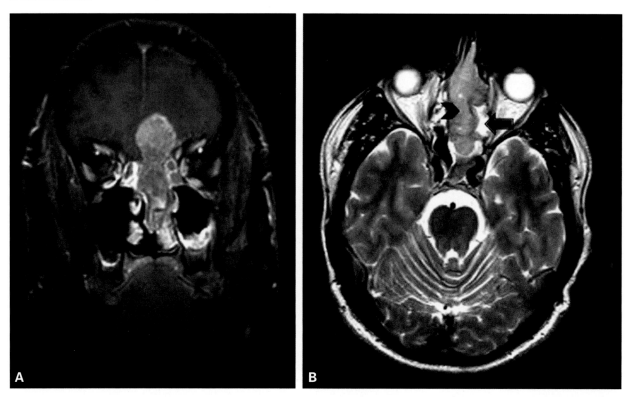

图18-2　A. 冠状位增强T1加权像显示鼻窦腔内肿瘤向颅内侵犯左侧额叶下区域。B. 轴位T2加权像显示鼻窦腔内肿瘤呈等信号（箭头），邻近高T2信号为鼻窦分泌物（箭头）（与图18-1为同一患者）（所有图片版权归德克萨斯大学医学部安德森神经外科系所有并已获授权）

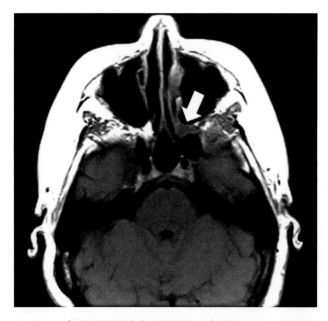

图18-3　鼻窦腺样囊性癌患者的轴位未增强MRI T1加权像显示肿瘤侵犯左侧翼上颌窝（箭头），脂肪组织的高信号消失（该图片版权归德克萨斯大学医学部安德森神经外科系所有并已获授权）

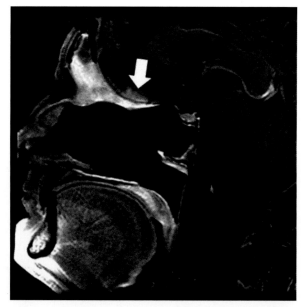

图18-4　矢状位增强MRI T1加权像显示硬脑膜增厚及结节状强化影，提示复发性鼻窦腺癌（箭头）（该图片版权归德克萨斯大学医学部安德森神经外科系所有并已获授权）

额头皮瓣。用15号刀片锐性分离腱膜与其下方的疏松结缔组织，确保颅骨膜与疏松结缔组织层尽量厚。分离时不要超过眶缘上方1~1.5cm，以保护支配额肌的面神经远端分支。头皮瓣置于一个海绵卷上向前翻转，以避免头皮的急剧反折。在同一层面分离切口后方的头皮以获得一个较大的带血管蒂颅骨膜瓣。随后从两侧颞上线、后方头皮瓣处，自颅骨膜下解剖分离颅骨膜瓣向前翻转（图18-6）。之后，切口继续在颞上线处通过双侧颞浅、深筋膜达颧弓根后方约5cm。此切口应起自"锁孔"区上方1.5~2cm并与颧弓平行。在筋膜下分离以暴露颞窝最前方。用骨膜剥离子从颞肌前方将其从颞窝分离，暴露两侧"锁孔"区（图18-7）。入孔应位于双侧"锁孔"区以暴露额叶硬脑膜和前颅底。在中线区做1个或2个入孔，暴露额叶硬脑膜的最后方及上矢状窦两侧。然后将硬脑膜与颅骨下表面分离，用动力骨刀从中央钻孔处向"锁孔"区的每一入孔切开颅骨。用动力骨刀在双侧眶缘上方将骨切开至双侧眼眶的内1/3，然后自这些骨切开处内侧继续向下切开至额鼻缝区。接着从额鼻缝水平分离骨瓣。通常，此过程允许额窦后壁有可控骨折。如果这一过程不太顺利，可以使用细的动力骨刀沿之前的截骨线及额窦后壁的刻痕分离，使骨折可控。随后取出双侧额骨瓣。对于硬脑膜与颅盖紧密粘连的患者，最好分开切除额窦前壁，然后在直视下去除额窦后壁。用脑棉片保护硬脑膜表面，将硬脑膜从双侧额窦后壁分离直至盲孔平面。硬脑膜表面仔细止血。将额窦彻底去黏膜及颅骨化。经过这一基本入路，前颅底硬脑膜便从颅底区解剖分离。抬高患者头位，过度换气使PCO_2低至28mmHg，可为此入路带来极大便

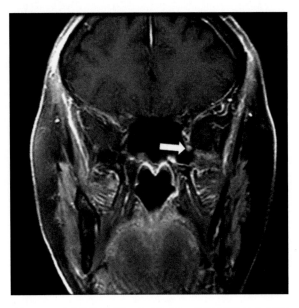

图18-5 冠状位增强T1加权MRI。箭头显示此上颌窦腺样囊性癌患者的左侧上颌神经增粗并强化。术中病理检查证实肿瘤侵犯外周神经（该图片版权归德克萨斯大学医学部安德森神经外科系所有并已获授权）

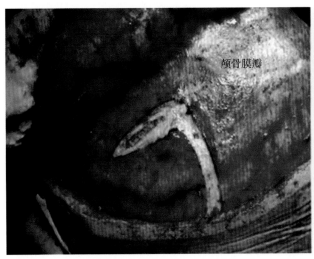
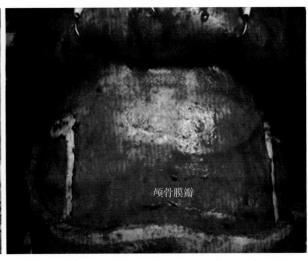

图18-6 术中照片显示自颅骨分离带血管蒂的颅骨膜瓣需行的切口。两侧切口切透颞肌筋膜浅层和深层，自眶上外侧游离此瓣。双侧颞上线切口在后方相接，位于头皮下、皮肤切口的后方（所有图片版权归德克萨斯大学医学部安德森神经外科系所有并已获授权）

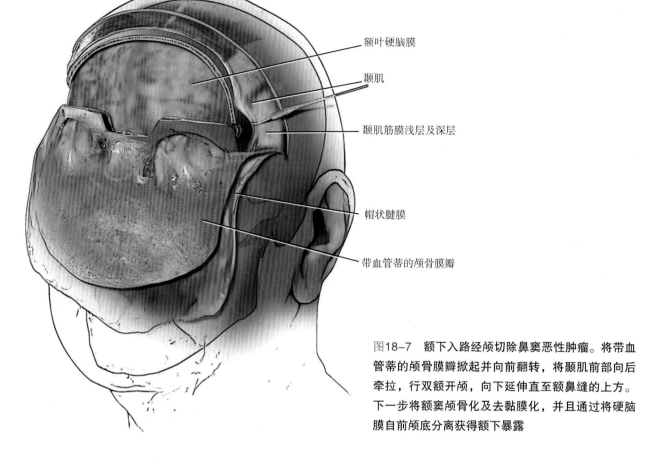

额叶硬脑膜

颞肌

颞肌筋膜浅层及深层

帽状腱膜

带血管蒂的颅骨膜瓣

图18-7　额下入路经颅切除鼻窦恶性肿瘤。将带血管蒂的颅骨膜瓣掀起并向前翻转，将颞肌前部向后牵拉，行双额开颅，向下延伸直至额鼻缝的上方。下一步将额窦颅骨化及去黏膜化，并且通过将硬脑膜自前颅底分离获得额下暴露

利，如有必要还可以打开双侧额部硬脑膜释放脑脊液。硬脑膜分离到鸡冠和双侧眶部平面。在放大视野下用高速电钻磨除鸡冠。切开延伸穿过筛板的硬脑膜套，抬起硬脑膜继续向后暴露额蝶缝。在筛板的后外侧平额蝶缝处辨认筛后动脉。电凝并分离筛后动脉，然后可以进一步分离硬脑膜。如果硬脑膜未被肿瘤侵犯，即可原位修复。如果缺损较大，则需要嵌入硬脑膜移植物并显微缝合以达到水密。然而在大多数情况下，硬脑膜被肿瘤侵犯，此时就需要暴露颅内结构。切开双侧额部硬脑膜，结扎上矢状窦最前端。任何侵犯至颅内的肿瘤部分均应分块切除。运用标准的显微神经外科技术切除受累的脑组织。沿受累的硬脑膜周围切开前颅底硬脑膜。从颅底分离硬脑膜游离缘时，可将受累的硬脑膜和下方与之粘连的肿瘤一并切除。此时，可以置入硬脑膜移植物并行显微缝合。用高速电钻在前颅底进行骨切除。如果肿瘤侵犯全部筛窦复合体，骨切除的范围须包括两侧眶顶内侧至纸样板（图18-8）。向后方应达到额蝶缝。此缝通常位于后筛气房后端上方，但遇到巨大蝶窦时有时位于蝶窦前上方。辨认、电凝并断开筛后动脉。众所周知，视神经出视神经管处位于筛后神经血管束后内侧5～7mm处。在眶内筛前动脉同样被辨识、电凝和断开。从上方将眶骨膜自双侧纸样板分离，在眶组织内侧行小弧形的骨切开（图18-8）。随后在双侧纸样板与眶底交界处下方做截骨线。将骨刀一半置于眶内，另一半置于后组筛窦，在后方横断纸样板。然后用弯的骨刀切断鼻中隔后端。后方的骨切开如果经过蝶骨平台，就会进入蝶窦并需要继续经过蝶窦前壁到达窦底。切开蝶窦前部的底，自颅底分离蝶窦前壁与蝶嘴。前方截骨范围经过额窦底进入鼻腔（图18-8）。暴露鼻中隔前段并用粗剪刀切断。这样就可以经颅取出标本了。清除残余筛房及任何受累或可疑的眶周组织。小的眶周缺损无须特殊处理，如果缺损较大则需要用颞肌筋膜修复。笔者不使用鼻腔填塞物止血，更喜欢使用双极电凝及有明确效果的止血材料

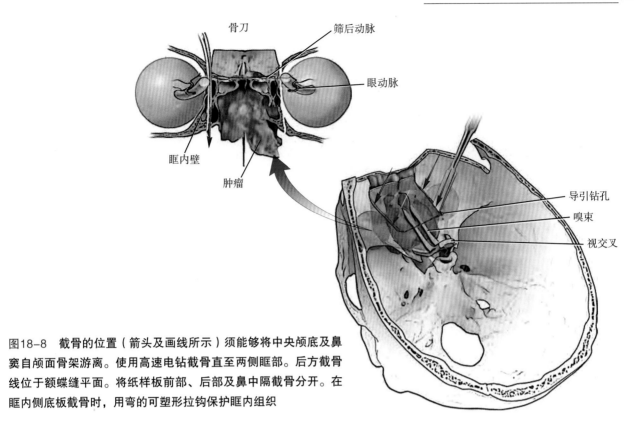

图18-8 截骨的位置（箭头及画线所示）须能够将中央颅底及鼻窦自颅面骨架游离。使用高速电钻截骨直至两侧眶部。后方截骨线位于额蝶缝平面。将纸样板前部、后部及鼻中隔截骨分开。在眶内侧底板截骨时，用弯的可塑形拉钩保护眶内组织

彻底止血。在蝶骨平台残余骨上钻一些小孔（图18-9）。裁剪颅骨膜瓣至合适长度后缝到这些小孔处及如果可用的内侧眶顶处（图18-10）。复位骨瓣至其正常解剖部位并牢固固定，必须小心避免骨缘之间挤压颅骨膜瓣。颅骨膜瓣在骨缘之间应可以自由移动。关闭双侧颞肌筋膜及头皮的切口。常规分两层缝合头皮，可吸收线缝合帽状腱膜层，皮肤吻合器或不可吸收线缝合皮肤。不常规放置引流。

八、术后处置

在手术室拔除气管插管后，患者送至重症监护室观察一晚。每小时进行神经系统检查以发现任何神经系统状态的变化。评估鼻腔分泌物的量及性质

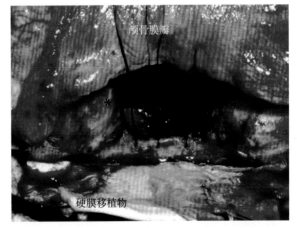

图18-9 术中照片显示用同种异体材料修复硬脑膜缺损。钻孔位置在蝶骨平台，用缝线将颅骨膜瓣固定在这些钻孔上（该图片版权归德克萨斯大学医学部安德森神经外科系所有并已获授权）

也很重要。须告知所有的看护者不要往鼻腔塞入任何东西。如果术中进入过眼眶，术后应评估视力及瞳孔的功能。由于低钠血症并不少见，因此需要仔细维持电解质平衡。术前开始使用抗生素并持续24小时。最好在术后24～48小时检查MRI，以避免与手术所致的组织强化相混淆。

九、并发症

颅面切除术后最令人担心的潜在并发症是张力性气颅。与大范围切除前颅底相比，切除筛骨水平板似乎是此并发症的特有风险。程度相对较小的前颅底切除需要切除筛骨水平板，这可能引起球-阀机

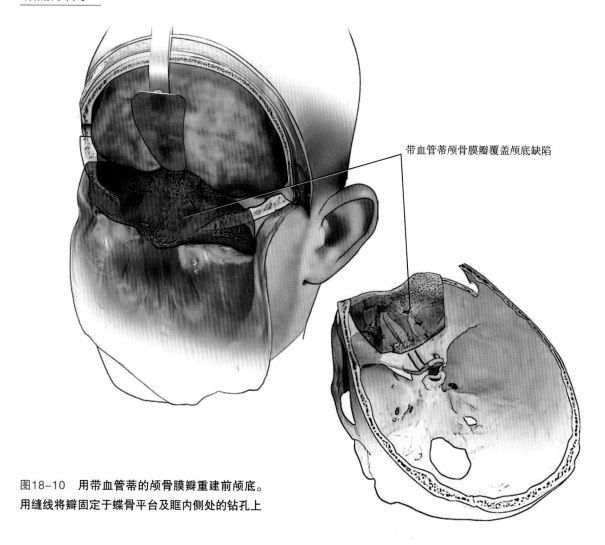

带血管蒂颅骨膜瓣覆盖颅底缺陷

图18-10 用带血管蒂的颅骨膜瓣重建前颅底。用缝线将瓣固定于蝶骨平台及眶内侧处的钻孔上

制，易使患者在张力作用下积聚空气。当停止行腰大池引流之后，这一并发症几乎未再出现。如果发生了，则需要经皮穿刺抽出气体，有些病例还需要置管。腰大池引流更常见的并发症是低颅压综合征。最轻微的表现是偶发的体位性剧烈头痛。治疗包括补液和减缓活动。如果实施了腰大池引流，可能需要一块高容量（30ml）的硬膜外血补片。由于缺乏统一标准，文献报道的并发症发生率很难评估。多数病例系列报道颅面切除术的并发症为25%～40%，死亡率0～7%。最常见的并发症包括伤口感染、脑膜炎、脑脊液漏、神经功能延迟恢复及颅内积气。这些病例系列大多数有许多年的跨度。在我们的病例系列中，1992年至今，常规使用高效抗生素，无骨髓炎发生，脑膜炎发生率低于1%。相似地，通过持续关注硬脑膜的水密关闭，使用带血管蒂的移植物，以及不拘泥地使用游离组织瓣，在我们行前颅面切除术的患者中，脑脊液漏发生率仅1%。

十、结果

近来颅面切除术的大样本病例报道总体的5年生存率为47%～70%。国际协作研究显示5年的总生存率为48.3%，5年的疾病特异生存率为53.3%，5年无复发生存率为45.8%。结果有组织学特异性。在我们机构，黏膜黑色素瘤的5年总生存率为38.7%，嗅神经母细胞瘤为89%。病理证实切缘阳性，肿瘤侵犯眶、脑组织，提示易局部复发且生存期短。然而，对于条件合适的患者，虽然恶性肿瘤侵犯了硬脑膜内，也能达到与无硬脑膜内扩散患者类似的预后。这部分患者中，影响总生存期及无进展生存期最重要的因素是获得显微镜下阴性切缘并且大脑未直接受累。尽管高龄常被认为是预后不良的因素，但Hentschel等发现≥70岁的患者与年轻患者相比，其肿瘤预后无差别。然而，高龄患者发生心血管意外及系统性并发症的概率显著增加。高级别恶性肿瘤侵犯颅内段颈内动脉是外科切除的禁忌证。对于这一亚类的前外侧颅底恶性肿瘤患者，外科手术并不能提高其生存期。

✅ 精要

- 外科处理的第一步是获得准确的病理诊断。
- CT及MRI是重要的辅助检查，两者均有助于制订手术切除鼻窦恶性肿瘤的最佳计划。
- 腰大池引流对于减少脑脊液漏没有必要，还会增加并发症。
- 紧贴帽状腱膜下锐性分离，可以获得最厚的疏松结缔组织层及颅骨膜瓣。
- 视神经管位于额蝶缝侧方末端的筛后孔内后方5~7mm处。

✅ 误区

- 如果额窦没有全部颅骨化和去黏膜化将会导致黏膜囊肿形成。
- 额部开颅术骨瓣复位时没有为颅骨膜瓣预留充足的空间，将会导致移植瓣坏死，增加脑脊液漏的风险及感染概率。

✅ 所需器械

- 标准的显微神经外科器械，硬脑膜移植物，有些患者需要无框架立体定向导航设备。

（张秋航 严 波 译）

推荐阅读

DeMonte F. Evolving role of skull base surgery for patients with low and high grade malignancies. J Neurooncol 2004;69:191 – 198.

Feiz-Erfan I, Suki D, Hanna E, et al. Prognostic significance of transdural invasion of cranial base malignancies in patients undergoing craniofacial resection. Neurosurgery 2008;61:1178 – 1185.

Hanna E, DeMonte F, Ibrahim S, et al. Endoscopic resection of sinonasal cancers with and without craniotomy. Arch Otolaryngol Head Neck Surg 2009;135:1219 – 1224.

Hentschel SJ, Vora Y, Suki D, et al. Malignant tumors of the anterolateral skull base. Neurosurgery 2010;66（1）:102 – 112;discussion 112.

Hanasono MM, Silva A, Skoracki RJ, et al. Skull base reconstruction: an updated approach. Plast Reconstr Surg 2011;128（3）:675 – 686.

第 **19** 章 内镜辅助的前颅面切除术

Anterior Craniofacial Resection: Endoscopic Assisted

Richard J. Harvey，Charles Teo

一、引言

虽然对于许多颅底病变而言内镜经鼻手术入路到蝶窦和颅底显著改变了手术入路和患者的康复，但对于很多（也许是大多数）累及腹侧颅底的肿瘤性病变单纯使用经鼻入路是不够的。随着内镜在颅底手术中的发展，经面入路现已很少使用，但开颅手术入路的理念仍然生机勃勃。虽然经面入路还能用于累及浅表结构如皮肤、上颌窦前壁脂肪组织、泪囊和眶前方的肿瘤，但除此之外在我们机构已极少使用该入路。

创新性使用传统的和微创开颅手术拓展了我们处理颅底疾病的范围，目前这些疾病可采用内镜辅助下的颅面切除术来治疗。通过"内镜或非内镜"实施颅面切除术仅仅是由肿瘤的病理、切除肿瘤所需抵达的解剖区域及重建的考虑来预先决定的。当我们考虑内镜对于开颅术的帮助时，除了可以避免面部切口损害外观的副作用（图19-1），内镜可以更好地暴露眶内侧壁至底壁，并且对于蝶窦及其周围的病变能提供更好的视野。然而，并不是存在这些优点就必须行内镜辅助的颅面手术。我们联合内镜和开颅入路是基于病变明确的解剖位置，这一组合可以提供更好的暴露、重建或对血管的控制。

大部分需要内镜辅助下切除的颅底肿瘤是恶性的或高级别脑膜瘤。与其他恶性肿瘤一样，临床表现与局部病变、区域或远处转移有关。确定肿瘤的病理和分期是术前检查的关键目标。最后，对于大部分恶性肿瘤，手术联合放疗是主要的治疗模式。

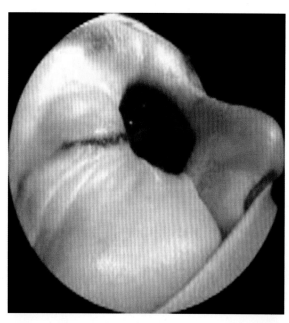

图19-1 经面入路的潜在并发症举例。行扩大的鼻侧切开入路，放疗后患者内眦区皮肤坏死。内镜辅助的颅面切除术极少出现此类并发症

肿瘤对重要结构的累及，特别是眼眶、脑和脑神经，决定了治愈性干预将导致的并发症。

二、病史

准确诊断鼻窦恶性肿瘤最重要的因素是临床怀疑。隐袭发生的单侧症状、既往无鼻炎或鼻窦炎病史及相对的年龄（年龄＞50岁为肿瘤，而＜50岁为炎性疾病），具有这些关键特征须排除患者的症状为肿瘤所导致。尽管肿瘤可以表现为区域症状（颈部肿块、眼眶改变、复视、溢泪或脑神经功能障碍）和（或）远处转移，但对于大部分肿瘤来说，上述这些症状相对少见，更常见的是局部症状（鼻塞、鼻出血、流涕和嗅觉下降）。这些症状也是鼻腔鼻窦炎性疾病最常见的症状，这再一次说明早期临床怀疑的重要性。单侧的咽鼓管功能障碍也可发生。肿瘤导致硬腭黏膜或皮肤的明显大体改变在发达国家比较少见。恶性肿瘤侵犯海绵窦是手术和根治性治疗的禁忌证。术前应评估肿瘤累及近端三叉神经或其他上组脑神经的情况。腭部麻木和面中部感觉异常提示肿瘤侵犯翼腭窝，累及眶底或上颌窦顶壁的三叉神经第二支（V2）。询问眼部症状（视力改变、复视和眼球移位）时，包含溢泪非常重要，这一肿瘤前界经常被遗漏，并且需要经面入路处理。

还应评估患者的一般情况、营养状况、吸烟史、出血风险、先前的鼻腔/鼻窦及开颅手术史。

三、体格检查

颅底肿瘤患者的术前评估应包括肿瘤的边界。通过影像学评估上方硬脑膜和脑实质受累的情况；评估下方的腭部有无受侵犯从而决定是否需要行上颌骨全切；评估前方的泪囊并通过双手颊龈沟触诊判断上颌骨前组织是否受侵；向外侧，在眶底上方，眼球活动受限、球结膜肿胀和眼球移位提示占位性肿瘤侵犯。张口受限是咬肌间隙/翼肌受侵犯的重要体征。

内镜检查可见鼻腔内肿物（图19-2）。术前行内镜检查有助于明确鼻窦未受累的区域。许多病变的范围在影像上看起来比较广泛，但病变主要是向外生长，只有小范围受侵。如果是单侧病变，那么需要评估对侧中隔面和蝶筛隐窝，有助于指导手术方案的制订。检查鼻中隔、鼻窦和鼻甲，寻找既往手术的证据。检查时须记下可行的局部重建方案。检查颈部判断有无颈部淋巴结转移非常重要，因为影像评估

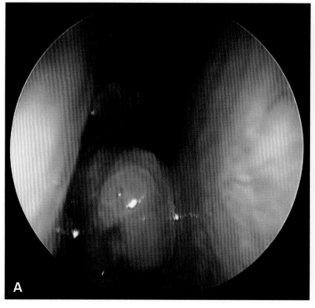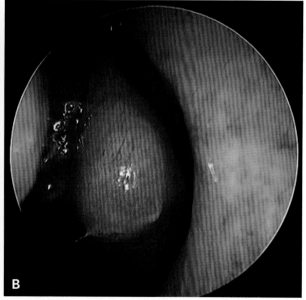

图19-2　鳞状细胞癌（A）和嗅神经母细胞瘤（B）典型的内镜表现

并不总是准确，而且体格检查可以提供组织诊断的简单途径。

四、适应证

需要内镜辅助手术的颅底疾病主要是肿瘤，并且主要是鼻窦恶性肿瘤（图19-3A）；还可以处理一些颅内病变，如非典型/侵袭性脑膜瘤（图19-3B）。这里手术入路的一般原则是非常重要的。如果手术入路会穿过重要神经或血管结构，那么应该考虑其他入路。

内镜联合开颅手术传统的绝对适应证：

1. 肿瘤侵犯硬膜超过中线眶顶和眶内受侵。
2. 肿瘤侵犯额窦前壁或额窦外侧隐窝。
3. 肿瘤广泛侵犯额窦后壁，额窦保留不可行并需要行额窦颅化。
4. 肿瘤位于视神经管的上方或外侧。
5. 肿瘤位于颈内动脉的外侧或累及其分叉周围。
6. 侵犯面部或眶内软组织（通常采用经面部入路）。

内镜联合开颅手术的相对适应证：

1. 肿瘤大范围侵犯脑实质。
2. 肿瘤向外侧侵犯上颌窦外侧壁和颞下窝。

五、禁忌证

完全位于海绵窦段颈内动脉内侧的肿瘤大部分可以采用内镜经鼻入路切除而无须开放入路。病变合并细菌定植时术前须给予抗生素治疗。局部黏膜严重炎症状态要考虑选取其他入路。

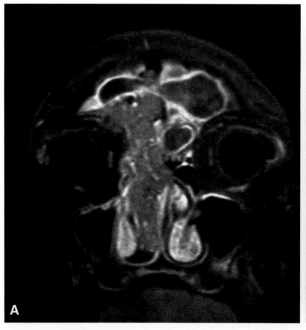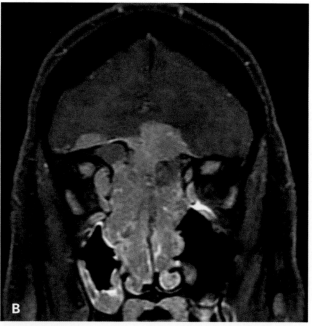

图19-3　典型的侵袭性鳞状细胞癌（内翻性乳头状瘤恶变）侵犯额窦外侧（A）及侵袭性非典型脑膜瘤侵犯眶顶（B）。均须行内镜辅助下切除

六、术前计划

（一）影像学检查

影像学检查的目的是明确肿瘤的分期。准确判定局部组织受侵犯情况是评估肿瘤T分期的重要决定因素。出于以下几个原因绝大分患者需要行CT和MRI检查。第一，MRI T2加权像显示水肿的黏膜和潴留分泌物为高信号，而T1增强像可显示肿瘤的范围（图19-4A）。第二，眶周受累在CT上表现为骨质缺失，而MRI上显示脂肪组织强化。第三，硬膜（和脑实质）受侵表现为CT上骨质缺损和MRI上硬脑膜强化（图19-4）。脑神经周围受侵通常通过薄层的脂肪组织饱和T1增强MRI来确定。第四，肿瘤与颈内动脉颅内段及其分支之间的关系是通过CT或MR血管成像来确定。当肿瘤累及颈内动脉或有颈内动脉扩张时应考虑正式的血管造影术。术前球囊闭塞试验的价值非常有限，应用于需要牺牲一侧颈内动脉并考虑行动脉旁路移植手术时，而不是仅仅因为颈内动脉出血的风险。如果可能，在最初的检查中应包括之后影像导航手术所需的扫描序列（CT或MRI）。

可通过PET-CT检查确定局部和远处转移。此技术是全身CT扫描和细胞局部放射性糖摄取（18FDG）分析的结合。这是评判肿瘤分级最有效的方式，并能为后续随访提供标准摄取值的信息。还须完善颈部、胸部和腹部的影像学检查，以及血液中钙离子和碱性磷酸酶检测。若临床怀疑骨骼、脑或其他远处转移，可行特定的检查，但不作为常规检查。

（二）组织病理学诊断

治疗前获得肿瘤的组织病理学诊断及其亚类至关重要这通常应在制订治疗计划前完成。术中冷冻不

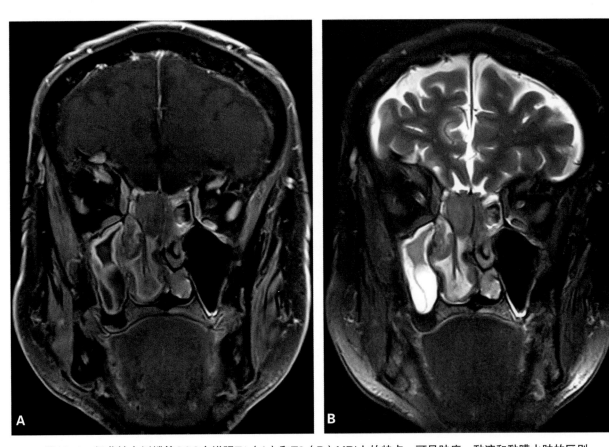

图19-4　侵袭性右侧蝶筛SCC在增强T1（A）和T2（B）MRI上的特点。可见肿瘤、黏液和黏膜水肿的区别

推荐用于确定诊断，因为有些肿瘤如淋巴瘤对放疗敏感，不需要手术；而恶性黑色素瘤提示在局部治疗前应积极查找远处转移。

WHO病理分类列于表19-1，包括最常见的亚类。上皮来源与非上皮来源的肿瘤容易区别，并且反映了不同类型肿瘤的发生率。上皮来源肿瘤最常见的是鳞状细胞癌（SCC）、腺癌和腺样囊性癌。非上皮来源肿瘤最常见的是淋巴瘤（血液系统）、嗅神经母细胞瘤（神经外胚层）、软骨肉瘤（骨/软骨）和黏膜黑色素瘤（神经外胚层）。

内镜下活检可在门诊或手术室进行。处理活检部位出血的能力很重要。如已行影像学检查并显示病变位于鼻腔的近端、中鼻甲前方，我们常规在门诊活检，因为备有双极电凝和填塞材料。这对安排进一步检查和制订治疗决策帮助极大。

有远处转移的患者极少行手术治疗。这些患者治疗的重点是控制症状（姑息），并且常给予短程放疗。但淋巴瘤例外，化疗/放疗或两者联合不作为治愈性手段，而是以治愈为目的手术治疗的辅助治疗。放疗主要用于控制局部和区域转移病变。在鼻窦和颅底分布有复杂的淋巴管，使得手术很难将淋巴结构完全切除。此外，对于距离眼眶、颈内动脉和脑神经较近的手术切缘，附加的局部放疗是有益的。有些中心术前使用放化疗治疗敏感性肿瘤，如嗅神经母细胞瘤，因其可以尽快开始并缩小肿瘤大小，可降低对手术的技术要求（更少的大块切除和出血）。认为通过这种方式可以缩小颅底切除范围是不正确的，手术必须按照最初受累的解剖范围进行。

表19-1 鼻腔鼻窦恶性肿瘤的WHO分类系统

1. 恶性上皮来源肿瘤

  a. 腺癌

  b. 腺样囊性癌

  c. 鳞状细胞癌

2. 神经内分泌肿瘤

  a. 类癌

3. 软组织来源恶性肿瘤

  a. 肉瘤

4. 交界性和低度恶性软组织肿瘤

  a. 血管周细胞瘤

5. 骨和软骨来源恶性肿瘤

  a. 软骨肉瘤

6. 血液淋巴系统来源

  a. 淋巴瘤

7. 神经外胚层肿瘤

  a. 黏膜恶性黑色素瘤

  b. 嗅神经母细胞瘤

8. 生殖细胞来源肿瘤

9. 继发性肿瘤

  a. 乳腺

  b. 肺

  c. 肾

七、手术技术

（一）影像导航

导航应用的简易性使术中应用导航几乎成为现代颅面手术的必要程序。虽然手术不会因为影像导航系统的故障而推迟，但只要有可用的影像导航系统，一般都要应用。当在蝶斜区操作或需要大量磨除时，我们一般使用Mayfield头架固定患者的头部。导航的参考点固定在头架上。对于累及额窦和眶顶的简单前颅底肿瘤，我们使用骨固定参考点（图19-5）。术中使用导航有助于确定额窦界限、肿瘤范围、肿瘤周围的颈内动脉及定位用于导入颅骨膜瓣的颅骨窗。

（二）准备

1. 准备浸有1∶2000肾上腺素和1%罗哌卡因溶液的0.5英寸×3英寸棉片。

（1）10个棉片浸在10ml溶液中。

（2）麻醉插管后马上使用棉片收敛双侧鼻腔。

（3）剩余棉片在硬膜外进路中备用。

2. 制备1%罗哌卡因和1∶100 000肾上腺素液。

（1）制备2份10ml混合液，每份混合液由9ml 1%的罗哌卡因和1ml 1∶10 000肾上腺素液混合而成。

（2）头皮切口或眉弓切口处皮下注射上述1份混合液。

（3）另外1份混合液用22号脊柱针和10ml注射器进行鼻内注射。针头远端6mm弯成45°斜面，斜面朝上便于注射。柄是刺刀样，以利于手的操作。

（4）首先从后方和下方开始，可以避免出血影响手术视野。

（5）注射点：蝶嘴、后鼻孔下缘、鼻中隔、鼻底、中鼻甲根部。

3.当内镜准备就绪后抽除鼻腔填塞的棉片，并立即行鼻黏膜下注射。完成鼻内镜手术的设备安装（如动力切割系统、双极电凝，确保设备可正常使用，确保所需设备都已准备齐全）。

4.如果先行鼻内镜手术，待局部注射引起的全身反应消退后再开始手术。往往以心率低于70次/分为参考，而不是测量平均动脉压。

鼻内镜下首先开放未受侵犯的鼻窦，显露眶内侧壁、额隐窝和蝶窦。辨识骨性定位标志（视神经管、颈内动脉管）。确定手术切除的边界。当切除筛前动脉前方的病变时，通过Draf Ⅲ手术暴露额窦后壁非常重要，使用解剖定位标志引导手术，而不要用解剖变异较大的额隐窝（图19-6）。

我们常规暴露眶底作为确定蝶窦/后部腹侧颅底的关键定位标志。一旦眶底暴露，便可以定位从眶内侧壁至视神经管的眶轴。肿瘤侧的颌内动脉通常被阻断以帮助控制出血，并获得进入翼腭窝和颞下窝的通道（图19-7）。行Draf Ⅲ额窦开放术，定位额窦后壁和前颅底腹侧。控制筛动脉。

当判断鼻中隔瓣是否适用之后，在处理前颅底肿瘤时需要完全切除鼻中隔后部。向上扩大蝶窦口

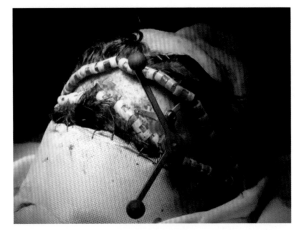

图19-5　Mayfield直接固定在颅骨上。在冠状切口的皮瓣翻起前完成影像导航系统的注册

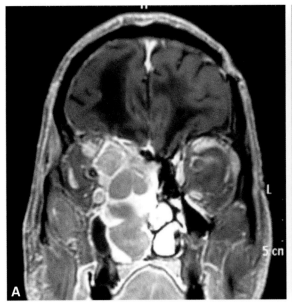

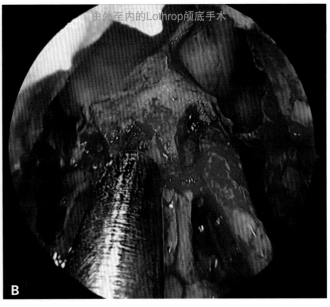

图19-6　巨大的非典型的脑膜瘤（A）显示了Draf Ⅲ额窦开放术在暴露额窦后壁（B）时的重要性，并且在肿瘤巨大和有前次手术史的患者中，有助于手术医生定位颅底

以暴露健侧蝶骨平台/顶壁，或减瘤后以眶底作为指引。用大的反咬钳去除鼻中隔后缘，尽可能接近鼻底水平。中隔的鼻底游离缘向前直至额窦前壁，并与Draf Ⅲ额窦开放术的前界相一致。然后用2mm的Kerrison咬骨钳去除反咬钳切除的前界，从而在中隔上形成一个达到蝶窦顶壁水平的垂直通道。使用动力吸切系统去除鼻中隔的部分黏膜，从而显露对侧的鼻甲/鼻腔（也可能是肿瘤）。从中线的任意一侧去除蝶骨下部的垂直通道。用大的直Mayo剪刀或咬切钳去除残余的鼻中隔上部，向后一直到蝶窦间隔。已显露的蝶窦顶壁可作为指引。用大的抓钳去除中隔和蝶嘴骨质。切除残余的蝶窦前壁或向外侧和上方减瘤，以暴露蝶窦顶壁和外侧的视神经–颈动脉隐窝。这样就完成了从垂直的前界向下至鼻底的真正意义的鼻中隔后端切除术，并且是器械出入的理想通道。

处理病变的需要决定了经颅手术入路的选择。

1. 局部没有重建材料可用　当局部没有黏膜瓣用于颅底重建时，可采用冠状切口获得眶上血管蒂供血的颅骨膜瓣，或可以使用以颞浅动脉供血的颞顶筋膜。颅骨膜瓣可以通过鼻根的简单骨窗导入前颅底（图19-8），颞顶筋膜可以通过颞下窝的隧道抵达上颌骨后部。不需要正式的开颅手术，这样可以避免患者放疗时潜在的骨瓣坏死风险，额外的硬膜或静脉损伤，以及硬膜下积液的风险。

2. 眶顶、视神经管外上方局限受累的肿瘤，以及颈内动脉的控制　当肿瘤位于视神经管、眶顶和颈内动脉的外上方时，眶上入路最为理想。这一硬膜内入路对脑组织的牵拉有限，2名医生能同时操作，美容效果极佳，并且能够保证良好的血管控制来处理颈内动脉外侧的病变（图19-9）。

使用Mayfield头架固定头部，向对侧旋转30°，同时头后仰使颧突处于最高点。入路的侧别由肿瘤向外侧侵犯的情况决定。在眉弓的上缘、眶上神经的外侧切开皮肤（图19-9）。颅骨膜瓣向下反折，切开皮肤

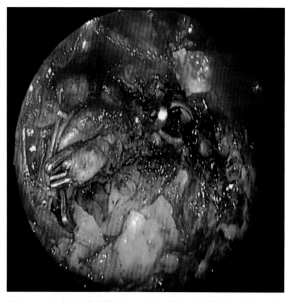

图19-7　在手术早期经上颌窦结扎右侧颌内动脉以控制出血。阻断后同侧的局部黏膜瓣将无法使用，通常黏膜已被肿瘤侵犯

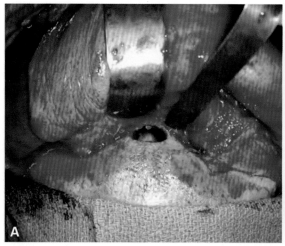
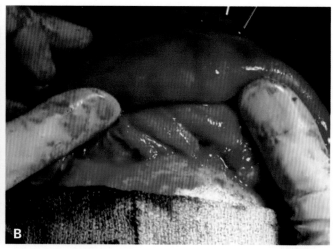

图19-8　当仅须开放暴露颅骨膜时，将颅骨膜瓣穿入颅骨骨窗。A. 鼻根部的小骨窗，且低于颅底平面。B. 经骨窗置入颅骨膜瓣

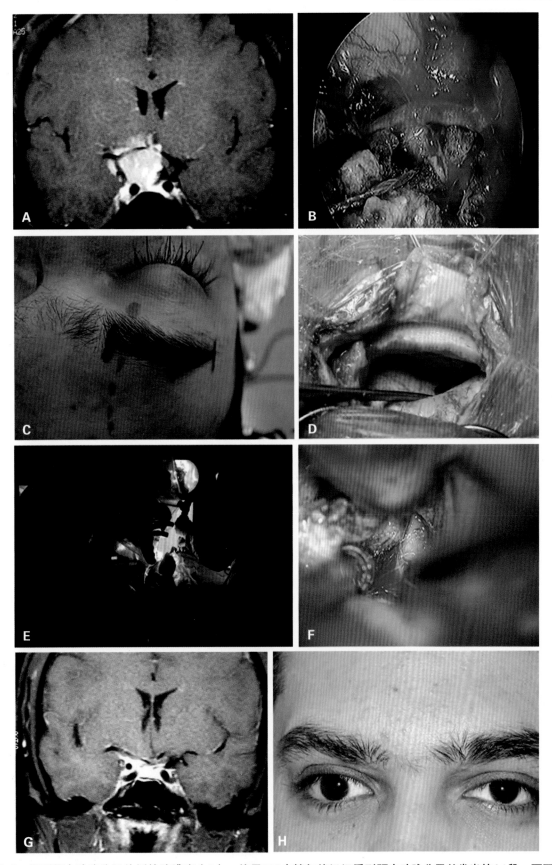

图19-9 侵犯颈内动脉分叉外侧的脑膜瘤（A）。使用30°内镜仅能远远看到颈内动脉分叉处发出的A1段，而不能安全地抵达（B）。眶上切口（C）和入路（D）可以使2名医生同时操作（E）。通过开颅使颈内动脉可视和可控（F）。肿瘤完全切除（G）并且患者右侧眉弓处切口（H）不易察觉

分离肌肉组织后用鱼钩牵开器向上牵拉，暴露锁孔。行颅骨钻孔，制备游离的眶上骨瓣，高约20mm，宽约双极电凝手柄的宽度。沿颅前窝底的骨性隆起磨除眶上缘的内侧骨板，从而获得进一步的暴露。将硬脑膜"C"形切开并向下翻折。显微镜下定位眶上硬膜和颈动脉池的蛛网膜，打开蛛网膜释放脑脊液。不使用固定的脑组织牵开器。用标准的显微外科技术切除肿瘤，为了完全切肿瘤除和进行视神经减压时需要打开视神经管。切除肿瘤后将硬脑膜密闭缝合，用两个Craniofix夹（Aesculap Inc., Center Valley, PA）复位颅骨瓣，将颅骨瓣与颅骨切开的上缘对齐，下缘的骨性缺损用速即纱（Ethicon Inc., Johnson and Johnson, Piscataway, NJ）填塞，从而减少前额的塌陷。小心放置颅骨膜瓣，无张力缝合帽状腱膜和头皮。尼龙线皮内连续缝合可获得最美观的缝合效果。

3. 眶顶和额窦前壁的切除或额窦颅化　行冠状切口暴露眶缘。切口上的"锥形尖皮瓣（widow's peak）"有助于关闭时定位切口。"阶梯状"或"折断的"切口有利于避免当切口两边的头发浸湿后凸显切口的问题（图19-10）。对于预计会斑秃的男性，头皮切口要偏后；对于女性，有时可使用发际线切口。

可以对传统开颅手术进行调整（常通过IGS）以达到手术入路的需要。当需要简单的颅化时，可以采取小范围的颅骨切开（图19-11）。若要处理侵犯眶顶的病变需要将切口向外侧延长。若肿瘤累及额窦前壁则颅骨瓣必须抛弃。使用裂开的锁骨移植可以很好地避免外观缺陷。只有当眶壁被广泛的去除后才需要使用钛网进行重建。与传统不同，眶内侧壁和眶顶壁大部分去除后眶的稳定性仍被保留，不需要进行重建。

（三）关闭

总体而言，术后重建应遵循硬脑膜重建的原则和预防脑脊液漏，将颅腔与呼吸消化道分隔开，使用血供丰富的组织覆盖于颈部及颅底的血管神经；支撑眼眶，分隔口腔与鼻腔，重建面部轮廓和功能。

如果可能，从上方将硬脑膜缺损封闭。相较于游离瓣，更倾向于使用血管化组织瓣修复缺损。使用局部筋膜瓣时，应内置于颅底缺损的上方。在其外用人工硬脑膜、筋膜或其他胶原材料作为第二层关闭颅侧缺损。当使用局部黏膜瓣时，人工硬脑膜放置在颅内（但不是硬膜外），然后外置黏膜瓣。组织胶只能用于鼻腔侧。用0.5mm厚的硅胶片（Medtronic, Jacksonville, FL）覆盖鼻中隔和其他部位的黏膜供区。使用2-0的聚丙烯缝线或4-0丝线在前方贯穿缝合固定。在左侧打结，使右侧的线结易于拆除。用可吸收性材料（明胶海绵、Spongistan、纳吸棉）填塞覆盖重建物。用16号导尿管压迫覆盖黏膜瓣的明胶

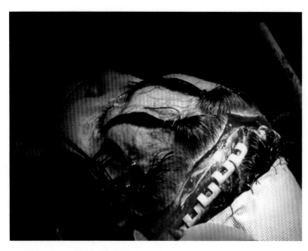

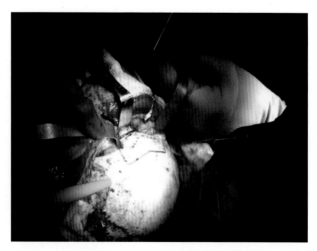

图19-10　"锥形尖皮瓣"和参差的冠状切口有助于切口的关闭和保持美观

图19-11　暴露眶上血管，将其从眶上切迹游离。此例鼻窦未分化癌的患者准备行开颅术以完成额窦颅化

海绵。用气囊保持明胶海绵的位置。目前对于黏膜瓣上所应用或所需的气囊压力尚未统一。

八、术后处置

术后所有的患者都要考虑腰椎穿刺，但是很少应用，除非患者术后脑脊液漏的风险高。术后脑脊液漏的高风险因素包括肥胖或已知的高颅压、放疗后的患者，以及术腔与高流量的脑池相通的。

如使用球囊，应在住院期间拔除。经硬膜入路的患者应住院5～7天。眶周或硬膜重建术后3周内避免擤鼻。黏膜瓣供区的0.5mm硅胶片在术后3周拆除。球囊在术后的第3天或第4天去除，去除球囊后患者再观察48小时。因为我们认为若术后72小时未发生脑脊液漏，则之后发生重建失败的可能性将很小。5天后发生脑膜炎的风险也会明显降低。术后3周门诊复诊，去除硅胶片。患者没有必要提前门诊复诊。

术后第7天开始用生理盐水冲洗鼻腔。术后1周内无须使用鼻腔盐水喷雾，除非为了湿化痂皮。术后恢复需要高容量正压盐水冲洗，每天2次。这些盐水是等渗的，不提倡使用特殊的混合液加入乳酸林格液、高渗或低渗溶液，因为目前没有证据表面上述液体较等渗的生理盐水有任何优势。使用2%的百多邦药膏（水溶性丙二醇制剂）涂抹鼻前庭，每天2次，以减少结痂和金黄色葡萄球菌的定植。术后抗生素使用10天，或直到鼻腔填塞物去除。长期使用抗生素并不是为了预防围术期的并发症（如脑膜炎），而是为了减少在经过大的手术操作且无功能的鼻窦的细菌定植。

九、并发症

术后最常见的即发并发症是鼻出血、脑脊液漏（伴或不伴颅内积气）和脑膜炎。鼻出血通常是由于向外下扩大开放蝶窦时切断了蝶腭动脉的中隔支而没有使用双极电凝止血造成，常发生于鼻中隔黏膜瓣的对侧。

使用了鼻中隔黏膜瓣且早期（＜48小时）发生脑脊液漏几乎都是技术性错误或重建物发生移位造成的。一旦发生脑脊液漏，应早期探查和修复。早期恢复良好但患者用力或擤鼻时有少量脑脊液漏时，可行腰大池引流。谨慎地使用腰大池引流或许提供了避免手术探查而促进愈合的方式。术后须长期随访肿瘤的复发情况及放疗后垂体功能减退等副作用。如果黏膜被广泛切除并行放疗，那么术后黏膜结痂可能会持续12个月。持续的鼻腔生理盐水冲洗对这一过程有很大帮助，最终的目标是形成一个长期有功能的腔，并易于检查（图19-12）。

十、结果

在恰当选择的肿瘤病例，单纯内镜、内镜辅助和标准颅面入路的结果相似。手术入路的选择是由外科团队的经验、偏好等多种因素决定的。

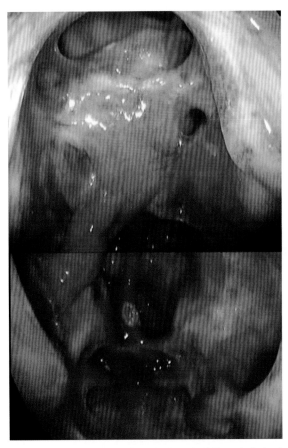

图19-12　内镜下显示鼻中隔的T4期鳞状细胞癌术后及放疗后1年的鼻腔。术中使用下鼻甲瓣重建，较大的术腔有利于患者术后冲洗和医生随访观察

✅ **精要**

● 制备颅骨膜瓣时要非常小心。如果血管蒂被破坏，则需要用颞浅动脉供血的颞顶筋膜瓣替代。皮下分离后部切口可以增加颅骨膜瓣的长度，越大越好。

● 若整个蝶窦被病变组织累及，可在病变较轻一侧采用经筛窦入路并用眶底在颅底以下的一个安全水平定位蝶窦。

● 建立手术通路以便使用0°内镜和直的手术器械操作。避免使用角度镜，虽然角度镜的视野可能会更好，但器械的灵活性、可操作性和可抵达的范围通常会受到限制。

● 所有的鼻黏膜缺损部位均用闭合材料（通常用0.5mm的硅胶膜）覆盖以防止结痂，并有助于肉芽在术后21天内快速形成。再上皮化在肉芽组织表面发生很快，而在干痂表面很慢。

✅ **误区**

● 对于术前行诱导化疗的患者，认为只须进行较小范围的颅底切除是错误的，手术必须遵循病变起初累及的解剖区域。

● 通过Draf Ⅲ额窦开放术暴露额窦后壁非常重要，使用其他解剖标志而不是变异较大的额隐窝指导手术。

● 术后鼻出血通常是由于向外下扩大蝶窦时切断蝶腭动脉的中隔支而没有使用双极电凝止血造成的。

✅ **所需器械**

内镜辅助的颅面联合手术中使用的器械：

● 内镜用电钻：直径5mm、15°、具有吸引-冲洗功能的粗金刚砂钻；具有冲洗功能的高速电钻。

● 低温等离子是内镜经鼻切除组织和止血的极佳设备。Procise EZ Wand等离子刀头具有延展性，较细，非常适合此手术。

● 多普勒超声探头。

（余洪猛　刘　全　译）

推荐阅读

Harvey RJ, Gallagher RM, Sacks R. Extended endoscopic techniques for sinonasal resections. Otolaryngol Clin North Am.2010; 43（3）:613 - 638.

Lund VJ, Stammberger H, Nicolai P, et al. European position paper on endoscopic management of tumours of the nose, paranasal sinuses and skull base. Rhinol Suppl 2010（22）:1 - 143.

Patel MR, Stadler ME, Snyderman CH, et al. How to choose? Endoscopic skull base reconstructive options and limitations. Skull Base 2010;20（6）:397 - 404.

Harvey RJ, Winder M, Parmar P, et al. Endoscopic skull base surgery for sinonasal malignancy. Otolaryngol Clin North Am 2011; 44（5）:1081 - 1140.

Rawal RB, Gore MR, Harvey RJ, et al. Evidence-based practice: endoscopic skull base resection for malignancy. Otolaryngol Clin North Am 2012;45（5）:1127 - 1142.

第20章　面部移位入路中央颅底手术

Facial Translocation Approach to the Central Cranial Base

Daniel W. Nuss

一、引言

20世纪80年代后期，匹兹堡大学的Ivo P. Janecka和他的同事提出了一种新的根治性手术入路来达到中央颅底区域，该手术即为人所知的"面部移位入路"（FTA）。彼时，神经外科、耳鼻喉科、整形外科、颌面外科及其他医生在处理涉及颅底的良恶性肿瘤、感染及畸形等患者时面临相当的挑战，于是新兴并不断发展的颅底外科专业便成为他们热切关注的焦点。

那时，颅面手术的概念已经存在几十年，主要是通过Paul Tessier的工作——他彻底改变了先天性颅面畸形的治疗。"拆卸"并重组面部各个组件的想法不仅（在技术上）可以实现，而且至少被颅面畸形的患者所广为接受。

Janecka是一位有远见的思考者，他曾广泛接受耳鼻喉科、整形外科和神经外科的训练，并师从伟大的头颈外科医生John Conley。他致力于将颅面拆装的原理应用到深在中央颅底区域的肿瘤治疗上，尤其专注于涉及鼻咽部、斜坡、鞍旁区域及颞下窝的肿瘤。

这些部位手术所牵涉的问题令人生畏。复杂的解剖，与大脑、颈内动脉、海绵窦、眶尖及相关脑神经关系密切，以及某些病变侵犯硬脑膜，综合导致了对患者来说非常高风险的态势。手术通常试图经过狭窄的通道达到这些区域，但结果往往不尽如人意，难以彻底切除，而且（以现在的标准来看）有时并不安全。经鼻、经颅底面、经硬腭、经蝶、经颞等术式均提供了一些入路，但都无法充分显露安全边界并保护重要神经血管结构。因此，脑脊液漏、脑膜炎、败血症、卒中、出血、失明等脑神经受损表现，以及严重（外观）畸形是那时颅底手术常见的并发症，并且一般无法达到肿瘤学切除标准。在许多情况下，手术风险大于获益，患者常会转为姑息治疗或缓慢而痛苦地死去。

通过应用并扩展Tessier的颅面拆装原理，Janecka认为移除颅面外部解剖结构来获得三维且充分的显露，这是中央颅底手术更为安全的入路。这将使中央颅底病变手术步骤条理化，并且"获得安全边界"和辨认保护病变周围重要解剖结构成为可能。同时可以提供足够的空间达到肿瘤学完整切除，而且安全，可以进行功能和美观的重建。

有文献证实Arriaga和Janecka曾于1989年发表过FTA（面部移位入路）的解剖学阐述，并于1990年发表第一篇临床病例系列报道。随着临床经验的增加，各种改良及拓展术式被报道，而手术适应证也进一步扩大。Janecka的工作不仅被发表在医学杂志上，而且登上了华尔街日报的头条。

FTA可以概念化地按步骤阐述，通过颅面模块化拆卸，来达到安全、三维、广视野地进入中央颅底区域的目的。如Janecka在其早期的一篇报道中所写，FTA可以移除"复杂的但肿瘤未累及的颅面结构，而该结构正是挡在术者与病变之间的障碍"。

二、病史

FTA适用于各种累及中央及侧颅底的新生物。患者通常没有特异性的症状，发病早期易被忽视，可以表现为鼻塞、流涕或鼻后滴漏、鼻出血、头痛、失嗅、溢泪、失聪、面部疼痛麻木、张口困难、构音障碍、复视、失明和面部肿胀。

三、体格检查

包括头颈区域全面的体格检查，以及上气道内镜检查和脑神经功能评估。头部的检查可能会发现由于肿瘤对咀嚼肌间隙或颞下窝的占位效应而导致的细微的不对称。耳镜检查可以发现咽鼓管功能障碍所继发的鼓膜内陷或中耳浆液性渗出。音叉测试可以诊断传导性听力损失。鼻内镜作为前鼻镜的补充检查，可以提供鼻腔及鼻咽部的全面视野。小的复发的鼻咽癌可能累及咽隐窝。累及咀嚼肌群的肿瘤可以引起张口困难。脑神经功能评估可以发现三叉神经感觉或运动功能障碍，如咀嚼肌收缩乏力致张口时下颌偏向患侧。下咽及喉部检查对迷走神经功能的评估很重要。伸舌偏斜、舌肌震颤和萎缩是舌下神经受累的表现。

四、适应证

FTA的适应证如下（FTA入路处理肿瘤病例见图20-1～图20-4所示）：

1.青少年鼻咽纤维血管瘤累及颅底至颅中窝和海绵窦。

2.鼻咽侧壁原发的鼻咽癌。

3.脊索瘤累及斜坡及周围结构，尤其是向内越过中线和向下至寰枕结合处。

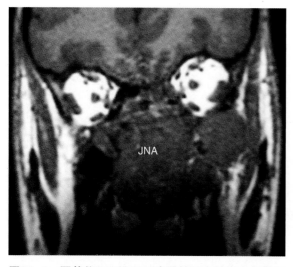

图20-1　冠状位MRI显示16岁男性巨大的青少年鼻咽纤维血管瘤（JNA）

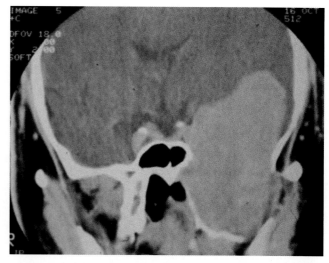

图20-2　冠状位CT显示58岁男性巨大的下颌神经施万细胞瘤

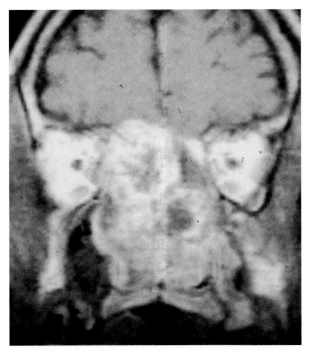

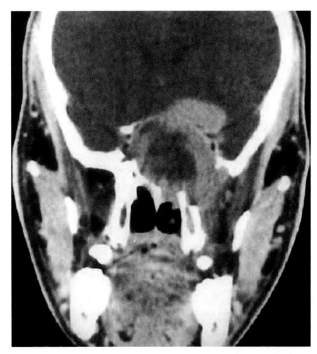

图20-3　冠状位MRI显示36岁男性软骨肉瘤　　　　图20-4　冠状位CT显示26岁男性侵犯颅内外的斜坡脊索瘤

4.蝶骨喙突肉瘤。

5.颅内外沟通病变，如脑膜瘤、神经鞘瘤及累及颞下窝和鼻咽部的先天性肿瘤。

6.腮腺肿瘤累及颅内、颞下窝及咽侧壁。

随着经验的增加，FTA也应用于其他肿瘤切除，以及非肿瘤病变，包括复杂脑膜脑膨出、脑脊液漏、其他治疗方法无效的中央颅底区进展性感染。

五、禁忌证

FTA无绝对禁忌证，但在处理较小肿瘤时已被微创术式所取代。其他可选术式包括经鼻、经上颌骨和颞下窝颅底入路。特别是鼻内镜手术在处理斜坡病变时可以提供良好视野并直达中央颅底区域。相对禁忌证包括（患者）要求避免面部瘢痕或面神经颞支短暂麻痹。

六、术前计划

影像学检查通常包括CT和MRI，两者提供的信息可以相互补充，帮助区分鼻窦内肿瘤侵犯或分泌物潴留。MRI能显示是否累及眶周或硬膜。目前可以根据术中影像导航的需要，预先进行相关影像学检查（需要注意的是，FTA出现于影像导航系统商业化之前，那时需要大范围的显露来获得安全视野以保护重要神经血管结构。如今影像导航系统及其他新兴手术技术在某些情况下使得微创术式成为可能。请参见结果部分的附加讨论内容）。

眼部症状需要完善视野评估等眼科学检查。脑神经运动功能的电生理检测并非必要，但可以发现非症状性功能损害。

影像学通常能进行鉴别诊断。建议尽可能对非血管性肿瘤进行术前活检。如病变深在，可在CT导航下行细针穿刺活检。

术前准备包括充分告知替代治疗方案，FTA风险，以及其他手术方式的优点和不足，并获得知情同意。

七、手术技术

（一）准备

患者仰卧位躺于手术台，气管内插管用牙科线固定于非术侧上颌牙或下颌。其重要性在于，为获得最佳显露而转动或移位头部时，可保证气道安全。患者头部可以置于平板床或Mayfield "U"形枕，除非需要颅内显微切除操作，一般不用带钉头架固定。

进入手术室之前用抗菌皂清洗头发，头面部皮肤以无菌方式准备。口鼻以抗生素溶液（通常是克林霉素）灌洗。预防性使用静脉抗生素。腿部穿抗血栓袜，注意身体保暖，防止因手术时间过长引起的压力性缺血。

常规对术侧面神经额支进行肌电图（EMG）监测，以便于快速识别并标记这些神经分支（下面详细描述）。如有需要，其他电生理监测（如体感诱发电位、脑电图）也可以在此时进行连接。

（二）切口和软组织皮瓣

FTA切口由鼻侧切口、耳前延伸的半冠状切口和眼睑下穹窿切口组合而成。以上切口藉由颧部水平切口连接（图20-5）。此水平切口是将面部与颞部入路结合的关键，能提供必要的三维颅面眶显露，对于最大限度暴露更深层次结构非常重要（图20-6）。根据肿瘤病理特点和侵及范围，可增加上颈部切口来处理近心端颈动脉或伴发的颈部病变。

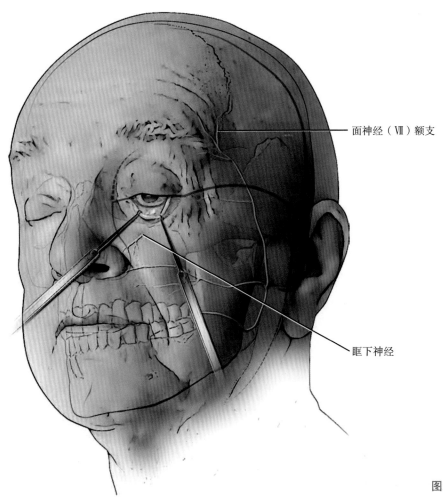

面神经（Ⅶ）额支

眶下神经

图20-5 面部移位入路切口设计

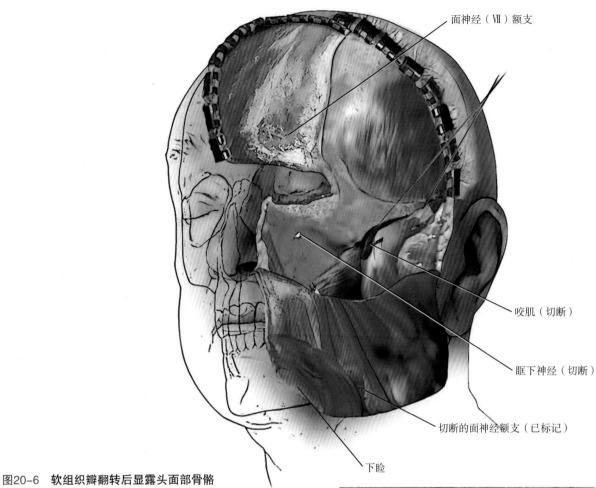

面神经（Ⅶ）额支

咬肌（切断）

眶下神经（切断）

切断的面神经额支（已标记）

下睑

图20-6　软组织瓣翻转后显露头面部骨骼

标记切口后，注射利多卡因（1%）和肾上腺素（1∶100 000）减少出血。首先沿颧弓经翼点做水平切口，即从外眦向后方延伸至耳前区。切开皮肤和浅表皮下组织并轻微牵拉，借助放大眼镜和神经刺激肌电图来辨别面神经（"Ⅶf"），小心暴露5～10mm神经（图20-7）。通常情况下，有3～6支独立分支跨过颧弓水平支配额肌。注意支配环形眼轮匝肌的分支在切口以下进入该肌肉，因此轮匝肌功能能得以保存。

FTA起初被发明时，此水平切口是争议焦点之一（其他包括对面部瘢痕的关注及眶下神经的选择性切除——下面将要讨论）。该切口需要故意切断穿过颧弓处的面神经上支。然而随着后续报道显示，如果术者小心辨认并标识这些分支，在手术最后进行重接，短暂前额瘫痪常常是可以恢复的。

有许多方法可以使前额运动恢复，但最基本的是准确找到和识别尽量多的第Ⅶ对脑神经分支，并最后重新复位。熟知颞区解剖层次对此至关重要。

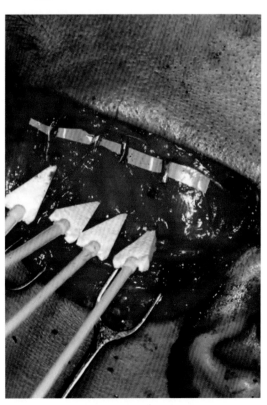

图20-7　术中照片显示水平颞部切口（患者左侧），可见4条面神经额部分支

　　笔者辨认第Ⅶ对脑神经每条分支（同样借助放大眼镜和肌电图）并切断之，每个断端系一根7-0尼龙缝线以便于在手术结束时识别。在所有分支被找到并标记、切断后，就可以继续切开颞瓣脂肪组织直至颧弓。

　　低位面部软组织瓣（"面颊下睑瓣"）从腮腺-咬肌筋膜向下翻至硬腭水平。腮腺-咬肌筋膜平面在腮腺和下部面神经分支深面，从而避免误伤。这样就可以直接显露咬肌，以及下颌骨髁突、冠突和下颌支。

　　在某些情况下，根据病变特点需要解剖暴露面神经近端，如腮腺深叶肿瘤、小涎腺肿瘤和累及颞下窝外侧邻近第Ⅶ对脑神经主干的肿瘤。必要时可以将耳前切口向下延伸为Blair切口，以便于完成上述操作。肌电图仍可以监测面神经下部分支。

　　下一步是进行鼻侧切开，至内眦水平（图20-6）。切口深至鼻骨和上颌骨骨膜，外鼻下部从梨状孔松解移开以显露鼻腔下部。

　　观察下眼睑穹窿部，切开睑结膜。然后向内侧延伸切口并切开内眦，与鼻侧切口相连续。向外侧切开至外眦并深达眶缘，直至眼睑完整地由骨膜层从眶周骨质剥离。鼻泪管尽量向内侧眶底分离，此时整个下眼睑便可游离并向下牵开（图20-8）。在松解内眦韧带时，可以用骨钻等标记其在鼻泪板附着处，以便于在手术最后准确复位。

　　下一步将上颌骨表面软组织由骨膜层剥离，并显露眶下神经。同第Ⅶ对脑神经额支处理方法，眶下神经以细线标记后切断，如无肿瘤累及则在手术结束时重接。为保护该神经，可以用细钻轻微扩大眶下孔，将切断后的眶下神经近端经孔推入眶内，并保留以重建。

　　需要注意的是，眶下动脉与神经伴行，比较明确，有时需要双极电凝控制出血，小心不要误伤神经。分离眶下神经后，上颌表面软组织即可向下剥离至Le Fort Ⅰ线达上颌牙上缘。至此，眶下、鼻部、上颌骨和颧弓骨骼结构即完全显露（图20-6）。

　　做标准半冠状切口，颞前软组织包括颞肌翻起，注意在已标记的第Ⅶ对脑神经分支深部操作（见图20-6）。切断的层次通常在骨膜下，以进行颅前窝的骨瓣去除，但如果病变局限在中颅底，则可切至帽状腱膜层。

　　用Cottle剥离子或小骨膜剥离器切开眶部，将眶壁及眶底骨膜由外向内游离以便于颅骨切开（图20-9）。眶下裂可以通过触诊识别，作为参考有助于定位颅骨切开。如果有必要切断筛动脉（由于病变侵及鼻腔上部、颅前窝或筛区），可以用双极电凝或银夹处理。面部软组织瓣即完全翻开（见图20-6）。

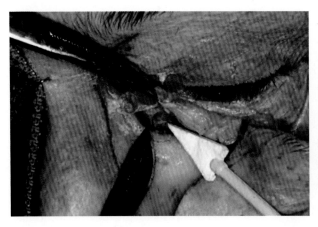

图20-8　尸体解剖演示下睑松解、鼻侧切开后，显示切断前的鼻泪管

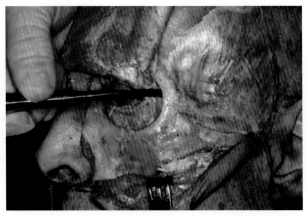

图20-9　尸体解剖演示骨质截除前眶周骨膜剥离

需要注意的是，FTA切口保护了面部血管分布区，同侧和对侧（如下唇动脉跨中线交叉分布）切开的软组织瓣由面动脉及其分支供血充沛。如患者既往手术切口或外伤瘢痕累及该区域，则术者需要根据情况改良切口以保证软组织瓣血供。

（三）面部骨质截除

骨质截除需要移除眼眶、上颌骨及颧骨（OMZ）来达到下一层结构（图20-10）。可使用往复式或摆动式电锯及细切削钻头完成。要切除眶底骨，术者可使用改良直角震荡锯或细骨凿。使用尽可能薄的锯片（或切削钻头）最大化保存骨质，有利于OMZ骨瓣在手术最后能精确重建。

为完整去除OMZ骨瓣，术者必须从颧弓表面附着处游离咬肌，并从颧弓下方游离疏松附着的颞肌。眶内侧壁骨质截除将打开筛窦，而Le Fort骨质截除线将打开上颌窦。当所有骨质切断后，尚需要用骨凿做轻微"撬动"，或将上颌外侧小的软组织韧带去除，以充分松动并最终截除OMZ骨瓣（图20-11）。然后将其置于抗生素溶液或生理盐水中保存，便于重建时备用。由于上颌窦将被闭塞，因此OMZ骨瓣内侧残余的黏膜需要去除。

骨质截除范围应根据病变所需暴露程度，进行定制或扩展。笔者曾扩展越过中线，甚至在某些情形下行双侧截除。术前认真规划，对保存所切开软组织瓣的血供非常重要。

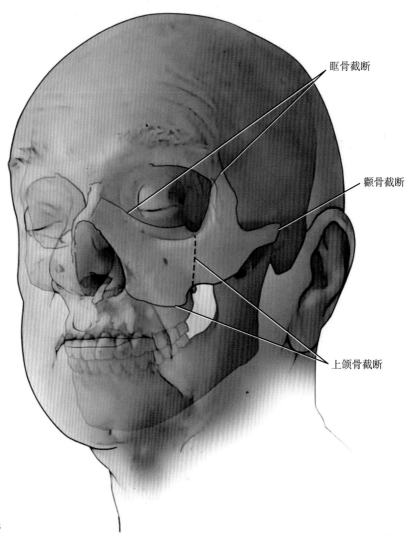

眶骨截断

颧骨截断

上颌骨截断

图20-10　眶骨、上颌骨和颧骨区域截断

（四）颞下窝入路

面部软组织瓣牵开和OMZ骨瓣移除后，下一步是进入更深层次的颅外空间：颞下窝、翼腭窝、鼻咽部、蝶骨和斜坡。为此颞肌必须由颅骨附着点松解（图20-12）。使用尖剥离子由骨膜下进行剥离。不建议过度电凝，尤其是在肌肉内下部分，此处为血供发出区域。

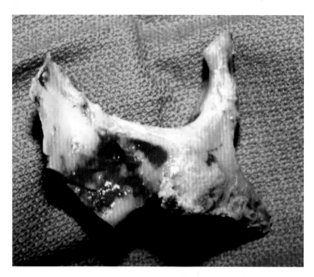

图20-11　OMZ骨瓣移出。注意眶下孔被扩大，V2（上颌神经眶下支）在骨移除之前由此松解

这里需要强调的是，同面部软组织瓣一样，颞肌血供也应给予足够考量，尤其是患者既往有颞下窝手术、外伤、血栓或放射史会损伤颌内动脉的前、后颞深动脉。有时病变本身会影响该动脉血供，术者须在肿瘤学允许情况下尽量小心保留。如果颞肌缺乏足够血供，须用其他带血管蒂瓣进行重建。笔者曾使用过几种类型的游离瓣，也曾描述过颞肌的微血管吻合。

整块剥离颞肌也很重要，避免切断而遗留耳后部分。颞肌的相对体积和容量是可调整的，如果松解太少，则后面重建时可能不足。

一旦颞肌由颅骨和眶外侧剥离，便可向后下方牵拉。如病变向下累及颞下窝或鼻咽部，可将下颌骨冠突截断至下颌骨颈水平，有助于增加颞

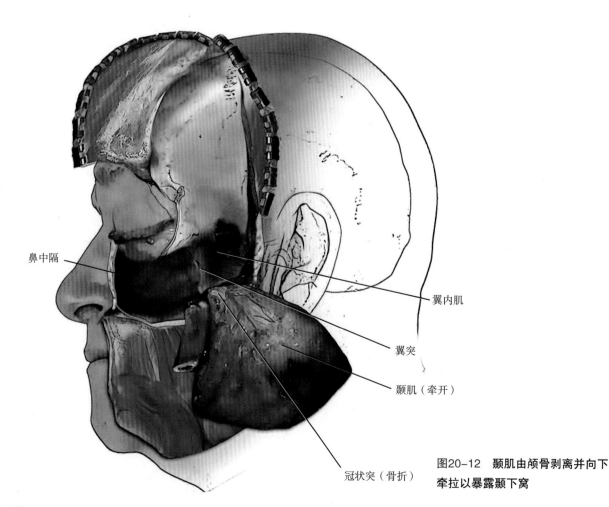

鼻中隔

翼内肌

翼突

颞肌（牵开）

冠状突（骨折）

图20-12　颞肌由颅骨剥离并向下牵拉以暴露颞下窝

肌向下的牵拉程度（图20-12）。冠突截断须谨慎地在骨膜下进行，避免伤及邻近的颌内动脉。另外一种扩大入路的简单方法是在同侧口内置入牙垫，从而使下颌骨拉向下。

同所有带血管蒂瓣一样，处理颞肌瓣时须轻柔，避免蒂部扭转打折，并在手术根治（肿瘤）阶段以湿盐水纱布包裹来保持湿润。

上颌骨后壁和内壁可用咬骨钳切除。有必要将颌内动脉远端分支（蝶腭动脉分支）进行结扎。用往复式电锯、咬骨钳或Gigli锯将颅底和硬腭之间的翼板切除。

此时术者可获得直视——全三维通道——整个同侧上颌窦、鼻腔、筛窦、蝶窦、鼻咽部、咽鼓管（双侧）、斜坡、眶骨、圆孔（Ⅴ2）和颞下窝（图20-12）。术者可以轻松地达到前颅底（从额窦至蝶窦）和中颅底（从斜坡至外耳道）的任何位置。

（五）颅骨切开

对于许多颅外病变来说，上述步骤已足够达到安全显露和根治的目的。然而，有些侵犯硬膜的病变，或需要切除颅骨才能获得边界的肿瘤，尚需要以下步骤进行不同类型的颅骨切除。

此时，神经外科医生须加入团队，根据入路的需要，进行常规的额颞或颞部骨瓣切除。颅内的操作根据病变范围来决定在硬膜内或硬膜外进行。神经外科切除的细节部分已超出本章内容，但应该清楚的是，增加颅骨切开可以从另一个角度对病变周围重要结构（大脑、颈动脉、脑神经）进行安全地分离。

颅内显露完成后，即可探查关键解剖标志，包括（由外向内）弓状隆起、膝状神经节（Ⅶ）、卵圆孔（Ⅴ3）、圆孔（Ⅴ2）、眶上裂、眶下裂、眶尖和海绵窦。在一个术野内可探查颈内动脉全程，包括颈段、岩骨段和海绵窦段（图20-13）。

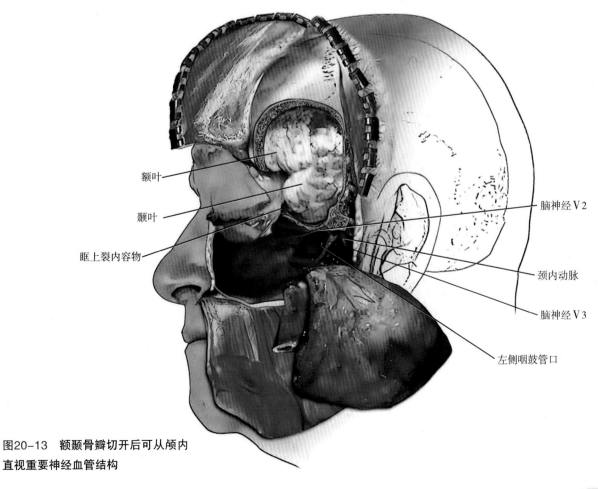

额叶
颞叶
眶上裂内容物
脑神经Ⅴ2
颈内动脉
脑神经Ⅴ3
左侧咽鼓管口

图20-13　额颞骨瓣切开后可从颅内直视重要神经血管结构

（六）重建

如同所有的颅底重建，有必要小心谨慎地对待细节，以尽量减少术后并发症。两个最重要的环节是硬膜的关闭和颈动脉的保护。如硬膜被打开，则必须首先进行水密式封闭。中颅底通常没有必要进行骨性重建，但使用血供良好的组织层来支撑硬膜还是很重要的，以使颅脑和下方污染区域保持分离。颞肌瓣（TMF）可以很好地达到该目的。

如术中颈内动脉暴露，则必须用带血供组织安全覆盖。同样TMF是最常见的选择，但如果不可用，则必须使用其他带血管蒂组织瓣。无法对暴露的颈动脉进行足够的覆盖，可导致其破裂、出血以致患者死亡。

重建的下一步是OMZ骨瓣复位。显然，OMZ骨瓣一旦被移除是无血液供应的。该骨瓣能够被移出后再植入并重活的原因，同颅骨瓣、Tessier式颅面骨质重建及体内其他部位骨性移植的原理是相同的。虽然骨本身无血供，但它最终可以再生血管，只要它能一直牢靠地固定连接于健康骨质，移植处就有足够的带血供软组织包裹在周围。因此，有必要确保有良好血供的软组织来覆盖重新植入的骨瓣。同样，TMF几乎总是最好的选择。

在看到颞肌在此区域的实用性和适用性前，读者会难以理解一个肌瓣如何能满足上述三种需求。幸运的是，对大多数患者来说，剥离良好、血供良好的TMF刚好有理想的体积、长度和宽度足以达到三个目的。通常颞肌是自我折叠的，近端肌肉贴附硬膜和颈动脉，宽大的远端肌肉填充颞下窝，同时将OMZ骨瓣夹在其间（图20-14）。

TMF一般不会过大，如果是这样则可以沿轴向将其分为前后两部分，而后部可以重新植回颞窝。对于（颞肌）供区的处理，从审美上来说应该进行填充，否则颞部会明显变平。以笔者经验来说，自体脂肪组织是最佳选择，因为其相容性好，通常效果良好而不必担心异物排斥或感染。聚乙烯植入物和羟基磷灰石骨水泥也可用于填充颞窝，但笔者只有在需要二期重建的病例才会用到。

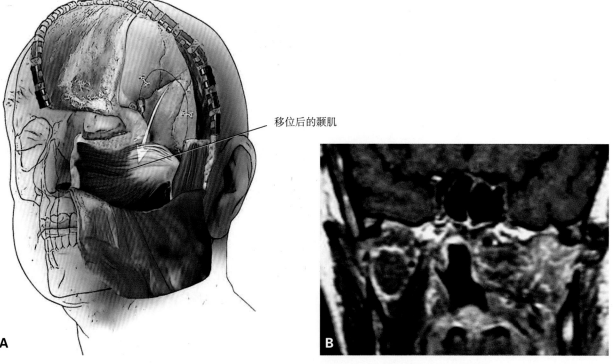

移位后的颞肌

A **B**

图20-14 FTA后颞肌瓣重建。A. 颞肌瓣嵌入；B. MRI显示移入肌瓣位置

存在着FTA术后还需要游离组织移植的例外情况。通常是颞肌受到既往手术、血栓、肿瘤侵犯或大剂量放疗影响的患者。

复位OMZ骨瓣时，原先切断的远端眶下神经需要从眶下孔重新导回，用6-0尼龙线完成神经吻合。尽管患者起初会出现Ⅴ2的完全麻木，但大多数会在1年内明显恢复面部感觉（图20-15）。神经痛的病例罕见，可能由于干净、仔细地分离神经及精确地吻合。

使用小型钛板固定OMZ骨瓣，注意小心精确地复原其与眶壁、眶底、鼻骨及颧弓的解剖关系。术者必须确保如果眶周某部位出现残缺，眶内脂肪组织及肌肉需要适当缩减以避免嵌顿。

在OMZ复位期间，切断的鼻泪管需要重新接回自然腔道来进行鼻腔引流。在恢复期间可使用Crawford鼻泪管支架支撑上、下泪小管，通常在术后1~2个月取出。少数患者可发生泪管狭窄，需要二次修复。

下一步是颊/睑软组织皮瓣先用几针来定位缝合，使内眦、外眦在无张力下进行准确对位。眼眦复位必须仔细，以确保美观和功能的最佳效果；内眦使用非吸收线缝合于原先标记的位置。结膜部使用6-0快吸收铬线缝合。由于颊/睑皮瓣的重力作用，使用塑料"保险杠"进行睑缘缝合，以垫子方式临时支撑眼睑，术后1~2周可以取下。

下一步是进行Ⅶ分支吻合。原先标记的神经末端可用传统神经缝合线（7-0或8-0尼龙线）或神经套管技术进行吻合。额部运动复苏预计在术后9~12个月。

所用切口的缝合应谨遵整形和重建手术的最佳原则。完美的多层缝合将减少瘢痕的形成。

八、术后处置

面部移位术后进行常规伤口护理。除眼部外，其他外在切口可以涂抹抗菌药膏。为减少鼻腔干痂可用鼻内盐水喷雾，口腔防腐可含漱溴己定。术后24~48小时使用抗生素。观察患者有无蜂窝织炎和伤口撕裂征象，尤其是骨移植后骨髓炎。由于咀嚼肌切断导致的张口困难可用咬合器矫正，一般几个月后可缓解。

临时睑缘缝合牵引线可保留1~2周，鼻泪管支架保留1~2个月。必要时使用人工泪液和润滑液。定期进行鼻内镜下痂皮清理，监测移位后颞肌瓣活力和愈合情况。伤口黏膜化的完成通常需要数月。

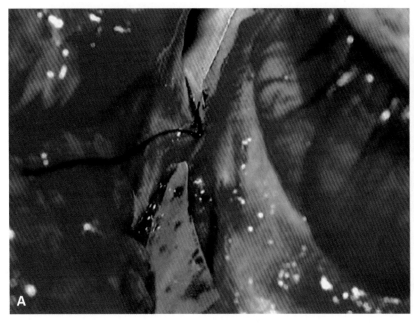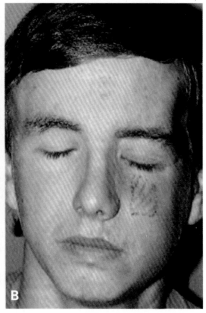

图20-15　眶下神经修复。A. 术中特写显示眶缘下方神经吻合；B. 一名患者显示FTA术后5个月麻木区域缩小

九、并发症

FTA的并发症应根据其解剖和手术步骤进行理解。面部切口显然会造成瘢痕，但由于面部模块的边界设计合理，美观上可以接受。为达到最佳效果，仔细的多层缝合是重要的。结膜切口瘢痕挛缩可造成下睑内翻或回缩。内眦对齐不良会导致面部不对称。

切断后脑神经的再生不全，会造成面部感觉减退（眶下神经）和额部运动轻瘫（面神经颞支）。

最具毁灭性的并发症是上颌骨移植后骨髓炎。通常是由于周围骨质固定不良和缺少软组织覆盖造成，尤其是既往有放射治疗史者。必须清理坏死、感染骨质并延期重建，可使用自体骨移植或异塑性材料。TMF坏死通常是切除和电凝过度，致其血管蒂损伤的结果。TMF坏死须多次清创，替代的软组织必须要覆盖颅底和颈动脉。

十、结果

FTA对于处理中颅底复杂病变是开创性的革新。同其他突破传统的想法一样，起初这一观念受到了颅底外科界的抵触，主要基于三点：①担心大量面部切口造成难以接受的瘢痕；②面神经分支的切断；③眶下神经的切断。最终，这些疑虑被Janecka的病例演示所打消，他通过细致的随访，从功能学、审美学和肿瘤学证实了手术的安全性和良好预后的可重复性。

的确，没有其他手术能够像FTA一样提供如此全面、开放、三维的中央颅底入路。以笔者经验来说，直至今天仍是如此。FTA最显著的优点是能够使术者获得大范围的术野显露（图20-16），为深在的中央颅底区域提供无障碍入路，带来安全的预后效果和良好的生活质量（图20-17和图20-18）。

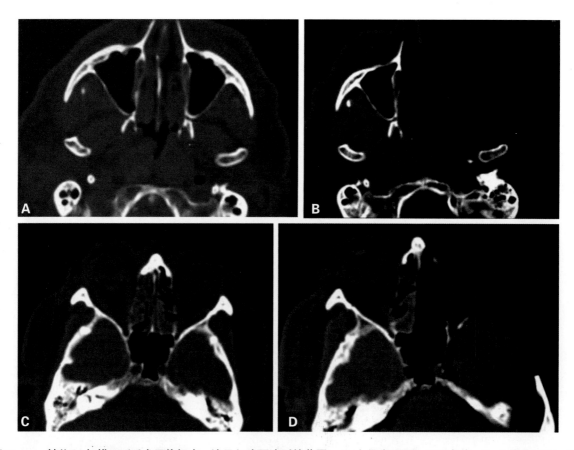

图20-16　轴位CT扫描FTA手术尸体标本，演示入路可达到的范围。A. 上颌窦平面；FTA术前。B. 上颌窦平面；FTA术后。C. 眼眶平面；FTA术前。D. 眼眶平面；FTA术后

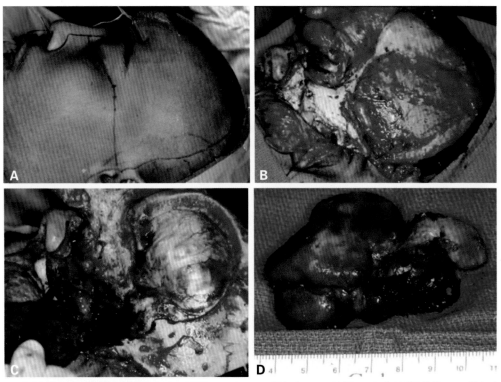

图20-17　16岁男孩患巨大纤维血管瘤（MRI见图20-1）。A. 标记切口；放置EMG电极监测Ⅶf。B. 软组织瓣牵开后暴露颅面骨质。C. 骨质截除和颅骨去除后，显示达到中央颅底深部；镊子夹住眶下神经，可见近端附着圆孔。D. 切除后的肿瘤；右上方肿瘤团块由海绵窦分离

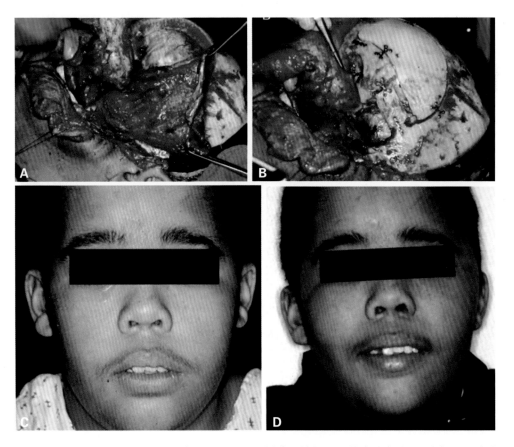

图20-18　与图20-17同一患者。A. TMF嵌入前。B. 颞肌瓣嵌入缺损处；骨骼重建所用固定板。C. 术前。D. 术后

虽然还没有单一的完美手术可以到达这些中央颅底区域，但FTA的确提供了和其他术式一样优秀的入路。FTA包含许多步骤，有些繁复，因此较小的病变并不会使用该术式。此手术一般用来处理那些简便方法不能奏效的复杂病例。

FTA在首次推出时还不存在精致、便捷的手术技术，但如今，尤其是可靠影像导航技术的引入，异常细致的术前影像检查，复杂的内镜器械和微创手术入路，以及改良的辅助治疗方法，使这种广泛开放式手术的需求已大为减少。现在该手术的适应证相当局限。

作为编者评论，对于已经推出20余年的FTA，笔者有一些个人见解。尽管现在FTA不如曾经那么频繁使用，但它的重要性却丝毫没有减少。相反，在近期微侵袭手术的趋势下，它也许比以前更加重要。临床外科学建立在基础的解剖科学之上。对于一名颅底外科医生而言，理解并熟知极为复杂的中央颅底解剖没有捷径可行。每一位希望掌握颅底知识的医学生、住院医生和外科医生都应当学习FTA。

✔ 精要

- 有3~6支独立的面神经分支跨过颧弓。
- 注意隐藏下睑结膜切口，避免因下睑缘切口引起睑外翻。
- 在鼻泪骨的内眦韧带附着点用骨钻标记有助于精确复位。
- 眶骨切开须连至眶下裂以游离骨瓣。
- 颞肌血供位于肌肉深部（颌内动脉颞深支）。
- 冠突切断可增加颞肌移位时的活动度和伸展度，避免压迫蒂部血管。
- 锐性切断神经能避免损伤神经末端。

✔ 误区

- 用7-0或8-0尼龙缝线吻合神经末端欠佳则无法确保神经重生。
- 骨质复位的小钛板固定不牢和带血供软组织覆盖不足将导致骨瓣不连接和感染。
- 重建时可通过增加眶缘与移植骨的距离来避免眶内容物嵌顿。
- 临时睑缝合如不能支持眼睑可导致下睑瘢痕挛缩和外翻。

✔ 所需器械

- 细剪刀
- 放大装置（手术放大镜或显微镜）
- 骨膜剥离子
- 往复式和摆动式电锯
- 咬骨钳
- 7-0或8-0尼龙缝线
- Crawford鼻泪管（支架）

（张秋航　颜旭东　译）

推荐阅读

Stuzin JM, Wagstrom L, Kawamoto HK, et al. Anatomy of the frontal branch of the facial nerve: the significance of the temporal fat pad. Plast Reconstr Surg 1989;83（2）:265–271.

Janecka IP, Sen CN, Sekhar LN, et al. Facial translocation: a new approach to the cranial base. Otolaryngol Head Neck Surg 1990;103:413–419.

Janecka IP, Nuss DW, Sen CN. Midfacial split for access to the central cranial base. Acta Neurochir Suppl （Wien） 1991;53:199–203.

Janecka IP, Sen CN, Sekhar LN, et al. Facial translocation approach. In: Sekhar LN, Janecka, eds. Surgery of Cranial Base Tumors. New York: Raven Press Ltd, 1993.

第21章　前颅面切除术：面中部掀翻术

Anterior Craniofacial Resection: Midfacial Degloving

Lawrence J. Marentette

一、引言

面中部掀翻入路首次报道于1927年，Casson等于1974年描述了本章所述的当代技术，Conley和Price及其他学者也描述了这一多用途入路。其在显露鼻腔、上颌窦、筛窦和蝶窦时效果明显；当与冠状入路联合使用时，能够满足对整个颅面结构处理的需要。它不但用于肿瘤的手术，也用于广泛的面中部重建。虽然其也能用于全面部骨折的病例，但通常情况下，唇下入路就已足够。该手术技术实际上是闭合鼻整形解剖和唇下入路的联合。

二、病史

适合行面中部掀翻术的典型患者会由于鼻腔、筛窦或上颌窦新生物而导致鼻出血和鼻阻塞。其临床表现通常很隐袭。三叉神经第二支受累常是疾病相当晚期的表现，眼球突出、复视和视力减退是眼眶受侵犯的征象。

三、体格检查

鼻腔内检查可发现鼻中隔病变或鼻腔壁病变，累及鼻甲，上可至中鼻甲的上份。其亦可穿过上颌窦内侧壁扩展至鼻窦。累及或超过中鼻道平面以上预示着筛窦受到侵犯。

四、适应证

本入路的典型适应证为未侵犯至前颅底的鼻腔新生物，其可以累及鼻腔壁、鼻甲、筛窦和鼻中隔。使用这一入路亦可很容易到达鼻腔，且可获得对直至鼻咽部的充分观察。如果肿块累及前颅底，可以将面中部掀翻入路和颅底入路等开放性技术联合。

五、禁忌证

这一入路本身并不适用于患有穿破筛板或筛窦顶壁的肿瘤患者。它可以与颅底入路联合使用，切除额骨骨板，即可获得对整个鼻腔和颅前窝的充分显露。

六、术前计划

包含轴位、冠状位和矢状位的强化颌面部CT扫描对于判断肿瘤的侵犯范围很有必要。骨质破坏的任何区域都应非常清楚。因为MRI对软组织的分辨能力远强于CT扫描，所以，颌面结构和颅腔的MRI检查也很重要。这一检查能使我们观察到脑神经，并且在此区域的任何强化都可能预示着恶性肿瘤沿着神经播散。

七、手术技术

沿着上颌牙槽嵴，于齿龈黏膜交界处6～7mm自一侧第一磨牙至对侧第一磨牙做唇下切口（图21-1），这样可以保证在缝合切口时其边缘有足够的组织。用拉钩将上唇和颊部软组织向外侧拉开，用电刀垂直切开黏膜层，做第一切口。第二切口要求垂直切开黏膜下组织和骨膜直达下方骨壁。使用骨膜剥离子分离犬齿窝表面的软组织，并向中线和外侧分离至眶下缘和颧骨体，小心保护双侧眶下神经。接下来处理鼻部。在膜性鼻小柱处自鼻中隔尖端沿其尾侧缘向下至前鼻棘做完全贯通的切口（图21-2）。切口继续沿鼻底下行至梨状孔骨质，接着向上在上外侧软骨和下外侧软骨间切开。此时，可使用双齿钩拉开鼻翼缘，用手指将软骨下缘外翻，这样有助于更容易将下外侧软骨和上外侧软骨的结合处分辨出来。切口继续向上方和内侧在软骨区域间延伸，直至与鼻中隔切口相交，与膜性鼻中隔相

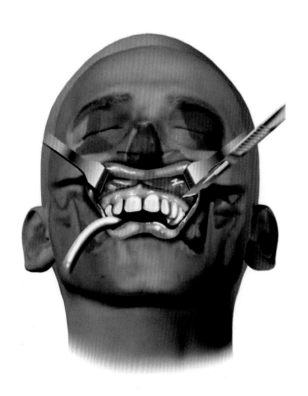

图21-1　**在双侧第一磨牙之间做唇下切口**

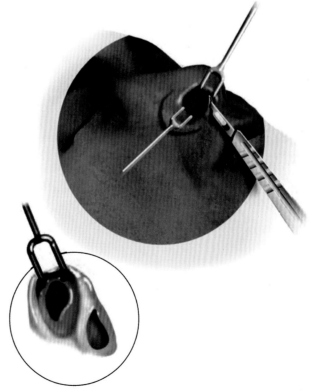

图21-2　**完成环鼻前庭的切口，保证下外侧软骨与鼻部皮肤在此处折转**

连。用略有弧度的虹膜剪刀将皮肤自鼻背掀起，小心保护上外侧软骨与鼻骨的附着处完整（图21-3）。须在双侧完成此步骤的操作，然后重新转回对口内切口的处理。使用宽拉钩外翻上唇，接着用骨膜剥离子向上分离，解离开全部尚存的软组织连接，这样整个面中部复合体则被掀翻起来（图21-4）。充分地暴露梨状孔和内侧支架结构的截骨使切除鼻腔壁的肿瘤变得可能。经过内侧骨支架的下部截骨须于尖牙牙根的尖端上方至少5mm使用锯片进行。垂直的截骨要经过外侧支架。于眶下神经下方进行横向截骨，并于梨状孔处与外侧支架相接。使用圆凿置于鼻腔内，内侧支架之后，将上颌骨前部凿除，显露上颌窦和鼻腔壁。重建时可将内侧支架重新复位或用颅骨外骨板移植物替代。然后将皮肤拉下覆盖鼻背，鼻腔内所有的切口都以可吸收缝线关闭。然后着手处理口内切口，这要放在关闭主要创口前。用1或2根可吸收缝线横向缝入中线处用以再造上唇系带，这样可以避免上唇与其深方的上颌骨之间的牵拉作用。使用3-0可吸收缝线自中线开始，向两侧缝合，关闭切口时缝线以水平运行的方式穿过黏膜和黏膜下层。双侧的缝合结束后，用4-0可吸收缝线以单纯缝合方式缝合黏膜边缘关闭黏膜切口。在关闭切口结束时，使用这一缝合技术将切口外翻，可避免遗留长期的瘢痕挛缩导致的齿龈回缩和牙根暴露。

八、术后处置

术后切口处涂以软膏，并以盐水冲洗，一方面用来保持切口洁净，另一方面可以清洁肿瘤切除后的术腔。鼻腔的盐水喷雾也用于保持鼻腔本身的湿润。1～2周后，以盐水喷雾方式进行的鼻腔冲洗仍对预防鼻腔结痂很有裨益。

九、并发症

几乎所有的这些患者都有眶下神经分布区的感觉减退，但因为神经得以保留，18个月内会出现改

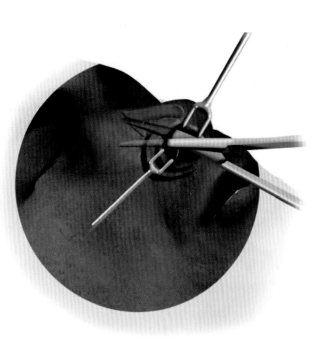

图21-3　用剪刀采用类似闭合鼻整形的方式分离鼻部皮肤

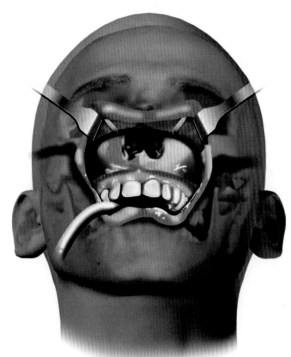

图21-4　掀起颊部和鼻部皮肤，显露上颌骨前部和梨状孔。注意保留眶下神经

善。罕有由于软组织过度回缩和面神经颊支损伤而导致的面中部无力。鼻前庭缩窄可能会发生，但精细的黏膜缝合可避免这一并发症的发生。如果鼻前庭缩窄确有发生，那么最常见于术后放疗的患者。

十、结果

面中部掀翻入路提供了对上颌骨前部和鼻腔的极好的暴露。其可与Le Fort Ⅰ型截骨术联合使用，则可扩大术野直至鼻咽部。其术后的美容效果优于鼻侧切开术和Weber-Ferguson入路。

✅ 精要

● 外科医生须站于患者头侧用2把弯向医生的骨膜起子迅速掀起面中部软组织。此时则需要一名助手持拉钩，另一名助手保持吸引。

● 烟卷式引流的一端可以自每侧鼻孔置入，再从上唇引出，充当拉钩的作用。

● 术前和术后使用皮质类固醇以减轻术后水肿的程度。

✅ 误区

● 本技术主要的缺陷是鼻前庭缩窄，这在一些接受术后放疗的患者中难以避免。

● 对面中部软组织的过度牵拉会导致暂时的三叉神经第二支分布区的麻痹，此后因为感觉恢复而会出现感觉异常。

● 过度的牵拉亦会导致罕见的面神经颊支的无力，伴有暂时的面中部软组织运动障碍，一般1～6个月可康复。

✅ 所需器械

● 标准头颈部器械包

● 拉钩

● 鼻整形器械包

（王振霖　译）

推荐阅读

Portmann G, Retrouvey H. Le cancer du nez. Paris, France: Gaston Doin et cie, 1927.

Casson PR, Bonnano PC, Converse JM. The midfacial degloving procedure. Plast Reconstr Surg 1974;53:102－113.

Conley J, Price JC. Sublabial approach to the nasal and nasopharyngeal cavities. Am J Surg 1979;138:615－618.

Price JC. Facial degloving. In: Rhinology. New York, NY: John Wiley & Sons Inc., 1987:1098－1123, Chapter 37.

第22章 前颅面切除术：鼻侧切开术

Anterior Craniofacial Resection: Lateral Rhinotomy

Guy J. Petruzzelli

一、引言

鼻侧切开术这一术语并不是指特定的手术过程，而是指在内眦与鼻部前正中线之间所做的位于鼻面沟的面部切口。鼻侧切开术既可与双额开颅术联合处理鼻窦及眶内侧肿瘤的下极，也可以作为颅面切除术的独立入路切除在局限于前方侵入颅内的鼻窦肿瘤。本章仅讨论此入路联合开颅术时的应用。

鼻侧切开入路是暴露筛窦上部肿瘤和鼻腔外侧壁的经典入路，并在早期的联合颅面切除术中使用。不赞成此入路者认为面部切口是采取其他替代方案的主要原因。笔者发现凭借精细的缝合技术并注重细节，切口痕迹可以很小并达到很好的美容效果。颅面切除术中如何更好地处理下部及内侧部肿瘤主要取决于以下几方面：①肿瘤的原发部位；②眶内侧结构受侵的程度；③肿瘤下部的侵犯范围及鼻腔外侧壁受侵的程度。

二、病史

患者通常表现为长期鼻塞、流涕、频繁使用非处方的全身或局部鼻腔减充血剂无效。当肿瘤侵犯筛窦、鼻腔外侧壁、眶内侧壁而须行鼻侧切开的颅面切除术时，患者常表现为单侧的鼻塞、鼻出血和（或）流脓涕。当肿瘤向外侧侵犯眶内侧或向下侵犯下鼻道时可能会阻塞泪器导致单侧溢泪。一般症状如头痛、眼眶（后部）疼痛、面部疼痛，可能是由于鼻窦阻塞、分泌物黏稠所致；然而，还需要考虑肿瘤侵犯眶骨膜或颅前窝硬脑膜的可能。

三、体格检查

当鼻窦恶性肿瘤侵犯患者前颅底时需要系统检查头部及颈部，包括鼻内镜及纤维鼻咽喉镜。记录视力、视野和眼球运动，有任何异常发现均须行详尽的眼科检查。有些患者会出现内眦包块、鼻背变宽或鼻颌沟解剖位置的变形（图22-1）。眼眶受侵时可导致复视、凝视障碍、眼球突出或视力下降。皮肤受侵往往提示侵袭性恶性肿瘤（图22-2）。所有患者术前均应行活检。由于此区域的肿瘤在处理时常常易碎、易出血，因此为安全起见，应考虑在手术室进行活检（图22-3）。所有考虑行颅面切除术的患者均

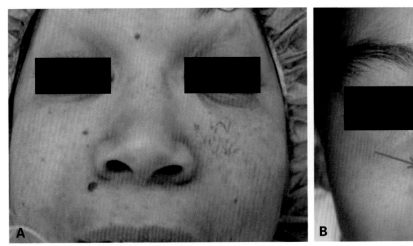

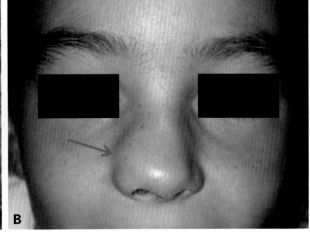

图22-1　前颅底肿瘤患者具有明显的鼻内侵犯时，表现为左侧内眦区域的包块（A）及右侧鼻面沟变浅的外鼻畸形（箭头）（B）

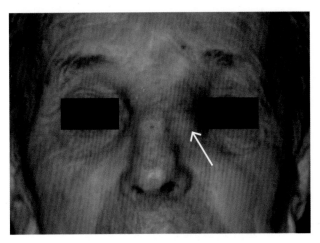

图22-2　晚期鼻腔鼻窦癌侵犯皮肤

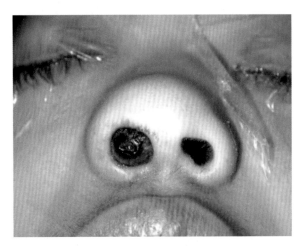

图22-3　出血的前颅底恶性肿瘤自鼻腔脱垂出来

须行全面的体格检查，包括对合并心肺疾病的患者进行危险分级。

四、适应证

前颅底恶性肿瘤患者手术的作用和时机取决于原发肿瘤的活检结果、患者接受颅面切除的意愿及可能发生的并发症。对于前颅底、泪器部位的小涎腺肿瘤、一些神经内分泌癌和腺癌，标准治疗仍是手术。鼻腔鼻窦的未分化癌、低分化鳞癌及其他一些高度恶性肿瘤，可能在多药新辅助化疗后还须行确切的放化疗。嗅神经母细胞瘤（ONB）的治疗仍存在争议，部分学者偏向于非手术治疗再行挽救性手术，而其他学者认为确切的手术治疗对ONB效果最好。

五、禁忌证

通过鼻侧切开行颅面切除术的禁忌证包括：预后差的进展性肿瘤、广泛皮肤受累（难以获得阴性手术切缘）、影像学资料提示广泛的周围神经侵犯、全身状况差、脑实质广泛受累、临床或影像学有远处转移的证据。相对禁忌证是：只有单侧视力的鼻侧切开及上颌骨部分切除。

六、术前计划

对于须行鼻侧切开颅面切除术的患者，CT及MRI两者具有互补作用，都有助于术前评估。CT能更好地显示骨性结构的细节，提供筛迷路和鼻腔壁，特别是肿瘤对应侧骨质破坏程度的信息。MRI可以清晰辨别肿瘤侵犯颅内的范围和肿瘤与鼻窦潴留物的界限（图22-4）。PET-CT在晚期颅底肿瘤患者术前评估中的作用仅限于发现颈部、咽后淋巴结病变和远处转移。笔者仅将PET-CT用于高度恶性肿瘤患者及任何有颈淋巴结转移表现的患者。

七、手术技术

当前颅面切除术联合双额开颅时，通常在完成颅内部分的操作、判断颅内和硬膜内切缘及重建前颅底硬脑膜之后再行鼻侧切开术。

先标记皮肤切口，再行局部浸润麻醉（利多卡因加1∶100 000肾上腺素）以避免破坏鼻部美学结构，这也是手术切口设计的一部分。双侧眼内涂抹眼膏，对侧行眼睑缝合术保护角膜。患侧角膜放置一个塑胶保护器而不行眼睑缝合术，以避免扭曲皮肤及妨碍检查眼部情况。手术切口起自同侧眉下，恰在眶上缘所触及的眶上切迹内侧。切口斜面平行于上方眉毛的毛囊，隐藏于眉毛下界。向下延伸至内眦，在此处呈圆润的"W"或"Z"形断开，以免术后发生内眦带状瘢痕。断开切口的尖端部分须足够宽阔以防皮肤三角尖端坏死，此部分切口应避免使用单极电凝。如果内眦切口没有断开或切口远端坏死将导致难看的内眦带状瘢痕。随后切口向下沿鼻上颌沟垂直延伸，绕鼻翼至人中。经典的鼻侧切开终止于鼻前庭；然而，这样有损伤下外侧鼻软骨的外侧附着处完整性，从而导致鼻阈塌陷的风险。基于扩大切除的需要，可以附加独立的同侧唇龈切口以增加对上颌窦的显露。或者，如果需要上颌骨全切，切口也可以向下延伸使整个上唇游离。笔者发现向睫毛下延伸的切口（Weber-Fergusson切口）常常会引起功能障碍及美容方面的问题，即使行上颌骨全切也很少需要行此切口。如果欲实施眶内容剜除术则须增加上、下眼睑的经结膜切口。如果需要暴露双侧上筛穹窿部，则切口须在鼻根水平经过中线，水平延伸15~20mm越过鼻背部（图22-5）。

完成皮肤和同侧唇龈沟切口后，在骨膜下解剖暴露眶下神经血管束内侧和外侧的上颌骨前壁，鼻背骨质，眶下缘内侧及梨状孔。标记内眦韧带至泪前嵴的内侧附着，以便韧带的重新吻合，可在内眦韧带切开时缝合一根4-0尼龙线标记。探查纸样板及眶内侧，必要时切除内侧眶骨膜行冷冻切片检查。如果眶骨膜未受累，沿额筛缝向后在眶内做锐性骨膜下分离，并辨认筛前、筛后动脉。如果这些血管在切除颅内部分肿瘤过程中未被处理，须用双极电凝凝固并切断。使用Kerrison咬骨钳去除小部分泪前嵴以便于暴露泪囊及部分鼻泪管，在泪囊与鼻泪管交界处横断泪囊并充分开放。将打开的泪囊

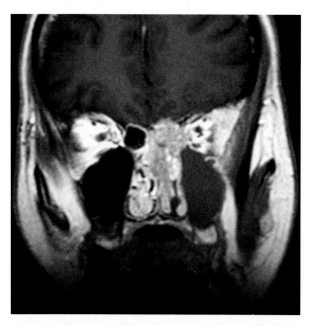

图22-4　增强MRI示嗅神经母细胞瘤穿过筛板、筛凹并侵犯前颅底硬脑膜

缝合至前、后眶骨膜以维持其开放，从而完成鼻腔泪囊吻合术。如果是恶性肿瘤，完成此步骤后笔者还会用Crawford Silastic泪道支架置入上、下泪道送至鼻腔以维持泪道系统的畅通。如果要进行双侧筛窦及前颅底切除，必须在骨膜下平面分离鼻背至对侧内眦，必须注意保持对侧内眦韧带的完整性。最后，去除部分上颌窦前壁探查上颌窦窦腔，必要时送窦内组织冷冻切片检查。

完全分离软组织后即可暴露所需截除的面部骨性结构。使用高速摇摆锯和抗生素灌洗行截骨术。从下方开始，在下鼻甲以下、下鼻道内，自上颌窦至鼻底做水平截骨线，第二条截骨线为垂直的，位于眶下孔内侧5~8mm，向上经眶下缘、残余上颌骨前壁至眶内。使用光滑的可塑拉钩及浸有1%利多卡因（内加1：100 000肾上腺素）的1cm×3cm脑棉片保护眶内容物。鼻腔内截骨范围取决于病变为单侧或双侧。单侧者截骨始自鼻额缝；双侧者截骨在鼻背越过中线并切开对侧鼻额缝，类似于行鼻成形术。对于颅外鼻腔肿瘤，传统的上颌骨内侧切除术的上方截骨线位于额筛缝下5mm。当上颌骨内侧切除术联合经颅入路时，上方截骨线常位于筛凹及眶顶的颅内面。这样截骨可以整块切除筛板、筛凹、眶内侧壁和鼻腔外侧壁。截骨后剩余的软组织连接可以用Mayo弯剪或直角剪分离，并将标本自前方取出。由于前颅底骨质作为标本的一部分切除，必须注意在游离标本时不要扰动前颅底硬脑膜重建处或挤压额叶脑组织。在颅内及颅外同时观察缺损处可以避免这种损伤。横断颌内动脉分支会引起活动性出血；可先填塞止血，再用双极电凝或钛夹止血。充分开放蝶窦前壁及额隐窝以保证鼻窦的通气。上颌窦及蝶窦的黏膜作为手术最终的切缘须行组织检查。确切止血后关闭手术切口（图22-6）。

在缝合手术切口时要注意细节，以防发生美容及功能上的并发症（图22-7）。前述所标记的内眦韧带须与残余鼻骨保持正确对位。鼻腔泪囊吻合须再次检查并确保支架在位。分三层缝合切口，可吸收线

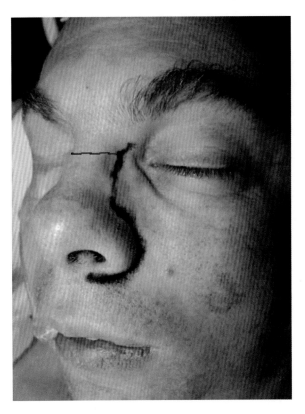

图22-5 鼻侧切开术切口位置。切口可以在鼻根平面越过中线，水平延伸15~20mm跨过鼻背部（虚线所指）

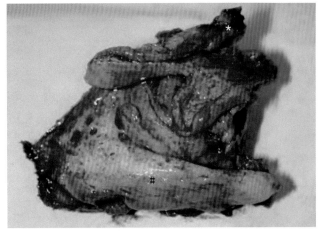

图22-6 整块切除鼻腔外侧壁及前颅底（#.下鼻甲；*.鸡冠）

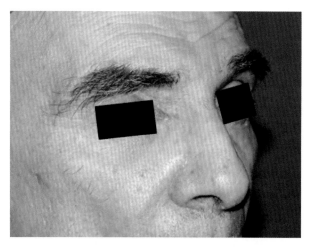

图22-7　鼻侧切开术后良好的功能和美容效果

埋藏式缝合骨膜、皮下组织。皮肤用细的（6-0）单纤维尼龙线、快吸收铬线缝合，或皮内缝合，后两者须用胶条加固。唇龈沟切口须两层缝合，即可吸收线缝合骨膜，铬线缝合黏膜。如果上唇切开，须准确对位唇红多层缝合；使用放大镜有助于保证良好的美容效果。如行双侧鼻部截骨术，须外用鼻夹以固定鼻骨骨片，在恢复室检查视力后覆盖患侧眼部，敷料轻度加压以减轻面部及眼睑水肿。上颌窦及蝶窦裸露的表面轻轻敷盖浸有凝血酶的明胶海绵以减少渗出。如果骨或黏膜边缘持续渗血，可用浸有抗生素的鼻用棉条或纱条填塞。

八、术后处置

行颅面切除术的患者如果加做鼻侧切开并不会增加术后的常规护理工作。手术结束后拔除气管插管以进行神经系统及眼科检查。覆盖患侧眼，面部用敷料轻度加压至次日以减轻水肿，头位抬高15°～30°。术后第3天开始鼻腔生理盐水冲洗，术后第5天取出填塞物。每天用过氧化氢清洗皮肤切口3次；不使用局部抗生素以避免局部刺激。应适当使用眼润滑剂。如果有唇龈切口，应使用0.12%的氯己定含漱液漱口。

九、并发症

颅面切除术的并发症包括：脑膜炎、脑出血、脑梗死、骨质缺损、颅骨畸形，以及全身并发症如肺炎、败血症、呼吸衰竭。除此之外，鼻侧切开还可引发出血、眼科及美容方面的特定并发症。鼻侧切开术中切除上颌内侧部分时，当高位水平截骨平面位于或高于额筛缝时，可能并发脑脊液漏。在鼻侧切开联合颅面切除术的病例中，前颅底和眶内上部分切除后需要水封式重建硬脑膜。如果不能有效控制颌内动脉及其分支会导致出血并发症。切除标本的过程中遇到大口径血管需要立即用钛夹结扎，否则一旦其缩入骨管会很难处置。

如果截骨时过于向后会损伤眶尖的视神经，导致视力丧失。去除标本时过分牵拉，可对眼球产生足够的间接张力使视神经发生牵拉伤。如果不能准确重新对位连接内眦韧带，会导致眼球内陷、异位和复视。鼻腔泪囊吻合时泪道要宽阔并置入支架以防止泪道狭窄，尤其是术后放疗期间。迟发性溢泪可能需要扩张泪小点和泪道，极少需要行修正性（结膜）鼻腔泪囊吻合术。

使用细致的缝合技术后，愈合的鼻侧切手术切口将很难察觉。皮肤切口的位置必须避免损伤鼻部的美学单位。为防止皮肤坏死及使瘢痕不易被察觉，应尽量少使用单极电凝，并轻柔处理组织边缘。缝合皮下组织及皮肤须使用细的缝线（图22-8）。

十、结果

通过颅面入路切除前颅底肿瘤是Ketchum于1963年最先提出的。此入路中的鼻侧切开部分可以很好地显露鼻腔鼻窦复合体，继而切除上颌骨的内侧部分。经颅入路到达颅底区域可以先于或迟于经面入路，之后将标本从下方完整切除。

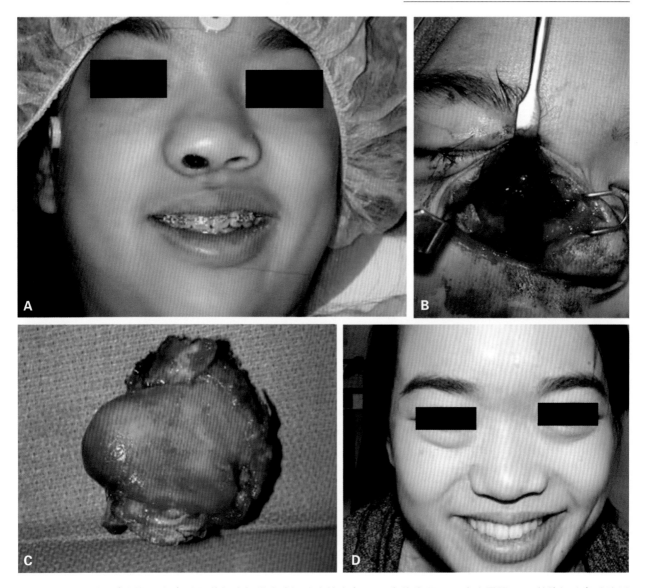

图22-8　通过单纯鼻侧切开行鼻腔及前颅底纤维肉瘤切除术的患者。A. 术前外观；B. 术中暴露；C. 整块切除鼻腔外侧壁及筛板的标本；D. 术后外观，9年无复发

　　对于手术细节的关注可以避免眶骨膜或硬脑膜的穿通伤。鼻腔泪囊吻合可以防止溢泪现象，将内眦韧带固定于骨面可以防止内眦间距过宽。

✔ 精要

- 用利多卡因-肾上腺素液浸润麻醉前标记的皮肤切口。
- 仔细标记内眦韧带连接处，术后以不可吸收缝线重新连接。
- 立即控制颌内动脉出血。
- 适当扩大唇龈切口以便充分显露侧方结构。
- 无须牺牲眶下神经。
- 将下外侧软骨固定于面部侧方的骨膜，以防止鼻阈塌陷和鼻翼畸形。

✅ 误区

● 如果将皮肤移植物置于鼻腔内缺损处会产生恶臭的痂皮。

● 内眦韧带不能准确连接将导致内眦距过宽。

● 过度牵拉眼球会导致失明。

● 鼻腔泪囊吻合失败将导致溢泪。

✅ 所需器械

● 高速摇摆锯

● 锐骨凿

● 可塑拉钩

● 泪道扩张器、探针

● 硅胶泪道支架

● 局部止血材料（明胶海绵、凝血酶）

● 弯Mayo剪或直角剪

（严 波 译）

推荐阅读

Schramm VL, Myers EN. Lateral rhinotomy. Laryngoscope 1978;88:1‐4.

Schramm VL, Myers EN, Maroon JC. Anterior skull base surgery for benign and malignant disease. Laryngoscope 1979;89:1077‐1091.

Shah JP, Sundaresan N, Galicich J, et al. Craniofacial resection for tumors involving the base of the skull. Am J Surg 1987;154:352‐357.

Weisman R. Lateral rhinotomy and medial maxillectomy. Otolaryngol Clin North Am 1995;28:1145‐1156.

Lund V. Surgical management of midfacial tumors: transfacial degloving, midface degloving, or endoscopic approach? Curr Opin Otolaryngol Head Neck Surg 2001;9:95‐99.

第23章 前颅面切除术: Raveh 技术

Anterior Craniofacial Resection: Raveh Technique

Kurt Laedrach

一、引言

前部颅面切除术定义为用于治疗起源于鼻腔和鼻窦累及或侵入前颅底和眼眶的恶性肿瘤的开放手术入路。该入路可以联合经额开颅和其他经面部入路,如鼻侧切开。1963年,Ketcham首次报道并认为这种入路有助于恰当地进行肿瘤范围的分期,并同时能成功地实施整块切除。多年来,颅面切除术已成为可选方法之一并作为金标准用于处理前颅底的恶性肿瘤。但是,后期应用该入路的陆续报道有明显的并发症和死亡率。许多其他作者的文章描述了不同的技术变革和改良。Cantu将其总结为4类:①经典的经颅/经面;②只经颅;③只经面;④避免面部切口的颅底入路。

1972年,Derome首次描述了前部硬膜外经颅底开颅技术——唯一能让神经外科大夫经颅而避免经面入路切除前颅底窝中线区肿瘤的入路。他进一步指出更加中线位置的结构,如斜坡,有可能经此入路到达。主要缺点是嗅丝被切断,导致永久性失嗅。对最初的经颅底入路的进一步改良包括了经额开颅的各种变化,眶和鼻部骨质切除的范围,以及内眦韧带的离断。

扩大颅下入路最早由Raveh在1978年提出,主要用于治疗前颅底创伤性损伤,后用于矫正先天性或获得性颅面异常,到1980年用于颅底良、恶性肿瘤的切除。与最早期报道的经额入路技术相比,两种技术的主要区别不在于开颅的位置和鼻-眶骨切开的范围,而在于手术暴露的范围和入路的方向。

扩大颅下入路主要的优点是能充分暴露颅底平面的前部和下部,包括筛顶、蝶窦,一直到斜坡,向外跨过双侧眶顶到颞骨,以及尾部沿着鼻和上颌窦区到腭底部。这样宽敞的暴露能更好地识别肿瘤的边界并有助于根治性切除硬膜内和硬膜外肿瘤。此技术有时不需要大范围牵拉额叶和切除硬膜,同时能保留重要结构,如视神经、视交叉和颈内动脉。

扩大前部颅下入路可以联合其他被熟知的入路,如面中掀翻,Le Fort Ⅰ型截骨术,或适用于范围更大的,累及上颌骨下部、眼眶或颅中窝及下斜坡的眶颧入路。不过,使面部毁容的切口仍然可以避免或能隐藏于口内或结膜内。

Raveh技术的有效性已被许多学者证实。特别是Fliss等发表的文章提供了大量有益的改进、效果及包括生活质量研究的生存率数据。

文献中尚无关于前颅底开放手术入路的能被一致接受的命名,而且各种改良术式的差别很小,很相似,令人困惑。缺乏共识会妨碍交流并容易引起激烈的争论。

二、病史

鼻腔鼻窦肿瘤患者通常以非特异性症状就诊，难以与炎性疾病相鉴别。鼻腔鼻窦肿瘤常见就诊症状包括鼻塞、鼻溢、鼻出血、嗅觉减退、溢泪和头痛。肿瘤向外侧累及眼眶会引起眼球移位并导致复视或突眼；向颅内发展通常没有症状，但可能在个性和情绪方面出现细微变化，高级认知能力受损和记忆力下降。嗅觉和味觉下降可能是额叶肿瘤如嗅沟脑膜瘤的唯一症状。

三、体格检查

完成全面的头颈部检查。鼻内镜对于评估鼻内肿瘤的范围和获得组织用于诊断有重要意义。检查眼眶以获得突眼和眼外肌运动障碍的证据。复视可能源于眼球组织移位或眼外肌麻痹。鼻背增宽可能由于缓慢生长的良性肿瘤导致的骨重塑或恶性肿瘤侵犯软组织。额窦前板受侵可能导致额部肿胀或可触及的骨缺损。需要完成全面的神经学检查，并检查视力、嗅觉功能（如适合）、感觉和运动功能（第Ⅲ，Ⅳ，Ⅴ，Ⅵ，Ⅶ对脑神经）。多组脑神经受累提示预后不佳且病变累及颅底。

四、适应证

扩大颅下入路的手术适应证包括颅面创伤需要修复颅、眶和面中部结构；矫正先天性或获得性颅面畸形；切除颅底良、恶性肿瘤。扩大颅下入路可替代用于良、恶性肿瘤切除标准的颅面切除术。当额窦需要闭塞和颅骨化时，它也适用于治疗额窦的炎性疾病。

五、禁忌证

扩大颅下入路的手术禁忌证几乎没有。如果肿瘤延伸到上颌骨下部、眼眶或颅中窝、下斜坡，扩大前部颅下入路需要联合其他熟悉的入路如面中掀翻、Le Fort Ⅰ型截骨术或眶颧入路。另外，许多累及颅底的肿瘤现在能通过内镜经鼻入路技术有效地处理。

六、术前计划

术前对病变的评估通常需要CT和MRI用于骨和软组织的评价。获得这些影像后，用于术中影像导航。肿瘤最好在内镜下取活检，而如果肿瘤富含血管或有脑脊液鼻漏的风险则不要实施活检。当患者有视觉症状时，需要进行全面的眼科会诊，包括视野测试检查。

七、手术技术

扩大的前部颅下入路——Raveh技术

患者置于仰卧位，经口气管内全麻。为稳定和固定，头部固定于头架（MAYFIELD 改良头架系统）上，暴露上面部，消毒铺巾。通过小切口用自粘螺钉将BrainLAB骨锚参考器固定于摄像头视野之内的发际后头皮处。三颗支撑钉防止手术中旋转。用无线Z-触摸激光装置扫描表面解剖标志并注册用于术中导航。制作标准的双冠状瓣，骨膜下解剖到眶嵴，注意保留颅骨膜，以备可能用于重建（图23-1）。用Kerrison咬钳将眶上神经从骨管里游离出来。皮瓣向下解剖到两侧的额颧缝线，中线到鼻缝点（两个鼻骨之间缝隙的下末端，译者注）和梨状孔。将眶骨膜从双侧眼眶的上、内和外壁解剖下来向后到眶尖，筛前动脉予以钳夹并切断。掀翻头皮和面部皮瓣时对眶内容物产生一定程度的牵拉是无害的。

相比之下，向外侧牵拉眼球时会对眶内容物产生压力，应小心操作，并避免持续牵拉。用内镜的光亮识别额窦轮廓并标记出要保留的骨瓣。根据肿瘤的范围，鼻额骨瓣的切开线可以有意向颅侧或外侧延伸（图23-2）。在用水冲洗下使用薄刃高速大功率摆锯（TPS，Stryker，SA，Montreux, Switzerland）实施切骨，横行切开额骨，向下到眶顶并沿着眶顶和内侧眶壁进入位于泪棘前方的鼻上颌沟（图23-3）。将鼻泪管从骨管里分出。于鸡冠前从外侧用垂直凿切开骨以离断额鼻骨瓣并暴露前颅底。现在可以直视下将额鼻骨瓣掀起。小心去除所有的黏膜以暴露位于鼻腔和蝶筛复合体的肿瘤，以肿瘤的外侧和尾侧边界作为引导，宽敞的暴露便于移动肿瘤的尾侧部分（图23-4）。在额窦后壁和筛顶交界处用金刚钻在颅骨上钻孔，将分离器沿眶顶插入以保护硬膜。以肿瘤边界为指引，进一步切除骨质，沿嗅沟和受累的硬膜环形切开硬膜，以利于暴露蝶骨平台。在该入路中，视神经管内壁也要去除，从两侧暴露视交叉和视神经。最后一步包括显微镜下颅内神经外科解剖并最终整块切除肿瘤。清理已暴露的鼻蝶筛术腔及斜坡面残余黏膜，在关键部位取冷冻切片标本。

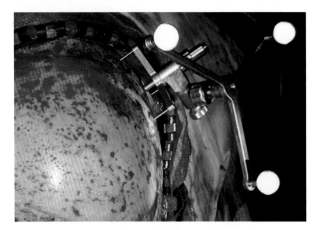

图23-1　用于术中导航的BrainLAB 骨锚参考器用自粘螺钉固定到头皮。双冠瓣已被掀起

肿瘤切除后形成了一个大的无效腔缺损并沟通了无菌的颅内和鼻腔鼻窦。对功能和美容结果

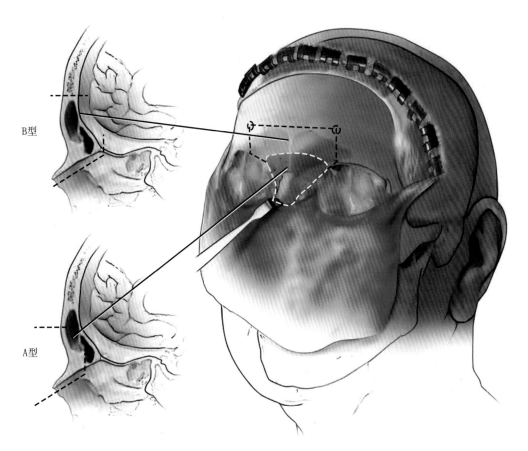

图23-2　鼻额骨瓣的轮廓线取决于额窦的解剖、肿瘤颅内侵犯的大小和位置。A型骨切开留下额窦后壁不动，第二步才去除，而B型骨切开第一步就包括后壁切除（改自获准于Dan M. Fliss教授的示意图）

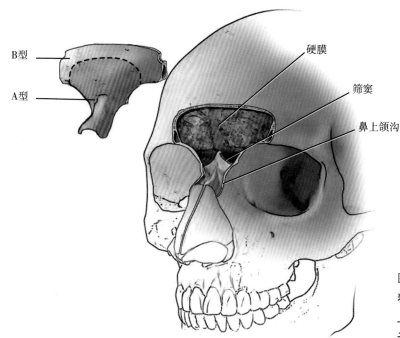

B型
A型
硬膜
筛窦
鼻上颌沟

图23-3 横行切开额骨，向下到眶顶并沿着眶顶和内侧眶壁进入位于泪棘前方的鼻上颌沟，将鼻泪管从骨管分出（改自获准于Dan M. Fliss教授的示意图）

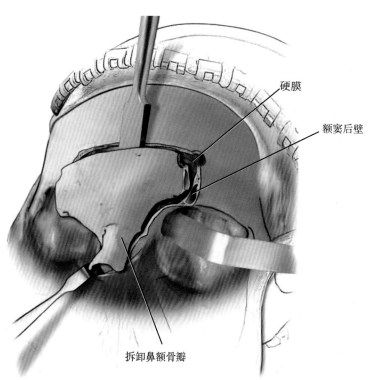

硬膜
额窦后壁
拆卸鼻额骨瓣

图23-4 用骨凿于鸡冠前切开分离后，卸下额鼻骨瓣，得以直视位于鼻腔和蝶筛窦内的颅外部分肿瘤。进一步去除额窦后壁以暴露蝶骨平台和进行颅内神经外科解剖（改自获准于Dan M. Fliss教授的示意图）

的满意度通常取决于重建和肿瘤的切除。切除累及颅内的肿瘤后所形成的硬膜缺损，必须予以封闭，避免颅内容物和任何鼻腔鼻窦或鼻咽部相通，恢复一个不透水/气的屏障以避免脑脊液漏、气颅或脑膜炎。游离筋膜移植是标准修复方式，可选取阔筋膜、颅骨膜或颞浅筋膜。第一层筋膜裁剪并缝合到硬膜切缘。接下来在蝶骨平台、眶顶和前额颅穹窿外侧的骨切缘处仔细地再重叠铺一层筋膜，并用纤维蛋白胶粘上。从暴露的额叶向后直到斜坡均被该层浅筋膜覆盖，最后，在该筋膜的鼻腔鼻窦面上涂以表面涂上包被纤维蛋白原和凝血因子的胶原海绵（TachoSil，Nycomed，Denmark）（图23-5）。

明显的骨性缺损如果不予修复，很有可能产生功能障碍或美容性外观畸形，如眼球内陷或复视。因此在解剖上将眼眶内壁和底壁的缺损恢复到它们初始的内部形态，对于获得眼球的正常位置很关键。为此，将高分子可吸收的聚

乙丙交酯（L-lactide-co-glycolide）预制的三角形眶板（Synthes，Polymax）放在热水浴中加热到可以弯曲的状态，然后做成需要的形状，再在室温空气中变硬。这种自加固可吸收材料表现出类似于钛的高初

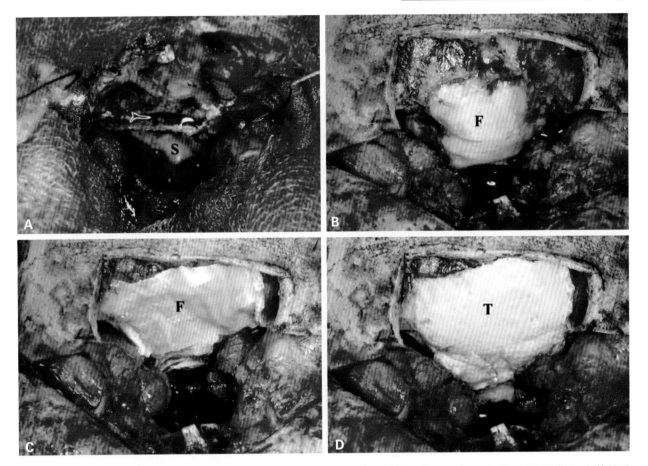

图23-5　硬膜修复。A. 颅内肿瘤切除后的缺损，显示蝶窦后壁（S）和蝶骨平台（PS）。B. 第一层阔筋膜（F）裁剪后缝合到硬膜切缘。C. 接着覆盖一层阔筋膜（F）贴附到骨切缘。D. 最后在这层朝向鼻腔鼻窦从暴露的额叶一直到斜坡的浅层筋膜表面涂上包被纤维蛋白原和凝血因子的胶原海绵（T）（改自获准于Dan M. Fliss教授的示意图）

始强度和机械稳定性，因此适合于非承载区重建，即使后期有放疗计划。在12～24个月完全降解后，应该能保留稳定的软组织桥。

　　最后，笔者沿颅底骨板填上凡士林纱条以提供额外的支撑对抗脑组织的搏动，8～10天后经鼻取出。额窦必须通过去除额窦后壁和去除鼻额骨瓣下表面的所有黏膜来实现颅骨化。准确复位骨瓣以恢复最初的解剖位置并用三维的钛质微孔板固定。应通过固定双侧内眦韧带来防止内眦过宽。这是通过在内眦韧带上穿一根不可吸收缝线经鼻额骨瓣下面引导到对侧额窦前壁来实现的。系紧双侧缝线产生向内、向下和向里的牵拉，最后获得内眦韧带的正确位置。最后一步包括应用负压引流和逐层关闭双冠切口。在没有早期术后脑脊液漏表现的情况下，不需要做腰大池引流。

　　典型病例

　　病例1：嗅神经母细胞瘤。这位83岁但体格好并非常活跃的前航空公司飞行员正驾驶一架小型飞机，飞机在快速下降时，他突然觉得额部头痛。他的鼻窦气压伤先用局部减充血剂和抗生素治疗，然而当用内镜检查时发现左侧鼻腔有容易出血的肿瘤包块。活检组织病理学显示为Hyams Ⅲ级的嗅神经母细胞瘤。高分辨率CT和三平面造影剂增强的MRI证实有一个相当大的肿瘤侵犯鼻腔和筛窦伴有颅内侵犯和眶内壁侵蚀。因此，肿瘤为Kadish C期或AJCC-UICC分期的T4b（图23-6）。进一步检查发现锁骨下动脉轻度狭窄但没有症状，高血压和心脏右束支传导阻滞。因此这种情况看起来不会成为出现围术期心脏并发症的主要危险因素，似乎也没有手术禁忌证。采用上述的扩大额下入路完成了肿瘤的全切，没有出现并发症。

　　术后第8天取出鼻腔填塞后立即行高分辨率CT和三个平面的增强MR影像，显示肿瘤完全切除（图23-7A～C）。但为了控制局部肿瘤，实行了总量为66Gy的全自动适形调强放疗（IMRT）。没有严重的并发症出现，该患者已无瘤生存44个月（图23-7D）。

　　病例2：腺样囊性癌。一位40岁的女性患者孕6周，出现慢性鼻堵、鼻音重、右侧眼睑轻度肿胀伴眼球轻度移位，轻微上颌疼痛。由于症状加重，3周后，以为是黏液囊肿，在没有术前影像的情况下于局麻下行内镜下上颌窦穿刺并引流。但是引流物的病理怀疑是低级别腺癌。因此，在妊娠13周该患者是否应该行MR检查也就不是问题了，但没有用静脉内增强剂。MRI显示右侧鼻腔和鼻窦大范围肿瘤包块，累及颅底，并可能侵蚀眶骨壁、腭部及眼球（图23-8）。虽然，事实上诊断性放射的水平很低不会伤及胎儿，但当时并没有做能明确骨质情况的高分辨率薄层CT扫描，使这个问题没有答案。神经眼科学检查显示眼球位置轻度不对称，眼球运动正常，没有复视。全麻下的开放活检提示是腺样囊性癌。

　　妊娠期间患癌的诊断很少，而且矛盾在于诊断和治疗方面的获益和对于未出生胎儿的损伤风险，必须谨慎权衡。肿瘤很少直接影响胎儿，但有些肿瘤治疗可能伤及胎儿。在缜密的多学科讨论后决定首先考虑母亲及胎儿的安全，在妊娠期间，根据AJCC-UICC分期肿瘤处于T4BN0M0，我们的治疗计划如下：

- 手术延期至妊娠20周，对胎儿的危害很小，但仍有流产的风险。
- 妊娠32周后行剖宫产。
- 分娩后质子治疗。
- 非母乳喂养。

　　受累的眼眶的处理有争议。虽然肿瘤浸润眶骨膜和眶脂肪组织很少，能用简单的切除或放疗控制，但必须认识到全眶剜除是致畸和致残的手术，只用于治愈的目的而且术前要征得患者同意。修复缺损总有挑战，而且对于更广泛的病例，空的眼眶和周围组织切除后的腔隙必须用游离组织瓣修复。考虑到这种生理和伦理的最极端情况对一个孕妇、她的家庭，甚至是医疗团队的影响，笔者决定在第一阶段不做上颌骨切除和眶剜除。

　　采用如病例1所描述的扩大的前部颅下入路（图23-9A、B）。为了控制累及鼻腔和上颌骨下部的肿瘤，同时联合了改良面中掀翻入路。在口内用含副肾的局麻药浸润后，做龈颊切口并暴露上颌骨前壁和梨状孔。做一个完全贯穿前庭的延长切口有助于分离面中部及鼻部。这样才有可能获得通道并处理位于

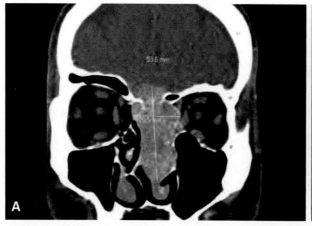
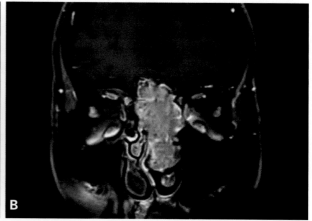

图23-6　嗅神经母细胞瘤Hyams Ⅲ级。A. 术前冠位高分辨率CT。B. 增强MR影像提示肿瘤范围扩展到鼻腔和筛窦并累及颅内硬膜内和侵蚀眶内壁

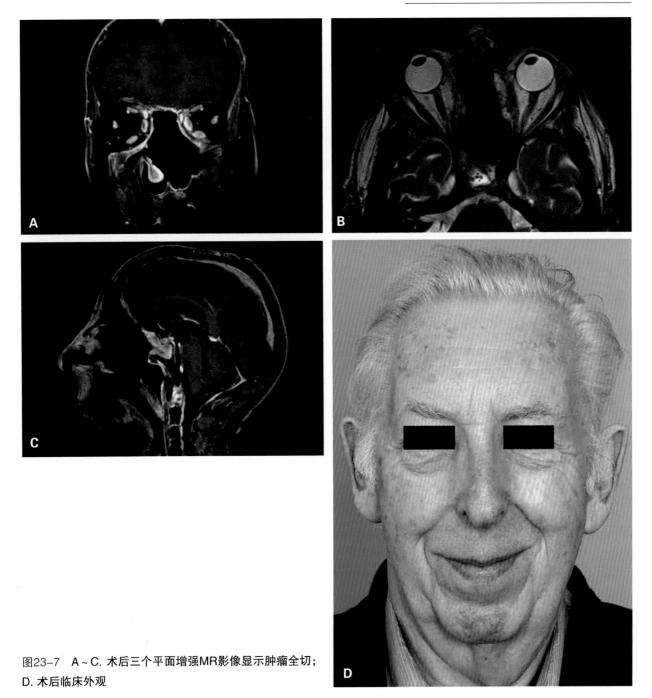

图23-7 A～C. 术后三个平面增强MR影像显示肿瘤全切；
D. 术后临床外观

鼻腔和上颌骨下部的肿瘤。沿着受侵的骨结构分离肿瘤，阴性切缘避免了上颌骨次全切，保留支持牙齿的牙槽嵴（图23-10）。这时才可以通过颅下入路整块切除肿瘤。

　　术后4天，患者从ICU转到产科病房，2个月后，患者在孕33周经剖宫产娩出一个健康的女婴。分娩2个月后开始质子放疗。在关键部位总放射剂量为76Gy，分30次。随诊的高分辨率CT和三个平面增强MR影像证实是无瘤状态（图23-11）。

　　虽然行常规的专业性鼻腔护理和反复地应用抗生素药物，但仍出现了反复的慢性鼻窦炎和间歇性炎性眶周肿胀。后来，取出了鼻内的聚合物结晶颗粒，临床症状改善。由于放疗后受区血供下降和移植物暴露于鼻腔，可能会出现这种局部异物反应。初始治疗2年后，随访PET-CT检查到前颅底有高代谢区，

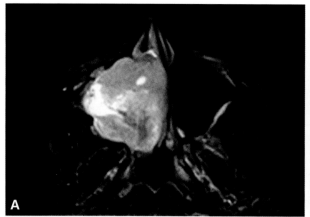

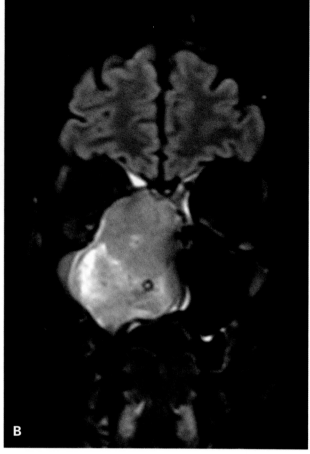

图23-8　腺样囊性癌。在妊娠期间（13周）术前MR检查显示大的肿瘤包块累及右侧鼻腔和鼻旁窦向上至颅底并侵犯眶和腭部

但进一步的影像学检查和内镜下活检均为阴性。

八、术后处置

患者术后在ICU监护1晚。抗生素应用10天。术后第8天取出鼻腔填塞物后立即行高分辨率CT和三个平面的增强MR检查以评估肿瘤是否全切。为获得肿瘤的局部控制，术后通常补充分割的全自动适形调强放疗（IMRT）（Novalis Tx）。在该治疗结束后经常有不舒适的鼻腔结痂和长期伴随的臭味。通过反复用盐水冲洗鼻腔洗出这些干痂，这种情况容易处理。每日应维持鼻腔卫生，可机械性松动痂皮并涂抹油性滴鼻剂、乳剂或软膏。

九、并发症

虽然上面报道的病例中多数肿瘤范围广，但是并发症出现率低。没有遇到颅内神经的大损伤，只有2例有轻微的视觉损伤。

与扩大颅下入路相关的早期和晚期并发症有：①气颅（4.9%）、继发的脑脊液漏（3.2%），多数出现在术后早期意外取出鼻腔填塞物。这些脑脊液漏通过腰大池引流成功控制。②3例患者有阔筋膜移植物移位，需要行修正手术。③眼球内陷（11.4%），多数可能是由于眶脂肪组织继发性吸收导致，但鼻框架塌陷后出现眦距增宽（6.5%）。两者都是更关乎美容而非功能问题。④3例出现黏液囊肿（2.4%），其中2例在数年后需要做修正手术。⑤与早期的报道相比，眶上颌骨移植物的部分吸收

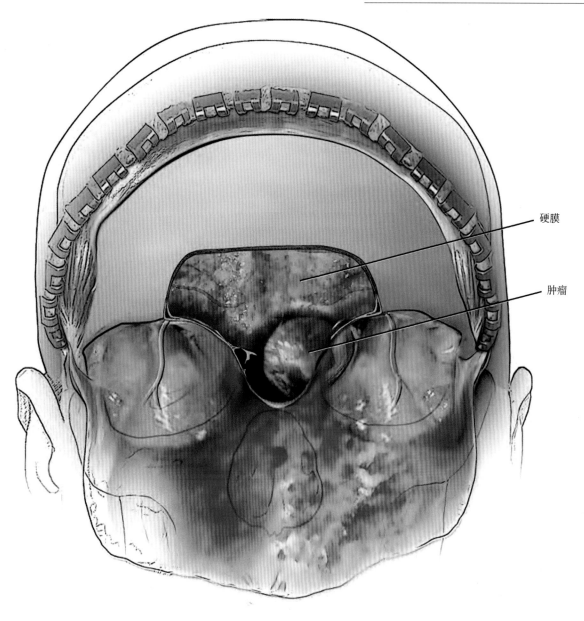

硬膜

肿瘤

A

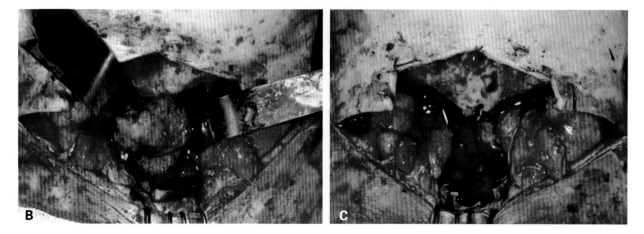

图23-9　经典的颅下暴露前面观，能直视肿瘤的上部。A. 示意图（改自获准于Dan M. Fliss教授的示意图）；B. 切除肿瘤之前的术中所见；C. 切除肿瘤保留眼球的颅下暴露和沿筛板的最小颅内暴露

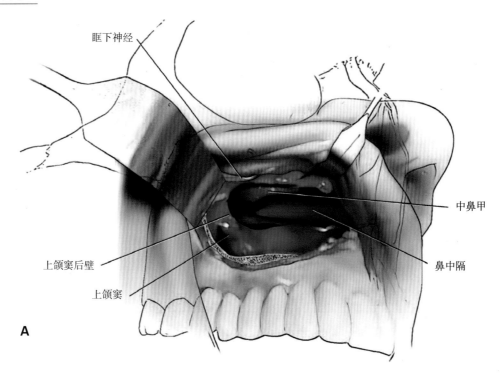

眶下神经

中鼻甲

鼻中隔

上颌窦后壁

上颌窦

A

图23-10　进一步改良的面中掀翻。A. 示意图（改自获准于Dan M. Fliss教授的示意图）；B. 肿瘤全切后的术中所见

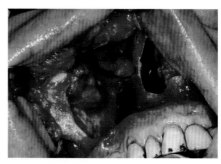

B

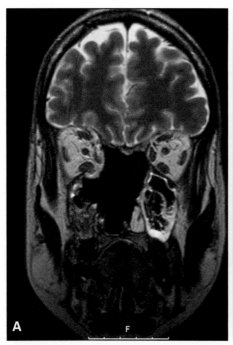

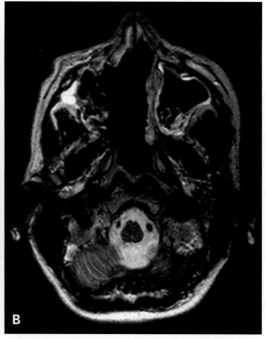

A F

B

图23-11　术后增强MR影像证实无瘤状态

（8.1%）和鼻额骨瓣坏死（2.4%）更多见。

仅有1例除外，所有的患者均行术后放疗。2例鼻额骨瓣近全坏死形成鼻额瘘管，需要局部修复。3例塌陷的鼻额骨瓣成功得以重建。1例出现大的颜面畸形，需要行难度大的游离皮瓣重建。

十、结果

由于缺乏统一的国际通用临床分类和所报道的肿瘤范围的异质性——主要是眶内和颅内侵犯，在不同的文献报道中治疗结果存在实质性差异。将良、恶性肿瘤混在一起统计是不合适的。只有正确的组织病理学分类和癌分期才能有正确可靠的结果评估、解释和比较。但有关扩大的颅下Raveh入路的关于疾病状态和总体生存率的具体参考数据超出了本章的范围，将另外阐述。

最近的回顾性评估对开放式手术和内镜手术入路进行了比较，时间从1992年至1998年，共123例（包括我们的资料），信息包括肿瘤分期、组织学、治疗和随访。鳞状细胞癌是最常见的组织病理类型，占诊断的30.9%，恶性黑色素瘤占19.5%，腺癌占17.1%。按照降序顺序排列随后是嗅神经母细胞瘤8.9%，淋巴瘤5.7%，未分化癌4.9%，腺样囊性癌4.9%，浆细胞瘤3.3%，转移癌1.6%，纤维肉瘤1.6%，平滑肌肉瘤1.6%。45%行开放式手术，23%行内镜手术。19例首次治疗是放疗，15例首次治疗是放化疗，4例首次治疗是化疗。2例在治疗之前死亡。64%的开放式手术病例术后辅助放疗，68%的内镜手术病例术后辅助放疗。

5年和10年疾病特异性生存率分别是63%和59%，无复发生存率分别是49%和35%。生存率和无复发时间的比较并未显示不同治疗组织间的显著差异。但是，由于多数T3和T4肿瘤分期的病例行开放入路，因此很有可能这种差异，即使不具有统计学差异，也是有病例选择偏倚的。而接受内镜手术的病例术后并发症显著降低。大多数被认可的不利于预后的因素是硬膜侵犯和颅内侵犯，眼眶侵犯（特别是眶尖）及颞下窝和皮肤的侵犯。

✓ 精要

● 术前影像包括三个平面高分辨率CT和增强MRI，其对于准确地进行肿瘤分期是必不可少的。

● 鼻额骨瓣的轮廓取决于额窦的解剖、肿瘤颅内侵犯的大小和位置。

● A型骨切开留下额窦后壁不动，第二步才去除，而B型骨切开第一步就包括后壁切除。

● 特别要注意在鼻骨的前部保留小块骨桥，这有利于后面重建鼻背。

● 如果肿瘤是单侧，有可能保留对侧嗅丝。

● 使用薄刃高速摆锯在冲水下斜行切开骨，以提供足够的骨接触面便于最佳愈合。

● 联合经典入路如翼点入路、眶颧入路或Le Fort Ⅰ截骨能够额外增加鞍旁区、颞下窝和蝶腭窝（sphenopalatine fossa）的暴露，使能完成整块而不是分块切除，避免损伤周围重要结构。

● 对于硬膜修复，必须准备筋膜，因此要去除所有的脂肪组织和多余的组织以优化组织黏附。

● 纤维胶并非必不可少，但是他们作为辅助材料有助于防止漏和出血。

● 额窦的颅骨化是通过完全去除后壁实现的。

● 用颅骨骨膜瓣包裹鼻额眶骨瓣可能防止吸收和放射性骨坏死。

● 扩大的颅下入路如Raveh技术和内镜技术并非两个基本对立的技术：事实上，应用内镜辅助的微创技术能有助于获得安全和根治切除的目的。

✔ 误区

● 在颅底放置微孔板和骨移植物是禁忌的。

● 游离骨瓣暴露于鼻腔鼻窦或咽腔容易感染和坏死。用血管化的组织覆盖移植物将会降低这些并发症。

● 继发于既往的瘢痕形成或高剂量的放疗所导致的受区血供减少会损害正常的愈合过程和任何生物材料的相容。

● 大量应用昂贵的异体材料只有在能显著降低供区肿瘤复发和手术时间，且相关并发症能避免时才是合理的。

✔ 所需器械

● 神经外科器械包
● Colorado 显微解剖针
● Raney夹
● 双极电凝
● 眶牵开器
● 脑压板
● 骨凿和木槌
● 咬钳（Kerrison， Brakesley）
● 锥
● 高速气钻
● 摆锯
● 钛板系统
● 内镜
● 手术显微镜

（刘剑锋　赵　宇　译）

推荐阅读

Sekhar LN, Nanda A, Sen CN, et al. The extended frontal approach to tumors of the anterior, middle, and posterior skull base. J Neurosurg 1992;76:198 - 206.

Raveh J, Laedrach K, Iizuka T, et al. Subcranial anterior approach for skull base tumors: surgical procedure and reconstruction.In: Donald PJ, ed. Surgery of the skull base. Philadelphia, PA: Lippincott–Raven Publisher, 1998:239 - 261.

Fliss DM, Zucker G, Amir A, Gatot A, Cohen JT, Spektor S. The subcranial approach for anterior skull base tumors. Operative Techniques in Otolaryngology–Head and Neck Surgery. 2000;11（4）:238 - 253.

Laedrach K, Lukes A, Raveh J. Reconstruction of skull base and fronto–orbital defects following tumor resection. Skull Base 2007;17:59 - 72.

Arnold AM, Ziglinas P, Ochs K, et al. Therapy options and long–term results of sinonasal malignancies. Oral Oncol 2012; 48（10）:1031 - 1037.

第24章 额窦颅骨成形术

Cranialization of the Frontal Sinus

Dennis Kraus

一、引言

额窦颅骨成形术可应用于多种疾病的治疗，通常作为前颅面入路的一部分，去除额窦后壁以显露额叶，并有效闭塞额窦腔。该术式也可用于包括真菌性额窦炎、侵犯额窦后壁甚至累及硬膜和（或）脑组织的额窦孤立性肿瘤等。此外，开放式额窦手术还可应用于额窦后壁受损的钝器伤或贯通伤。

二、病史

施行额窦颅骨成形手术的患者最常见的病史是罹患前颅底恶性肿瘤，需要进行颅面切除术。这类患者典型的症状表现为鼻塞、鼻出血、视力改变和黏脓涕。

对于有外伤的患者，其病史应包括钝器伤和贯通伤，涵盖多种创伤事故包括高速车祸伤、高处坠落伤及一系列其他钝器伤和贯通伤（包括枪击伤和其他贯通伤）。评估此类患者时，应适当检查有无眶内损害、视力丧失、脑脊液鼻漏、脑膜炎及其他涉及颅颌面骨损伤等征象。

对于孤立性肿瘤或额窦炎的患者，典型的症状常局限于额窦区域，包括眼眶受压、外凸、鼻出血或发热。鼻窦手术史，如鼻肿瘤手术，是病史的一个突出特点。尤其是既往鼻腔外侧壁内翻性乳头状瘤手术史，可能表现为额窦的孤立复发灶。

三、体格检查

考虑行额窦颅骨成形术的患者，其体格检查内容也是由上述潜在的病理改变所决定的。

对于接受前颅面切除术的患者，鼻内镜检查、眼眶功能评估和三叉神经分布区感觉检查是必要的。此外，还应排除颈淋巴结转移灶。

对于有外伤的患者，排查颅颌面部和颅底的骨折是非常关键的。鼻内镜检查以排除脑脊液鼻漏。眼眶功能需要进行评估，包括瞳孔反射，是否存在Marcus Gunn瞳孔（瞳孔传入性障碍）。对特定的病例需要有选择性地进行正规眼科学检查。评估额窦前壁以排查贯通伤和粉碎性骨折。此外，视诊和触诊皮下积气是查体的重要组成部分，可以为外伤的范围提供线索。

对于可疑孤立性肿瘤或感染的患者，应触诊额窦区以排查前壁的破坏情况，包括有无软组织包块存在。眼功能评估也很重要。鼻内镜检查常可为既往鼻内手术情况提供有意义的线索，同样也可为是否存在活动性感染提供信息。

四、适应证

额窦开放术可保留正常鼻窦引流并使用脂肪或其他移植物填塞窦腔，额窦颅骨成形术是其替代术式。当处理病变时能够保存正常解剖和引流通道，那么通常首选前者。随着先进的内镜技术的发展，开放式额窦手术的必要性已经大大降低。Draf Ⅲ额窦开放术可以为黏液囊肿和慢性额窦炎提供引流通道，可以切除良性肿瘤如骨瘤和内翻性乳头状瘤，并对（某些）鼻窦恶性病变进行根治性切除。

额窦疾病的开放式手术是治疗涉及窦壁病变或有颅内感染并发症的经典术式（表24-1）。如果额部颅骨切除局限于额窦前壁，那么额窦可以保留，也可以使用组织（脂肪组织或颅骨膜瓣）闭塞。如果额部颅骨切除涉及整个窦腔，那么为避免术后额窦引流和黏液囊肿形成的问题，应首选颅骨成形术。如果鼻窦恶性病变须行颅面切开，颅骨成形术也可以保证安全的肿瘤边界。

如无法保留额窦引流通道，应进行窦腔填塞或颅骨成形。颅骨成形通常作为首选，因为其可以规避因窦腔黏膜切除不完全而继发黏液囊肿形成或感染的风险，随访时也可使解读影像学检查更简便。

表24-1　有必要进行额窦颅骨成形术的疾病

1. 新生物
   - A. 恶性肿瘤
     - a. 腺癌
     - b. 腺样囊性癌
     - c. 嗅神经母细胞瘤
     - d. 黏液表皮样癌
     - e. 肉瘤
     - f. 鼻窦未分化癌
     - g. 鳞状细胞癌
   - B. 良性肿瘤
     - a. 骨纤维异常增殖
     - b. 内翻性乳头状瘤
     - c. 骨瘤
   - C. 转移灶
     - a. 乳腺癌
     - b. 黑色素瘤
     - c. 肾细胞癌
2. 感染
   - a. 慢性额窦炎
   - b. 侵袭性真菌性鼻窦炎
   - c. 波特式头皮肿块
3. 创伤
   - a. 钝器伤
   - b. 贯通伤

五、禁忌证

该术式无绝对禁忌证。然而，合并有严重基础疾病的患者，如心血管病、肺疾病、体弱、严重痴呆及终末期肾病，接受此类手术可能无法获益。如考虑患者为晚期恶性肿瘤伴广泛脑转移、双侧眶部受侵或累及海绵窦，可视为手术禁忌证。另外，如患者额骨新生物作为已知原发肿瘤的转移灶，适用于姑息性治疗，而非进行过度的手术切除。

六、术前计划

（一）影像学检查

影像学检查在额窦颅骨成形术评估过程中扮演至关重要的角色。CT和MRI都是病情评估所需。增强CT扫描可以为额窦骨质包括眶顶壁提供大量信息，也可以帮助了解额窦软组织病变情况。MRI可以对额窦和邻近组织［如眶、硬膜和（或）脑］的占位提供更多细节。额叶水肿通常是额窦病变进展侵犯硬膜内的征象。MRI对鉴别肿瘤与窦腔阻塞积液也有帮助。

（二）术前活检

对于额窦孤立病变的患者而言，可行术前活检的病例很少。如患者怀疑有良性或恶性肿瘤破坏额窦前壁时，可直接对软组织占位行细针穿刺活检。位于鼻腔上部或额窦引流通道区域的肿瘤也可行活检。活检时应小心，避免损伤硬膜和（或）脑组织。

七、手术技术

经典的手术方式通常应用于怀疑孤立性额窦肿瘤、慢性额窦炎和进行性感染的患者。类似的术式也用于进行前颅面切除的患者。从美观的角度，应沿发际线做冠状切口。这样可以保留皮肤外观完整，并可向下直达双侧眶上缘。如后面将提到的，可剥离帽状腱膜-颅骨膜瓣来修补硬膜缺损。可以切除整个额窦，包括前壁和后壁。在设计颅骨切开部位时，可辅以神经导航装置。额窦后壁切除时须注意勿伤及深面的硬膜。

任何侵犯或累及硬膜和（或）脑组织的部分都应切除，这些病例须行硬膜的多层闭合修复以防止脑脊液漏。对于额窦前壁破坏或粉碎性骨折的病例，须进行重建。由于可能存在感染，重建一般在二期进行。注意使用颞肌筋膜或其他邻近组织封堵额窦引流通道，以防鼻腔与裸露的硬膜沟通。必须切除额窦腔内所有黏膜，以免继发性黏液囊肿形成。

技术描述

对患者施行气管插管全身麻醉，气管插管固定于口角。患者手术区无菌铺巾，露出鼻上部、眼眶和前额。双侧睑缝合以保护眼睛，缝合时小心勿伤及眼睛。沿切口从一侧颞前区至另一侧，平行于发际线后约2cm进行备皮，尽量不要剃光头发。通常情况下，笔者使用3种抗生素联合预防感染：CMV——头孢他啶、甲硝唑和万古霉素。皮质类固醇激素通常用于预防脑水肿。对于行硬膜重建时可能出现问题的少数病例，手术开始时可置入腰大池引流。

冠状切口切开皮肤及皮下组织，笔者通常分离出帽状腱膜-颅骨膜瓣，远端的一半仅保留颅骨膜，以利帽状腱膜在切口处关闭，近端的一半保留帽状腱膜（合并颅骨膜瓣）来提供更加厚实的膜瓣。当分离至眶上血管时，注意切勿损伤，以保证膜瓣血供。这样就可以显露额骨并在直视下检查额骨前部是否完整。

如使用神经导航，术前须根据基准或解剖标志进行注册。导航系统可以辅助设计合适的前额颅骨切口位置，避免误伤硬膜和（或）脑组织。以旋转高速电钻在额部颅骨打一小孔，确保进入额窦内。选用精细铣刀以最大程度避免骨损失，避免骨切开处出现肉眼可见或明显的错位。切下的额骨瓣用无菌单包裹保存于器械台。整个额窦内容物包括后壁全部切除（图24-1）。所有黏膜须从残余的额窦及骨瓣上去除。用咬骨钳去除额窦后壁，并用电钻磨平（图24-2）。应使用电钻去除所有额窦内残余的黏膜（图24-3）。当病变累及硬膜和（或）脑组织时，需要神经外科团队参与手术。这便是处理原发于额窦的肿瘤或炎症/感染的一般流程。前颅面开放、切除筛板过程中，须处理陷入筛板和筛凹内的硬膜，因此进行硬膜重建是必要的。通常可使用牛的心包膜作为多层封闭硬膜缺损的一部分。

帽状腱膜-颅骨膜瓣作为封闭加固硬膜缺损的第二层，以防止脑脊液漏（图24-4）。移除额窦后壁后，脑组织会膨胀并填充原窦腔区域。必须注意去除所有额窦前壁黏膜，避免继发性黏液囊肿形成。同时必须填塞额窦引流通道，防止污染的鼻腔与暴露的硬膜及脑相沟通。另外，对于怀疑慢性感染的患者，须取样进行需氧菌、厌氧菌、抗酸杆菌和真菌培养。

对于前壁因外伤粉碎性骨折、感染或肿瘤破坏骨质的患者，还须切除额窦前壁。手术者也可以收集粉碎性骨折的残余骨片，但很少能有足够的骨片进行拼合重建出牢固的额窦前壁。手术者要决定是一期进行额骨缺损重建，还是暂时伤口塌陷等待二期再重建。对于开放性粉碎性骨折或额骨前壁骨炎的患者，一般推荐二期重建。对原发肿瘤的患者，可以使用多种材料进行一期重建。包括髂嵴、肩胛骨或其

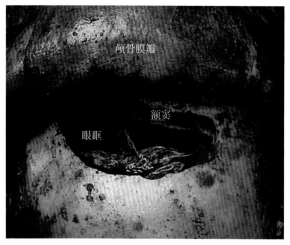

图24-1 鼻窦恶性肿瘤侵犯颅内和眶内，行双额颅骨切除术。颅骨切除包括额窦（FS）前壁和后壁

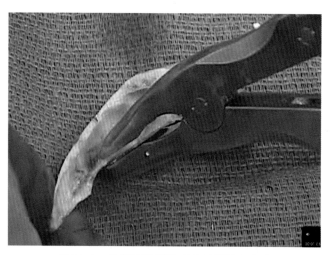

图24-2 将额窦黏膜及后壁从骨瓣上去除

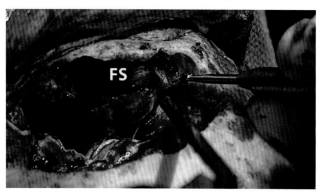

图24-3 将所有残余黏膜和骨性分隔从额窦（FS）中磨除

他部位颅骨的游离骨片均可选作为移植物。髂嵴和肩胛骨的游离组织虽然可以使用，但额骨作为球面结构重建较困难。像钛网、合成材料或羟基磷灰石骨膏等人工材料均可使用，但人工材料相关的主要潜在风险有感染和（或）排斥反应。此外，由于该部位美观的需要，额部皮肤撕脱或额瓣缺血坏死导致的缺损必须用游离皮瓣进行修复。

如果皮肤和额骨瓣得以保留，前额骨瓣可使用多个小钛板进行固定（图24-5）。如前面提到的，脑组织会膨胀占据原额窦空间，因此额窦缺损没有必要进行填塞。冠状切口使用2-0薇乔缝线多层缝合，以皮钉吻合皮肤切缘。大多数情况下，皮瓣和骨瓣之间须放入引流管，并留置数天。使用头带局部加压包扎1~2天。

八、术后处置

负压引流管留置1~2天。一旦引流液减少，即可拔除引流管。头带加压可在术后2天去除。术后7~10天第一次手术随访时拆除皮钉。患者须接受前面所述的静脉用抗生素治疗2~3天。

九、并发症

该手术的并发症见表24-2。血肿较为少见，其发生率低于5%。由于三种抗生素联合使用，因此感染少见；但一旦发生，就需要考虑去除骨瓣并二期重建，同时延长在门诊使用静脉抗生素的时间。

眼部损伤包括失明极为罕见，发生率低于1%。皮瓣缺损几乎不会发生，其发生率为1%~2%，保留双侧眶上血管可避免该并发症。脑脊液漏也较罕见，尤其对硬膜完整的患者来说。接受硬膜重建的患者，其发生率略有增加；使用帽状腱膜-颅骨膜瓣进行细致的多层封闭，可将风险降至5%以下。切口区域偶尔出现脱发。对软组织精细操作，尽量保留皮下组织，可减少对毛囊的损伤。

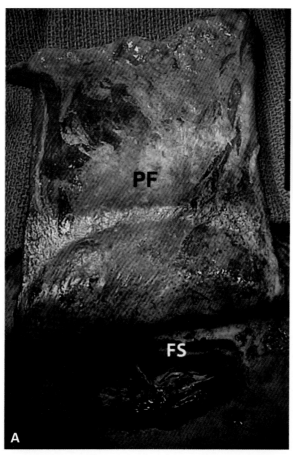

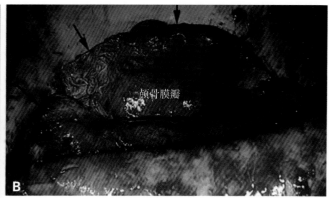

图24-4 A.带一侧或双侧眶上血管蒂的颅骨膜瓣用来分隔鼻腔和颅腔,并覆盖硬膜移植物(FS.颅骨化成形前的残余额窦;PF.颅骨膜瓣;FD.额部硬膜);B.用软组织封闭鼻额管后,将颅骨膜瓣置于眶上缘,此瓣可以折叠并完全覆盖硬膜移植物(箭头指示颅骨膜瓣范围延伸至颅骨切开边缘)

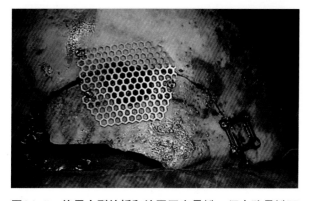

图24-5 使用小型钛板和钛网固定骨瓣。须去除骨瓣下缘部分骨质,避免对颅骨膜瓣的血管蒂造成压迫

表24-2 并发症——额窦颅骨成形术

- 失明
- 外观畸形
- 脑脊液漏
- 额骨瓣骨炎
- 额部皮肤缺损
- 脱发
- 血肿
- 感染

十、结果

由于疾病的种类不同,因此评估手术效果难度较大。额窦颅骨成形术相较于传统的开放式颅面切除术,额骨骨炎、脑脊液漏发生率较低,鼻窦/颅底恶性病变的患者,其肿瘤学预后较好。同样,对于额窦外伤的患者而言,该术式有利于防止额窦黏液囊肿形成,美观方面效果尚可(根据面部皮肤软组织的损伤程度),并能够同期处理颅内的损伤。对于因额窦炎症和慢性感染而需要颅骨成形术的患者而言,该术式通常可以成功控制局部症状。根据术中培养结果,许多患者需要接受长期的抗生素治疗。

举两个典型的病例。一位患者患有孤立性复发内翻乳头状瘤,累及额窦并侵犯后壁和硬膜。对该患者施行经额的肿瘤切除并颅骨成形术，术中切除部分硬膜并使用人工硬膜和帽状腱膜-颅骨膜瓣进行一期重建。术后7年随访患者无复发征象，无恶化表现。另一位患者表现为严重的前额痛。影像学检查提示软组织（信号）病变累及额窦及其后壁和邻近的硬膜和脑组织。对该患者施行额窦颅骨成形术，切除额窦软组织占位，包括后壁、硬膜及受累脑组织。术中冷冻切片显示真菌菌丝。患者术后接受长期抗真菌治疗并获得康复，且无明显后遗症。

✅ 精要

- 术前进行充分的影像学评估。
- 对术后外观和可能的并发症进行宣教非常重要。对于外伤、新生物或慢性额窦炎的不同患者而言，术后预期的结果是截然不同的。
- 留取帽状腱膜-颅骨膜瓣可以封闭加固缺损的硬膜，防止脑脊液漏。
- 去除额窦前壁的残余黏膜可以防止黏液囊肿形成。
- 对冠状瓣软组织的细致处理可以防止脱发，达到最佳美观效果。

✅ 误区

- 术前影像学准备不充分，可能导致术中意外情况发生。
- 眶上血管损伤可能导致帽状腱膜-颅骨膜瓣或皮瓣缺血坏死。
- 未使用广谱抗生素可能导致额骨骨炎。

✅ 所需器械

- 高速电钻配备切割钻头和薄边铣刀头
- 微型钛板

（姜　彦　颜旭东　译）

推荐阅读

Donath A, Sindwani R. Frontal sinus cranialization using the pericranial flap: an added layer of protection. Laryngoscope 2006; 116（9）:1585–1588.

Rodriguez ED, Stanwix MG, Nam AJ, et al. Twenty-six-year experience treating frontal sinus fractures: a novel algorithm based on anatomical fracture pattern and failure of conventional techniques. Plast Reconstr Surg 2008;122（6）:1850 – 1866.

Rontal ML. State of the art in craniomaxillofacial trauma: frontal sinus. Curr Opin Otolaryngol Head Neck Surg 2008;16(4):381 – 386.

van Dijk JM, Wagemakers M, Korsten-Meijer AG, et al. Cranialization of the frontal sinus – the fnal remedy for refractory chronic frontal sinusitis. J Neurosurg 2012;116（3）:531 – 535.

Pollock RA, Hill JL Jr, Davenport DL, et al. Cranialization in a cohort of 154 consecutive patients with frontal sinus fractures （1987 – 2007）: review and update of a compelling procedure in the selected patient. Ann Plast Surg 2012;71（1）:54 – 59.

第25章 伴有或不伴有额窦封闭的骨瓣成形术

Frontal Sinus Osteoplastic Flap With and Without Obliteration

Peter H. Hwang

一、引言

Hoffman在1904年最早报道了额窦的骨瓣成形术。因为骨瓣成形技术为术者提供了额窦的最大可视化并可处理额窦的所有区域，几十年来成为了手术治疗额窦炎症、感染和肿瘤的金标准技术。随着内镜入路处理额窦手术的出现，额窦外入路的适应证被局限于更少的额窦病变。然而，即便是我们拥有了处理额窦的最完美的经鼻内镜入路技术，仍然有某些病变需要采用骨瓣成形术处理。

二、病史

额窦病变可能具有很多临床症状。额窦的扩张性病变，无论是炎症或是肿瘤，首先被患者注意到的最具特征性的症状是头痛、前额区的压迫感或疼痛。其可能的原因是额窦口阻塞或眶上神经分支受压迫引起的神经病变的作用。如果病变破坏了额窦的骨性边界，则急性额窦炎可以持续侵犯邻近结构。具有眶周蜂窝织炎的患者可能会出现眶周疼痛或压迫感或视力下降。如果病变破坏额窦后壁，那么患有急性额窦炎的患者可出现脑膜刺激征或精神状态的改变。额窦疾病也可以是无症状的，仅在面部的外观出现细微的变化或在并非因鼻窦疾病进行影像学检查时才被发现。

三、体格检查

对适合应用额窦骨瓣成形术的患者，其体格检查目的有两个：①评估病变范围是否超过了额窦的范围；②用于术前计划。

首先，应仔细检查头面部有无额窦病变窦外侵犯的体征。额窦前皮下软组织增厚、变硬或红肿提示额窦前壁被感染侵蚀，引起可能的额窦骨髓炎、皮下脓肿和Pott肿块。额窦扩张性病变如黏膜囊肿可引起眼球突出或眼眶向下移位和（或）向外移位。眼球位置的变化通常是逐渐出现的，以至于患者常能适应眼球位置的变化而没有复视或不良共轭凝视。有些眼球移位的患者也会出现复视。

如果拟采用骨瓣成形术，则须就备选的手术切口和手术入路对患者进行进一步检查。秃顶患者或年轻患者有明显较高发际线者，出于美容效果考虑，这类患者都不适合做冠状切口。此类患者，采用前额的皮纹切口或海鸥状眉弓切口可能会取得更好的美容效果。应该进行脑神经功能检查并记录结果，尤其关于三叉神经和面神经，因为在分离骨瓣和封闭额窦手术中，容易损伤到这些神经的分支。

此外，需要进行诊断性鼻内镜检查。在慢性鼻-鼻窦炎患者中，应使用内镜取鼻腔脓性分泌物进行培养，以对围术期抗生素治疗进行药物选择。伴发的筛窦、蝶窦或上颌窦疾病也可能适合内镜手术，因此在手术设计中，应仔细检查息肉和解剖变异。

四、适应证

目前，额窦骨瓣成形技术更多适用于额窦肿瘤和骨折，而不是炎性疾病。骨瓣成形术的适应证包括肿瘤基底位于上方或外侧（如骨瘤或内翻性乳头状瘤）（图25-1）。另外取决于额窦的气化程度，位于额窦外周的病变可能超出了扩大经鼻内镜手术所能达到的范围，如改良的Lothrop入路。

虽然大多数额窦炎都可以通过内镜技术成功处理，但对于严重额窦炎的修正性手术，骨瓣成形术仍然是一个重要的选择。有些患者由于广泛的瘢痕形成使额隐窝严重狭窄，可以考虑采用骨瓣成形术来处理额窦。额窦炎感染后的并发症，如Pott肿块或额骨骨髓炎，可能需要通过骨瓣成形术清创或切除感染的额窦骨质。骨瓣成形术并封闭额窦是用来治疗额窦炎症或感染性疾病的方法之一。然而，对于额窦肿瘤患者，更适合选用非闭塞的技术，因为用于封闭额窦的材料可能会阻碍早期发现肿瘤复发，并使影像学随访变得困难。

额窦骨折最好通过一个开放的骨瓣成形入路来处理，其可以在直视下处理额窦前壁和后壁的碎骨片。

五、禁忌证

骨瓣成形术几乎没有绝对禁忌证。当然在考虑是否需要额窦封闭时，我们必须考虑到额窦封闭的相对禁忌证。在处理额窦外伤时，额窦后壁骨折表现为严重的粉碎性骨折或明显移位的骨折，更适合采用额窦颅腔化，而不是额窦封闭。此外，当采用骨瓣成形入路切除额窦肿物时，额窦封闭后将会使影像学随访变得更加困难。

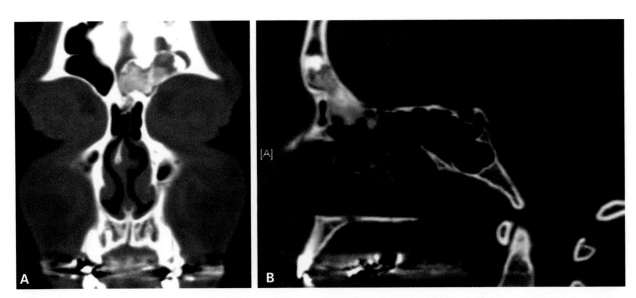

图25-1　冠状位和矢状位显示一个巨大的左侧额筛区骨瘤，因为病变向上和向外侧侵犯，故选择了骨瓣成形术。使用非额窦封闭入路，用来保护对侧额窦和病变侧额窦正常的黏膜功能。此例患者的手术步骤详见图25-2～图25-6

六、术前计划

（一）封闭和非封闭

额窦骨瓣成形术术前计划的一个关键是决定是否需要加做额窦封闭。骨瓣成形给额窦手术的暴露提供了极好的手术视野，但并不一定必须同时进行额窦黏膜根治和封闭，这取决于需要处理的额窦病变。保留额窦黏膜有很多优点（骨瓣成形不伴有额窦封闭）：①保存额窦功能；②更容易阐明术后的影像；③降低额窦慢性病变的风险。

对额窦肿瘤较小的患者，一般而言适合保留未受侵犯的额窦黏膜，除非额窦引流口被肿物侵犯，需要环形切除黏膜，并因此导致额窦口狭窄。类似地，对于额窦外伤，也倾向使用更为保守的方法。需要采用骨瓣成形暴露的额窦骨折并不一定需要额窦封闭，除非损伤明显涉及额隐窝。

（二）封闭材料的选择

当需要选择额窦封闭时，最好的填塞额窦的材料是脂肪组织，常取自腹部。此外，也可使用羟基磷灰石骨水泥、骨膜或自体骨片来封闭额窦。

（三）术前影像

术前影像应包括额窦的薄层CT扫描，对于单侧病变可选择单侧额窦封闭。对有明显气化的额窦行封闭术较为困难，因为必须广泛、彻底去除额窦黏膜。此外，额窦后壁或额窦底的骨质受侵是封闭术的相对禁忌证，因为完全去除骨质受侵区域的眶骨膜或硬脑膜表面的黏膜很困难。拍摄的CT应符合计算机导航的要求，因为在术中可以使用计算机导航准确定位骨瓣成形的边界。

此外，可以用拍摄的平片制作一个确定额窦边界的模板。可从一个6英尺的Caldwell位片获得1∶1的额窦影像。沿着额窦轮廓剪下该胶片，消毒后可作为额骨瓣切除的模板。

七、手术技术

患者取仰卧位，头部与麻醉机成180°，使术者可以毫无障碍地在头部操作。头发可以在切口处前后分开梳理，而不必完全剃除。可以使用橡皮圈将头发分束固定以保证切口清洁。如果计划使用导航，应该在准备头皮切口之前固定导航骨参考钉（图25-2）。缝合眼睑或采取其他方式保护眼球。

采用自头顶向双侧耳轮脚根部延伸的传统的冠状切口，两侧至耳轮脚上方1~2cm。沿着头皮切口使用头皮夹固定以减少出血。对于有明显发际线后退的患者，由于可能引起进一步的脱发，出于美观的考虑，可以使用折线切口。对于有秃顶的患者，可以使用前额皱纹切口或眉弓切口。

使用刀片或电刀自帽状腱膜下翻起额部皮瓣，向下分离直到眶上缘进一步将额部皮瓣外翻。通过保持分离深度在颞深筋膜浅层的深面，可以避免无意中损伤面神经的额支。使用神经外科的弹性头皮牵引钩有助于固定额瓣。在翻起皮瓣后，制备一个蒂在下方的"U"形的颅骨骨膜瓣（图25-3）。骨膜瓣应设计得足够大，保证复位后可以完全覆盖骨切开的位置（图25-3）。

然后开始切开额骨。如果手术的目的是额窦封闭，那么很重要的一点即是沿着额窦的轮廓进行骨瓣切开，才能保证完全切除额窦内的黏膜。然而，如果计划保留额窦黏膜，则可以从功能保护的角度设计截骨；一个简单的截骨轮廓线就可以保证额窦足够的手术视野而减少了意外进入前颅底的风险。可以用Caldwell位胶片模板（消毒后的），或目前更常用的基于术前CT扫描的计算机辅助导航技术来勾勒截骨的轮廓。使用高速往复锯来完成截骨，将骨锯向内侧倾斜来减少进入颅内的风险（图25-

4）。在沿着眶上缘截骨时应特别注意，眶脂肪的意外暴露将使处理额窦病变得复杂并会破坏眼外肌的完整性。

一旦骨瓣被掀开，并被自术野取出，则可暴露额窦病变（图25-5）。在非封闭性的额窦骨瓣成形病例中，应尽可能采用黏膜保留技术。在封闭性的骨瓣成形病例中，在切除额窦病变或矫正额窦畸形之前应仔细去除整个额窦的黏膜（有适应证时需要双侧根治），即使是在病变没有侵犯的区域。骨瓣上的黏膜也必须被剥除。在黏膜去除后，应该使用金刚砂钻磨除下方的骨质，来保证去除所有的黏膜残余。应在显微镜或内镜下进行骨质磨除，来保证有清晰放大的视野。广泛气化的额窦由于潜在的深腔使去除黏膜非常困难，此时更应仔细，确保去除全部黏膜。

如何处理额隐窝和额窦口根据计划的手术步骤和术者的偏爱而不同。在非额窦封闭的骨瓣成形术中，手术目的是保留额窦并恢复额窦的纤毛功能。因此，应尽可能减少对额隐窝区域的手术操作，从而保护额窦口引流的功能。在额窦封闭术中，额隐窝的处理根据术者的偏爱而不同。正如之前所描述的经

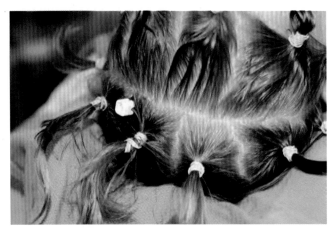

图25-2　头发被分开并且分束固定，避免了需要将头发剃光。在设计的切口后方，用螺钉将计算机导航用的参照点固定于颅骨

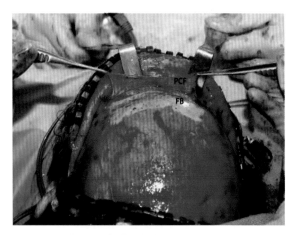

图25-3　在帽状腱膜下掀起皮瓣之后，向前牵拉这一皮瓣来暴露颅骨膜，剥离骨膜瓣（PCF）暴露额骨（FB）

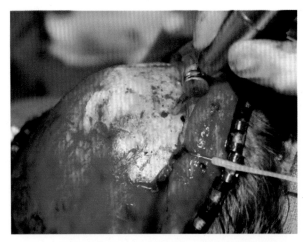

图25-4　当使用计算机导航确定计划额骨截骨的边界后，使用往复锯进行截骨，因为采用的是非封闭性的手术入路，因此没必要按照额窦边界进行截骨。相反，骨瓣切开的设计只要能够为肿瘤暴露提供足够术野即可

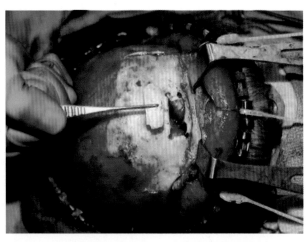

图25-5　仔细去除额部骨瓣，可见左侧额窦骨瘤和看起来正常的右侧额窦

典方法，额窦口使用肌肉、骨片或其他生物材料封闭来确保额窦和筛窦的完全隔离。然而，如果病变没有侵犯额窦的引流通道，那么保留引流通道的完整（笔者更倾向于此），也有一些优点。不封闭额漏斗的原因是为了后期可以内镜经筛入路进入额窦。这样可以延缓诸如额窦黏液囊肿等并发症的发生。

在手术完成之前，对于额窦封闭的病例，使用腹部脂肪填满额窦，最常使用的脂肪组织自腹部皮下获取。脐周切口的美容效果满意，但有时也很难获得足够量的腹部脂肪。此时，可在右下或左下象限做一个4~5cm的切口，即可提供足够的暴露。确切止血后，可以分层缝合切口而不需要引流。

在使用腹部脂肪填塞额窦后，复位骨瓣并使用微型或小型钛板固定（图25-6）。将颅骨膜瓣覆盖在复位骨瓣和钛板表面，然后将额部皮瓣复位。分层将头皮缝合，皮下使用1~2个引流，用皮钉缝合头皮，如果使用负压引流，则不需要使用头部包扎。

八、术后处置

接受额窦封闭或非封闭的骨瓣成形术患者，至少需要在医院观察一晚，接受支持性治疗。在出院前拔除引流，术后7~10天门诊去除头皮缝合钉。

九、并发症

骨瓣成形术的并发症可被分为术中和术后。

术中并发症主要与术中损伤相关的额窦邻近结构的风险相关。在颞肌表面翻起额部皮瓣过浅可能会导致面神经额支的麻痹，其走行于颞浅筋膜深面和颞深筋膜浅层的浅面（颞深筋膜有浅层和深层）。骨瓣切除出现偏差可能导致颅脑损伤或脑脊液漏，在眶缘截骨可能损伤眶内容物。在处理额窦底时也有损伤眶的风险，因为额窦底与纤薄的眶顶相延续，并且有时由于慢性额窦炎的影响变得更为薄弱。

骨瓣成形术的术后并发症包括慢性疼痛和迟发的黏液囊肿。并不清楚疼痛的病因是因为翻起了额部皮瓣还是因为去除了额窦黏膜；没有封闭额窦的骨瓣成形术后患者的疼痛情况缺乏详尽的报道。迟发性额窦黏液囊肿的出现被认为和首次手术时额窦黏膜去除不干净有关。位于额窦内下方的黏液囊肿可以使用内镜处理或采用微创入路处理。在已经封闭的额窦中，比较麻烦的问题是慢性感染的持续存在或反复出现。除了试图长期使用抗生素治疗闭塞额窦的炎症外，几乎没有什么办法，否则需要考虑再次进行骨瓣成形术。也有术者建议在修正性的骨瓣成形术中，通过去除填塞的脂肪组织将封闭的额窦变为一个不封闭的术腔，甚至使用内镜下的"去闭塞术（unobliteration）"。在罕见的情况下，可出现额部骨瓣没有成活或引发感染。根据Riedel的方法，此时只能去除额部骨瓣，额窦则被完全向外开放于皮下。

十、结果

如果仔细操作，额窦骨瓣成形术是处理复杂额窦病变的可靠方法。非封闭性的额窦骨成形瓣术的普及可以改善额窦功能，且降低了出现迟发的黏液囊肿和慢性疼痛的风险。

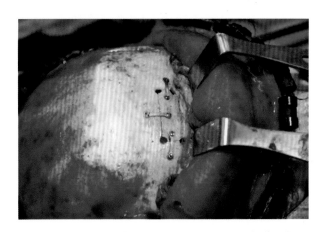

图25-6　在复位骨膜瓣或额窦皮瓣之前使用超薄钛板固定骨瓣，放置负压引流并逐层缝合头皮

✅ 精要

● 骨瓣成形术的切口应该根据患者的发际线加以调整以获得更好的美容效果。选择的方案包括冠状切口、额中部皮纹切口及眉弓内侧切口。

● 可以使用计算机导航或一块X线胶片模板来设计和实施额窦截骨。

● 额窦封闭是骨瓣成形术可选择的一种方案，主要用于炎症或感染性额窦病变。当计划使用额窦封闭时，需要仔细地在显微镜或内镜下去除额窦黏膜。

✅ 误区

● 在颞肌膜区域翻起额瓣时必须仔细注意避免损伤面神经额支。

● 骨瓣切除时如果不注意进行倾斜可能会增加进入颅内的风险。

✅ 所需器械

● 导航系统
● Raney 头皮夹
● 往复锯
● 金刚砂磨钻
● 内固定系统

（石照辉　译）

推荐阅读

Weber R, Draf W, Kahle G, et al. Obliteration of the frontal sinus—state of the art and reflections on new materials. Rhinology 1999;37:1 - 15.

Ulualp SO, Carlson TK, Toohill RJ. Osteoplastic flap versus modified endoscopic Lothrop procedure in patients with frontal sinus disease. Am J Rhinol 2000;14:21 - 26.

Montgomery WW. State-of-the-art for osteoplastic frontal sinus operation. Otolaryngol Clin North Am 2001;34:167 - 177.

Murphy J, Jones NS. Frontal sinus obliteration. J Laryngol Otol 2004;118:637 - 639.

Anand VK, Hiltzik DH, Kacker A, et al. Osteoplastic flap for frontal sinus obliteration in the era of image-guided endoscopic sinus surgery. Am J Rhinol 2005;19:406 - 410.

Langton-Hewer CD, Wormald PJ. Endoscopic sinus surgery rescue of failed osteoplastic flap with fat obliteration. Curr Opin Otolaryngol Head Neck Surg 2005;13:45 - 49.

第三部分

颅中窝

MIDDLE CRANIAL FOSSA

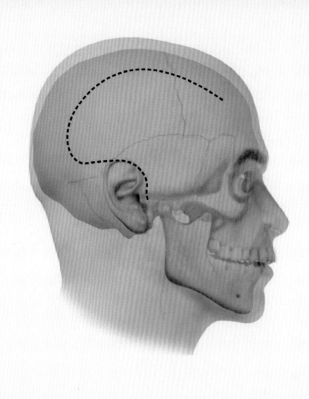

第 **26** 章　岩上入路至外侧海绵窦

Suprapetrous Approach to the Lateral Cavernous Sinus

Giorgio Frank，Ernesto Pasquini

一、引言

由于解剖的复杂性和鞍旁间隙所含结构的高功能性，海绵窦（cavernous sinus, CS）手术意味着巨大的挑战。因其可以获得组织病理学诊断、肿瘤减容，甚至在某些情况下有机会治愈患者，海绵窦手术目前仍是海绵窦肿瘤治疗的基石。对于恶性和（或）不可切除的肿瘤，海绵窦手术可作为包括药物治疗和放射治疗在内的多学科治疗策略中的一个步骤。由于手术入路须依肿瘤的具体位置、特点及术者的偏好而调整，故不存在单一的金标准的手术技术。

本章我们将讨论内镜经鼻岩上入路至外侧海绵窦的手术。通过内镜经蝶中线入路（midline transsphenoidal endoscopic approach, MTea）可能并不足以进入外侧海绵窦，因而需要使用"扩展的入路"来扩大外侧。

Bolger（1999）首次描述了通过经翼突入路处理蝶窦外侧壁的脑膜脑膨出。我们采用相同的、称为内镜经筛-翼-蝶入路（ethmoido-pterygo-sphenoidal endoscopic approach，EPSea）的技术进入外侧海绵窦。在2001年哥本哈根欧洲颅底大会上，我们报道了使用这种手术入路的初步经验。由于该入路可提供广泛的暴露，使术者基本在0°内镜下就能完成此区域的手术，它仍是我们偏好的入路。此外，该入路可以直接显露肿物，实现对颈内动脉行程的良好可视控制，并且避免了跨越脑神经的危险操作轨迹。

海绵窦位于近头部中央处、蝶鞍和蝶骨体的外侧。"外侧海绵窦"一词并不正确，因为海绵窦是一个单一且不可分割的结构。"外侧"仅是一个单纯的描述性术语，是指在冠状位MRI上海绵窦位于颈动脉行程外侧的部分。更准确地说，海绵窦段颈内动脉将此静脉间隙分为4个相互连续的部分：内侧部、外侧部、后上部和前下部。由于成对海绵窦的倾斜方向，海绵窦内侧部及后上部可通过正中入路到达，而外侧部和前下部则往往需要一个向外侧扩大的入路。基于这些原因，当提及外侧海绵窦肿瘤时，我们指的是位于海绵窦前下部和（或）外侧部、可通过"扩大"入路显露的肿瘤。

海绵窦肿瘤可分为原发性（如脑膜瘤、神经源性肿瘤和血管瘤）和继发性（如垂体腺瘤、脊索瘤、软骨肉瘤、头颈部恶性肿瘤神经周围播散和远处肿瘤的血行播散）两种。侵犯外侧部以第一类更常见。依起源部位和生长方向的不同，第二类肿瘤行为更多变；例如，垂体腺瘤因向中间外侧生长，更常侵犯海绵窦内侧部和后上部；相反地，脊索瘤和软骨肉瘤发生于斜坡区域，常侵犯海绵窦前下部并由此处向内侧和（或）外侧海绵窦播散。

相较于其他更具创伤性的海绵窦肿瘤治疗技术来说，经鼻内镜海绵窦手术是一种有吸引力的替代选择。这是一种耐受良好的入路，可以通过没有脑神经的内侧壁直接进入海绵窦。此技术引入神经外科领域不久，最初大多通过MTea入路处理生长在海绵窦内侧部的肿瘤。在本章中，我们描述了此种入路的远外侧变化形式——岩上入路至"外侧海绵窦"，可切除海绵窦外侧部和前下部或整个海绵窦的肿瘤。这种入路称为"EPSea"，常用于切除垂体腺瘤和脊索瘤。结果证实这是一种安全而有效的手术入路。对海绵窦的实际侵犯只能通过外科手术来明确。手术可根治性切除肿瘤，并且在一部分患者中有机会获得内分泌治愈。对于所有病例，手术至少可以减容肿瘤，促进症状的缓解并提高辅助性治疗的效果和安全性。

二、病史

CS肿瘤的临床症状包括动眼神经损伤、Horner综合征和三叉神经第一支或第二支的感觉丧失等，上述症状可以不同组合形式出现。眼交感神经和副交感神经受累症状均可能出现。患者可能诉及不同程度和性质的疼痛。对于临床诊断，如症状开始出现时的年龄、进展速度、有无疼痛及既往感染和肿瘤史等病史尤为重要。肿瘤更好发于成人且症状进展缓慢。

三、体格检查

血管或感染性疾病常有严重的球结膜水肿和突眼，而肿瘤性疾病中此症状往往不出现或仅为中度。有恶性肿瘤病史或临床表现为无痛性眼肌麻痹的成年患者须考虑转移瘤的可能。由于多数患者在症状（疼痛和复视）出现时便进行早期的神经放射学检查并获得早期诊断，完全和严重的海绵窦综合征在海绵窦肿瘤中较为罕见。

四、适应证

手术治疗仅适用于出现症状和（或）肿瘤进展的患者，而手术入路的选择是根据肿瘤所侵犯的部位决定的。当肿瘤侵犯海绵窦内侧部和后上部时，MTea入路可能更适合。当肿瘤侵犯海绵窦外侧部和前下部或全海绵窦时，则须选择EPSea入路。当肿瘤范围超出海绵窦边界时，有时选择联合入路是明智的；例如，当海绵窦外侧部的肿瘤经圆孔侵犯翼腭窝时，EPSea可能需要联合内镜经上颌翼突入路；同样，对于侵犯CS外侧部和斜坡的肿瘤，EPSea可联合内镜经斜坡入路。在少数情况下，如肿瘤侵犯硬膜内间隙并生长至脑神经平面外侧，内镜经鼻入路须联合经颅入路（同期或分期手术）。

五、禁忌证

患者全身状况较差是主要的禁忌证。存在血管畸形是内镜手术的绝对禁忌证，此类患者更适合使用经颅入路。如果肿瘤位于脑神经平面的内侧，则肿瘤向硬膜内侵犯并不是手术的绝对禁忌证。

六、术前计划

MRI是最佳的检查并且是对海绵窦肿瘤进行诊断性评估的第一步。由于MRI的诊断能力并不是本文讨论的主题，故我们仅简单阐述通过MRI检查所期望获得的信息：①肿瘤形态学和侵犯范围的精确图像；②对占位质地的推测；③肿瘤与血管神经之间的关系；④对肿瘤的类型提出结论性假设。现代高场MRI的使用对于肿瘤形态学和侵犯范围的精确了解并非关键。然而，在垂体腺瘤和脊索瘤等继发性海绵窦肿瘤中，很难区分肿瘤是真正侵犯海绵窦还是仅对其产生压迫。在我们看来，大多数可靠的肿瘤侵犯标志（尽管晚期出现），尤其在垂体腺瘤中，是肿瘤完全包绕颈内动脉。相反，大多数肿瘤压迫海绵窦的可靠标志是海绵窦内侧壁的保存。但极度变薄的海绵窦内侧壁目前很难通过MRI检测。根据T2加权像的信号强度可以推测肿瘤的质地，但这种方法存在较大的误差。肿瘤的质地也可以根据弥散加权像序列进行推测，目前此方法正在研究中。在我们看来，通过不同的序列，MRI是了解肿瘤与颈内动脉走行关系的最好方法。只有通过评估这些关系才能确定肿瘤累及海绵窦的范围和部位。在大多数情况下，完整的肿瘤信息有助于术者推断肿瘤的性质，这对于制订手术策略至关重要。

CT扫描是MRI有效的补充。它可提供更精确的颅面部解剖和骨性标志的信息；能提供更为清晰的骨质变化的信息（单纯压迫和骨质破坏），有利于对肿瘤的诊断。此外，CT扫描可发现MRI无法显示的肿瘤微小钙化。通常很少需要行数字血管造影检查。根据我们的经验，其主要的适应证是当颈内动脉被完全包绕及血管壁受侵有很高出血风险时，评估血流动力学的卒中风险。在EPSea手术过程中常规使用导航。为此，我们进行专门的CT扫描（通常是CT血管成像）和MRI检查。

七、手术技术

内镜经筛-翼-蝶入路

此过程可逐步分为4个阶段。

第一阶段——入路阶段（图26-1）

此阶段是在手持内镜下进行的。通常0°内镜便已足够，很少需要使用30°内镜。经同侧鼻腔切除中鼻甲（图26-1A），扩大周边的术野，增加外科手术器械的操作空间并保存完整的鼻甲黏骨膜以备移植。使用经筛径路行完整的蝶筛开放术和宽大的鼻道开放术（图26-1B）。切除上颌窦内侧壁的后缘以暴露上颌窦的后壁及腭骨垂直部（图26-1C）。在阻断蝶腭动脉后，磨除翼突内侧板（图26-1D）。切除内侧翼突使海绵窦的下外侧部分得以暴露。在MTea入路中，通过切除鼻中隔后部及其在蝶嘴处的附着，可进入对侧术野。

此阶段结束时，蝶窦后壁完全暴露，在气化的窦内可以识别许多骨性标志（图26-2和图26-3）：视神经管隆起、视神经隐窝、鞍旁颈内动脉隆起、蝶骨平台、鞍结节、蝶鞍、斜坡旁颈内动脉隆起及斜坡凹陷等。在气化不良的蝶窦中，识别走行于蝶窦底壁的翼管神经十分重要，它从前向后由内向外走行，指向岩骨段颈内动脉和斜坡旁段颈内动脉之间的膝部（图26-4和图26-5）。

我们强调经翼突入路的重要性是因为其对增加手术器械在上下方向的操作空间和对蝶窦外侧壁及海绵窦下部（破裂孔处）的暴露至关重要。翼突切除的程度取决于蝶窦的气化情况：气化良好的蝶窦需要较大范围地切除翼突以便暴露蝶窦外侧壁。在蝶窦外侧壁上可看到许多骨性标志，在从尾侧至头侧和由前向后的方向上包括：翼孔和向后指示破裂孔段斜坡旁颈内动脉的翼管隆起、位于翼孔上外侧1cm处的圆孔、上颌神经隆起、眶尖和视神经隆起（图26-3至图26-5）。

第二阶段——海绵窦的暴露及开放

我们将开放阶段分为两步：①切除海绵窦前方骨质；②切开海绵窦的硬脑膜。

1.骨质切除　切除蝶窦外侧壁一部分四边形的骨质，位于内侧的视神经-颈内动脉窝和斜坡旁颈内动脉隆起之间，以及外侧的眶尖和三叉神经隆起之间（图26-3）。颈内动脉表面的骨质应使用Kerrison

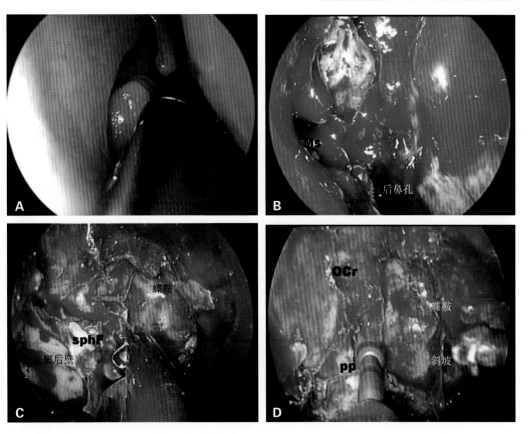

图26-1 入路阶段（右侧）。A. 经同侧鼻腔切除中鼻甲；B. 进行完整的蝶筛开放术和宽大的鼻道开放术；C. 切除上颌窦（Ms）内侧壁的后缘，暴露上颌窦后壁及腭骨垂直部；D. 阻断蝶腭动脉后，磨除内侧翼突（pp）（sphF.蝶腭孔；OCr.视神经-颈内动脉窝）

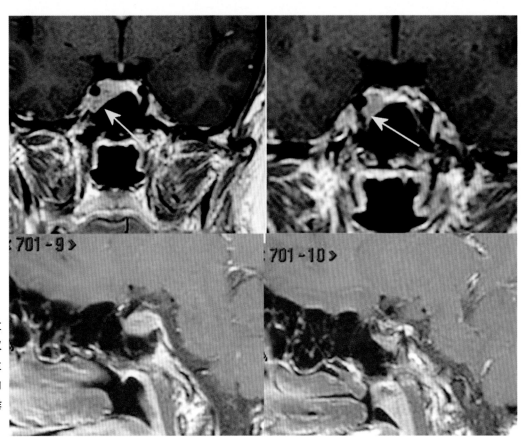

图26-2 冠状位和矢状位的T1加权像增强MRI显示生长至右侧海绵窦内侧部和前下部的垂体腺瘤（箭头）

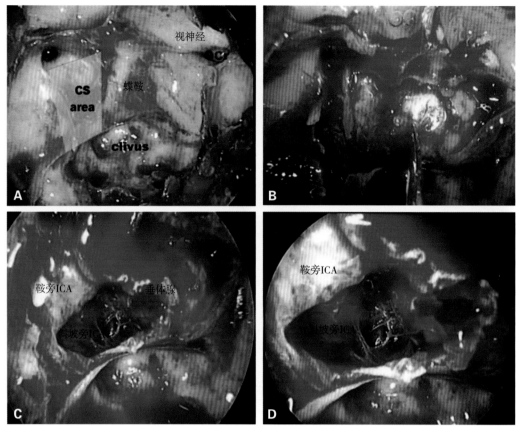

图26-3　图26-2患者的术中所见。图片A显示的蝶鞍类型其主要的解剖标志清晰可见：视神经-颈内动脉窝（OCr），扩大的鞍部，斜坡，鞍旁及斜坡旁颈内动脉（ICA）隆起。将这些解剖标记用假想线连接起来，可以显示出海绵窦（CS）在蝶窦壁的投影。后面的图片显示硬脑膜切开（B），切除右侧海绵窦内侧部（C）和前下部（D）肿瘤之后的海绵窦内观。保留的垂体清晰可见

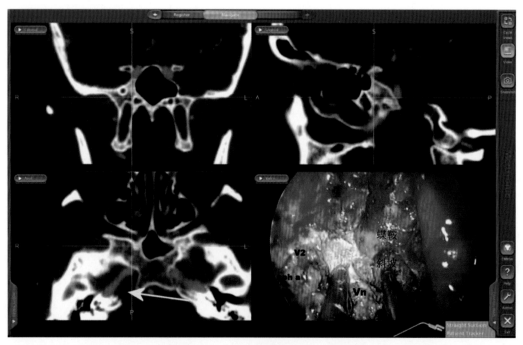

图26-4　在气化不良的蝶窦中使用CT血管造影导航（图26-1的患者）。脊索瘤生长于右侧岩斜区（箭头），位于岩骨段颈内动脉后方。内侧吸引器管（非导航）在中线指向斜坡；导航吸引器管置于同一平面的翼管神经（Vn）和三叉神经第二支（V2）之间，指向水平的岩骨段颈内动脉和上升的斜坡旁段颈内动脉的连接处（前膝）（sph a. 蝶腭动脉）

咬骨钳、刮匙和平滑的钩针进行切除，避免使用电钻。位于蝶窦底壁的翼管是指示水平的岩骨段颈内动脉和上升的斜坡旁段颈内动脉连接处的重要标志，因此翼管也是指引海绵窦下部的标志（图26-3～图26.5）。

2.海绵窦硬脑膜的开放　这一步骤是将内镜固定在支架上进行的。切开无神经走行的海绵窦下壁（或内侧壁的蝶窦部分）（图26-3C）。时刻注意肿瘤和颈内动脉的关系，并使用导航系统或多普勒探头（或两者同时使用）定位颈内动脉的走行（图26-6C），选择在尽可能远离颈内动脉的安全区域切开硬脑膜（图26-3～图26-5）。当肿瘤位于外侧部时，冠状位上可见颈内动脉向内侧移位。在这种情况下，因肿瘤主体位于颈内动脉外侧，可在颈内动脉外侧的硬脑膜上做垂直切口直接暴露肿瘤。

当肿瘤位于前下部时，颈内动脉在矢状位上向后移位，此时因肿瘤位于硬脑膜和颈内动脉之间使得硬脑膜的开放更为安全。自鞍区切开硬脑膜，并沿肿瘤自内向外和（或）向下方逐步扩大（图26-6）。在开放位于颈内动脉前方的硬脑膜时应极为小心，不但要避免损伤颈内动脉，还要避免损伤位于海绵窦下部、紧邻硬脑膜朝眶上裂向外上走行的展神经。

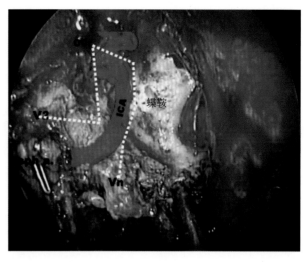

图26-5　图26-1和图26.4中患者的术中所见。为更好地理解颈内动脉（ICA）与解剖标志的关系，将其彩色血管造影图像与术中内镜图像重叠。用假想线连接这些解剖标志，可以显示出海绵窦和颈内动脉在蝶窦壁上的投影（Vn. 翼管神经；sph a. 蝶腭动脉；V2. 三叉神经第二支；OCr. 视神经颈内动脉窝）

第三阶段——切除肿瘤

使用双手操作的显微神经外科技术切除肿瘤。无论何种情况，应先对肿瘤进行初步减容。手术策略的变化取决于肿瘤的类型：一些肿瘤（血管瘤、神经鞘瘤）在减容和分离粘连后可进行向心式切除，而另一些肿瘤（腺瘤、脊索瘤）则更适合分块或离心式吸除（图26-7A）。

第四阶段——最后探查及关闭手术缺损

在肿瘤切除结束时，通过角度镜（30°和45°）可在直视下发现并切除残留的肿瘤（图26-7C）。

静脉性的出血通常并不剧烈，可通过棉片填塞和（或）止血药物进行控制。

在无脑脊液鼻漏的情况下，我们并不进行复杂的修复，仅取中鼻甲的黏骨膜覆盖并保护裸露的颈内动脉。相反地，如果发生了脑脊液鼻漏，我们倾向于进行多层重建。使用一根高分子膨胀海绵填塞鼻腔受累区域，通常保留2天。

八、术后处置

在ICU监护一晚后，患者转回普通病房，小心监测各项临床指标。对于不复杂的病例，患者可立即下地活动。术后第2天，拔除鼻腔填塞物并指导患者如何使用生理盐水进行每日数次的鼻腔冲洗（此冲洗须持续数月）。如术中发生脑脊液鼻漏，患者术后须卧床2天，术后第3天才可下地活动。我们通常在术后第3天行MRI检查（平扫+增强），以便对手术结果进行早期评估并有助于更好地理解之后的MRI检查。实际上，海绵窦术后MRI的解读是十分困难的，因为术后早期的图像可受到血流和（或）填塞材料所致伪影的干扰，而后期的图像（术后3个月）可受到愈合过程所产生伪影的干扰。我们的观点是早期和后期的MRI可提供互补的信息，帮助对图像的最终理解。术后第4天，如患者无并发症发生则可

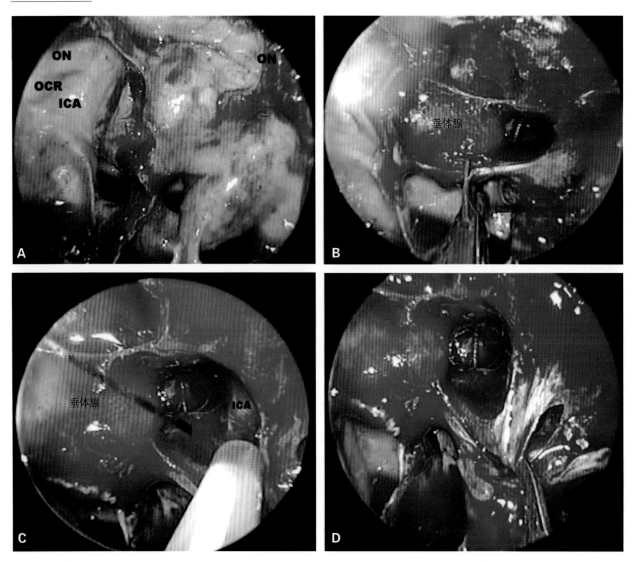

图26-6　促肾上腺皮质激素（ACTH）腺瘤患者的术中所见。肿瘤生长于左侧海绵窦，侵犯海绵窦内侧部、前下部及后上部。图A 示经筛–翼–蝶入路显露的蝶窦后外侧壁。从前方暴露左侧海绵窦，见肿瘤突入海绵窦的内侧部及前下部。肿瘤切除后（B），垂体居于内侧清晰可见，并且明显未被肿瘤侵犯。为了早期暴露颈内动脉，可以用剪刀由内向外扩大硬脑膜切口。在使用多普勒超声确认颈内动脉后（C），就可以切开海绵窦前下部颈内动脉前方的硬脑膜（D）（OCR. 视神经颈内动脉窝；ON. 视神经）

出院。

　　按如下时间安排复诊：①第10天和第30天在耳鼻喉科门诊复查，之后根据需要随诊。这对于预防感染很有意义，并且通过早期处理术后结痂和避免粘连有助于达到更好的鼻腔功能。②内分泌检查通常在第1个月和3个月后进行，随后每年复查1次。③术后3个月行MRI和神经外科检查。与此同时，应进行神经眼科学检查并根据需要进行额外的检查。根据肿瘤的组织病理学结果，辅助治疗应在术后3个月开始。

　　九、并发症

　　从理论上来说，由于海绵窦内血管神经结构的高功能性，术后可能发生许多并发症。实际上，如果

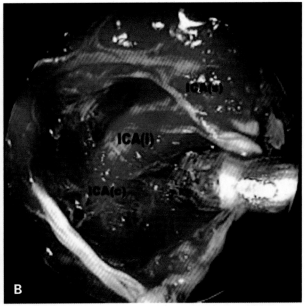

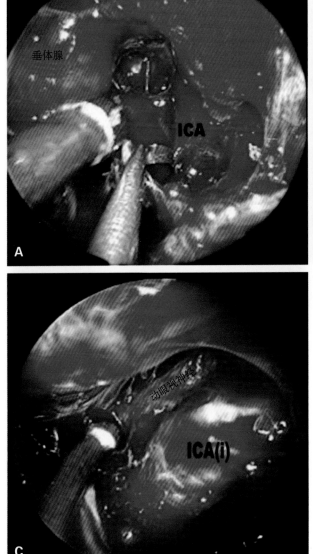

图26-7　同一患者后续的手术步骤。图A显示使用吸引器和刮匙切除颈内动脉（ICA）周围的肿瘤。图B显示颈内动脉各段：斜坡旁颈内动脉（ICAc）、水平段颈内动脉（ICAi）及鞍旁颈内动脉（ICAs）均无肿瘤残留迹象。使用30°镜可以更好地探查海绵窦后上部（C）并辨认动眼神经

仅考虑神经或颈内动脉损伤，这些并发症是很少见的（其他并发症，如脑脊液鼻漏、垂体功能低下或尿崩症等，与海绵窦的处理并不严格相关）。其他学者所报道的大量出血现象在我们的病例中非常罕见。我们认为这种差异可能是由于我们采用的手术体位（半坐位）和对手术患者的选择所致。在我们的病例组中，有3例垂体腺瘤和1例脊索瘤患者出现了神经损伤（1.8%）（Kitano病例组：27%出现暂时性眼外肌麻痹）。有2例患者发生颈内动脉损伤（0.9%），其中1例为垂体腺瘤，另1例为脊索瘤。2例患者均通过填塞暂时控制了术中出血，使随后的颈内动脉血管内栓塞成为可能。2例患者术后无其他并发症，无神经功能障碍。

十、结果

比较扩大经蝶入路海绵窦手术的结果是十分困难的，因为仅有少量的病例组可供比较，而且这些患者所接受的治疗技术不同，随访时间也较短。目前数量最多的是Bologna的病例组，包括212例手术患

者（腺瘤：171例；脊索瘤：36例；软骨肉瘤：5例）。其中107例患者使用MTea入路，105例患者使用EPSea入路。后者用于肿瘤较大、侵犯整个海绵窦或侵犯海绵窦前下部和（或）外侧部者。在所有患者中，腺瘤最多见，其次为脊索瘤。由于两者原发部位和生长方向的差异，腺瘤很少侵犯外侧部而常常侵犯前下部；相反，脊索瘤则常常同时侵犯"外侧海绵窦"所包括的两个部分（前下部和外侧部），并且由于其不规则的生长方式，常需要行联合入路手术［EPSea+经斜坡和（或）经上颌入路］。值得注意的是，最适合进行内镜经鼻海绵窦手术的腺瘤和脊索瘤，是颅内肿瘤中手术效果最差的。在Bologma的病例组中，有117例腺瘤（68.5%）（Kitano等为72%，Ceylan等为65%）和20例脊索瘤（55.5%）获得全切。在功能性腺瘤患者中，28/75的患者（37%）（Kitano等为67%，Ceylan等为66.6%）得到缓解。如果将无肿瘤残留和无内分泌障碍［58/96（60.4%）］的无功能性腺瘤患者纳入在内，腺瘤患者的总缓解率为50.2%。

垂体腺瘤所致的术前脑神经功能障碍的患者中，14例完全恢复、3例得到改善、8例无变化（在Kitano病例组中，3例患者均得到恢复）。在脊索瘤患者中，7例恢复、5例改善、9例无变化。

✓ 精要

● 暴露海绵窦区域前下部和外侧部的关键步骤是磨除翼突的上表面。

● 翼管神经是定位破裂孔段（膝部）ICA的主要标志，后者位于斜坡旁ICA与岩骨段ICA的汇合处。

● 计算机导航系统和显微多普勒探头是有用的辅助设备。

● 治疗海绵窦肿瘤的关键点在于区分肿瘤是真正侵犯海绵窦还是仅仅存在对海绵窦壁的压迫。前者意味着肿瘤突破海绵窦壁生长并占据窦内空间。而显然后者（压迫）代表着更好的预后。

✓ 误区

● 获得肿瘤根治性切除的可能性并不取决于肿瘤的范围，而是与肿瘤的质地和硬脑膜的播散浸润有关。

● 海绵窦的外侧界并不是颈内动脉和硬脑膜，而是脑神经平面。

✓ 所需器械

● 300W氙冷光源

● 内镜拍照及摄像系统

● 内镜（0°、30°和45° Hopkins内镜，直径4mm、长18mm，带内镜支架）

● 计算机导航系统和显微多普勒探头

（张秋航　司晋源　译）

推荐阅读

Bahuleyan B, Raghuram L, Rajshekhar V, et al. To assess the ability of MRI to predict consistency of pituitary macroadenomas. Br J Neurosurg 2006;20（5）:324 - 326.

Castelnuovo P, Pistochini A, Locatelli D. Different surgical approaches to the sellar region: focusing on the "two nostrils four hands technique". Rhinology 2006;44（1）:2 - 7.

Frank G, Sciarretta V, Calbucci F, et al. The endoscopic transnasal transsphenoidal approach for the treatment of cranial base chordomas and chondrosarcomas. Neurosurgery 2006;59（1 Suppl 1）: ONS–50 - ONS–57.

Kassam AB, Vescan AD, Carrau RL, et al. Expanded endonasal approach: vidian canal as a landmark to the petrous internal carotid artery. J Neurosurg 2008;108（1）:177 - 183.

Kitano M, Taneda M, Shimono T, et al. Extended transsphenoidal approach for surgical management of pituitary adenomas invading the cavernous sinus. J Neurosurg 2008; 108（1）:26 - 36.

Ceylan S, Koc K, Anik A. Endoscopic endonasal transsphenoidal approach for pituitary adenomas invading the cavernous sinus. J Neurosurg 2010 ;112:99 - 107.

第 27 章 岩上入路至 Meckel 腔和颅中窝

Suprapetrous Approach to Meckel's Cave and the Middle Cranial Fossa

Paul A. Gardner，Carl H. Snyderman

一、引言

经蝶入路到达蝶鞍迄今已有100多年历史。随着技术的进步，如手术显微镜及透视镜的应用，该入路的手术疗效得以不断改善。然而，内镜的加入使经鼻入路的范围扩展至蝶窦外，特别是向外侧至"冠状层面"，这是显微镜无法视及的。内镜经鼻蝶入路首次让术者通过显露蝶窦全貌抵达海绵窦（在以往会感到无法操作）。由耳鼻喉科和神经外科医生组成的外科团队发现在合适的病例中，通过上颌窦开放，经翼突入路能很好地到达Meckel腔甚至颅中窝。

鉴于手术的关键原则是尽量减少对血管神经的操作，从中线入路到达Meckel腔和颅中窝所面临的挑战就是合适病例的选择。内镜经鼻入路（endoscopic endonasal approach, EEA）到达Meckel腔及颅中窝的优势是能够完全避免对颞叶的牵拉，并且能够直接到达起源于或侵犯到鼻窦或颞下窝的肿瘤。

二、病史

累及Meckel腔和颅中窝的病变其临床症状多种多样，包括疼痛、面部麻木及偶然发现。累及三叉神经的神经鞘瘤及其他类似的良性肿瘤在病程晚期可引起典型的三叉神经功能障碍。然而，位于Meckel腔的肿瘤或炎症常表现为患侧头痛或眶后痛。其他脑神经功能障碍如展神经或动眼神经麻痹，同样是晚期表现并经常提示非典型的或侵袭性的疾病。事实上脑膜瘤极少引起脑神经功能损害，然而我们应该关注复视，尤其是突然发生的复视。另一方面，累及Meckel腔的鼻窦恶性肿瘤侵犯神经时，通常表现为麻木，伴或不伴疼痛。还须注意可能指导诊断的鼻部症状如鼻塞、嗅觉丧失、鼻出血等。

侵犯至颅中窝的病变可引起内侧颞叶的刺激和（或）水肿，从而导致癫痫发作。体积巨大的肿瘤可能造成严重的占位效应导致失语，然而不太可能通过经鼻入路切除。

三、体格检查

全面的脑神经检查非常重要，尤其是最可能受累的第Ⅲ～Ⅵ对脑神经。眼肌麻痹提示病变已累及海绵窦。应检查全部三个分布区的面部感觉，包括轻触觉、针刺觉及温觉，并且两侧对比是否对称。巨大肿瘤直接压迫引起面神经功能紊乱较为罕见。肿瘤能通过面神经和三叉神经的吻合支发生神经周围的播散。当眼部功能受到损害时，必须进行全面的神经眼科检查。

如果怀疑鼻腔鼻窦肿瘤，须行鼻内镜检查，寻找有无明显肿块并考虑术前活检。仅仅是刚可察觉的黏膜病变即可引起三叉神经多个分支的神经浸润。因此应仔细检查包括鼻咽部咽隐窝的所有黏膜表面。此外，全面的颈部检查明确是否有局部转移非常重要，这会明显改变治疗方案。

评估记忆力及言语能力对于识别颅中窝肿瘤导致的认知功能总体损害十分重要，尽管这些损害即使存在也十分轻微。

四、适应证

EEA 至 Meckel 腔及颅中窝应局限于直接位于蝶窦外侧隐窝或翼突根部的肿瘤。对于这类肿瘤，EEA 能够直接到达病灶，减少甚至避免对神经解剖或操作。最简单的例子即是疝入到蝶窦外侧隐窝的颅中窝脑膜膨出。开放入路到达中线缺损会造成不必要的颞叶牵拉，而 EEA 则能经蝶窦直接到达病灶。类似地，许多 Meckel 腔的神经鞘瘤或脑膜瘤与蝶窦相邻，术中得以在避免牵拉脑组织的前提下经由自然通路到达肿瘤，并且只须对肿瘤直接累及的神经进行操作（图 27-1）。

鼻腔鼻窦恶性肿瘤出现神经浸润累及 Meckel 腔通常预后较差。但是，在缺乏海绵窦受累的影像学或临床证据时，行减瘤手术和（或）切除该部位的复发病灶，术后对残留的微小病变进行局部放疗，能够改善局部控制或减轻神经性疼痛。

罕见情况下，中线来源的肿瘤能够侵犯至 Meckel 腔。垂体腺瘤、鼻咽血管纤维瘤、脊索瘤及软骨肉瘤均能累及 Meckel 腔。这些肿瘤倾向于将神经结构压向外侧，而不直接浸润，因此风险相对较低。

罕见情况下，炎性疾病（如肉样瘤病）、感染（如结核）或转移性疾病（如脑膜癌病）可主要累及三叉神经和（或）Meckel 腔。这类疾病常借助于脑脊液分析等其他手段来诊断，但有时也需要活检来确诊。经鼻活检能够减少并发症并避免延误后期治疗。

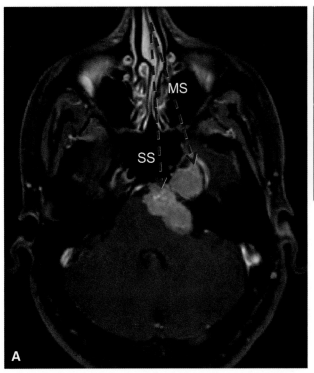

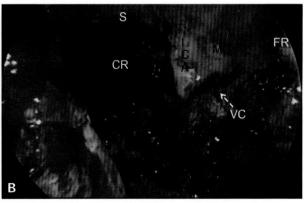

图 27-1　A. 术前轴位 T1 加权像增强 MRI 显示 Meckel 腔的肿瘤（箭头）与蝶窦（SS）和上颌窦（MS）的方向关系。B. 术中鼻内镜照片显示位于左侧 Meckel 腔（MC）内的肿瘤直接呈现在蝶窦表面［CR. 斜坡隐窝；FR. 圆孔；ICA. 颈内动脉（斜坡旁段/岩骨垂直段）；S. 蝶鞍；VC. 翼管］

五、禁忌证

起源或主要生长于颅中窝的后方或外侧，仅小部分累及Meckel腔或颅中窝前内侧的肿瘤，是EEA的禁忌证。若采取EEA切除该类肿瘤，则须对半月神经节进行切开或进行大量不必要的操作。

鼻窦感染是经鼻内镜行硬脑膜内手术的相对禁忌证，须用抗生素治疗或联合引流。一旦感染控制，即可实施硬脑膜内病变切除。即使存在鼻窦感染，对Meckel腔外周的三叉神经上颌支进行活检通常也是安全的。

病变累及岩骨段颈内动脉也是EEA的相对禁忌证，这取决于手术目的和术者的经验。如果需要控制颈内动脉的近心端，可考虑颞下颅底入路。

六、术前计划

考虑到病变的复杂性和多样性，术前须行MRI和CT检查来评估病情并制订手术方案。FIESTA或薄层T2像MRI序列能辅助判断三叉神经近端与肿瘤之间的关系。冠状位增强影像不仅能显示三叉神经分支出神经孔时的受累程度，还能显示肿瘤是否侵犯海绵窦。这些因素同样可以通过轴位薄层SPGR增强来评估，并对手术的作用、范围及目标产生重要影响。术前通常无法判断三叉神经和神经节与病变之间的关系，尽管这对采取何种手术入路至关重要。未来高分辨率神经纤维示踪技术可能有助于更好地明确这些关系。

CTA对于评估骨质受累或破坏和血管受累或移位非常重要，两者在Meckel腔和颅中窝的病变中很常见。卵圆孔和（或）圆孔扩大、颅底破坏、肿瘤相关的骨质增生，以及蝶窦外侧隐窝的气化程度对手术计划和鉴别诊断均具有重要意义。神经鞘瘤和脑膜瘤等能使Meckel腔扩大的肿瘤随着疾病的发展，使岩骨水平段、斜坡旁段及海绵窦段颈内动脉明显移位。颈内动脉的位置能够影响手术的可行性及病变切除和（或）活检的安全性。颈内动脉变窄提示其动脉壁已经受累，须根据手术目标考虑术前是否行球囊闭塞试验。

术前CT和MRI可以判断是否存在鼻窦炎，并给予及时的术前处理。

七、手术技术

由一位耳鼻喉科医生和一位神经外科医生组成的团队共同实施该类手术。斜坡旁及海绵窦段颈内动脉外侧的内镜经鼻手术（EES）要求手术团队对蝶鞍及鞍旁区域的病变具有丰富的经验。术中对颈内动脉的暴露和操作很可能是必要的，尝试行此类硬膜内肿瘤切除术前，在动脉损伤事件中能够胜任可能的处理策略至关重要。

患者头部用三钉式Mayfield头架固定，轻度过伸并向右转15°～20°，头顶稍向左侧侧屈。考虑到颈椎棘突的固定性和狭窄，任何头位都应该是缓和的。患者采用反向Trendelenburg体位来降低静脉高压并减少术中出血。用羟甲唑啉浸润的纱条收缩鼻腔。完成影像导航系统的注册，络合碘消毒面中部及腹部，铺巾。神经生理监测包括体感诱发电位监测大脑功能（因可能要处理颈内动脉），肌电图（EMG）监测三叉神经运动支（下颌神经/V3）及第Ⅲ、Ⅳ、Ⅵ对脑神经，以便术中更好地确认和保护。

双鼻入路至Meckel腔因改进了视野及手术通道已成为首选。术前应考虑到有可能需要用带蒂黏膜瓣覆盖裸露的颈内动脉或修复缺损的硬脑膜。做带蒂于蝶腭动脉鼻中隔后支的对侧鼻中隔黏膜瓣，塞入鼻咽部或黏膜瓣同侧的上颌窦内备用。切除鼻中隔后端及蝶嘴，并广泛开放双侧蝶窦。切除鼻中隔后端约1cm能够改善术野的显露。

在病变同侧进行上颌窦开放术。切断蝶腭动脉，并用1mm的Kerrison咬骨钳咬除蝶腭孔周围骨质。

去除上颌窦后壁以完全暴露翼腭窝内结构。在上颌窦内，眶下神经（上颌神经分支）沿眼眶底部居中向圆孔走行。

翼管神经及翼管是该路径的一个重要解剖学标志。将翼腭窝内结构小心向外侧牵拉，在其进入翼突根部的骨管处辨识翼管神经（图27-2）。自鼻咽部沿翼突中下方寻找腭鞘管，用以确定翼管。翼管转向后外方朝岩骨段颈内动脉前膝部走行。翼管神经在前膝部外侧跨越岩骨段颈内动脉后，在颅中窝底处汇入岩浅大神经。磨除翼突根，进入颅中窝及Meckel腔。翼管神经是磨除翼突根部的良好解剖标志，尤其是蝶窦外侧隐窝气化不良时。但进入Meckel腔时尝试保护翼管神经则不利于深部重要的神经血管的显露。对翼管神经的解剖保护可能需要过多操作而引起功能丧失。

牵拉眶下裂的结构，沿开放的蝶窦（外侧隐窝）边缘探查，可在翼管上外侧找到圆孔。可以去除覆于眶下裂表面的眶底下方骨质以方便此操作，注意不要进入眼眶。在圆孔和翼管之间磨除翼突根部骨质，这能够暴露整个Meckel腔和外侧的颅中窝。如需更进一步的暴露可将腭大神经血管束从骨管中分离，磨除骨管后方的骨质并保留神经。继续向下磨除翼突骨质（翼管外侧）抵达卵圆孔，其位于水平段颈内动脉的外侧。尽管骨面的角度不便于使用Kerrison咬骨钳，仍可以用去除蝶鞍骨质的方法去除Meckel腔上方的骨质。一旦上颌神经及下颌神经表面的骨质被去除，即可完全抵达Meckel腔。骨窗可以向上扩大到眶上裂和海绵窦外侧，但由于不必要的动眼神经损伤的风险，此区域的肿瘤切除常受到限制。此入路向外侧扩展至下颌神经，虽然受其上方眶尖和上颌神经的限制，但该入路能够到达颅中窝底和颞叶。仔细磨除岩骨垂直段（斜坡旁段）颈内动脉表面及内方的骨质，然后将其从保护它的硬脑膜中游离。这将在肿瘤切除过程中保证从内侧牵拉颈内动脉的安全性，但在活检时是没有必要的。

一旦确定了颈内动脉的位置，对Meckel腔原发肿瘤或鼻窦癌神经浸润的活检将变得相对容易。除了依靠影像导航确定解剖学标志外，细长的超声探针作用重大。从圆孔或其以下平面到达病变可以避免意外进入毗邻的海绵窦外侧。应在平行于最邻近的三叉神经分支处打开硬脑膜，牢记上颌神经和下颌神经在进入Meckel腔时彼此之间成45°（图27-3）。若三叉神经被病变挤向内侧，该方法打开硬脑膜可以分离但不切断三叉神经。采用Kartush神经刺激剥离子分离三叉神经，确认和保护位于Meckel腔及其周围的脑神经。神经鞘瘤等良性肿瘤的切除首先进行内部减瘤手术，然后再行囊外切除，即标准的显微切除技术。三叉神经鞘瘤压迫但不侵犯邻近的动眼神经，而脑膜瘤和鼻窦癌等恶性肿瘤则更具侵袭性，增加神经受损的风险。垂体腺瘤和软骨样肿瘤的表现具有多样性，但倾向于压迫Meckel腔的硬脑膜及其内

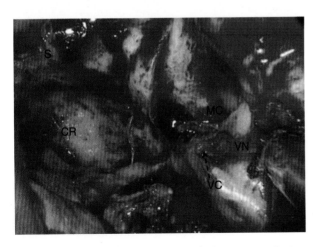

图27-2　术中鼻内镜图像显示左侧翼管神经（VN）进入翼管（VC）（箭头）（CR. 斜坡凹陷；MC. 蝶窦外侧隐窝后方的Meckel腔；S. 蝶鞍）

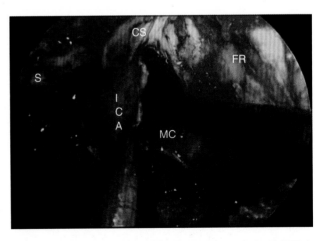

图27-3　术中鼻内镜图像显示使用Kartush神经刺激器来确定Meckel腔（MC）及相邻海绵窦（CS）内的运动神经〔FR. 圆孔；ICA. 颈内动脉（斜坡旁段/岩骨垂直段）；S. 蝶鞍〕

部结构。

限制切除该部位肿瘤的解剖学结构包括了上方的海绵窦外侧腔隙（除非该部位的神经已经受累）、内侧的斜坡旁段颈内动脉，下方的岩骨水平段颈内动脉，以及外侧的三叉神经节、颅中窝硬脑膜和颞叶（图27-4）。如果肿瘤本身已经形成一条通道，切除范围可扩大至颅中窝（图27-5）。在深部，扩大从Meckel腔进入颅后窝的入口，能使术者更好地经前方入路抵达颅后窝，但因操作上的局限使得肿瘤切除不能盲目地超过该入口处。

颅底重建取决于脑脊液暴露的范围。少数情况下Meckel腔存在蛛网膜憩室并导致单纯活检后的脑脊液漏。正常情况下只有当肿瘤切除范围扩大至邻近的三叉神经节时才会出现术中脑脊液漏。若术中无脑脊液漏和颈内动脉暴露，使用纤维蛋白粘合剂或游离黏膜瓣修复颅底缺损就已足够。否则须使用带血管蒂瓣如鼻中隔瓣（见第42章）来覆盖Meckel腔和颅中窝的缺损及暴露的颈内动脉。

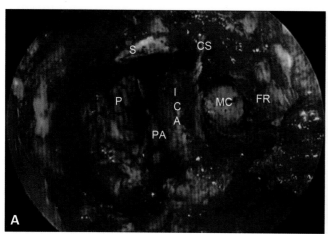

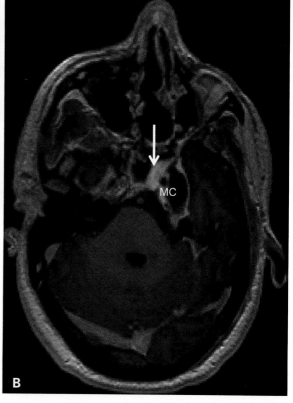

图27-4　A. 术中鼻内镜图像显示图27-1中的肿瘤被完全切除［CS. 海绵窦；FR. 圆孔；ICA. 颈内动脉（斜坡旁段/岩骨垂直段）；P. 脑桥；PA. 岩尖；S. 蝶鞍］。B. 术后轴位T1增强MRI显示Meckel腔（MC）内的肿瘤被完全切除。用于修复的鼻中隔瓣明显强化（箭头）

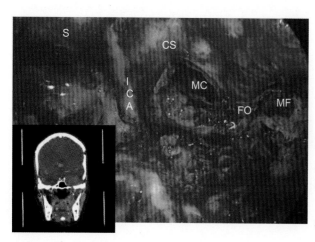

图27-5　术中鼻内镜图像显示切除由Meckel腔（MC）侵至颅中窝（MF）的复发性脑膜瘤（插入的冠位MRI）。磨除翼突根以暴露位于卵圆孔（FO）的三叉神经下颌支（V3）［CS. 海绵窦；ICA. 颈内动脉（斜坡旁段/岩骨垂直段）；S. 蝶鞍］

八、术后处置

腰椎引流仅用于术中证实的高流量脑脊液漏（解剖至蛛网膜池）。术后24～48小时静脉使用广谱抗生素如第三代或第四代头孢菌素，然后转换为同种类的口服抗生素，直至鼻腔填塞物完全被取出。糖皮质激素用于极有可能发生或已经存在脑神经损伤的患者。

如果无脑脊液漏，鼻腔填塞物可于术后24～48小时拔除。若采用带血管蒂的鼻中隔瓣修复硬脑膜缺损，鼻腔填塞物要保留5～7天。若未使用鼻中隔瓣，则术后1周去除硅橡胶鼻夹板；若使用了鼻中隔瓣，则于术后3周去除。硅橡胶鼻夹板可以保持鼻腔湿润，并促进裸露的鼻中隔软骨黏膜化。鼓励患者全天使用生理盐水鼻腔喷雾。术后第3周起开始用生理盐水冲洗鼻腔。若进行了硬脑膜重建，建议患者术后4周内避免从事增加脑脊液压力的活动。若患者需要采取持续正压通气（CPAP）来治疗阻塞性睡眠呼吸暂停综合征，术后1周后再行此治疗比较安全（鼻腔填塞物取出后）。

九、并发症

脑脊液漏是EES最常见的并发症，但随着带血管蒂黏膜瓣的应用，其发生率已明显下降。尽管大部分患者并未注意到干眼和情感性流泪丧失的症状，但前者是翼管神经切断的一个必然后果。须注意避免翼管神经和眼神经同时发生功能障碍，因为这可导致眼睛干燥及感觉减退，最终引起角膜病。术后须检查角膜的感觉，一旦出现角膜感觉消失应采取相应的预防措施及护理。术后复视在神经未被切断的情况下通常是暂时性的，一般3～6个月可恢复。术中颈内动脉损伤极为罕见，但在克服EES学习曲线之后能够恰当地处理颈内动脉损伤。颈内动脉外侧部位的手术操作具有极高的风险，应由具有丰富的鞍区及鞍旁手术经验且能熟练处理术中血管损伤的术者实施。复杂的颅底手术需要血管介入支持以行紧急血管造影和可能的血管结扎、栓塞或安放支架。三叉神经运动支的损伤可导致肌肉萎缩及伴随的容貌缺陷、咀嚼力量减弱及张口时下颌偏移。若术中对翼状肌进行了分离，则术后常出现暂时性牙关紧闭。

十、结果

EEA治疗累及蝶窦外侧隐窝的颅中窝脑膜脑膨出已被广泛接受。此外，EEA也适用于活检或切除累及Meckel腔和颅中窝的良、恶性肿瘤，包括脑膜瘤（典型和非典型）、神经鞘瘤及鼻窦癌（如腺样囊性癌和鳞癌）。

Meckel腔最经典的病变是三叉神经鞘瘤。2003—2009年，笔者所在医院实施了11例经EEA切除三叉神经鞘瘤手术。这11例患者的病变均累及Meckel腔，其原发部位分别如下：Meckel腔（4例）、颅中窝（2例）和眶尖（2例）和颞下窝（3例）。肿瘤平均直径3.5cm。2例患者接受了EEA联合乳突后入路开颅手术。7例患者（64%）肿瘤全切，3例（27%）肿瘤近全切除（图27-6），1例（9%）肿瘤次全切除。这11例三叉神经鞘瘤患者中，2例患者（18%）仅有感觉障碍，2例（18%）有运动及感觉障碍，1例（9%）仅有运动障碍。总体上，4例（36%）患者术后出现了新发感觉障碍，3例（27%）术后出现了新发运动障碍。2例患者术后出现了新发脑神经麻痹（动眼神经和展神经），均于随访期间得到恢复（>1年）。另一方面，3例患者术后三叉神经感觉功能得到改善；4例术前存在展神经麻痹的患者中有3例术后神经功能得到恢复；1例术前有动眼神经麻痹的患者术后神经功能得到改善。重要的是，无一患者术后出现脑脊液漏。以上数据均优于传统或开颅入路手术。

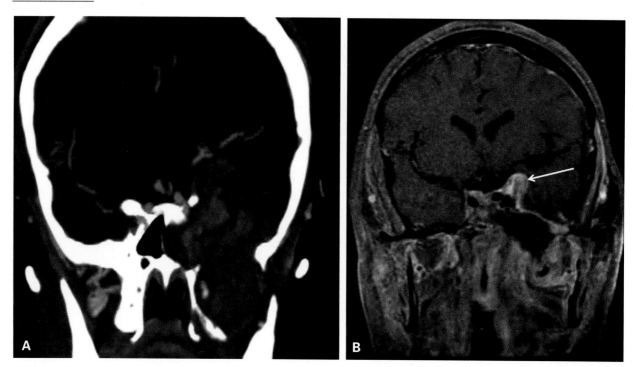

图27-6 术前（A）及术后（B）T1加权冠状位增强MRI显示内镜下分两期近全切除巨大下颌神经鞘瘤。海绵窦旁残留一小部分肿瘤（箭头）以保留动眼神经功能

✅ 精要

● 磨除圆孔及翼管之间的翼突骨质能提供一条直接经鼻内至Meckel腔的手术入路。两者向后在Meckel腔汇合，且间距取决于蝶窦外侧隐窝的气化程度。

● 通往Meckel腔须牺牲翼管神经以获得一个安全、通畅的手术入路。

● 在上颌神经及其以下平面切除肿瘤可避免对动眼神经的损伤。

✅ 误区

● 三叉神经与Meckel腔肿瘤之间的关系须通过术前影像判断。三叉神经被肿瘤压向内侧须考虑另外的手术入路。

● 翼管神经是进入Meckel腔的一个重要解剖标志，但它并不直接指向颈内动脉前膝部，而是转向外侧并跨越岩骨水平段颈内动脉。

● 术前制订手术方案时须考虑到不同类型肿瘤侵犯和毗邻脑神经的方式。

● 磨除翼管内侧骨质仍有可能导致颈内动脉损伤。

● 切断翼管神经可引起老年患者术后出现干眼，对于术前角膜感觉丧失（眼神经）的患者应尽量避免。

✅ 所需器械

● 0°及45°内镜（Storz）

● 加长的显微多普勒超声探头（用于颈内动脉的确定）

● 标准的鼻窦手术器械

- 单极电凝和带吸引的电刀头
- 加长的粗金刚砂钻头，高速电钻（Stryker）
- 加长的神经解剖器械（KLS Martin）
- 枪式Kurze显微剪（直头、左侧弯头、右侧弯头、旋转头）（Storz）
- 枪式双极电凝（带侧角，头端细直）（Storz）
- 与EMG同时使用的Kartush神经刺激器

（蒋卫红 译）

推荐阅读

Vescan A, Snyderman C, Carrau R, et al. Vidian canal: analysis and relationship to the internal carotid artery. Skull Base 2007; 17（Suppl 2）: 118.

Zanation AM, Al-Sheibaini S, Carrau R, et al. Endoscopic endonasal transpterygoid nasopharyngectomy. Skull Base 2008; 18（Suppl 1）: 28.

Kassam AB, Prevedello DM, Carrau RL, et al. The front door to Meckel's canve: an anteromedial corridor via expanded endoscopic endonasal approach – technical considerations and clinical series. Neurosurgery 2009; 64（3 Suppl）: 71-82; discussion 82-83.

Zanation AM, Carrau RL, Snyderman CH, et al. Nasoseptal flap reconstruction of high flow intraoperative cerebral spinal fluid leaks during endoscopic skull base surgery. Am J Rhinol Allergy 2009; 23（5）: 518-521

Hofstetter CP, Singh A, Anand VK, et al. The endoscopic, endonasal, transmaxillary transpterygoid approach to the pterygo-palatine fossa, infratemporal fossa, petrous apex, and Meckel's cave. J Neurosurg 2010; 113（5）: 967-974.

Prevedello DM, Pinheiro-Neto CD, Fernandez-Miranda JC, et al. Vidian nerve transposition for endoscopic endonasal middle fossa approaches. Neurosurgery 2010; 67（2 Suppl Operative）: 478-484.

Fernandez-Miranda J, Pinheiro-Neto C, Vaezi A, et al. Transposition of the pterygopalatine fossa during endonasal endoscopic transpterygoid approaches. Skull Base 2011; 21: 62.

Pinheiro-Neto CD, Fernandez-Miranda JC, Rivera Serrano CM, et al. Endoscopic anatomy of the palatovaginal canal（palatosphenoidal canal）: a landmark for dissection of the vidian nerve during endonasal transpterygoid approaches. Laryngoscope 2012; 122（1）: 6-12.

第28章 岩下入路至颈静脉孔

Infrapetrous Approach to the Jugular Foramen

Paul A. Gardner，Carl H. Snyderman

一、引言

经蝶入路至蝶鞍的手术已开展了一个多世纪，随着诸如手术显微镜、荧光透视、术中影像导航和改良的窥镜等技术的加入，获得的结果亦逐渐改善。但是，这些入路仍局限于颅底的旁中线区域，且入路本身在蝶窦的下方具有明显的限制，需要经上颌窦前入路等替代入路。内镜的引入除将经鼻入路扩展至蝶窦之外，尤其是可在冠状平面至其外侧并可向下延伸至鼻咽部和咽旁间隙。经翼突入路借上颌窦内侧切除术提供了到达翼突根部和破裂孔的途径。将这些尾侧和旁中线入路联合使有选择地切除延伸至或起源于颈静脉结节、颈静脉孔和枕髁内侧的病变具有了可能性。

恰当的病例选择必须遵循内镜经鼻手术（endoscopic endonasal surgery，EES）的基本原则，那就是尽量减少对正常神经和血管结构的操作。内镜经鼻入路（EEA）至这一区域的优点是其彻底避免了外部切口和对正常组织的有关创伤，不需要牵拉脑组织或对椎动脉及后组脑神经进行操作，并提供了直接到达起源于或延伸至斜坡、鼻旁窦或咽旁隙肿瘤的途径。

二、病史

累及颈静脉孔的病变逻辑上会侵犯后组脑神经，常表现为吞咽困难或声嘶。而来自内侧或尾侧的病变更可能首先侵犯舌下神经，构音障碍将是早期的主诉。所有这些在起初都可能是隐袭的，只会偶尔出现咳嗽或被液体呛咳及声音改变，如果没有特殊询问病史则会被遗漏。患者对这些缓慢进展的障碍适应得非常好，当出现明显症状时，巨大肿瘤已然存在。

枕部头痛可能是斜坡或颈静脉孔/结节病变的特异性症状。枕髁受累可导致颈椎不稳定同时伴有机械性颈痛或头痛。骨肿瘤的典型表现是夜间加重的疼痛，并可被非甾体抗炎药物所缓解。压迫脑干或小脑的巨大肿瘤会导致共济失调甚或四肢瘫痪。

三、体格检查

对后组脑神经进行详尽检查对于评估颈静脉孔区肿瘤至关重要。这包括用咽反射试验观察腭的功能，评估斜方肌力量（耸肩、扭颈）和舌功能（萎缩或肌震颤、无力和伸舌偏向病变侧）。须行喉镜检查，观察声带运动并评估吸气性呼吸困难的程度。对头颈部软组织进行完整的触诊检查对于发现软组织肿块或有关的淋巴结肿大有重要价值。巨大的咽旁间隙肿物可使扁桃体窝向中线移位。

需要进行完整的神经科检查，包括步态试验和辨距不良试验。长束征和本体感觉在脑干受压的病例中可能会受损，且其他感觉包括轻触及针刺颜面、躯干和四肢亦会异常，其感觉丧失的方式有助于定位于延髓外侧。

四、适应证

内侧EEA至颈静脉孔的适应证有限。许多颈静脉孔肿瘤（如副神经节瘤）起源于或主要位于神经部（其位于血管部的内侧）的外侧，在经鼻入路中，后组脑神经处于肿瘤和外科医生的进路之间。然而，也有一些肿瘤起源于中线或旁中线颅底，延伸至颈静脉孔。脊索瘤、软骨肉瘤和一些岩斜区脑膜瘤常向外侧的颈静脉孔和（或）枕髁延伸，它们都能采用经鼻入路手术。岩骨下入路的主要限制是岩骨段的颈内动脉水平部和上方的破裂孔及下外侧的舌下神经。

偶发的起源于颈静脉结节的小脑膜瘤，位于后组脑神经的内侧，这是EES的理想适应证（图28-1），其可在不触及神经的情况下被彻底切除，任何一个经颅入路都不可能做到这一点。一些岩尖胆固醇肉芽肿并不向内侧延伸至斜坡旁（岩骨段的垂直部）颈内动脉，因此，必须通过岩骨下入路引流。

鼻咽部恶性肿瘤当具有临床表现时通常已是晚期，且主要通过放疗来治疗。手术的主要作用是为明确诊断而活检及放疗前对肿瘤减容以缓解症状。例外情况包括能够彻底切除并保证足够的安全边界的小肿瘤。对腺样囊性癌来说，手术的目标是最大化切除和出现的并发症最少，继之以放疗。由于沿神经周围播散，腺样囊性癌不可能获得清楚的切除边界，手术范围局限在周围的神经和血管结构。放疗后残留肿瘤的外科挽救手术对于局部控制具有潜在价值，且应在治疗后的PET-CT等功能性影像学检查或活检结果的基础上考虑。理解岩骨段颈内动脉下方的旁中线解剖对于安全地扩大上述适应证至关重要。

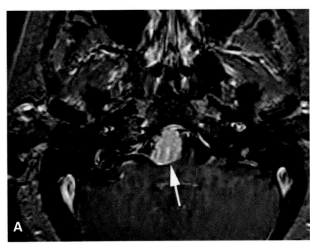

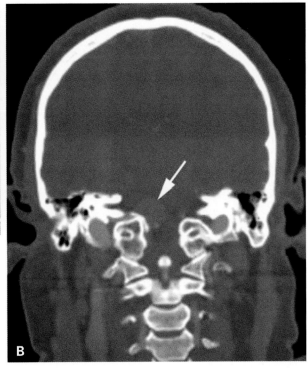

图28-1 T1加权强化轴位MRI（A）和冠状位CT血管造影（B）显示颈静脉结节内侧的小脑膜瘤（箭头）。肿瘤位于后组脑神经的内侧，在这种条件下，内侧（经鼻）入路是理想的方案

五、禁忌证

只要肿瘤在后组脑神经的内侧，那么对于经鼻入路就没有绝对禁忌证。对侧颈内动脉闭塞时应考虑后外侧入路，因可避免任何可能伤及患者颈内动脉的潜在风险。包绕颈内动脉的广泛肿瘤（良性或恶性）限制了外科手术的目标，如果不牺牲颈内动脉，则不可能彻底切除。依据外科医生的经验和处理颈内动脉损伤需具备的条件，可能更优的选择是具有更好的近端和远端控制颈内动脉能力的开放式入路。在硬膜内手术开始之前，任何的鼻窦感染都需要予以恰当治疗，鼻窦炎通常会在1～2周通过使用抗生素、引流或联合治疗而获得根除。

六、术前计划

因同时存在致密的骨骼和紧密相连的黏膜层、肌肉、血管和神经，所以这一区域难以成像。由此，MRI和CT是互补的成像方式，通常用于鉴别诊断和判断疾病的范围。薄扫的T2加权MRI或FIESTA序列在判断后组脑神经与岩骨下间隙病变的关系时可起到关键作用。强化的T1加权像有助于揭示肿瘤的血供或脑膜尾征的存在与否。CT很关键，尤其对于岩骨的小病灶，这些病灶在MRI上表现出相当大的异质性。甚至在岩骨气化不对称的情况下，除非用CT评估，否则还是可能具有相当欺骗性的。为明确与血管的关系和是否累及血管，尤其是同侧的颈内动脉和椎动脉，补充CT血管造影非常重要。联合使用PET-CT扫描成像有助于将癌与复发或残留的鼻窦恶性肿瘤患者的放疗改变相鉴别。

完整的吞咽功能评估对于识别脑神经损害和评估与气道阻塞或吸气性呼吸困难有关的围术期并发症的风险很有必要。声带完全麻痹或明显的吸气性呼吸困难可能会需要预防性的气管切开术来防止围术期的吸气困难。通过体格检查或肌电图检查发现的脑神经功能障碍能为判断神经损伤会进一步加剧亦或康复的可能性提供预后信息。

七、手术技术

所有的EES最好由包含耳鼻咽喉头颈外科和神经外科两位专家组成的外科团队完成。患者取仰卧位，最好以头钉将头部固定，头略后伸，向外侧弯曲，其下颌对着外科医生，两位外科医生站于患者右侧（右利手外科医生）。将浸有羟甲唑啉（0.05%）的棉片置入鼻腔，注册影像导航，面中部和腹部备皮，并铺无菌巾。除鼻前庭外，鼻腔内无须使用抗菌药物。

颅内病例或有明显颈内动脉暴露者需要在手术开始时先从岩下入路的对侧获取血管化的鼻中隔黏膜瓣（见第42章）。常需要切除右侧中鼻甲未为内镜提供操作空间，蝶窦须扩大开放，充分暴露术侧的外侧隐窝。到达岩下区的关键是上颌窦内侧壁造口术和经翼突入路。

上颌窦造口术在病变同侧完成。牺牲蝶腭动脉，使用1mm Kerrison咬骨钳扩大蝶腭孔。切除上颌窦后壁骨质，充分显露翼腭间隙内容物。在鼻窦内沿眶底识别眶下神经（上颌神经的分支），其向内侧走行至圆孔。在内侧，于蝶窦开放术制成的下缘，切断腭蝶血管（腭鞘血管），将翼腭间隙内的软组织自其深方的骨表面分起，显露翼骨根部内的翼管。如果没有先切断颌内动脉的终末支，翼管很难显露。

翼管神经和翼管是这一入路的关键解剖标志。翼腭窝内容物须小心地向外侧牵拉，在翼管神经进入翼突根部骨管处辨认翼管神经。翼管的角度朝向后外侧的岩骨段颈内动脉的前膝。不过，翼管神经越过岩骨段颈内动脉表面向外侧到达膝部处其起源的位于颅中窝底的岩浅大神经。必须磨除翼突根部以助确认岩骨段颈内动脉的行程并为颈内动脉前膝和破裂孔提供定位标志（表28-1）。在磨骨过程中，翼管是一个非常好的向导，尤其是当蝶窦的外侧隐窝气化不良时。沿翼管神经的行程磨除"翼突楔部"（翼突根部向内侧延伸至蝶窦底）就会到达颈内动脉膝部（图28-2和图28-3），但关键是要理解翼管神经跨过膝部紧外侧的颈内动脉表面。向外侧的暴露受到了翼管神经和三叉神经第二支的腭降支限制。如拟保存其功能，都能将这两根神经仔细磨出轮廓，并从各自的骨管中解离出来。然而，如果需要更多地显露颈内动脉，通常就需要牺牲翼管神经了。

　　第二个关键的解剖标志是咽鼓管（ET）及其附着的破裂孔。ET非常容易识别，因为它是鼻咽部的外侧界（图28-3）。应自蝶窦底部沿着ET正上方的翼突内侧板切除鼻咽部黏膜。这一区域是显露的中心，磨除此处的骨质即可直面与ET软骨相延续的破裂孔软骨，此软骨紧密附着在颈内动脉膝部的下份，不易

表28-1　颅底颈内动脉节段和经鼻定位所需的相关解剖标志

颈内动脉节段	解剖标志
床旁段	内侧视神经 - 颈内动脉隐窝
前膝	翼突内侧板
岩骨水平段	翼管神经
升段 / 咽旁段	咽鼓管

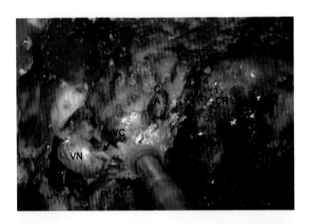

图28-2　内镜经鼻的术中观，可见右侧翼管神经血管束（VN）进入翼管（VC），翼管已被磨至岩骨段颈内动脉（ICA）前膝处。注意翼管神经向外侧走行至膝部（在此图中正位于钻之深方），膝部恰在破裂孔（FL）上方（CR. 斜坡凹陷）

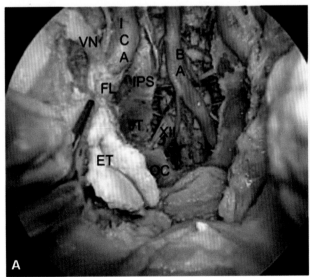
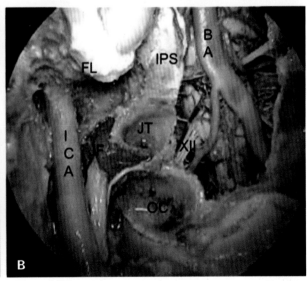

图28-3　A. 尸头解剖的内镜经鼻观，显示横断右侧咽鼓管（ET）与破裂孔（FL）的附着处。舌下神经（Ⅻ）恰好位于ET深面并将枕髁（OC）和颈静脉结节（JT）分隔开［BA. 基底动脉；ICA. 颈内动脉（斜坡旁段）；IPS. 岩下窦；VN. 翼管神经］。B. 尸头解剖的内镜经鼻观，显示横断并切除咽鼓管后显露的咽旁颈内动脉（ICA）和颈静脉孔（JF）（BA. 基底动脉；IPS. 岩下窦；FL. 破裂孔；JT. 颈静脉结节；OC. 枕髁；Ⅻ. 舌下神经）

自颈内动脉解离开。使用"咬切"器械小心地切除大部分软骨即能扩大向上至岩斜区的通道，但是，由于邻近并存在着损伤颈内动脉的高风险，操作必须极度小心。进一步向外侧切除ET至ET软骨段和骨段交界，即可到达咽旁段颈内动脉进入岩骨处附近的颅底。因为咽旁颈内动脉可能非常曲折并且没有可靠的解剖标志，因此，在此区域解剖软组织必须非常小心。可以使用多普勒微探头探查软组织以识别颈内动脉。然而，考虑到精准的定位需要准确的超声检查，这种方法可能会提供误以为安全的错觉。

最后一个关键的解剖点是髁上槽（图28-4）。这一骨性标志是关节囊、寰枕膜和头前直肌的共同附着区，并为准确判断舌下神经管的位置提供标志。事实上，在此区域表面磨除骨质将会显露舌下神经管前部的皮质骨，而舌下神经管将斜坡的外下区分隔为两部分，即上（颈静脉结节）和下（枕髁）。使用针状单极电凝（小心谨慎地，根据与咽旁段颈内动脉的邻近程度）或直的和角度的咬切钳切除表面的黏膜和肌肉组织，这些解剖标志和结构就可以被仔细但却可靠地显露出来。

起源于或延伸至这些旁中线结构的肿瘤会将后组脑神经向外侧移位，以高速电钻和金刚砂切割钻头切除内侧的颈静脉结节和枕髁之后，一般都能安全地到达肿瘤。当打磨时，要小心保留舌下神经表面包裹的硬脑膜鞘。通常情况下，保留舌下神经管内层骨皮质的完整能保证做到这一点。

手术的大部分都是用0°内镜完成的。当切除向外侧延伸至岩斜软骨连接处的肿瘤或内侧的颈静脉结节和枕髁时需要用到角度内镜。类似地，角度器械在这些区域操作时会被用到，以保证能安全地切除肿瘤。在这些结构的深面切除肿瘤时，要非常小心，确保不要损伤咽旁段和岩骨段颈内动脉。若在这些区域，颈内动脉受累广泛，则要考虑自颈部显露颈内动脉并且进行近端控制。

进一步向外侧切除通常受限于神经血管结构，在本章探讨范围内，是咽旁段颈内动脉和后组脑神经。切除颈静脉结节外侧的骨质即可到达岩下窦，此窦恰位于神经部的内侧。不要从外侧向此区

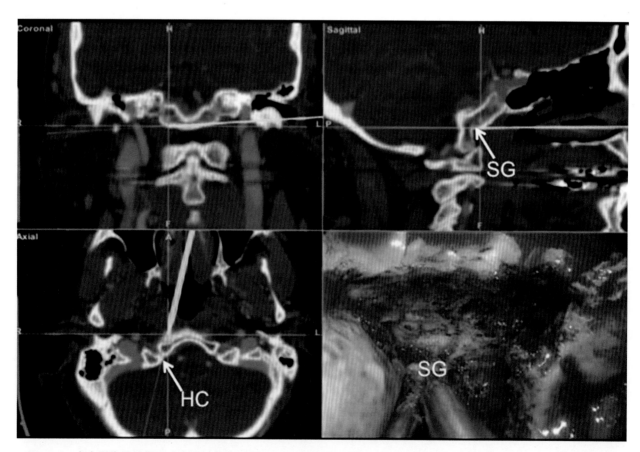

图28-4　术中影像导航视图（内镜经鼻的视野见右下）显示髁上槽（SG）及其与舌下神经管（HC）之间的直接关系

域切除，以免伤及这些神经。可能会有来自岩下窦的大量静脉出血，此时可用颗粒化的流体明胶（Surgifoam，Surgiflo，Floseal均可）压迫来控制。当切除枕髁时，如有可能应保留关节囊。根据我们的经验和最近的生物力学数据，只要关节囊没有破裂或枕髁没有从颅底脱位，将枕髁的内侧半切除并不会导致明显的寰枕关节不稳。

在此区域切除硬膜内肿瘤的过程相似，自内侧向外侧，仔细辨别有关的硬膜内结构：椎动脉伴随舌下神经，在神经进入骨管时恰紧邻其背侧，舌咽神经和迷走神经位于破裂孔下方（图28-5）。切除外侧边界时应使用角度内镜操作或用其来确认，通常亦需角度器械。操作要小心并须认定咽旁段颈内动脉的位置，以免无意伤及深层表面。相似地，岩骨内水平段颈内动脉和破裂孔段亦须自上方明确定

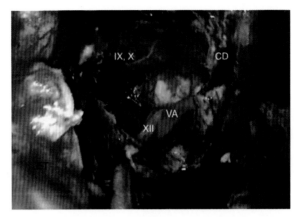

图28-5　图28-1所示的颈静脉结节内侧脑膜瘤切除后的内镜经鼻术中视野。注意舌下神经在椎动脉深面行走（CD. 斜坡硬膜；ET. 咽鼓管；VA. 椎动脉；IX，X. 行至颈静脉孔的第IX对和第X对脑神经；XII. 舌下神经）

位。这两个部位的颈内动脉常用长的多普勒探头定位。用超声确认定位对手术有帮助，但定位不到也没关系，因为这种设备的指示头的结果多变。

用DuraGen或其他胶原移植物或硬膜替代物作为内衬重建硬膜的缺损。这通常用于替代或加固蛛网膜层。硬脑膜的重建主要用血管化鼻中隔黏膜瓣（见第42章）。获取包括鼻底黏膜在内的宽阔黏膜瓣，这样才能够同时重建硬膜缺损并覆盖颈内动脉。较深的斜坡缺损可能需要用脂肪组织移植来加固，将其放置于硬膜移植物和黏膜瓣之间。无论这两种技术的哪一个，均须小心地确保黏膜瓣接触到骨壁或硬膜缺损的周边。瓣的深面不能有黏膜，且为防止牵拉蒂部及引起之后的黏膜瓣移位，其蒂部的全长亦必须接触到骨壁或其他组织。然后用速即纱、组织胶和明胶海绵填塞，根据缺损的大小和形状，用Foley导管的气囊或膨胀海绵条将其支撑并固定在位。

八、术后处置

当有硬膜缺损时（根据其大小、范围和重建的质量），保持鼻腔填塞5~7天。在鼻腔填塞在位时，给患者持续使用抗生素（静脉输液24~48小时，接着口服，广谱头孢菌素或等效抗生素）。围术期腰大池引流的应用尚未经过仔细研究，然而其确实在愈合的早期减少了脑脊液压力，我们目前的做法是在大的斜坡或斜坡旁缺损病例中，尤其是有广泛的蛛网膜切除者，术后3天留置引流。

鼻腔填塞撤掉之后，要严密观察患者的脑脊液漏的体征。在斜坡旁下部的缺损病例，可能会表现为鼻后、鼻咽部倒流伴有经常性的咳嗽。要就此询问患者并检查是否有清亮的鼻腔引流液。在这一区域更难探及漏点，如有任何疑问，须行床旁内镜检查。患者在术后开始每天4次或根据需要用盐水喷鼻。叮嘱患者当心，避免从事增加颅内压和伤及修补的运动。3周后，开始盐水冲洗鼻腔，能更有效清洁鼻腔。每数周用鼻内镜轻柔清创，直至完全愈合。如果使用了鼻中隔黏膜瓣，则3周时撤出硅胶鼻腔夹板；如没有使用鼻中隔黏膜瓣，则1~2周撤出。

在术后允许患者经口进食之前评价后组脑神经的功能。如果确认没有神经损伤，只须床旁观察患者进食不同稠度的流食。否则，须给予正式评估，通常包括纤维内镜评估。

对切除肿瘤中涉及到枕髁的患者应进行确认有无颈椎不稳的评估，包含颈痛的评估、运动范围和前屈/后伸位的X线检查。如有新增的或原有的机械性颈痛加重或前移及其他不稳的X线证据，应进行CT和

MRI检查来评估颅颈关节并判断固定的必要性。

九、并发症

紧密的解剖关系和潜在的肿瘤累及岩骨段和咽旁段颈内动脉使这些结构在岩下入路中有更大的风险。颅底外面缺乏可靠的解剖标志，在破裂孔周围解剖的难度进一步增加了这一风险。颈内动脉的近端控制是一个挑战，如有需要，球囊闭塞试验和颈部切开以求近端控制应被考虑。目前，尚无经鼻缝合的理想技术，只能动脉瘤夹重建或填塞后做血管修补手术。任何损伤都应立即用数字减影血管造影来评估，以评价活动性出血、假性动脉瘤、血栓、血管离断或闭塞。一般来说，发生这种损伤后，不宜再进行扩大范围的肿瘤切除手术。手术团队对这种突发状况的处理有准备是重要的，并且推荐进行模拟训练。

后组脑神经病对患者生活质量的影响较大，如有可能应避免发生，即使这意味着选择了彻底切除以外的治疗方式。因此，通常应避免在岩下窦外侧切除。

与入路无关，脑脊液漏是一个潜在的具有挑战的并发症。尾侧、旁中线硬膜缺损位于鼻中隔黏膜瓣等血管化瓣能覆盖的边界，但通常能以内衬和外衬方式，用自体或异体移植物来成功修补，脂肪组织等自体移植物作为外衬置于黏膜瓣的深面。如果怀疑有漏，应尽快评估，即使需要在麻醉下重新探查以确认愈合。如进行了二次修补，同时放置腰大池引流。

十、结果

岩下入路已被非常成功地用于彻底切除颈静脉结节内侧的脑膜瘤和软骨肉瘤及岩斜区脑膜瘤。对经斜坡入路向下方和外侧扩展的理解对于获取源于中线或旁中线肿瘤的最大切除非常关键。这可用斜坡脊索瘤的学习曲线来说明。在我们最早的60例脊索瘤病例中，中斜坡切除率为100%，不过下斜坡只有47.6%；中线切除率为76.7%，但外侧的肿瘤只有总量的56.7%被切除了。获得对解剖的理解和岩下入路的技术是学习曲线的关键部分，那么此后全切率从早年的36.4%持续增加到最近15例的88.9%都充分证明了这一点。

✅ 精要

● 动态内镜和一个经验丰富的外科团队（两位外科医生，三或四只手）对于旁中线、"冠状面"入路非常关键。

● 颈内动脉的近端控制只须在颈部做一个小切口。

● 髁上槽作为肌肉和关节囊附着的重要位点，精确地位于舌下神经管水平，其本身作为重要的解剖标志。

● 旁中线和尾侧脑脊液漏可表现为鼻咽部倒流，而不是鼻滴水。这需要详细地询问患者，且多有仰卧位时分泌过多的表现。

✅ 误区

● 翼管神经在破裂孔处行经岩骨段颈内动脉外侧至颈内动脉膝部，但并不能准确预测膝部的内侧缘。

● 在ET外侧解剖应小心操作，以免损伤咽旁段颈内动脉。术前要复习影像学检查来辨认突向内侧的纡曲的颈内动脉。

● 岩下窦出血标志着"远内侧"切除或岩下入路的外侧界，越过此界解剖则会进入颈静脉孔的神经部并会导致随之而来的后组脑神经病。

✓ 所需器械

除了标准的内镜鼻窦手术设备外，具备以下设备将很有用处：
● 角度内镜
● 角度咬切钳
● 柔性吸引器头
● 可延展的内镜解剖设备（KLS Martin）
● Fisch角度剥离子
● 电钻用4mm粗金刚砂钻头
● 枪式柄的内镜用双极电凝
● 微型多普勒探头
● 神经刺激探头（Kartush）/尖端绝缘的剥离子
● 动脉瘤夹（备用）和枪式动脉瘤夹钳

（王振霖　译）

推荐阅读

Kassam AB, Vescan AD, Carrau RL, et al. Expanded endonasal approach: vidian canal as a landmark to the petrous internal carotid artery. J Neurosurg 2008;108（1）:177 - 183.

Morera VA, Fernandez-Miranda JC, Prevedello DM, et al. "Far-medial" expanded endonasal approach to the inferior third of the clivus: the transcondylar and transjugular tubercle approaches. Neurosurgery 2010;66（6 Suppl Operative）:211 - 219, discussion 219 - 220.

Koutourousiou M, Gardner PA, Tormenti MJ, et al. Endoscopic endonasal approach for resection of skull base chordomas: outcomes and learning curve. Neurosurgery 2012;71（3）:614 - 625.

Ozturk K, Snyderman CH, Gardner PA, et al. The anatomical relationship between the Eustachian tube and petrous internal carotid artery. Laryngoscope 2012;122（12）:2658 - 2662.

Scopel TF, Fernandez-Miranda JC, Pinheiro-Neto CD, et al. Petrous apex cholesterol granulomas: endonasal vs. infracochlear approach. Laryngoscope 2012;122（4）:751 - 761.

第29章 鼻咽纤维血管瘤的手术治疗
Surgery for Angiofibroma

Aldo C. Stamm

一、引言

鼻咽纤维血管瘤是一种少见的良性肿瘤，仅占头颈部肿瘤的0.05%。典型病例为青少年男性，10~24岁起病，发病率为1：（5000 ~ 60 000）。1906年，由Chaveau最先报道此病。鼻咽纤维血管瘤来源于蝶腭孔，可侵入到翼腭窝和颞下窝。随着肿瘤增大，可通过多个神经血管孔（如颈动脉管、颈静脉孔、卵圆孔、棘孔和破裂孔等）侵入颅中窝，并可通过眶下裂侵入眼眶。

组织学研究提示肿瘤细胞来源于肌纤维母细胞。其纤维结缔组织中含有被覆内皮细胞的血管间隙，以及带有假包膜的纤维组织和缺少完整肌层的血管是其另一组织学特征。尽管鼻咽纤维血管瘤是一种生长缓慢的良性肿瘤，却有局部侵袭性特征，可在63%的患者中引起鼻塞和鼻出血的症状。

血管栓塞后手术切除是鼻咽纤维血管瘤的标准治疗方案。根据肿瘤的大小、范围、累及的结构，可选用开放式或内镜下切除肿瘤的手术入路（图29-1）。

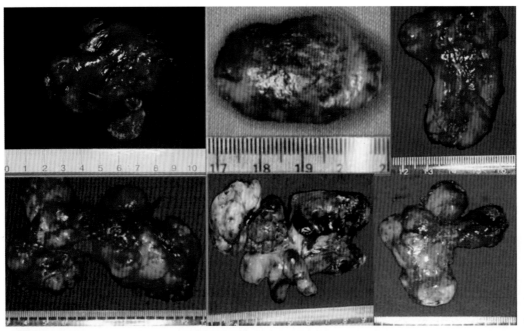

图29-1 不同大小及形态的纤维血管瘤

直到20世纪80年代，切除累及颞下窝的肿瘤的手术只能经外部入路［耳前、耳后（经颞部）、前入路经面、经眼眶］。

随着内镜技术的发展和血管造影及栓塞技术的进步，大量的鼻咽纤维血管瘤，尤其是早期病变，可行内镜下手术切除。

二、病史

91%患者出现单侧鼻堵，63%患者出现鼻出血是其主要临床表现。头痛和面部疼痛可能由鼻窦阻塞继发引起。在Rosenmüller隐窝处压迫咽鼓管口，可导致分泌性中耳炎和传导性听力下降。其他相关症状包括面部畸形和复视、突眼及视力下降等眼部症状。

三、体格检查

鼻内镜检查可见一光滑的分叶状肿物，位于鼻咽部或鼻腔外侧壁，颜色苍白、紫色、灰红色或牛肉样红色（图29-2）。尽管肿瘤可承受挤压，但仍应避免直接对肿瘤进行操作，因为出血的概率较高。晚期患者可能有突眼、复视、面部畸形。

四、适应证

不管术前是否栓塞，手术切除仍是鼻咽纤维血管瘤的首选治疗方式。在选择手术入路前，必须根据Andrews提出，后经 Fisch改良的分期标准评估肿瘤（表29-1）。

Ⅰ，Ⅱ，ⅢA和ⅢB期的肿瘤可使用内镜经鼻入路手术。经验丰富的医生采用内镜技术可减少术中出血、缩短住院时间，并取得与开放式手术相同或更低的复发率。内镜手术在切除外侧病变时较困难，尤其是颧弓区域和颊部的软组织。

开放式手术最常用于Ⅳ期肿瘤。学者们提出了许多开放式手术入路（经硬腭、鼻侧切开、面中掀翻、上颌骨内侧切除、经上颌窦、颞下窝、额颞部开颅术）。笔者经常使用显微镜视野下的面中掀翻

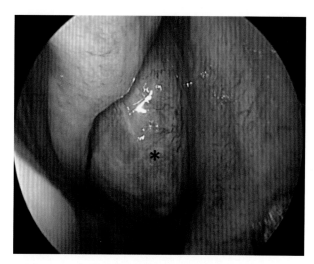

图29-2　内镜下观右侧鼻腔纤维血管瘤（星号所示）

表29-1　鼻咽纤维血管瘤的Andrews 分期（改良Fisch分期）

分期	描述
Ⅰ	肿瘤局限于鼻腔及鼻咽部
Ⅱ	肿瘤累及翼腭窝、上颌窦、蝶窦或筛窦
ⅢA	累及眶内或颞下窝，但不伴有颅内侵犯
ⅢB	ⅢA期肿瘤伴有小部分颅内硬膜外（鞍旁）受累
ⅣA	伴有广泛的颅内硬膜外受累或累及硬膜内
ⅣB	累及海绵窦、垂体或视交叉

术式，因其不导致外部的伤疤。

五、禁忌证

在肿瘤包绕颈内动脉、侵及海绵窦、血供分支来自颈内动脉时，通过内镜入路甚至是开放式入路彻底切除肿瘤都是很困难的。

六、术前计划

术前影像学检查包括CT和MRI。不增强的CT骨窗显示典型征象，如蝶腭裂的前后径扩大、上颌窦后壁向前膨隆（Holman-Miller征）、轴位片上蝶骨底骨质破坏，CT亦为手术提供了骨性标志。增强的软组织窗显示肿瘤均匀强化（图29-3）。CT也经常被用作术中导航来确认肿瘤切除的范围和程度。钆剂增强的MRI对于评价肿瘤强化程度、病变特征和肿瘤与周围重要结构（如颈内动脉、海绵窦、眶周、硬脑膜、垂体）的关系十分重要。而且，MRI能帮助鉴别肿瘤和继发的慢性鼻窦炎。

应基于病史、体格检查、影像学检查而得出鼻咽纤维血管瘤的诊断。因为灾难性的大出血风险很高，所以术前活检不必要且不推荐。术前必须查血型和备血。

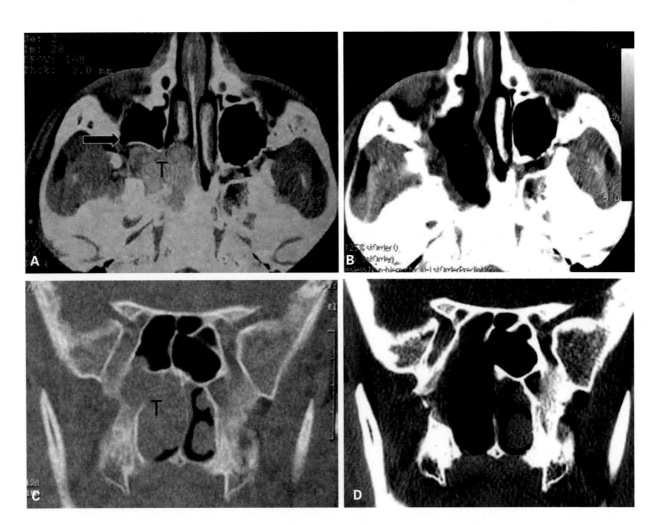

图29-3　CT增强扫描。A. 轴位扫描可见一不规则肿物（T）占据并扩大翼腭窝（Holman-Miller征）（箭头所示）；B. 术后轴位观；C. 冠状位扫描提示肿瘤（T）突入蝶窦；D. 术后冠状位扫描提示肿瘤无残留

因为鼻咽纤维血管瘤是一种高度血管化的肿瘤，所以在手术前24～48小时应行血管栓塞。可选用包括明胶海绵、聚乙烯醇、Onyx（一种能穿透进入病变深处的液态栓塞剂）在内的多种栓塞材料，使肿瘤广泛梗死。栓塞能显著减少术中出血，并因此能减少对输血的需求。而且，内镜下视野改善，能更完整地切除肿瘤。上颌动脉和咽升动脉是最经常栓塞的血管（图29-4）。根据位置的不同，尤其是在有颅内和海绵窦侵犯的晚期肿瘤中，颈内动脉分支也可向肿瘤大量供血。栓塞这些颈内动脉分支血管非常危险，因此在大部分病例中作为禁忌。

七、手术技术

（一）显微镜下面中掀翻

全身麻醉下患者取仰卧位，首先像柯陆（Cale well-Luc）手术入路一样，沿双侧唇龈沟切口。然后在鼻中隔黏膜处做全贯穿切口，并沿着梨状孔延续至外侧软骨的上方和下方之间的间隙。鼻背部的软组织使用剥离子和Metzenbaum剪刀从软骨膜下及骨膜下间隙掀起。完全切断鼻小柱和前鼻嵴之间余下的组织连接，将鼻腔和唇下切口连通，暴露出上颌窦前壁、上颌骨降支和梨状孔。接着掀起上唇、鼻背、上颌区域的软组织，暴露面部中间1/3的骨性结构（上至眶下孔和眶下缘，保留眶下神经完整），完成面中掀翻入路（图29-5）。

广泛切除病变同侧的上颌窦前壁，保留眶下孔和其内容物完整。然后打开上颌窦后壁。根据肿瘤的大小，后壁可有蛋壳一样的连续骨质（在某些病例中可能不存在）。

把手术显微镜的视野深入，以辅助结扎和切断翼上颌窝中的肿瘤的血管蒂。在所有的暴露工作完成之前，避免触碰肿瘤，这一点很重要。将下鼻甲的后部和下部离断，从而开放整个鼻腔的外侧壁，将下鼻甲移至前方，直到手术结束或肿瘤完全切除。中鼻甲向上移位可以增加肿瘤的暴露视野。

切除筛窦，开放蝶窦，仔细暴露和切除蝶嘴，暴露蝶骨基底部，它是肿瘤最重要的起源部位之一。暴露整个肿瘤后，用钳子、吸引管、双极电凝，从鼻咽后壁黏膜、鼻中隔后1/3的黏膜、硬脑膜（如果累及）和蝶骨基底的起源区域切除肿瘤。肿瘤切除之后，需要最后再检查一遍以免肿瘤残留。用金刚砂

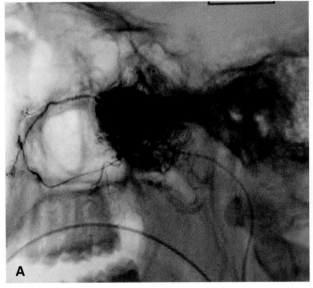
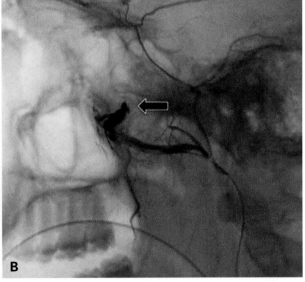

图29-4 A. 血管造影见导管置入右侧上颌动脉并表现出特征性的肿瘤染色；B. 栓塞后可见肿瘤血供大幅减少，箭头所示为闭塞的血管

钻头磨除肿瘤浸润的蝶骨基底部表面非常重要。最后，止血完成后，将中鼻甲和下鼻甲缝合到眶下缘的眶骨膜上（图29-6）。唇下切口缝合，术腔仔细填塞好。在图29-7中，是一例ⅣA期的鼻咽纤维血管瘤，使用显微镜下面中掀翻入路切除。

（二）内镜经鼻手术

手术在全麻控制性降压下进行。患者采用仰卧位，头部抬高30°，颈部稍微前屈，头转向术者。手

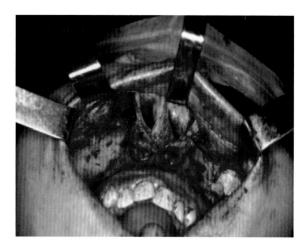

图29-5　面中掀翻入路

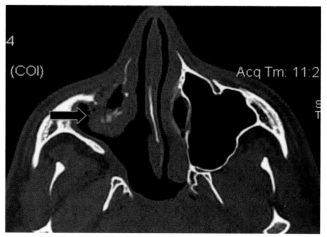

图29-6　术后轴位CT可见右侧下鼻甲缝于右侧眶下缘（箭头）

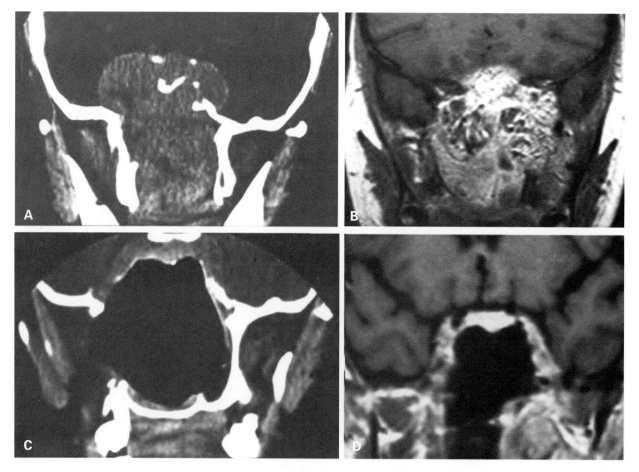

图29-7　A和B. 冠状位CT及MRI显示ⅣA期纤维血管瘤；C和D. 术后扫描显示显微镜辅助下面中掀翻入路全切肿瘤

术开始前将高浓度肾上腺素棉片（1：1000）放入鼻腔内和肿瘤表面，保持10分钟。

首先经中鼻道进行上颌窦的充分开窗，最大程度地暴露上颌窦后壁。然后切除前后组筛窦。为避免在暴露和进路过程中过多出血，重要的一点是不要随意触碰肿瘤。切除上颌窦后壁之后，暴露出翼腭窝。翼腭窝被肿瘤压迫而扩张变大，这给了术者充分的空间对颌内动脉进行双极电凝或夹闭（图29-8 A和B）。

在肿瘤对侧的鼻中隔黏膜前部做一切口，然后在肿瘤同侧的鼻中隔更后方做另一切口，以保证可允许双鼻孔四手操作。在手术结束时，缝合切口防止术后的鼻中隔穿孔。暴露完成后，通过钝性分离和双极电凝切除翼上颌裂和颞下窝中的肿瘤。为了增加肿瘤的活动度并将其从翼肌和颞下窝脂肪中游离，必须磨除翼突根部。通过把肿瘤与后鼻孔和鼻中隔后部分离来增加肿瘤活动度，然后用双极电凝和剪刀将鼻咽部的肿瘤部分切除，同时把肿瘤和咽后壁及椎前肌肉（头长肌和颈长肌）游离开。如果肿瘤侵犯蝶骨基底部和蝶窦，须进行扩大的蝶窦切除，并使用金刚砂钻头磨除蝶窦的底壁，切除肿瘤（图29-8C）。

对于更大的、有外侧侵犯的肿瘤，手术须包含上颌骨内侧部和下鼻甲的切除，完全切除上颌窦内侧壁，获得足够空间暴露上颌窦后壁和后外侧壁，或为内镜辅助入路（和开放式入路联合）提供足够的空间（图29-9）。最后，使用止血材料和双极电凝仔细止血，使用浸泡了抗生素的止血纱布填塞，并用Rapid Rhino填塞术腔。

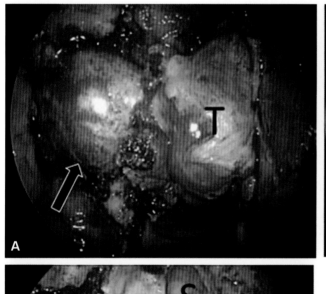

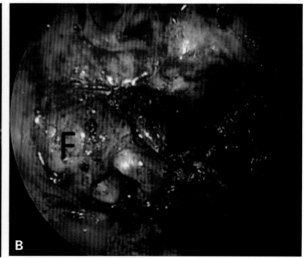

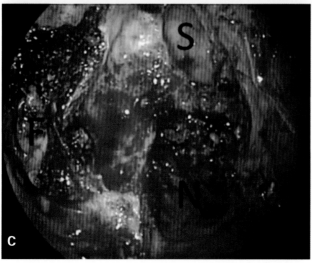

图29-8 A. 肿瘤（T）在充分的经中鼻道开窗并切除上颌窦后壁后得到了彻底的暴露，箭头所示为受压变薄的上颌窦后壁；B. 双极电凝阻断右侧上颌动脉（星号所示）；C. 肿瘤全切后右侧鼻腔的内镜观（N. 鼻咽；T. 肿瘤；F. 翼腭窝及颞窝内的脂肪组织；S. 蝶窦）

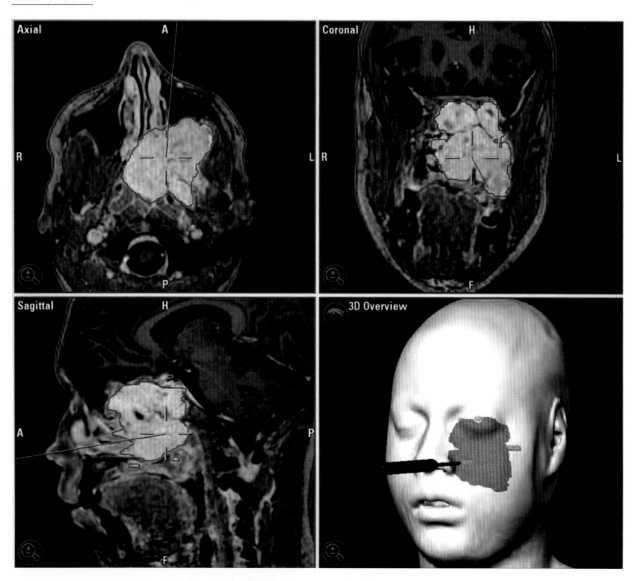

图29-9　ⅢB期纤维血管瘤的内镜辅助入路的术中导航

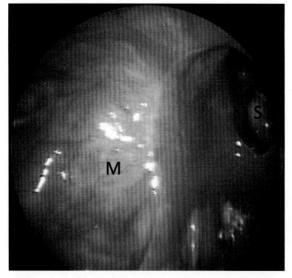

图29-10　内镜经鼻切除右侧鼻腔肿瘤术后3个月的内镜观（M.上颌窦；S.蝶窦；N.鼻咽部）

八、术后处置

术后第一天患者通常在ICU治疗。这并不是强制性的，只是由于手术出血量大，这样做更安全。全身应用广谱抗生素，根据鼻腔填塞的时间决定疗程，通常1周或更长时间。

下部的填塞材料（Rapid Rhino）通常在术后的第3天取出，术后3~5天患者可以出院。术后7天后将止血纱布在门诊取出。取出填塞物后，要用生理盐水鼻腔盥洗。然后每2周进行一次鼻内镜下换药清理，保持鼻腔内无结痂，防止瘢痕增生。

术后应密切随访。在术区，在上皮化完成、黏膜无炎性水肿时，应行术后增强MRI或CT检查（图29-10）。这样能避免影像学的假阳性结果。一般在术后

3，6和12个月进行影像学检查。

九、并发症

手术治疗鼻咽纤维血管瘤的并发症主要分为两种情况，即与术前栓塞有关或与手术过程相关。前者可能导致一些严重的血栓栓塞并发症，如血管痉挛可导致检查中断，甚至更罕见的，可引起血管夹层或撕裂等血管损伤。血栓形成可以发生并导致血管造影术后并发症，如半面及腮腺肿胀，面部皮肤坏死（唇、颧部），结膜水肿，视网膜中央动脉阻塞及视力下降。

术中出血在内镜手术和开放式手术中均为最常见的并发症。颌内动脉的分支和海绵窦是常见的出血部位。在磨除翼突–颞下窝区域时损伤颈内动脉可能导致致命的大出血。

神经损伤在外部入路时容易发生，尤其是三叉神经第二支，导致眶下神经麻木。如果肿瘤累及海绵窦，在肿瘤切除时，第Ⅲ、Ⅳ和Ⅵ对脑神经可能受累导致"冰冻眼"。最后，根据眶内受累及的程度，手术中内直肌和视神经可能受损伤，但这在大部分病例中都是一过性的。

在硬脑膜缺损的病例中，需要术中用多层游离移植物或带蒂的瓣来修复脑脊液鼻漏。

十、结果

内镜经鼻入路切除鼻咽纤维血管瘤（第Ⅰ、Ⅱ、ⅢA和ⅢB期）获得了很好的效果。有经验的外科医生也可通过这种方式切除巨大的鼻咽纤维血管瘤。有时，内镜辅助手术和显微镜下的外入路手术对于Ⅳ期肿瘤可达到更好的结果。

内镜手术和开放式入路手术的复发率相似，均较低。即使是大的鼻咽纤维血管瘤，也极少使用放疗和化疗。

✔ 精要

- 术前评估包括CT和MRI检查。
- 术前活检是不必要且不推荐的，因为严重的大出血风险很高。
- 术前24～48小时栓塞病变的供血血管可改善手术效果。
- 目前手术治疗的理念认为不需要整块切除肿瘤。分块切除可使解剖上难于暴露的位置获得更好的显露。
- 术后随访包括常规的鼻内镜检查和规律的CT及MRI检查。

✔ 误区

- 有的鼻咽纤维血管瘤可隐藏在翼肌、椎前肌肉及筋膜内。探查这些区域对于避免肿瘤残留十分重要。
- 为避免遗留残存肿瘤，用金刚砂电钻磨除肿瘤浸润的蝶骨底十分重要。

✔ 所需器械

- 高清摄像头
- 手术显微镜
- 咬切钳和内镜手术用剪刀

- 双极电凝
- 长手柄的颅底电钻和切割及金刚砂钻头

致谢

作者诚挚的感谢Leonardo Balsalobre医学博士、医学哲学博士所做出的贡献。

（吕　威　译）

推荐阅读

Andrews JC, Fisch U, Valavanis A, et al. The surgical management of extensive nasopharyngeal angiofibromas with the infratemporal fossa approach. Laryngoscope 1989;99:429 - 437.

Carrau RL, Snyderman CH, Kassam AB, et al. Endoscopic and endoscopic-assisted surgery for juvenile angiofibroma. Laryngoscope 2001;111（3）:483 - 487.

Wormald PJ, Van Hasselt A. Endoscopic removal of juvenile angiofibromas. Otolaryngol Head Neck Surg 2003;129:684 - 691.

Lund VJ, Stammberger H, Nicolai P, et al. European position paper on endoscopic management of tumours of the nose,paranasal sinuses and skull base. Rhinol Suppl 2010（22）:1 - 143.

Castelnuovo P, Pistochini A, Simoncello S, et al. Endoscopic surgery for juvenile nasopharyngeal angiofibroma. In: Stamm AC, ed. Transnasal Endoscopic Skull Base and Brain Surgery. New York: Thieme, 2011:301 - 309.

第30章　改良眶颧开颅术

Modified Orbitozygomatic Craniotomy

Johnny B. Delashaw

一、引言

显露和切除病变的同时要尽量减少对脑组织的操作和影响，这是颅底外科开颅手术的一项重要原则。如病变位于硬膜外，应根据病变情况个体化确定开颅范围。一般来说，硬膜外牵拉脑组织的耐受性较好。但在硬膜内直接牵拉脑组织的耐受性较差，应尽量避免。如果病变位于硬膜内，术者需要尽一切努力仔细分离脑池、引流脑脊液，以使脑组织牵拉程度降至最低。

改良眶颧开颅术是手术显露颅前窝、颅中窝和眼眶最常用的颅底入路。该入路需要联合切开额骨、颞骨、眶缘和部分颧骨。除非病变累及眶顶壁，一般情况下骨瓣作为一整块卸下。眶颧开颅适用范围广，可提供对额叶底面、颅前窝底、鞍上和鞍旁区、三脑室前部、眼眶、海绵窦和颅中窝底各类血管和肿瘤病变的显露。与传统的翼点开颅相比，去除眶缘和颧骨使术者获得更宽的术野显露，同时减少了对脑组织的牵拉。

二、病史

对于可采用改良眶颧开颅术处理的病变，其临床表现各异，包括头痛、视力减退、脑积水、蛛网膜下腔出血、上组脑神经麻痹、突眼、癫痫发作等，甚至是昏迷。此入路可提供非常广阔和不同区域的显露，处理各种累及这些区域的病变，而这些病变可能导致各种各样的临床表现。必须仔细询问病史，尤其是视力障碍和上组脑神经症状。

三、体格检查

应进行完善的神经系统体格检查，对病变所涉及的区域重点检查。对视盘水肿和眼外肌麻痹进行眼科评估尤为重要。对三叉神经功能也须进行仔细评估，尤其是对累及Meckel腔或海绵窦的病例。因为此入路显露范围广泛，适用性强，所以相关体征众多，应根据病变的具体部位有针对性地寻找和发现其他阳性体征，在此不做详述。

四、适应证

眶颧开颅是颅底外科中适用范围最广泛的手术入路之一，可用来处理各种颅底前外侧病变，如蝶骨翼脑膜瘤或眼眶外侧肿瘤，或各种深部病变，如高位基底动脉瘤等。此入路向上可显露鞍上区域，甚至可处理累及三脑室的肿瘤，如颅咽管瘤，向下可显露至上斜坡水平，处理脊索瘤等，同时可处理前、后床突。眶颧入路是前中颅窝和海绵窦病变的理想入路，处理各种脑膜瘤和神经鞘瘤等。事实上，各种幕上前部病变都可能是改良眶颧入路的潜在指征。

五、禁忌证

眶颧开颅术没有绝对禁忌证。但如果患者已经存在对侧视力减退，在这种情况下应尽可能减少眼眶操作，以避免哪怕是罕见的眼眶并发症。

六、术前计划

对于任何幕上肿瘤手术，MRI都是术前规划所需的必备检查。T2加权像有助于预估肿瘤质地，未增强或增强的T1加权像则有助于明确鉴别诊断和肿瘤血管的丰富程度。对于骨性肿瘤，或为评估肿瘤累及骨质的情况和骨质增生或破坏的程度，须加做薄层CT检查。MRI或CTA经常足以提供动脉受累或受包裹的细节信息，CTA甚至可提供静脉受累的有用信息。MRA是未破裂的动脉瘤筛查的常规检查项目，CTA可用于蛛网膜下腔出血的诊断。数字减影血管造影（DSA）依然是动脉瘤诊断的金标准，并可为评估静脉引流提供最详尽的信息。术前栓塞可减少肿瘤手术的术中失血，但对于大多数肿瘤而言，改良眶颧入路可直接显露并处理肿瘤的血供来源。

从手术一开始，麻醉师和术者即应共同努力最大程度地松弛脑组织。脑松弛可防止骨瓣成形过程中意外撕裂硬膜，同时可增加手术显露。麻醉师应进行过度换气，使患者呼气末二氧化碳分压水平降至25 mmHg。静脉滴注25~50g甘露醇也是增加脑松弛的常用方法。神经外科医生常在切皮前预先设置腰大池引流，这样麻醉师可在切皮同时开始缓慢引流30~40ml脑脊液，这种方法同样有利于脑组织松弛。但如果病变位于硬膜内，且已计划术中广泛开放外侧裂，则可省去腰大池引流。当充满脑脊液时，分离外侧裂是比较容易的。

七、手术技术

（一）体位

麻醉插管、静脉输液通路和动脉血压监测建立后，患者置于仰卧位，头部固定于三钉头架上。其中两钉位于开颅同侧耳后顶骨和枕骨，第三个钉子位于对侧额部。为避免成年患者头部从头架滑脱，须将三钉头架的旋钮加压至60 lbs/in^2。根据病变的情况和预计的手术角度，将头部朝对侧旋转15°~45°。随后将头架牢靠固定于手术床，以防术中头部位置移动。手术床头端抬高至高于患者心脏水平约15°，以促进静脉回流，降低颅内压。

（二）头皮切口

头皮切口开始于耳屏前方颧弓水平。沿发际内向头侧延伸，越过中线至对侧瞳孔中线水平（图30-1A）。注意避免切口位置过于偏向耳屏的前方，以免损伤颞浅动脉和面神经额支，此点十分重要。此种长切口可使皮瓣无张力翻向眶缘水平以下。在帽状腱膜下层分离皮瓣，保留骨膜完整。单独剥离以眶上动脉为基底的带蒂骨膜瓣，翻向眶缘。骨膜瓣可用于关颅时修补颅底缺损，如开放的额窦。骨膜瓣完成后，继续越过眶缘分离，显露眶周膜。找到眶上神经，尽最大努力保护其完整性。如果眶上神经位于眶上切迹内，可直接随眶周膜翻向下方；如眶上神经位于眶上孔内，可用侧磨钻头或骨凿从侧方开放骨孔，然后将神经随眶周膜向前移位。沿骨膜下从颅骨上游离同侧颞肌，随皮瓣翻向前方。靠近颞上线保留一小条颞肌筋膜附着于颅骨，关颅时用作颞肌解剖复位和牢固缝合。剥离眶缘和颧骨至额颧缝水平。

（三）骨孔

在做单骨瓣改良眶颧开颅时，McCarty孔十分重要（图30-1B）。McCarty孔位于额颧缝后1cm，正处在额蝶缝上。通过这个骨孔可同时显露眶周膜和额叶硬膜。随后再打两个骨孔，其中一个位于额部后方靠近颞上线处，另一个刚好位于颧弓根上方的颞鳞区。

（四）骨瓣成形

使用带底板的高速铣刀，首先在硬膜外从颞骨骨孔向额后骨孔做第一个颅骨切口，切口向前延伸至眶上切迹或眶上孔水平。第二个颅骨切口起自McCarty孔，向下至蝶骨翼。第三个颅骨切口起自颞骨骨孔，向前上至蝶骨翼。使用高速侧磨钻头在靠近额颧缝的部位切开颧骨，直至McCarty孔。同样使用这种钻头在眶上切迹或眶上孔处切开眶缘。使用骨凿松解蝶骨翼与骨瓣的连接（图30-1C），并沿眶缘凿开，使眶顶壁前部骨折。这样改良的眶颧骨瓣就可以作为一个整体从硬膜和眶周膜上分离并翻向前方。翻开骨瓣时应动作轻柔，避免粗暴骨折和翻开。移除骨瓣后，可显露眼眶前部的内容物和额、颞部硬膜。使用小咬骨钳进一步咬除眶顶壁和蝶骨翼的多余骨折（图30-2A、B），此过程中要注意保持眶周膜完整。随后可开放骨性眶上裂，眶上裂外侧与圆孔之间骨质很容易用咬骨钳切除。通过磨除眶上裂上方骨质，可完全显露颞眶韧带。

（五）硬膜外分离

通过硬膜外显露视神经孔、前床突和海绵窦的手术通路受限于颞眶韧带（图30-2C）。颞眶韧带是颞叶上部硬膜与眶周膜通过眶上裂相互延续而形成的硬膜联合结构。颞眶韧带表面由两层硬膜构成，外层硬膜（脏层）厚且连续，内层（壁层）硬膜薄且间断。使用显微剪剪开颞眶韧带，分离两层硬膜，可使脏层硬膜包裹颞叶向后牵开。颞叶牵开后，继续向后剥离海绵窦外侧壁之脏层硬膜，可显露动眼神经、滑车神经、眼神经和上颌神经（图30-2D）。同时也可较好地显露前床突和视神经孔。

（六）硬膜外前床突磨除和视神经减压

使用高速金刚砂磨钻减薄视神经管周围骨质。磨除过程中需要大量冲水。视神经管骨质"蛋壳化"后，以显微刮匙仔细刮除。然后可使用金刚砂磨钻磨除前床突。先磨掉前床突内部骨质，并使视柱与前床突的连接变得薄弱，然后可用刮匙轻松刮除。

（七）显露

以上开颅和硬膜外分离可充分显露眼眶，并提供前、中颅底和海绵窦的手术通路。如果必要，可通过打开硬膜获得更大的显露。

（八）骨瓣重建

关颅时将改良眶颧骨瓣回纳至原位。如果额窦开放，可将带蒂骨膜瓣隔于额窦破口与骨瓣之间。以小钛板固定骨瓣。在此过程中，须注意将眶缘与颧骨通过两孔钛板牢靠固定。眶顶壁后部没必要进行骨性重建。

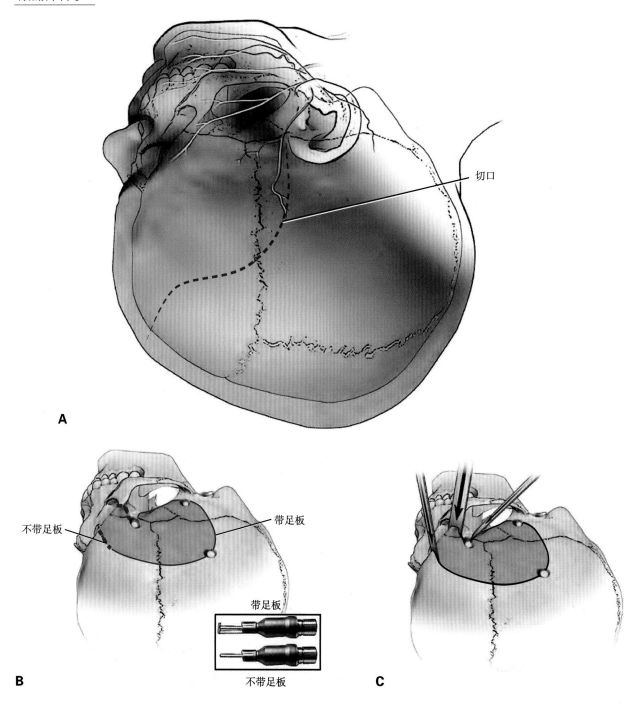

切口

A

不带足板

带足板

带足板

不带足板

B

C

图30-1　A. 右侧改良眶颧开颅，计划采用的3/4冠状切口；B. 右侧改良眶颧开颅，骨孔位置和颅骨切口；C. 用骨凿沿蝶骨翼和眶顶壁凿开，松解骨瓣与周围骨质的粘连

八、术后处置

术后患者应回重症监护室过夜，定期高频次监测神经功能状况。注意观察眼眶肌肉卡压征象，如果能早期发现、早期纠正，可避免远期并发症。术后常出现眼睑肿胀，医生须用手分开眼睑以检查眼球活动情况。如果放置了引流，须待水肿开始缓解或引流量明显减少时再拔除。床头须抬高，以利脑静脉回流和最大程度降低皮下肿胀。短暂静脉应用皮质类固醇激素，可起到神经保护作用。

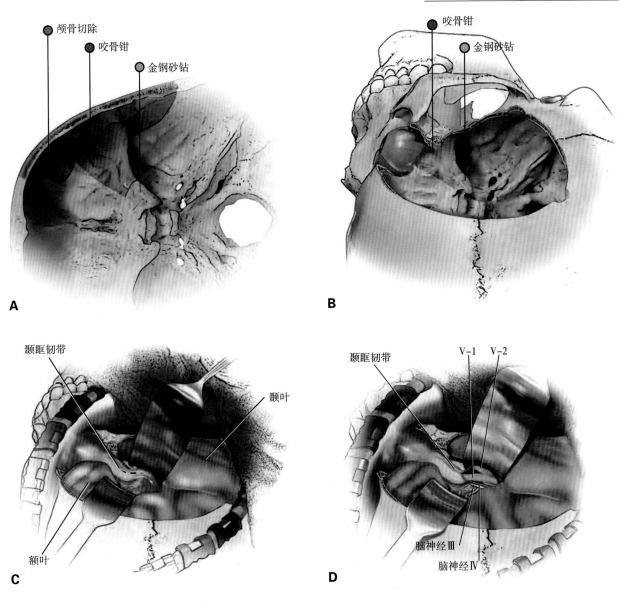

图30-2　A. 分别使用骨瓣成形、咬骨钳和金刚砂磨钻等方法在硬膜外进行骨质切除；B. 去掉骨瓣后，右侧眶颧开颅显露范围。C. 去除眶顶壁、充分开放眶上裂后，显露颞眶韧带（点线）；D. 切开颞眶韧带，剥离海绵窦外侧壁外层（脏层）硬膜并随颞叶牵开，显露海绵窦和脑神经

九、并发症

除了所有颅底手术入路都可能会出现的脑缺血或神经功能障碍等常见并发症，眶内容物卡压是最需要重视的眶颧入路相关并发症。术中眶缘复位后须仔细检查眼眶和眶周膜。如果术后发生眼外肌卡压，且证实眼球在特定方向上运动困难，须行薄层CT检查以确定卡压发生的部位和原因。如果早期明确诊断，可回手术室手术进行矫正，一般患者不会有远期不良后果。其他眼眶症状，如上睑下垂等通常是暂时性的。

额肌麻痹虽可见于各类额颞开颅手术，但眶颧入路中对颧骨的分离增加了面神经额支损伤和牵拉的机会。

十、结果

眶颧开颅可用于从脑膜瘤到动脉瘤的各类病变，关于其手术效果和有效性的报道很多，已为大家所熟知。这依然是一个被广泛使用的颅底手术入路，对许多颅底前部或前外侧部的病变来说，这同时是手术入路选择的金标准。如果能够切实掌握其相关知识并仔细操作，眶颧入路作为额颞开颅的一个改良，虽然增加了一些创伤，但可明显增加手术显露。

✅ 精要

- 在头皮切口区下方留取骨膜瓣，以备额窦开放或硬膜难以缝合时进行修补。
- 单骨瓣形式的改良眶颧开颅需要使用骨凿凿开蝶骨翼和眶顶壁，以便骨瓣翻向前方。
- 充分打开眶上裂。
- 切开蝶眶韧带，从硬膜外显露前床突、视神经孔和海绵窦。

✅ 误区

- 当眶顶壁或蝶骨翼骨质增生肥厚时，不要尝试单骨瓣改良眶颧开颅。
- 杜绝对蝶骨翼或眶顶壁的粗暴骨折。

✅ 所需器械

- 标准神经外科器械盒
- 高速磨钻和侧磨钻头
- 骨凿

（李茗初　译）

推荐阅读

Schwartz MS, Anderson GJ, Horgan MA, et al. Quantification of increased exposure resulting from orbital rim and orbitozygomatic osteotomy via the frontotemporal transsylvian approach. J Neurosurg 1999;91:1020 - 1026.

Balasingam V, NoguchiA, McMenomey SO, et al. Fronto-temporo-orbito-zygomatic approach. Neurosurg Q 2005;15: 113 - 121.

Balasingam V, NoguchiA, McMenomey SO, et al. Modified osteoplastic orbitozygomatic craniotomy: technical note. J Neurosurg 2005;102:940 - 944.

NoguchiA, Balasingam V, Shiokawa Y, et al. Extradural anterior clinoidectomy. Technical note. J Neurosurg 2005;102: 945 - 950.

第31章 耳前入路至颞下窝颅底

Preauricular Approach to the Infratemporal Skull base

Ziv Gil

一、引言

颞下窝（infratemporal fossa，ITF）是位于侧颅底的深在腔隙，向前与翼上颌间隙（pterygomaxillary space），向后与颈动脉间隙（carotid space），向下与咀嚼肌间隙（masticatory space），向内与咽旁间隙相邻（图31-1）。颞下窝的下界是附着于下颌骨的翼内肌，其他边界包括：前界，上颌骨的颞下窝面及上颌骨颧突的下缘；后界，颞骨（关节结节）和蝶骨（蝶角棘）；内界，翼外板；外界，下颌骨升支及颧弓。颞下窝内容许多重要的解剖结构，包括三叉神经的第三支（穿过卵圆孔）、脑膜中动脉（穿过棘孔）、颌内动脉及翼静脉丛。其他位于颞下窝的神经包括舌神经、颊神经、鼓索神经和耳神经节。颞下窝中还包括颞肌、翼内肌和翼外肌。

起源于颞下窝的肿瘤在所有头颈肿瘤中占比不到1%。这些原发或继发的肿瘤可以侵入或转移到颞下窝中。颞下窝的原发肿瘤可以来源于该区域中的任何组织，如神经、血管、肌肉、骨、软骨或结缔组织。这些肿瘤可能在很长时间内都不会被发现，之后通常表现为颞区的症状性肿物。累及颞下窝的原发良性肿瘤包括脑膜瘤、青少年纤维血管瘤、神经纤维瘤、神经鞘瘤、纤维瘤、骨瘤、骨纤维异常增殖症；恶性肿瘤包括脊索瘤、软组织肉瘤、鼻咽癌和鼻-鼻窦癌。可能侵犯该区域的肿瘤包括来自皮肤、鼻腔鼻窦黏膜或小涎腺的癌等。

由于颞下窝的解剖复杂，因此经此区域切除肿瘤的入路有很多。入路的设计需要考虑肿瘤的边界、组织类型（良性或恶性）和患者的治疗史（以往手术和放射治疗史）。

根据原发部位和病变范围，累及颞下窝的巨大肿瘤可经颅外入路和颅内入路切除。目前切除颞下窝肿瘤的手术技术多基于Fisch和Mattox提出的经典入路，包括耳后切口及面神经的全程移位。经典的C型Fisch颞下窝入路可以提供从乙状窦到鞍旁、海绵窦和Meckel腔的暴露。这种入路的主要限制是它即刻导致的传导性耳聋和面神经麻痹，现代的手术入路已很少发生这些并发症。Fisch入路的其他变化包括面侧（lateral facial）和外侧经颞蝶（lateral transtemporal sphenoid）入路，这两种入路能有限地从上方暴露颅中窝。其中面侧入路受颧弓和颞肌向下移位的限制，只能暴露颅中窝的小肿瘤（图31-2）。而外侧经颞蝶入路由于去除了颧弓，颞下区域的暴露范围更广，并在不转位面神经的情况下，经颅内和颅外切除肿瘤。

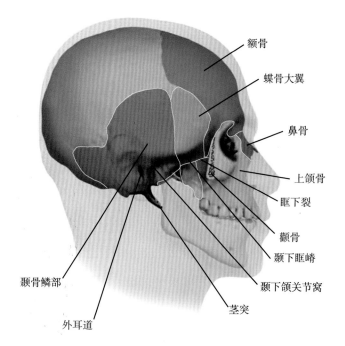

额骨

蝶骨大翼

鼻骨

上颌骨

眶下裂

颧骨

颞下眶嵴

颞下颌关节窝

茎突

颞骨鳞部

外耳道

A

颞肌

颞深间隙

翼外肌

颞深脂肪垫

面神经

腮腺深叶

颊脂垫

咬肌

颊肌

提上唇鼻翼肌

口轮匝肌

降下唇肌

降口角肌

B

图31-1　右侧颞下窝的解剖示意图。A. 头颅侧面观；B. 软组织结构的前外侧观

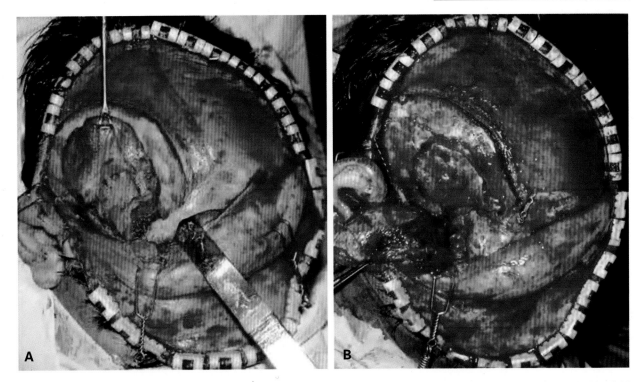

图31-2　颅底手术的面侧入路。此入路不切除颧弓，可以有限地暴露颞下区域。A. 做问号形切口以暴露颞肌和眼眶外侧（脑压板所示）；B. 行翼点开颅，牵开颞叶硬脑膜可以暴露三叉神经的分支及翼板在蝶骨底部的附着

由Sekhar、Janecka和Schramm发展的颞下-耳前颞下窝入路应用更为广泛，它是外侧经颞蝶入路和至咽旁间隙的经腮腺入路及经颞开颅的结合（图31-3），又被称为外侧经颞-颞下窝入路。它通过联合经腮腺、外侧经颞蝶和颞部开颅入路，能广泛暴露中颅底的结构和相应的各个解剖区域，包括颞窝及颞下窝、颞叶、鞍旁、眶后区域、鼻咽、上颌后间隙、翼腭窝、咀嚼肌间隙、上颌后缝和翼内外板、蝶骨嵴和三叉神经。这种入路的主要优势是能充分暴露颅中窝和颞下窝的各区域而减少损伤感觉和运动神经。本章介绍了耳前颞下窝入路的手术技术及它和其他各种重要的颅底手术技术的结合。

二、病史

颞下窝肿瘤的临床表现多种多样，并与病变的部位和生长速度直接相关。完整的病史采集包括患者的现病史和既往的医疗及手术史。除了相关的危险因素，还需要询问患者关于脑神经功能障碍、头痛或耳痛、张口受限、耳流血、耳溢液的情况。这些症状和体征常有误导性，容易被解释为感染性疾病和良性疾病的表现。提示颞下窝肿瘤的常见症状和体征包括：①面部肿胀和不对称，常由于组织破坏和肿瘤进展侵入头颈部软组织所致；②可扪及的转移性腺体病变，可能提示了疾病的进展；③听力下降，常由于肿瘤生长造成咽鼓管闭塞或中耳、内耳破坏所致；④面部麻木或疼痛，多为肿瘤侵犯三叉神经分支的表现；⑤神经或眼部表现，比如复视、眼球突出和多组脑神经麻痹，常提示肿瘤侵犯了颅底或海绵窦的神经。疼痛是提示恶性肿瘤的重要症状。颞骨癌的经典三联征包括耳溢液、疼痛和流血。除了精神疾病，酗酒、药物或烟草滥用，还应明确是否有其他常见的伴随疾病。除了上述标准，还应向患者详细告知手术的风险，积极动员并让其做好术后长期随访的准备。

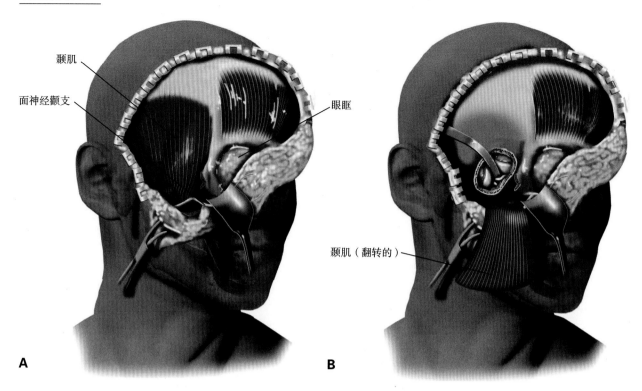

颞肌

面神经颞支

眼眶

颞肌（翻转的）

A   **B**

图31-3 由Sekhar和Janecka描述的颞下–耳前颞下窝入路暴露颅底。A. 开始的暴露与图31-2中的面侧入路类似。去除颧弓后下方的暴露更加宽广。B. 去除颧弓后向下翻开颞肌，切除下颌髁突并行颞下开颅术

三、体格检查

体格检查应包括对颞区、耳部及耳前区域皮肤的详细检查。术者应仔细触诊患者的腮腺和颈部以检查是否有淋巴结转移，评估患者面神经及其他脑神经的功能，用耳内镜检查肿瘤侵犯外耳道的范围，如果可窥及鼓膜，要评估鼓膜的完整性。还应检查下颌的活动及张口受限，提示肿瘤是否侵犯颞下颌关节（TMJ）。此外，还须评估脑神经的功能。

全面的体格检查应包括鼻腔、鼻窦、鼻咽及口咽的内镜检查。对所发现的肿物，应评价其质地、血供、出血及坏死情况，以提示良、恶性及可能的进一步检查。不同的占位可能表现出特别的、能协助诊断的特征，如耳内镜检查发现的来源于下鼓室的血管性肿物。但大部分肿瘤的初期和末期表现类似，因此检查时须高度警惕，以获得正确的最终诊断。这类肿瘤生长至很大时仍可无症状，直到其侵犯某支脑神经或阻塞鼻咽部。体格检查最常见的表现有：①鼻腔、鼻旁或鼻咽部肿物；②眼球突出，是指眼球的轻微前突，可能因肿物尚未突破但挤压眶筋膜所致；③脑神经功能障碍常提示肿瘤进展和预后不良，比如展神经的受累提示癌症可能侵及了海绵窦，可视作手术的绝对禁忌证；④神经系统的任何异常发现都应怀疑硬脑膜及脑组织是否受累；⑤颈部的可疑肿块提示恶性肿瘤可能已经出现了区域淋巴结转移；⑥单侧的中耳积液不常见，提示必须进行鼻咽部的全面检查以排除咽鼓管的阻塞。还应对上消化呼吸道进行纤维内镜检查。最后，还应检查用于重建的组织供区。

四、适应证

手术适应证包括根治性切除起源于或侵犯至颞下窝的良、恶性肿瘤。偶尔也包括该区域的感染性疾病，如脓肿或坏死性筋膜炎。制订治疗方案时应考虑到复发或残留的肿瘤，以及放疗后的肿瘤其生存率

要低于首次治疗的患者，而且患者主要的死因是局部复发而不是区域或远处转移。因此，无论治疗的目标是治愈患者还是缓解顽固性疼痛，手术均应以根治为目标积极努力。术者还应对术区的美容和功能准备适当的重建方案。

当考虑具体患者的治疗方案时，还应重视以下关键问题：治疗的目标是什么？手术切除的合适范围和本质是什么？术后是否需要辅助放射治疗或化学治疗？最后，应该采用何种重建技术？

五、禁忌证

手术禁忌证包括对放、化疗敏感的肿瘤（淋巴瘤，口咽或鼻咽来源的癌）和肿瘤的远处转移，除了腺样囊性癌或特定肿瘤（如恶性黑色素瘤和肉瘤）的单个转移。肿瘤侵犯椎前筋膜、包裹颈内动脉、侵犯海绵窦和明显累及脑组织也应被视作手术禁忌证。稳定的、体积较小的副神经节瘤或神经鞘瘤可以通过MRI定期影像随访。患有严重的伴随疾病、明显恶病质或精神障碍的患者应被视作手术的潜在禁忌证。

六、术前计划

（一）影像学检查

由于影像结果会影响治疗决策，因此术前必须完善影像学检查。对治疗进行决策时需要在术前评估中完善增强CT检查和基础的MRI检查。MRI检查通常应加上抑脂的T2加权像（图31-4）。尽管MRI中的血管流空影通常能够满足对血管性肿瘤，如副神经节瘤的诊断要求，但如果需要更准确的诊断，往往还要增加MRA检查。恶性肿瘤常表现为侵犯颅内或邻近区域、伴有骨质破坏的软组织占位。CT检查可能有轻度强化，T1加权MRI可能表现为明显强化。抑脂技术的应用，如短时反转恢复序列（short-tau inversion recovery，STIR）成像和频率选择脂肪抑制（frequency-selected fat suppression）成像，可以消除来自脂肪组织的高信号。此外，抑脂能显著改善对正常解剖结构的辨认，使强化的病变更加清晰。当抑脂技术和增强成像同时应用时，病变的边界会更加清楚。MRI三维重建可以实现肿瘤范围和对血管包绕的多平面成像。即使肿瘤小到直径只有10mm，这些特点也能被检查发现。如果怀疑患者患有恶性肿瘤，其影像学分期须通过PET-CT来评估是否存在区域或远处转移。大多数源于颞下窝的恶性肿瘤可以侵犯颅内、上颌骨、下颌骨或颞下颌关节、眼眶和外耳道及皮肤。其他的转移途径包括血行转移、颈淋巴转移或沿脑神经侵犯神经周围组织。神经周围侵犯在腺样囊性癌中较常见，也是该病变入颅的途径。因此其影像学检查应该关注卵圆孔、圆孔、海绵窦、眶尖、三叉神经节和硬脑膜。此外，对于任何怀疑恶性的病变，其影像学检查均应包括颈部，以评估是否有淋巴结转移。怀疑副神经节瘤的患者应在手术前数日完成术前栓塞治疗。

（二）组织学诊断

术前评估还应包括组织学诊断。尽管影像学检查可以

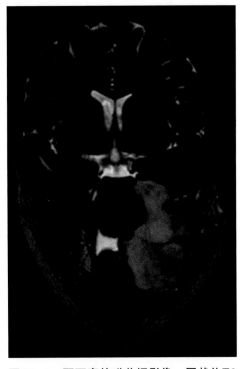

图31-4 颞下窝的磁共振影像。冠状位T2 MRI显示患儿颞下窝巨大的横纹肌肉瘤

辅助判断新生物的类型，但组织学诊断才对良、恶性病变的差异更为敏感。细针穿刺活检可在B超引导下完成，但经常需要CT引导，后者在技术上更具挑战性。影像学检查应在细针穿刺之前，如果怀疑血管性肿瘤则可以避免出血。其他不做术前活检的疾病还包括青少年纤维血管瘤和副神经节瘤。

七、手术技术

患者仰卧，无须剔除手术区域的毛发。通常也不做气管切开。如果术中需要切除硬脑膜，须准备腰池置管，术后持续3天引流脑脊液以减少术后脑脊液漏的风险。清洁手术不建议常规预防性使用抗生素。如果术中需要切除口腔或咽部结构，应常规使用第一代头孢和甲硝唑。手术须行全身麻醉但不使用肌松剂。这有利于术中使用电刀分离时监测副神经、舌下神经、膈神经、面神经下颌缘支及臂丛。如果手术目标包含面神经保护，则还须术中监测面神经的完整性。

用于切除颞下窝肿瘤的术式很多。在本章中，笔者将描述切除颞下窝新生物的耳前入路，这种术式是目前最为大家所接受的。

（一）术式描述

麻醉诱导后，经口插麻醉导管并固定于术区对侧。消毒、铺单，暴露出手术半侧的面部及颅顶。双眼涂以油膏，术区对侧眼以胶布贴合。患者头发以4% w/v的氯己定（灭菌刷）充分洗净，之后沿预计的手术切口以无菌梳子梳向两侧，并用橡胶带捆扎成束。以柔软的头圈固定患者头部，之后手术床摆头高位以减少出血。术野以蘸满氯己定（0.05% w/v）的手术海绵擦洗，再以无菌巾铺单，最后以2-0丝线及吻合器固定无菌巾（w/v，浓度单位，质量体积比，译者注）。

（二）皮肤切口

颞下窝耳前入路包含三种常见的切口：半冠状切口或问号形头皮切口、耳前改良后的Blair切口和颈部围裙式切口（图31-5）。根据肿瘤的组织学及位置，切口可做任意修改。标记切口时颈部最好应稍屈，以便确认松弛了的皮肤张力线。切口一般位于下颌骨升支以下2~3指，从乳突尖延伸至环状软骨弓，并在颈下部沿着横行的颈部皮纹切开。标记切口后，予患者肩下垫圆枕使颈部过伸，并使头部偏向健侧。以15号刀片切开皮肤，将电刀调整至最小的有效功率，切开皮下及颈阔肌。

颈部暴露及血管控制

邻近颈内、颈外动脉或靠近颈静脉孔的肿瘤在切除前应控制大血管。同样，笔者推荐充分暴露、确认术中可能损伤的脑神经。这些神经包括舌下神经、副神经和面神经。为了确认和保护这些神经血管结构，笔者推荐手术从颈部开始（图31-5B）。如果病情需要行颈淋巴结清扫或取游离皮瓣进行重建，颈淋巴结清扫可以同时实现去除转移淋巴结和暴露血管以备吻合的目的。颈淋巴结清扫的手术技巧在本章中不做详细介绍。

（三）掀起头皮皮瓣及暴露颧骨

如果病情需要解剖面神经所有分支，常规须行腮腺浅叶切除术并将面神经所有分支自腮腺深叶上锐性分离。如果面神经受肿瘤侵犯，则需要行腮腺全切并牺牲面神经。如果肿瘤向颅底生长，可以将二腹肌后腹拉向头端或切断以暴露颅底的肿瘤。为了从下方的入路能够获得更大术野，还可以分离茎突舌骨肌和茎突下颌韧带。此操作可避免在颈静脉孔区误伤颈内静脉而造成难以控制的出血，这种出血可能需要结扎颈内静脉。

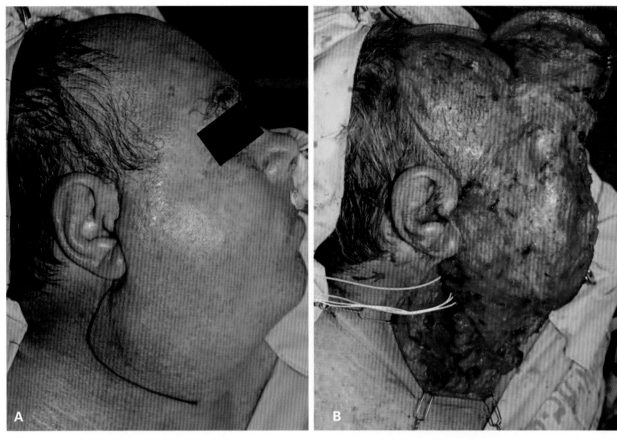

图31-5 掀起上部的皮瓣和下部的颈阔肌皮瓣。A. 颞下窝入路包含三种常见切口：半冠状切口或问号形头皮切口、耳前改良后的Blair切口和颈部围裙式切口；B. 以15号刀片切开皮肤，将电刀调整至最小功率，切开皮下及颈阔肌，之后分别在上部翻起帽状腱膜下皮瓣，在下部翻起颈阔肌下皮瓣

掀起头皮皮瓣后，在颞肌筋膜表面向下分离至脂肪垫覆于颧骨上方的水平。在患侧，继续分离至颞肌筋膜深面，并将筋膜与皮肤一同翻起作为筋膜皮瓣。

应仔细辨识颞线以下的解剖结构。颞部的脂肪垫位于颞肌外侧（图31-6）。在颧弓以上，颞浅筋膜分成两层包绕颞浅脂肪垫，面神经额支走行于浅层脂肪垫外侧。为了保护这些神经分支，颞线以下的解剖应该沿着颞肌筋膜的深层，并在颞浅脂肪垫的深面进行。在这个层面中利用手术刀及剥离子锐性分离直至颧骨上缘。颞浅脂肪垫及面神经额支都予以保留，小心与帽状腱膜一同翻起。之后暴露颧骨、眼眶外侧壁和上壁的骨质（图31-7）。从颧弓和颧骨的内侧面游离颞肌。

（四）截断颧弓

暴露颧弓及颧骨后，先固定并预弯小块钛板以便之后准确复位骨质，再行截断。分别于颧弓前端的额骨颧突、后端的耳郭结节之前截断颧弓（图31-7和图31-8）。为完全分离颧骨，其内面与眼眶外侧壁的附着也需要切除，即在颧骨以内沿着眶外侧壁的颧突和额突切断。之后轻轻抬起断骨，分离其内面与颞肌筋膜的附着。随后将断骨保存在生理盐水中。

（五）暴露颞下窝

去除颧骨和颧弓后，将颞肌向下翻开，暴露蝶骨大翼和颞骨鳞部（图31-8）。翻开过程中应电凝

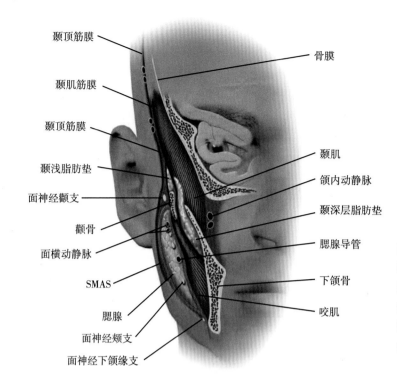

图31-6 颞肌与其筋膜的解剖。在颧弓以上，颞浅筋膜分成两层包绕浅层脂肪垫，面神经额支走行于浅层脂肪垫外侧。为了保护这些神经分支，颞线以下的解剖应该沿着颞肌筋膜的深层，即浅层脂肪垫的深面进行（SMAS. 表浅肌肉腱膜系统）

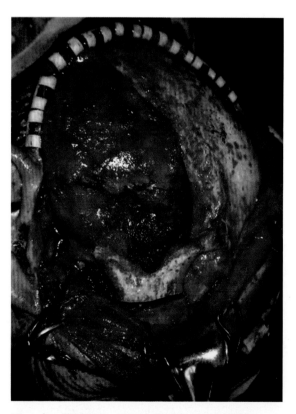

图31-7 截断颧弓。分别于颧弓前端的额骨颧突、后端的耳郭结节的前方截断颧弓。为完全分离颧骨，其内面与眼眶侧壁的附着也需要切除

以减少出血。之后暴露颞下窝的颅外部分，包括翼外板、茎突及附着肌肉、翼外肌、颌内动脉及其分支，以及下颌神经（V3）的分支等。拉开下颌骨髁突，或必要时切除之，以暴露蝶骨嵴、卵圆孔及下颌神经（V3）、脑膜中动脉、颈内动脉及其入颅处。如果蝶窦和上颌窦受肿瘤累及，则此时一并开放。蝶窦的外侧壁位于上颌神经（V2）、下颌神经（V3）及翼突根之间。

（六）开颅及暴露颅中窝

当翼点区域、眶外壁及眶顶暴露后，开颅术式的选择需要格外注意：应根据肿瘤在颅内外的范围来选择。如果肿瘤局限在Mechel腔，可只行经翼点开颅。如果肿瘤更靠前、累及岩尖，术中需要开放眶上裂及海绵窦，则须行眶颧开颅术（图31-9）。先在颞肌深面钻孔，再弧形锯开颅骨，颅骨瓣下缘须到达颅中窝底部。游离骨瓣后，用骨剥离子小心抬起骨瓣并分离附着在颅中窝上的硬脑膜。如果骨瓣未受累及，术中可以将其存放在生理盐水中。轻柔地抬起硬脑膜以暴露整个颅中窝，包括其中的岩浅大神经（GSPN）、脑膜中动脉及三叉神经颅内段

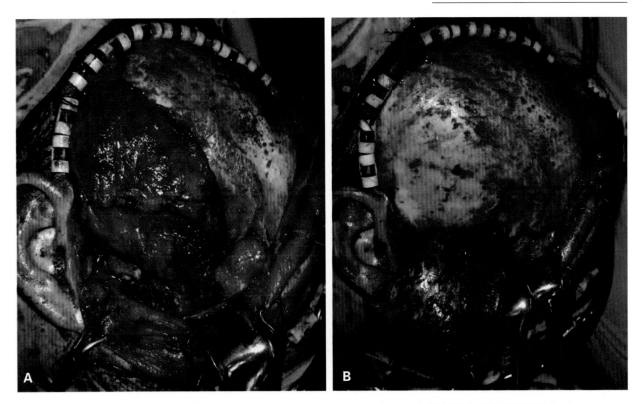

图31-8　暴露颞下窝。切除颧骨及颧弓后，将颞肌向下翻开（A），暴露蝶骨大翼与颞骨鳞部（B）

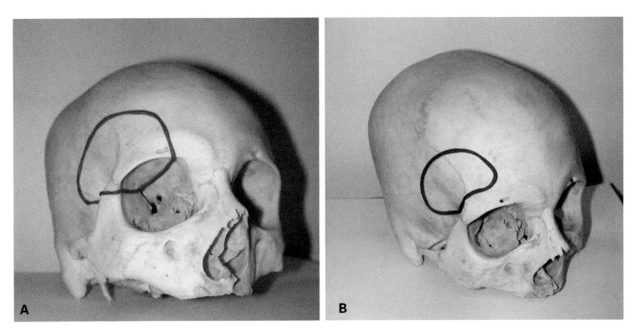

图31-9　眶颧开颅术及翼点开颅术。如果肿瘤局限在Meckel腔中，可以只行经翼点开颅。如果肿瘤更靠前、累及岩尖，术中需要开放眶上裂及海绵窦，则须行眶颧开颅术

（图31-10）。在解剖显微镜辅助下磨去蝶骨大翼，显露下颌（Ⅴ3）及上颌（Ⅴ2）神经。眶上裂及其内的神经血管结构可以用类似方法显露。术中偶尔会需要显露岩骨段颈内动脉。可以通过分离脑膜中动脉与岩浅大神经、再去除前床突及周围骨质实现。之后沿着颈内动脉管外口小心磨去岩骨完成入路。

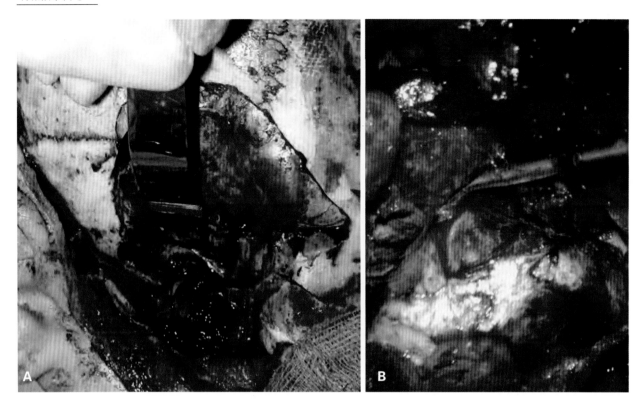

图31-10　暴露颅中窝。A.轻柔地向上牵开硬脑膜可以暴露整个颞下窝及颞窝；B. 暴露卵圆孔及V3

（七）颞下窝入路的扩展

根据肿瘤所在的解剖区域及组织学特点，颞下窝入路可以和其他入路结合，表31-1中展示了各种可以结合的入路和它们的适应证。

1.联合经颈的颞下窝入路　联合经颈的颞下窝入路适用于累及咽旁间隙并进入颞下窝的良性肿瘤，最常用于这个区域的较大的神经鞘膜瘤和多形性腺瘤。它通过切断二腹肌后腹、茎突舌骨肌和茎突乳突肌扩展了入路。术中茎突下颌韧带被切断以利于前移下颌骨，颌下腺也被游离、拉向前方。这时可暴露出肿瘤，并应探查肿瘤与脑神经的关系。将肿瘤从周围组织中分离出来，这里建议使用较细的止血钳以避免对重要血管和脑神经造成损伤。在颈静脉孔区应注意避免意外损伤颈内静脉。此区域的出血较难控制，可能须结扎颈内静脉。对较大的、突入颈部的颞下窝肿瘤，去除颌下腺可以扩大术野，利于手指钝性分离。当肿瘤已经从周围组织中完全游离后，须以3-0丝线结扎肿瘤的近心端和远心端，再去除肿瘤。

2.联合经下颌的颞下窝入路　这种入路适用于巨大的良、恶性肿瘤或血供极为丰富的病变。它有两种选择：①部分切除下颌骨后经外侧进入；②经唇裂开切口的下颌骨劈开术。前者适用于作为须切除下颌骨升支手术的一部分（图31-11）；后者则适用于下颌骨升支未受累时的手术。

3.联合经颞骨的颞下窝入路　对于向后侵入颞下窝的恶性肿瘤，基本的治疗是联合外侧的颞骨切除。手术常需要切除部分下颌骨升支、下颌骨冠突、髁突，同时整块切除颞骨的下颌窝、外耳道及乳突部。根据肿瘤的不同和患者的特点，手术的切除范围还可能包括耳郭、邻近皮肤及其他邻近的软组织（图31-12）。这种入路常是包含腮腺切除和颈淋巴结清扫术的复杂手术的组成部分。

表31-1　颞下窝的各种入路及其适应证与局限性

手术入路	适应证	局限性
C 型 Fisch 入路	巨大的颈静脉球瘤，范围从乙状窦至鞍旁、海绵窦及 Meckel 腔	面神经移位造成面瘫，上颌骨后方区域的暴露欠佳
面侧入路	颅中窝的小病变	术野受限于向下移位的颧弓和颞肌
颞下 - 耳前颞下窝入路	发展至颞下及上颌骨后方的肿瘤	可能造成面神经颞支的损伤
联合经颈的颞下窝入路	发展至咽旁间隙的肿瘤	应用范围窄，主要用于非浸润性的良性肿瘤
联合经下颌的颞下窝入路	发展至咽旁间隙的恶性肿瘤	手术范围非常大，可能导致外形异常及功能障碍
联合经颞骨的颞下窝入路	恶性肿瘤向后发展累及颞骨	可能导致传导性听力下降及面神经损伤
联合颅面的颞下窝入路	肿瘤向前发展累及前颅底与鼻窦	需要细致地重建硬脑膜
联合颞下窝 - 经眼眶入路	肿瘤累及眼眶或眶尖	手术切除范围大，需要微血管重建
联合颞下窝 - 颅后窝入路	巨大的颈静脉球瘤或累及颅后窝的软骨肉瘤	术后并发症包括面神经损害

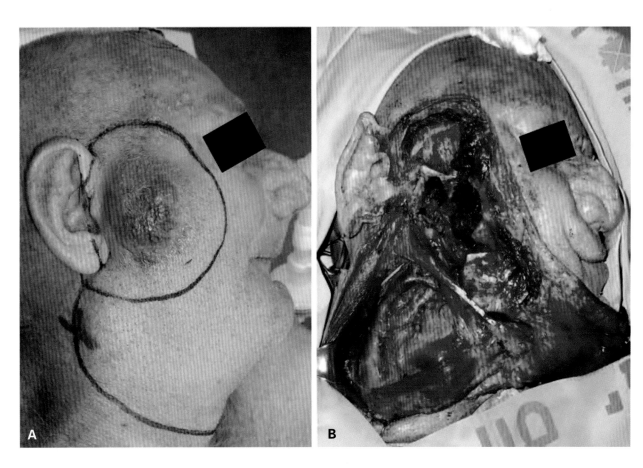

图31-11　联合经下颌的颞下窝入路。患者患有高级别黏液表皮样癌。手术内容包括耳前颞下窝入路、腮腺根治性切除及下颌骨部分切除。A. 切口标记；B. 肿瘤切除后，以股前外侧游离皮瓣修复

如果手术计划保留部分或全部的耳郭，切口设计时还需要考虑耳郭的血供。术中的皮肤切口和软组织入路与前述的其他颞下窝入路类似，但须将耳郭及耳后一起向后翻起形成皮瓣，以暴露颞骨。皮瓣向后应超过乳突和枕骨（图31-12）。手术也可改用耳后的皮肤切口，但耳后切口可能损害耳郭的血供，特别是术前曾放疗或曾行耳前切口的患者。皮肤切口还应该配合术区重建的计划，要求能够抵达局部皮瓣。对于累及外耳道的肿瘤，耳郭上包围受累外耳道的环形区域应该同肿瘤标本一并切除。骨质部分的手术应先行完壁式的乳突根治，之后扩大切除整个乳突尖和下颌窝。如要对肿瘤标本行整块切除，术中还需要做颅中窝开颅。最终，手术范围到达颞窝，并继续切除位于鼓环和颈静脉球之间区域的标本。如果须行下颌骨部分切除，颞下颌关节应同标本一并切除。此时，标本的残余附着处可能为颞下颌关节囊的后部及邻近的骨质。这部分骨可以通过标本前部的骨折切断，或用骨凿从乳突凿至面隐窝协助切断。

4. 联合经面的颞下窝入路　尽管多数情况下经颞下窝入路可以完全切除肿瘤，但有时肿瘤的前部仍无法充分暴露，这包括侵及硬腭、眼眶、鼻咽、鼻窦和前颅底的新生物。这时手术需要结合颞下窝入路与标准的经面入路才能合适地暴露并根除肿瘤。根据肿瘤的类型与范围，这些结合入路需要额外的手术切口及骨切开。

做问号形切口向外与冠状切口相连，将皮瓣向下翻至覆于颧骨、颞肌筋膜表面的脂肪垫水平，先如前述行颞下窝入路手术。下一步包括额部和翼点区域的骨切开。调整标准的额骨切开术向外侧切除部分的眶顶及颧骨。做鼻侧切开或Weber-Ferguson切口，经面入路行上颌骨切除，如有需要，可同时行眶内容物剜除（图31-13）。

5. 联合颞下窝-经眼眶入路　当恶性肿瘤突破眶壁及眶骨膜，侵及眼眶前部内容物或眶尖时，应选择联合颞下窝-经眼眶入路。按前述颞下窝入路的方法掀起皮瓣，暴露眼眶顶壁及外侧壁，再剥去附着的眶骨膜。如果皮肤未受肿瘤累及，上、下眼睑可保留以便将来植入义眼，提高整形效果。对于晚期皮

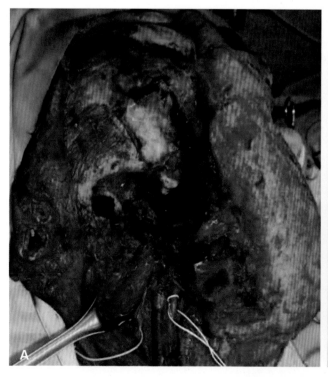
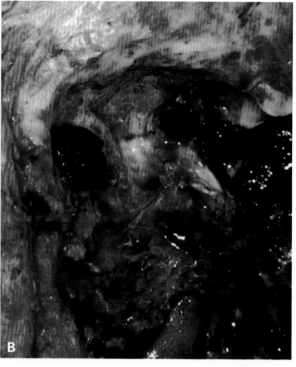

图31-12　联合经颞骨的颞下窝入路。患有腮腺腺样囊性癌并长期面瘫的患者。联合手术包括耳前颞下窝入路，部分下颌骨切除、腮腺根治切除和外侧颞骨切除术。A. 通过颞下窝入路和经翼点开颅术切除肿瘤主体；B. 通过向后的枕颞皮瓣行侧颞骨切除术

肤癌，眶内容物剜除可以包括眼睑、头皮和部分颞区皮肤。这时要沿眶上、下缘做环形皮肤切口，并将眼睑的皮肤与肿瘤标本一同切除（图31-14）。通常这种入路的手术除了眶内容物剜除，还包括皮肤、颧骨、颧弓及眼眶外侧壁的切除（图31-15）。

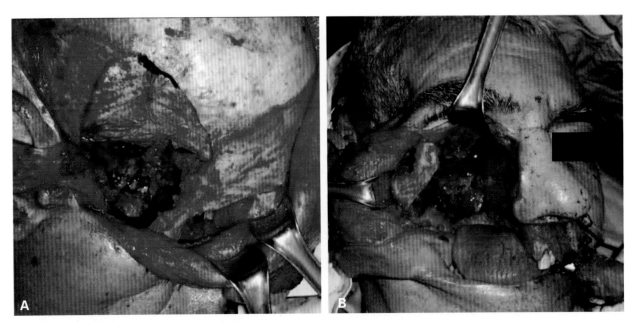

图31-13　联合颅面的颞下窝入路。患者患有鼻窦高级别黏液表皮样癌，肿瘤累及颞下窝、硬腭和眼眶。联合手术包括颞下窝入路、扩大的上颌骨切除及眶内容物剜除，利用股前外侧游离皮瓣重建。A. 切除过程的侧方术野，展示耳前颞下窝入路及眼眶的显露；B. 切除过程的前方术野，展示经面入路和通过翻起上颊部皮瓣所行的扩大上颌骨切除术

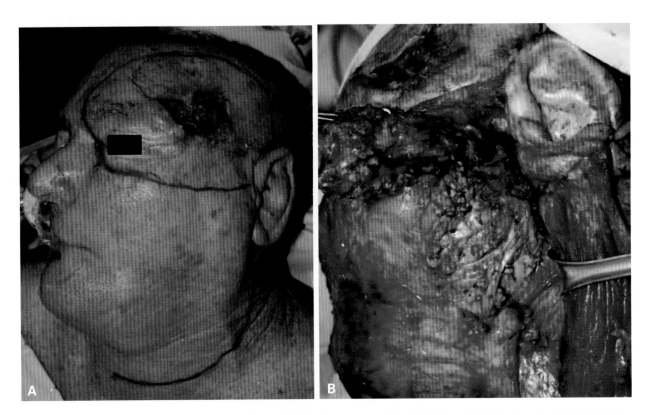

图31-14　联合颞下窝–经眼眶入路Ⅰ。复发性皮肤鳞状细胞癌患者，病变累及眼眶。A. 切口计划；B. 切除腮腺浅叶，保护面神经靠下的分支，并行颈淋巴结清扫

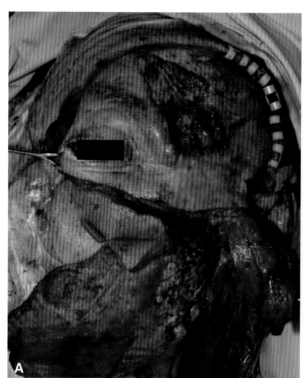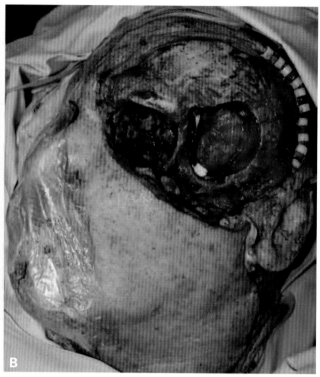

图31-15　联合颞下窝-经眼眶入路 Ⅱ。后续的手术包括耳前颞下窝入路和经颞骨开颅术。利用股前外侧皮瓣重建（未示）。A. 切除肿瘤标本前；B. 切除肿瘤及经颞骨开颅后

（八）重建与关闭术腔

标本标记并分别送病理检查。反复冲洗并仔细检查术区，控制收缩压在120mmHg以上以便止血。务必封闭任何上消化呼吸道与颅内区域的沟通。如果有硬脑膜缺损，笔者偏好使用不可吸收缝线，将双层游离的大腿阔筋膜连续缝合于残余硬脑膜的边缘。还须使用小束筋膜填塞咽鼓管以防止脑脊液漏。任何朝向蝶窦、上颌窦或鼻咽的开口都应封闭。最常见的方法是转移游离组织或颞肌旋转肌瓣进行填塞。如果术中暴露了颈内动脉，需要以有血供的组织覆盖血管以避免颈内动脉破裂。由于游离肌肉在术后数天就会完全坏死分解，因此在任何重建中，笔者都不建议移植无血供的肌肉组织。如有可能，应一期关闭手术缺损处。如手术无法保留面神经，则需要重建，可以术中同期移植腓肠神经。更大的缺损则可能需要局部皮瓣（颞肌瓣）或游离瓣（前臂桡侧游离皮瓣或股前外侧游离皮瓣）。最后，将之前切下的、未受肿瘤累及的颧骨及部分颞骨复位，分别以钛板钛钉固定。如果手术保留了颞肌，可以将其复位并与颅骨膜缝合。再于颞下窝和颈部分别放置7号Jackson-Pratt引流管。

八、术后处置

术后为患者拔除气管插管，立即送往术后监护室观察后再返回病房。伤口每天以生理盐水冲洗3次保持洁净，每次冲洗后涂以抗生素油膏。引流管3天后拔除，或每24小时引流量小于20～30ml后再拔除。术后一般不预防性使用抗生素。患者可以用非甾体抗感染药镇痛（口服或肌注双氯芬酸75mg/d），如果患者强烈要求，或护士认为患者疼痛严重，也可给予曲马多40～100mg。如果术中应用了游离皮瓣，术后应避免使用选择性COX-2抑制剂。如果术中切除了较多硬脑膜，应行脑脊液引流：术前行腰大池引流，以每小时5～10ml的速率引流，持续3天。术后使用广谱抗生素预防感染，直到拔除脑脊液引流

管。

九、并发症

此区手术风险很高，需要术者有颅底手术及头颈手术的经验。由于手术中存在损伤神经血管结构的潜在风险，主要的手术并发症及手术死亡均与切除此区的肿瘤有关。不同颞下窝入路的并发症类似，均列于表31-2中，其中最常见的围术期并发症是脑神经损害。10%～20%的患者出现了暂时的面神经损害。大多数脑神经损害是暂时的，可在6个月之内恢复。将近10%的患者出现了切口感染及脑膜炎。脑脊液漏少见，可能经硬脑膜的缺损和（或）上颌窦、蝶窦的缺损或咽鼓管发生。其他重要的潜在并发症包括颈内静脉或乙状窦血栓等。

十、结果

前颅底恶性肿瘤患者的5年总体生存率为50%，其预后主要取决于肿瘤的组织类型及切缘状态。其他影响生存的因素包括肿瘤分期，以及肿瘤是否累及眼眶、硬脑膜和大脑等。肿瘤复发的患者主要死于局部肿瘤复发，其次是远处转移。建议对颞下窝的恶性肿瘤进行术后辅助放疗。

表31-2　颞下窝入路手术的并发症

耳前区域感觉麻木 *
出血
传导性或感音神经性听力下降
脑神经麻痹：三叉神经或面神经，眼肌麻痹
第一口综合征
血肿
围术期放疗时的乙状窦血栓
张口受限
切口感染

*应为手术的直接结果而非并发症

✓ 精要

- 为了监控脑神经，手术过程中不适用肌肉松弛剂。
- 解剖皮瓣时沿着颞深筋膜层次进行可以保护面神经额支。
- 术中必须仔细重建硬脑膜并填塞咽鼓管以预防脑脊液漏及脑膜炎。
- 尽快拔除气管插管以便持续监护神经功能。
- 早期复位颞下颌关节、行下颌理疗可以预防张口受限。

✓ 误区

- 从颧弓外侧缘显露颧弓可导致面神经的永久性损害。
- 只移除部分颧骨会限制颞下窝术野的暴露。
- 开颅过小或位置错误会导致手术难以进入颅中窝。
- 未行咽鼓管填塞可能导致脑脊液漏。

✓ 所需器械

- 导航系统
- 解剖显微镜
- 神经监护仪
- 头钉架
- Bovie电凝套装，包括单极与双极电凝
- 电钻及电锯

- 微型气动钻
- 颅面部手术包
- 开颅手术包
- 基础神外手术包
- 显微神外手术包
- 可弯折吸引器手术包
- 枪式咬骨钳手术包
- 咬骨钳手术包
- 神外刮匙
- 基础颈淋巴结清扫手术包
- 基础整形手术包（用于切取大腿阔筋膜）
- 微血管重建手术包（用于游离皮瓣重建）
- 可吸收止血纱布（速即纱）
- 100号明胶海绵
- 脑棉片
- 血管夹（小到中号）
- 人工硬脑膜（硬脑膜替代物）

致谢

笔者感谢Dan M. Fliss博士、Nevo Margalit博士、Ophir Handzel及Arick Zaretsky博士在手术中做出的贡献。

（蒋卫红　译）

推荐阅读

Al-Mefty O, Fox JL, Rifai A, et al. A combined infratemporal and posterior fossa approach for the removal of giant glomus tumors and chondrosarcomas. Surg Neurol 1987;28（6）:423–431.

Sekhar LN, Schramm VL Jr, Jones NF. Subtemporal-preauricular infratemporal fossa approach to large lateral and posterior cranial base neoplasms. J Neurosurg 1987;67（4）:488–499.

Mansour OI, Carrau RL, Snyderman CH, et al. Preauricular infratemporal fossa surgical approach: modifications of the technique and surgical indications. Skull Base 2004;14（3）:143–151.

Donald PJ. Infratemporal/middle fossa tumors. In: Hanna EY, DeMonte F, eds. Comprehensive management of skull base tumors. New York: Informa Healthcare, 2009;20:305–330.

Gil Z, Fliss DM, eds. Tumors of the skull base and paranasal sinuses. Delhi: Byword Books, 2012.

第**32**章 经岩骨前入路至颅中窝及颅后窝

Anterior Transpetrosal Approach to the Middle Cranial Fossa and Posterior Cranial Fossa

Chandranath Sen

一、引言

经此手术入路可处理轴外硬膜内及硬膜外的原发于颅中窝的病变，包括鞍旁区、岩尖和上斜坡区。肿瘤如果进入颞下窝，也可以通过向下扩大该入路处理，去除整个岩段颈内动脉骨管的顶壁，并将动脉移向外侧。关于颞骨岩部和蝶骨的侧面观的手术解剖知识对于该入路很重要（图32-1）。与枕下入路相比，该入路的主要优势在于提供了经前外侧入路处理脑干前方肿瘤的方法，可使术者除了三叉神经和半月节之外，在绝大多数脑神经的前方操作。

二、病史

很多肿瘤生长缓慢，对大多数患者来说出现的症状和体征很少，可能仅有头痛。第Ⅲ，Ⅳ，Ⅴ，Ⅵ对脑神经功能障碍可导致复视、面部疼痛和麻木。压迫脑干可导致平衡和协调障碍。巨大肿瘤可以导致对侧肢体肌力下降和对侧轻瘫。

三、体格检查

从体格检查中可以推断肿瘤的位置和大小。常见症状是脑神经功能障碍。体格检查要包括完整的眼科检查：视敏度和眼球活动度。展神经麻痹最常见，也表示病程较长。展神经被侵犯的位置可能在脑干、岩尖（Dorello管）或眶上裂。多组脑神经功能障碍（Ⅲ，Ⅳ，Ⅵ）提示肿瘤累及眶上裂。三叉神经功能评估包括全部三支神经的感觉和运动功能的评估。下颌神经运动功能下降

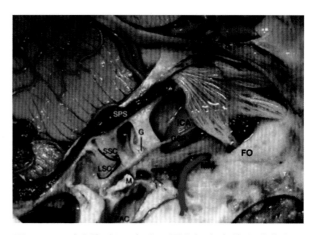

图32-1 右侧解剖。去除了覆盖颅中窝的小脑幕和硬膜，显示岩上窦（SPS）。磨除骨质显露内听道（LSC. 水平半规管；SSC. 上半规管；M. 中耳；EAC. 外耳道；ICA. 颈内动脉水平段；MM. 脑膜中动脉；FO. 卵圆孔；G. 膝状神经节）

表现为可触及的肌肉收缩无力，肌肉萎缩引起的面部不对称，或张口时下颌骨偏斜。多支损害提示肿瘤累及Meckle腔或近端神经主干。

四、适应证

该入路可以解决这个区域的众多肿瘤，包括颅内肿瘤如脑膜瘤、三叉神经鞘瘤和表皮样囊肿。亦可用于处理包括脊索瘤、软骨肉瘤和胆固醇肉芽肿在内的向颅内侵犯的硬膜外肿瘤。该入路可以到达颅底的许多区域，术者应该在术前通过影像学资料仔细评估，确定通过该入路处理病变是否恰当。它适合颅中窝累及岩尖的病变，上斜坡累及颅后窝的病变，一般病变位于同侧。该入路的下界是内听道的水平。

五、禁忌证

没有绝对的禁忌证。一个相对的禁忌证是：肿物破坏斜坡骨质后，主体进入了蝶窦。切除肿瘤后的硬脑膜修补将非常困难，容易出现脑脊液漏。

六、术前计划

平扫和增强的磁共振扫描不但作为术前计划的工具，也具有诊断意义。颅后窝要做轴位和冠状位薄层扫描和稳态构成干扰序列（CISS）、CISS可以更好地区别肿瘤和瘤周的神经血管结构。脑膜瘤的基底部位于硬膜，神经鞘瘤沿脑神经生长，最常见于三叉神经。这两者都有明显强化。表皮样囊肿不强化，难以与脑脊液信号相鉴别。它们在磁共振弥散成像（DWI）可以更好地被识别出来。脊索瘤和软骨肉瘤可导致岩骨和斜坡骨髓信号改变。这两者T2像是混杂的高信号，增强后都有不同程度的强化。CT轴位薄层扫描可以显示肿瘤和颅底骨质之间的关系。脊索瘤和软骨肉瘤的特点是不规则的骨质破坏，而神经鞘瘤则是沿着神经走行的平滑的骨质重塑。

七、手术技术

（一）麻醉，术中神经电生理监护和体位

患者全身麻醉。下肢用弹力袜以防止深静脉血栓，给患者应用类固醇激素和广谱抗生素。大多数情况术中应用神经电生理技术监测脑神经和脑干反应。电极用作监测连续的躯体感觉和经颅运动诱发电位监测。手术入路经过面神经的膝状神经节，需要监测直接面神经刺激和经颅面神经刺激和反应。因此，术中避免用肌松药。

患者取仰卧位，头向健侧旋转60°并稍向下垂，用三钉头架固定（图32-2）。患者身体适当垫起并用多条带子约束在手术台上。术中为暴露视野，应根据需要左右转动手术台。

（二）切口，软组织暴露和开颅

紧贴外耳道前方做问号状切口，在耳郭上方向上转入发迹线内（图32-3）。头皮在筋膜下分离（以便保护面神经额支），沿颞肌表面分离，暴露颧弓及眶外侧缘。将颞肌从颅骨外侧分离。切除颧弓，将颞肌充分压低，保证术者足够的手术角度。颧弓切断术是用往复锯从颧弓根切断，一端保留在颞上颌关节上，另一端保留在眶外侧缘上。被切断的颧骨节段附着在颞肌和咬肌上，将整个复合体向下牵拉。此时，钻两个孔：一个位于"锁孔"（在额颧缝后方，此处钻孔可能会横跨颅前窝底和眶顶）；另一个在颧弓根外耳道上方。用高速电钻打开额颞骨瓣。

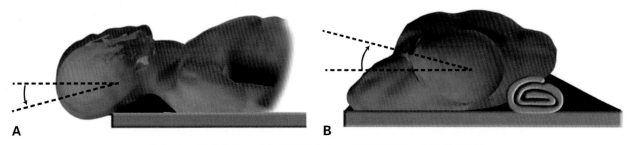

A　　　　　　　　　　B

图32-2　手术体位。头向健侧转60°，头顶稍下垂，三钉头架固定

（三）硬膜外解剖和颞叶抬高

大量的硬膜外解剖工作是为了把颞叶从前方的蝶骨大翼到后方的岩骨表面抬起（图32-4）。为更好地解剖，可通过在麻醉后放置腰池引流或应用甘露醇等方法将脑组织松弛下来。沿着蝶骨大翼磨低颅中窝底，使入路更低、更平坦。硬脑膜应该从后方颞骨的岩骨嵴向前逐步分离。辨认后方的岩骨嵴和弓状隆起。紧临弓状隆起前方的凹陷内走行着从膝状神经节发出的岩浅大神经。棘孔和卵圆孔可见，其内分别穿行的是脑膜中动脉和三叉神经的下颌支。再向前可以看到圆孔，上颌支经此入翼腭窝。

用金刚砂高速电钻开放棘孔、卵圆孔和圆孔。电凝并切断脑膜中动脉。在高倍镜下，沿着岩浅大神经走行向前追踪，它位于颞叶下方的两层硬膜之间。将硬膜的骨膜层沿着神经走行方向锐性切开。这样抬高颞叶硬膜的同时可以将神经保留在内侧深达卵圆孔的骨面上。从而避免牵拉神经和引起面

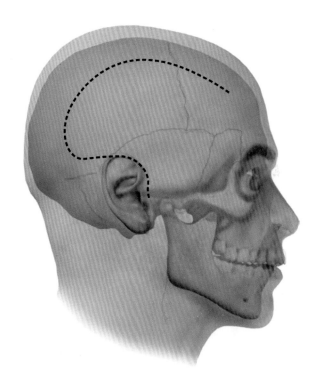

图32-3　切口如图中虚线。切口后方达到耳郭上方，以利术者沿岩骨嵴观察。蝶骨嵴是前界

瘫。岩浅大神经跟颈内动脉水平段伴行。开放动脉骨管暴露颈内动脉要用3mm钻头。如果只需要部分暴露颈内动脉，岩浅大神经则可以保持原位，从外侧磨除岩骨。如果需要暴露全部血管，则须从远离神经节的地方切断岩浅大神经，避免牵拉。咽鼓管骨部紧邻动脉前侧，相隔非常薄的骨质。磨除动脉侧方骨质时要小心，不要打开咽鼓管。鼓膜张肌走行于咽鼓管上表面，在打开咽鼓管前通常会先暴露鼓膜张肌。应该避免无疑无意中用电钻开放咽鼓管，否则容易导致脑脊液漏。辨认咽鼓管，充分开放后填塞肌肉。

进一步解剖是根据肿瘤的位置（硬膜外或硬膜内）和特点因人而异的。

（四）硬膜外肿瘤

常见的硬膜外肿瘤有软骨肉瘤、脊索瘤和胆固醇肉芽肿。肿瘤的上下和内外的范围都必须依照术前影像资料（CT和MRI）仔细评估。需要注意：软组织影扩展的范围，骨质破坏的区域，肿物和颅底孔洞结构的关系，岩骨段颈内动脉。根据这些评估，决定颅底能暴露的区域和范围。像上文中说的，切断岩浅大神经后用电钻暴露颈内动脉水平段，颈内动脉走行于下颌神经深面向上转，故先从岩段颈内动脉后

膝开始去除其顶壁，再向上暴露海绵窦前段颈内动脉前部。在颞叶下方紧贴三叉神经上颌支和下颌支出颅口的外侧小心切开颞下硬膜。从三叉神经节外侧钝性剥离颞叶硬膜，如此，就暴露了三叉神经节和发出的三个分支（图32-4B）。神经节被覆一层薄薄的蛛网膜。硬膜切口向后延长，暴露神经节后方三叉神经根的一部分。在磨掉岩尖之前，必须清楚知道耳蜗、膝状神经节及颈内动脉的位置（图32-1）。膝状神经节紧贴面神经管裂孔后方（发出岩浅大神经的地方）。颞下硬膜和神经节之间有薄薄一层骨质，有时候也没有骨质分隔。耳蜗紧邻颈内动脉膝部后方，也就是岩骨内颈内动脉由垂直段转弯成水平段的地方。内听道位于岩浅大神经走行线和弓状隆起交角的二等分线上。岩骨内水平段颈内动脉内侧骨质和三叉神经节后方的骨质要用电钻逐渐磨低。于岩骨嵴后方、三叉神经根上方、三叉神经节前方、岩骨内水平段颈内动脉外侧之间的四方形区域磨除骨质。过程中可能会开放一些气房，即可显露脑干前方的硬膜。打开内听道时可从颞骨的外侧磨除骨质。以此标示术野暴露的后界。磨除这些重要结构周围骨质时应倍加小心，同时应用面神经电生理监测。

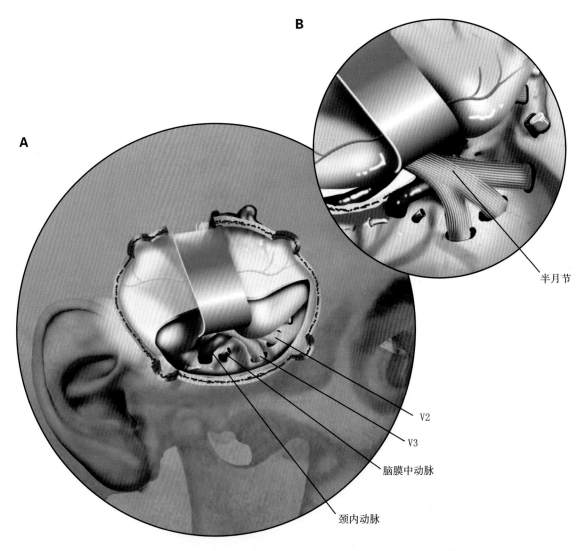

B

A

半月节

V2
V3
脑膜中动脉

颈内动脉

图32-4　A. 从硬膜外抬高颞叶，暴露棘孔内的脑膜中动脉，电凝，切断。暴露并切断岩浅大神经可以帮助辨认颈内动脉水平段。在大多数情况下，不必切断神经。可以把颞叶硬膜外层保留在神经表面，抬高颞叶时避免牵拉神经（V2. 圆孔；V3. 卵圆孔；MM. 脑膜中动脉；ICA. 颈内动脉水平段）。B. 剥离构成Meckel腔外侧壁的硬膜外层，暴露三叉神经节及三个分支。切开后方硬膜追踪三叉神经根。磨除颈内动脉内侧岩尖的骨质，暴露颅后窝硬膜（箭头）（GG. 半月节）

（五）肿瘤切除

软骨肉瘤和脊索瘤是硬膜外肿瘤，一般磨除了岩尖就会看到肿瘤（图32-5），这些肿瘤通常色灰，质软，凝胶状并伴有钙化区域。一般习惯用小环形刮匙和吸引器配合使用切除全部肿瘤。磨除多余的骨质时要小心保护颈内动脉，磨到正常骨质边界为止。既然这些肿瘤大多位于硬膜外，脑干前方的颅后窝硬膜和三叉神经节（根）下方的硬膜就是肿瘤切除的边界。如果用该入路切除胆固醇肉芽肿，一般可以看到囊壁，囊内容物可以吸除。然后小心地把囊壁从周围骨质分离并分块切除。

（六）硬膜内肿瘤

处理颅中窝的硬膜内肿瘤，该入路可以到达小脑幕切迹前部，斜坡前外侧（患侧），包括脑膜瘤（图32-6和图32-7）、三叉神经鞘瘤（图32-8）和表皮样囊肿。尽管该入路对颅中窝暴露非常出色，但对颅后窝的暴露只能限于特殊的解剖区域。这个区域受限于到颅后窝的骨窗：上界为后床突；下界为内听道和岩骨内水平段颈内动脉。这些区域乙状窦后入路或乙状窦前迷路后入路也可以到达，但经岩骨前入路的主要优势是能够提供术者到达肿瘤的直接的路径，并且可从面神经、前庭神经前方切除肿瘤，而不经过它们。

颞叶硬膜抬高的范围从后方的岩骨嵴，到前方的蝶骨大翼。游离并切断岩浅大神经，以进一步抬高颞下硬膜。切开三叉神经上颌支和下颌支外侧的硬膜，分离Meckel腔和三叉神经节外侧壁的硬膜并将其暴露（图32-9A、B）。自岩骨内水平段颈内动脉的后膝直至三叉神经节下方的海绵窦前段将水平段海绵窦暴露。岩骨内水平段颈内动脉内侧的骨质用电钻（3mm或4mm）磨除，以此暴露脑干腹侧硬膜或到达三叉神经根的下方。（图32-9C）。骨质切除的后界和下界是内听道。沿着三叉神经根向后切开颞下硬膜，直至岩上窦。岩上窦走行于颞下硬膜和脑桥前硬膜交界，标志着小脑幕的附着点。颞下硬膜的切口位于岩上窦上方并与之平行，向后切开。在岩上窦下方做另一个切口切开脑干腹侧硬膜。以双极电凝妥善电凝并切断岩上窦。抬高颞叶，切开小脑幕到幕切迹（图32-10）。为了能够看到肿瘤的下极，脑桥前的硬膜可以向下切开远至骨窗下缘。

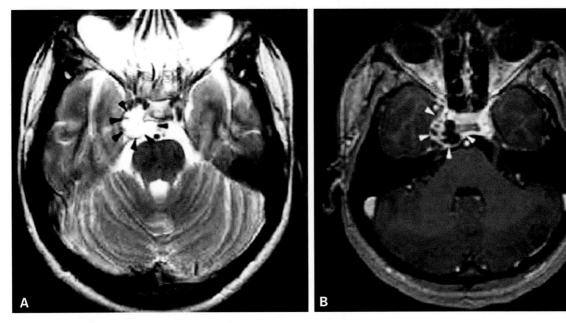

图32-5　A. 右侧岩尖软骨肉瘤轴位T2加权像是高信号（箭头所示）；B. 轴位T1增强像显示肿瘤不规则强化和钙化的低信号区（箭头所示）

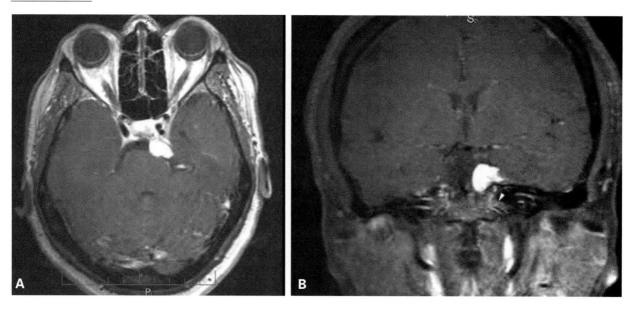

图32-6　A.轴位核磁增强显示颅后窝位于三叉神经根内侧的脑膜瘤；B.冠状位可显示垂直的范围，肿瘤内界在内听道上方（箭头所示）

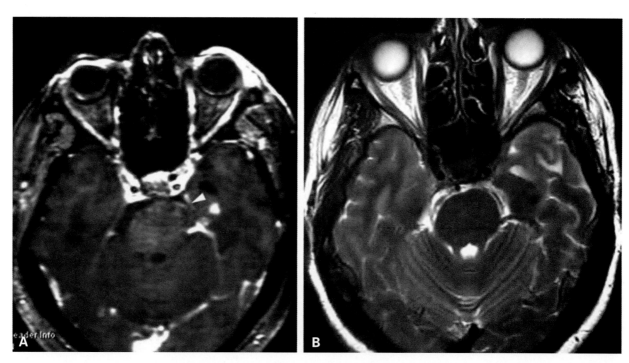

图32-7　A.图32-6脑膜瘤病例的术后轴位增强磁共振（箭头）；B.T2像显示颞叶术后轻微的牵拉反应

　　此时肿瘤可在直视下暴露，逐步去除肿瘤，并将其从周围脑神经、脑干及血管结构上分离（图32-11A、B）。

（七）关颅和重建

　　显微镜下仔细检查颅中窝底有没有与气房相通的缺口，如有则用骨蜡仔细封闭。关硬膜时，用人工硬脑膜补片修补硬膜缺损，周围缝合到硬膜上避免移位。用生物蛋白胶沿边缘粘合加固。在腹部取少

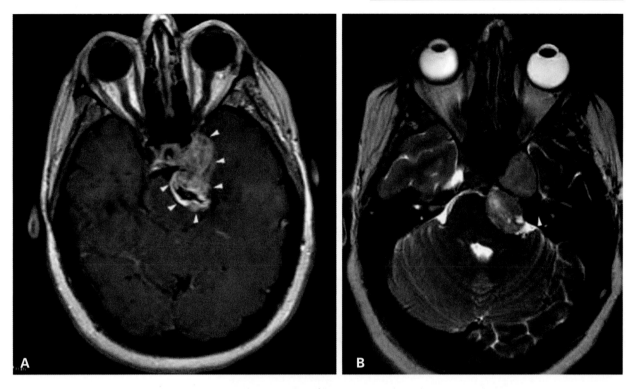

图32-8　A. 磁共振增强轴位和T2像显示占据Meckel腔的哑铃形三叉神经鞘瘤，肿瘤向颅后窝延伸。因为岩尖骨质已被肿瘤部分破坏（箭头），故经岩骨前入路非常理想；B. T2像显示肿瘤向下延伸到内听道水平（箭头）

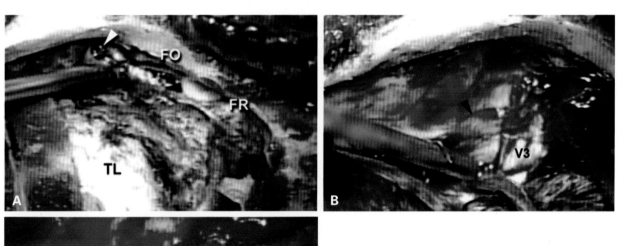

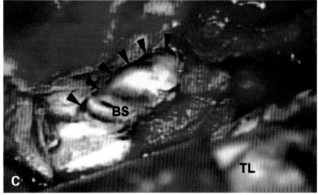

图32-9　A. 图32-6脑膜瘤病例的术中照片。患者的头下垂，鼻侧位于读者右侧。左侧颞下解剖显示脑膜中动脉已经在棘孔被切断（箭头）。在三叉神经第二、三支出颅的地方暴露卵圆孔（FO）和圆孔（FR）（TL. 颞叶硬膜）。B. Meckel腔外侧壁的硬膜已被切掉，显露下颌神经束。岩骨水平段颈内动脉暴露（箭头）。C. 颈内动脉内侧的岩尖骨质被磨掉（箭头），显露脑干前方的硬膜（BS）

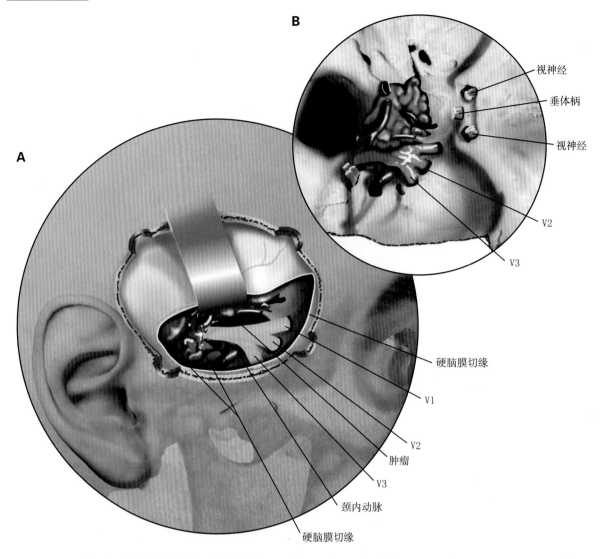

图32-10　A. 切开小脑幕暴露肿瘤（T）（箭头）。B. 轴位示意图显示肿瘤位置和手术入路及其与周围结构的关系。该
入路可以处理肿瘤下界即内听道（箭头）（V2. 上颌神经；V3. 下颌神经）

量脂肪组织移植到修补的硬膜上方支持加固（图32-11C）。用钛板固定骨瓣。因为开窗的下方磨掉了
一些骨质，复位骨瓣后，其下方可能有明显的缝隙，可以用钛网塑形，避免产生不美观的压痕。复位颞
肌，向上悬吊缝合固定，使之越过颅骨开孔。复位颧弓，钛板固定。帽状腱膜下放置引流，自另外的穿
刺点引出。不用接负压球，接重力引流袋即可。须常规放置引流，因为皮下脑脊液积聚十分常见，通过
放置一个临时引流，可以使头皮与肌肉贴合更为紧密，降低假性脑膜脑膨出形成的可能性。

八、术后处置

患者在神外ICU观察颞叶迟发性水肿和出血。颞叶牵拉或挫伤可以诱发癫痫。一般给予患者预防性
抗脑血管痉挛措施。术后第2天CT平扫检查有无出血和脑水肿。

九、并发症

1.脑神经问题　术侧的第Ⅲ～Ⅵ对脑神经有损伤的风险。尽管入路的下界是内听道水平，如果第

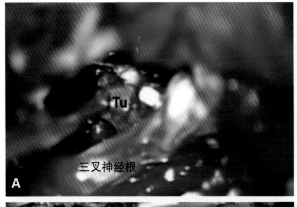

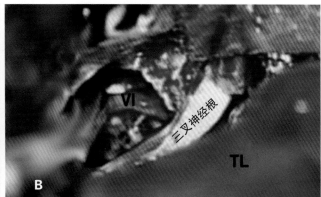

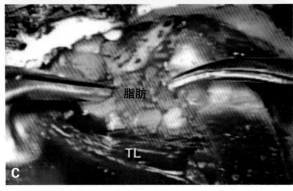

图32-11 A. 图32-6脑膜瘤病例的术中图像。头下垂，鼻侧位于读者右侧。切开硬膜并分离小脑幕，上至脑干的三叉神经根（Ⅴ root）全程暴露，内侧的肿瘤（Tu）亦可见。B. 切除肿瘤后可以看到展神经（Ⅵ）位于脑干腹侧面，三叉神经根在它上方（TL. 左侧颞叶）。C. 为关闭颅后窝的硬膜缺损，用人工硬膜补片覆盖缺损，再覆盖脂肪。周边用生物蛋白胶粘合（TL. 颞叶）

Ⅶ～Ⅷ对脑神经明显受侵犯或肿瘤侵入内听道，这个入路就不适合用于切除这样的肿瘤。该入路需要抬高颅中窝底的颞叶硬膜并分离后方的小脑幕，这样即可将脑神经从脑干起源的位置到海绵窦或鞍旁全部暴露。三叉神经全程暴露在术野，更容易被损伤。应重视三叉神经的损伤，因其引起的角膜麻痹对眼睛可造成危害。缺乏营养的角膜溃疡应及时监测和治疗。

2.脑干的问题　术前磁共振扫描评估对于预测脑干并发症很重要。T2像和FLAIR序列可以显示脑干水肿，提示预后差。这提示肿瘤已经侵犯蛛网膜和软脑膜，意味着没有了从脑干上分离肿瘤的清楚的平面。在这种情况下，脑干损伤的风险非常大，一般建议保留紧贴脑干的小部分肿瘤，以避免脑干损伤的严重并发症。

3.动脉损伤　这类肿瘤经常和基底动脉及其分支关系密切。如果血管被肿瘤包绕超过180°，就有损伤主要血管或穿支的潜在风险。如果肿瘤只是粘连动脉，可以尝试分离血管。常见的损伤机制是由于穿支血管从主干血管处撕脱。出血后可以用双极电凝准确地电凝止血，或有时需要用8-0尼龙线缝合。动脉或其穿支的损伤最严重的结果就是导致脑干梗死，这是灾难性的，最好通过严谨的技术和细心的术中判断来避免。

4.颞叶问题　过度牵拉是颞叶挫伤和水肿的最常见原因，偶尔还能导致血肿。开颅时充分磨低颅中窝底的骨质，可以使术者通过调整显微镜的角度看到肿瘤上界，而不是过分牵拉颞叶。如果肿瘤的一部分在颅后窝，切开小脑幕，磨除岩尖可以尽量减少颞叶牵拉。

十、结果

该入路为切除位于这个区域的经选择的肿瘤提供了更出色的显露路径。尽管目标是肿瘤全切，但肿瘤切除的程度通常取决于是否累及神经血管结构等肿瘤的生物学行为。下文中的操作不当可导致一过性的脑神经麻痹。

☑️ **精要**

- 一定要仔细评估术前的影像学检查，来决定该入路是否合适。
- FLAIR和T2序列一定要检查，如果脑干有高信号，提示有软脑膜侵犯。这提示肿瘤不会安全地从脑干分离下来。

☑️ **误区**

- 磨除岩尖骨质时，气房一定要仔细地用骨蜡封闭，避免脑脊液漏的形成。
- 颞叶从颅中窝底抬高的过程中，一定要小心，不要损伤膝状神经节，其可能没有骨质覆盖。
- 避免牵拉岩浅大神经而导致面瘫。

☑️ **所需器械**

- 高速电钻（包括切割钻和磨钻及冲洗管）
- 显微手术器械
- 神经完整性监测仪（用来完成面神经刺激）

（刘俊其　译）

推荐阅读

Kawase T, Shiobara R, Toya S. Middle fossa transpetrosal transtentorial approaches for petroclival meningiomas. Selective pyramid resection and radicality. Acta Neurochir（Wien）1994;129:113 - 120.

Ichimura S, Kawase T, Onozuka S, et al. Four subtypes of petroclival meningiomas: differences in symptoms and operative findings using the anterior transpetrosal approach. Acta Neurochir（Wien）2008;150:637 - 645.

Muto J, Kawase T, Yoshida K. Meckel's cave tumors: relation to the meninges and minimally invasive approaches for surgery: anatomic and clinical studies. Neurosurgery 2010;67（Suppl 1）:ONS291 - 299.

第**33**章　耳后入路至颞下颅底

Postauricular Approach to the Infratemporal Skull Base

John P. Leonetti

一、引言

许多良、恶性肿瘤可发生于侧颅底和颞下颅底这一复杂的神经血管区域。这些肿瘤可以起源于颈静脉孔、岩尖、颞骨或鼻咽部。此外，晚期的腮腺恶性肿瘤、后组脑神经颅外段的神经源性肿瘤、咽旁间隙的副神经节瘤都可以累及颞下窝。从耳后入路至此区域可提供宽阔的外侧通道，可在切除肿瘤前显露颈内动脉、颈内静脉（IJV）、后组脑神经、面神经和颈静脉孔。颅内外沟通的哑铃型肿瘤也可通过增加乙状窦前硬脑膜切口从而显露颅后窝来切除。目前此入路是大部分侧颅底和颞下窝病变的最常用入路。

二、病史

颈静脉孔区肿瘤侵及中耳最常见的症状是耳聋及搏动性耳鸣。后组脑神经病变通常是可代偿的且无临床症状，但也有一些患者表现为轻微的语言及吞咽困难或慢性咳嗽。肿瘤侵犯三叉神经会引起面部麻木，侵犯颞下颌关节会引起逐渐加重的张口受限。非血管性肿瘤，如颈静脉孔区的神经源性肿瘤，很少引起症状，患者常因其他无关的表现如头痛或平衡障碍行影像学检查而被偶然发现。

三、体格检查

任何怀疑颞下窝肿瘤的患者必须行全面的头颈部检查、脑神经评估及显微耳镜检查。颈部和腮腺双手触诊法可评估肿瘤是否累及高位颈部及咽旁间隙。同时还要检查伸舌运动、声带功能、肩部力量、脸部表情运动和颞下颌关节功能。显微耳镜检查可以判断下鼓室肿瘤或中鼓室疾病，也可观察肿瘤的颜色及是否有搏动性。基本的音叉试验（Weber和Rinne试验）有助于判断耳聋的类型及分级。

四、适应证

耳后颞下窝入路最常用于颈静脉孔区、岩尖、斜坡或颞下窝的肿瘤切除。这些区域的病变包括副神经节瘤、神经瘤、脑膜瘤、脊索瘤、表皮样囊肿、上皮恶性肿瘤和涎腺肿瘤。耳后颞下窝入路也可以结合各种神经外科技术来切除颅内外沟通肿瘤（表33-1）。

表33-1　颞下窝的肿瘤

软骨肉瘤	神经瘤（Ⅸ～Ⅻ）
脊索瘤	骨肉瘤
颈静脉球瘤	腮腺恶性肿瘤
迷走神经球瘤	颞骨肿瘤
脑膜瘤	颞下颌关节肿瘤

五、禁忌证

老年患者患此区域生长缓慢的良性肿瘤不需手术。手术禁忌证包括肿瘤侵犯颈内动脉、椎动脉、脑干和放疗失败的恶性肿瘤，以及家族性、遗传性、双侧及多发性疾病的某些病例。

六、术前计划

所有患者必须进行详细的病史采集和全面的头颈部检查，包括所有脑神经评估、术前声带运动和咽功能的检查。

双耳均应进行基本的纯音及言语测听检查，并且必须告知患者术后将会无法避免地出现听力下降。

大多数患者通过增强的MRI和CT扫描可以分别判断软组织和骨质受累的情况。全脑血管造影可以用于评估动脉和静脉的解剖，并且必要时可行术前的肿瘤栓塞。

复发性肿瘤，有放疗史或肿瘤包裹颈内动脉的患者，须行球囊闭塞试验并监测脑血流情况。副神经节瘤患者须行血清和尿儿茶酚胺筛查，以判断肿瘤的分泌状态。证实有儿茶酚胺升高的患者必须给予β受体阻滞剂（普萘洛尔），以避免栓塞和手术操作过程中出现高血压危象。通常无须对这些肿瘤进行活检。

七、手术技术

患者固定于仰卧位，头转向肿瘤的对侧。以三钉头架固定，消毒范围包括颅骨外侧、面部、颈部和同侧腹部。术中使用肌电图监测面神经和术前功能正常的后组脑神经。根据患者的体型或颈椎活动情况，选择性进行臂丛的躯体感觉监测。气管插管全身麻醉，维持麻醉时避免使用肌松剂。

在耳后做反"S"形切口，始于耳郭上方的颞部头皮，向耳后延伸，止于颈部距下颌骨下缘至少两横指处（图33-1）。从后往前翻起整个耳郭-腮腺皮瓣，保护上方的颞肌筋膜和下方的颈阔肌。切断外耳道软骨部，采用双层缝合的盲袋式技术封闭外耳道。在颞线下方由前向后切开并向上方翻起颞顶瓣，向后下翻起胸锁乳突肌及周围骨膜。

去除外耳道的皮肤，以及鼓膜、锤骨和砧骨。

（一）岩骨次全切除术

实施完壁式乳突切开术，可早期辨认出乙状窦和颞部硬脑膜。在乙状窦后方和下方去除至少3cm宽的骨质，以备结扎乙状窦。辨认鼓窦和外半规管，以安全地开放面隐窝。用咬骨钳或切割钻去除骨性外耳道后壁。并用咬骨钳去除全部乳突尖，上至二腹肌沟和茎乳孔水平。

在显微镜下轮廓化膝状神经节至茎乳孔的面神经骨管。如果能从面神经前方和后方切除肿瘤，则保留面神经骨桥的完整。向前移位面神经需要完全去除面神经骨管骨质，并切断岩浅大神经。去除面神经后方骨质，上至后半规管，下至颈静脉球，从而到达肿瘤的后界（图33-2）。

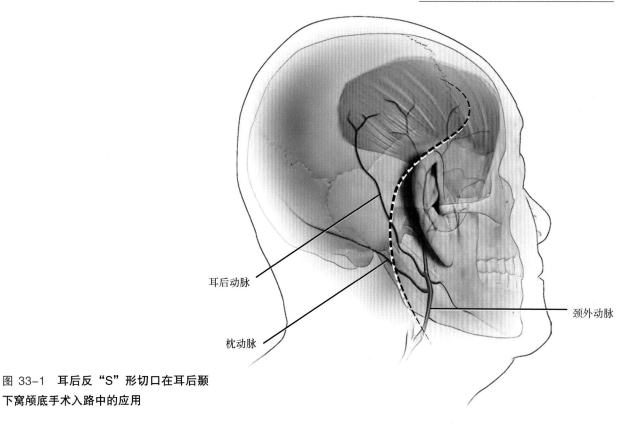

图 33-1 耳后反"S"形切口在耳后颞下窝颅底手术入路中的应用

耳后动脉

枕动脉

颈外动脉

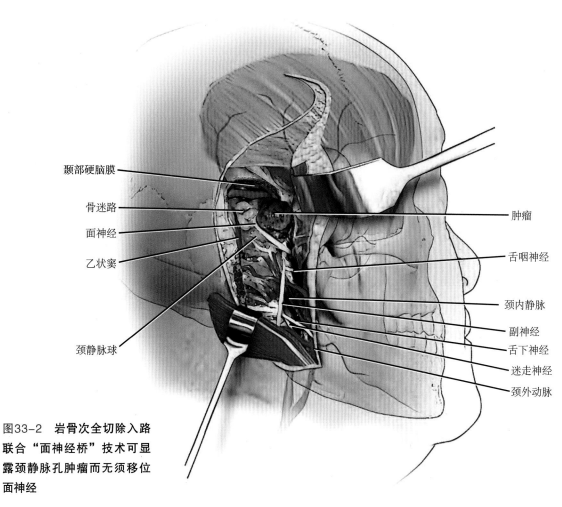

颞部硬脑膜

骨迷路

面神经

乙状窦

颈静脉球

肿瘤

舌咽神经

颈内静脉

副神经

舌下神经

迷走神经

颈外动脉

图33-2 岩骨次全切除入路联合"面神经桥"技术可显露颈静脉孔肿瘤而无须移位面神经

对于术前存在严重感音神经性聋的患者可以实施迷路切除术，以增加后上方的暴露。去除外耳道前壁骨质，暴露颞颌关节，向前牵拉周围软组织。去除关节窝前内侧和茎突根部骨质来显露岩骨段颈内动脉骨管的垂直部和咽鼓管口。

（二）颈清扫术

向后翻起胸锁乳突肌，辨认副神经和颈内静脉。游离颈内静脉，辨认第Ⅸ，Ⅹ，Ⅻ对脑神经。将二腹肌翻向前内侧，解剖上段颈内动脉。用橡皮条环绕大血管。在茎乳孔处辨认面神经，并切除腮腺浅叶。如果计划行面神经移位，解剖面神经分支可以减少对面神经的牵拉，并可能降低术后面瘫的程度。

（三）肿瘤切除

用双极电凝烧灼后分块切除位于中耳的肿瘤，直至暴露鼓岬、颈动脉管和上半规管壶腹端的骨质。用同样的方式处理肿瘤的后界及后下界，直至在颈静脉孔区残留少量相对去血管化的肿瘤。

在横窦下方和乳突导静脉下方双重结扎乙状窦。然后在低于血管腔内肿瘤侵犯的位置，于颈上部结扎颈内静脉。

平行于岩骨段颈内动脉垂直部的后壁，从上至下游离剩余的硬膜外肿瘤。切开乙状窦的侧壁，往前向颈静脉球的方向解剖肿瘤。除非存在硬膜内的颅后窝肿瘤，乙状窦的内侧壁一般给予完整保留。向下朝已结扎的颈静脉方向切除肿瘤时，可能会遇到岩下窦的大量出血。为避免损伤第Ⅸ和第Ⅹ对脑神经，必须轻柔地填塞岩下窦。

通过小心切除颈静脉球的后内壁或下段乙状窦的内侧硬脑膜壁可以切除颅后窝的硬膜内肿瘤。用电钻磨除耳蜗、岩尖，至岩骨段颈内动脉水平部的内侧和前内侧，可以处理侵犯至斜坡的肿瘤。在结扎脑膜中动脉、横断三叉神经下颌支、结扎咽鼓管软骨部、下移下颌骨髁突后，还可以处理侵犯至颅中窝的肿瘤。

（四）关闭术腔

取腹部脂肪组织修补骨性缺损或颈静脉球、乙状窦前区域的局限性硬脑膜缺损。将颞顶瓣翻转覆盖脂肪组织，向前与残余腮腺缝合，向后下与胸锁乳突肌缝合（图33-3）。微血管游离肌瓣可用于大的硬脑膜缺损、曾行放疗的患者及修正性手术。在肌肉的深面和浅面各放置一根负压引流管。乳突敷料加压包扎3~4天。

八、术后处置

耳后颞下窝入路术后患者通常在手术室拔管，并在恢复室监测1~2小时。然后送到神经外科或耳鼻喉科重症监护病房1~2天。患者应留置临时鼻饲管，直到可以进行床边吞咽功能检查。多发后组脑神经损伤可使吞咽功能恢复期延长，但极少需要家庭的肠外营养。

这些患者通常在术后第2天或第3天转入普通病房，并开始进行言语、吞咽和步行等康复治疗。一般在术后第3天拔除引流管，大部分患者在术后第5天出院。

患者1个月后复诊时常已经恢复正常活动并回归工作。标准的长期随访监测包括术后1，4，9年进行MRI检查。根据患者症状进展情况决定是否对面瘫、声嘶和吞咽困难进行手术干预。

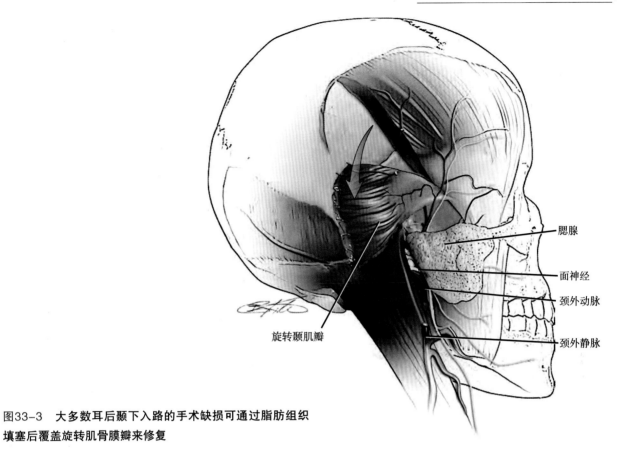

腮腺

面神经

颈外动脉

颈外静脉

旋转颞肌瓣

图33-3　大多数耳后颞下入路的手术缺损可通过脂肪组织填塞后覆盖旋转肌骨膜瓣来修复

九、并发症（表33-2）

轻微的伤口并发症包括积液、血肿、涎瘘、皮肤部分缺损或脑脊液在伤口积聚。这些均可通过液体抽吸、抗生素和加压包扎进行处理。脑脊液皮肤瘘或脑脊液鼻漏很可能需要对缺损部位进行修复。腰池引流脑脊液可能使渗漏停止，但也可能导致有脑脊液鼻漏的患者发生脑膜炎。

须行面神经移位的患者其面瘫是暂时的，而当面神经保留在其"骨桥"内时面瘫罕见。适当眼部护理如使用人工泪液、眼用润滑剂和夜间胶贴将降低角膜损伤的风险。预计术后 3～6 个月时面瘫将恢复得很好且联带运动轻微。

由于牵拉或横断而导致的多发后组脑神经损伤最常发生于颈静脉孔区和颞下窝巨大肿瘤的患者。声音的质量和强度可通过临时声带注射或永久性声带内移术来提高。在通过鼻饲或直接胃肠喂养维持营养的同时，尽快开始吞咽康复治疗。气道保护和术后吞咽困难对于患者和医生而言都是艰难的挑战。

表33-2　耳后颞下颅底外科术后并发症

切口	脑神经	神经血管
皮下积液	面神经	脑水肿
血肿	后组脑神经（Ⅸ～Ⅻ）	出血
涎腺瘘	气道	卒中
皮肤坏死	发音	死亡
脑脊液积聚	吞咽	
脑脊液鼻漏		

对静脉和动脉解剖进行合适的影像和血管造影评估能显著降低主要的或灾难性神经血管并发症如脑水肿、出血或卒中的风险。对于巨大肿瘤的患者，术后必须在神经外科重症监护病房监测，以便尽早发现上述并发症并能及时采取抢救措施。

十、结果

耳后颞下窝入路已被用于颈静脉孔、颞骨、咽旁间隙和斜坡区肿瘤的手术治疗。如果后组脑神经（Ⅸ～Ⅻ）在术前功能正常，通常可以在解剖学上和（或）生理学上保留这些神经的功能。这可使患者术后语言或吞咽正常或仅出现暂时性的功能减退。如果为了增加肿瘤的暴露而行面神经前移，则面神经可出现暂时性瘫痪。

静脉淤血或梗死极为罕见，因为磁共振静脉造影术或术前脑血管造影术中显示大多数患者有对侧的侧支静脉血流。意外的颈内动脉损伤可能导致出血、卒中或死亡。笔者在超过1200例侧颅底手术中没有出现过这些并发症，很大程度上是因为笔者会在岩骨段颈内动脉的脆弱管壁上保留一些肿瘤组织。

平均住院时间为3～5天，大部分患者在1个月内恢复工作。如果出现言语和吞咽困难，或患者出现伤口并发症或脑脊液漏，则需要更长时间的住院治疗和全面康复。

耳后颞下窝入路是侧方进入颈静脉孔、斜坡、深部咽旁间隙或鼻咽部肿瘤的通用选择。该技术允许在肿瘤切除之前发现和保护所有周围的神经血管结构。选择合适的患者，在详细的临床影像学评估基础上，可将严重并发症的风险降至最小，并使安全切除肿瘤的机会最大。

✓ 精要

- 详细的病史和全面的头、颈部和脑神经检查是必需的。
- 使用高分辨率颞骨CT扫描和内听道MRI检查确定肿瘤的大小、位置和类型。
- 由于术后发生气道、言语和吞咽的并发症可能性大，老年或医疗受限的患者须考虑非手术治疗。
- 避免在明确辨识和保护脑神经Ⅶ和Ⅸ～Ⅻ、颈内动脉、及乙状窦-颈静脉球-颈内静脉之前切除肿瘤。
- 曾行放疗或手术的患者，或存在广泛硬脑膜缺损的患者可考虑微血管游离肌瓣。

✓ 误区

- 对于呼吸消化康复不良者，选择这种手术方式会导致不利或难以康复。
- 术前神经功能正常的患者出现意外的永久性后组脑神经损伤。
- 切口愈合欠佳导致脑脊液漏并可能导致脑膜炎。
- 颈内动脉损伤或未能根据血管造影评估来确定静脉回流不足。

✓ 所需器械

- 耳科器械包
- 头颈器械包
- 开颅器械包
- 手术钻

● 超声吸切器
● 显微镜
● 术中导航系统

（邱前辉　译）

推荐阅读

Fisch U. Infratemporal fossa approach to tumors of the temporal bone and base of the skull. J Laryngol Otol 1978;92:949－967.

Jenkins HA, Fisch V. Glomus tumors of the temporal region. Arch Otolaryngol 1981;107:209－214.

Glasscock ME, Jackson CG, Harris PF. Glomus tumors: diagnosis, classification and management of large lesions. Arch Otolaryngol 1982;108:401－406.

Jenkins HA, Franklin DJ. Infratemporal approaches to the skull base. In: Jackson CG, ed. Surgery of Skull Base Tumors. New York, NY: Churchill Livingstone Inc., 1991:121－139.

第34章 内镜经眶入路至颅中窝

Transorbital Endoscopic Approaches to the Middle Cranial Fossa

Kris S. Moe, Richard G. Ellenbogen

一、引言

有许多安全有效的开放手术入路可以抵达颅中窝（middle cranial fossa，MCF），包括但不限于翼点、眶颧、额颞及颞部入路。这些入路很有效，且开放颅中窝的安全系数高。然而，它们都有一些弊端。普遍认为的弊端或风险包括与头皮大切口相关的并发症、颞肌萎缩、面神经额支损伤和为了抵达病灶而牵拉脑组织所致的术后脑水肿。

激励和促进了颅前窝内镜入路发展的外科诉求同样也推动了颅中窝微创入路的研究。经鼻入路至内侧颅中窝（鞍旁区和海绵窦内侧部）已有报道且行之有效。至颅中窝前部基底的扩大内镜入路也得到了发展，并在临床实践中得以改进。诚然，治疗侵犯这些区域外侧和上方的病变更具挑战性。开展安全有效的颅中窝微侵袭内镜入路所遇到的挑战，部分是由于手术通道过长所造成，以及诸如眶内容物和视神经这样的手术障碍。

为了避开这些障碍物，提供短距且直接的路径抵达颅中窝病变，我们建立了一套独特且有效的内镜经眶入路系统来治疗此区域的病变。穿经眼眶的手术路径其基础是第15章（图34-1）所述的眼眶象限系统。这一系统基于邻近及越过眼眶的普通目标区域，以及与眶相关的不能损伤的解剖结构，把眼眶分成不同的路径象限。手术包括经上眼睑纹（superior lid crease，SLC）切口的眶上切开术及经泪阜前（precaruncular，PC）切口到达颅前窝的眶内侧切开术（见第16章）。可经外侧眦后（lateral retrocanthal，LRC）入路的眶外侧切开术、经下方结膜（inferior transconjunctival，ITC）入路的眶下切开术（图34-2），以及经对侧眼眶行对侧泪阜前（contralateral precaruncular，CPC）入路的眶内侧切开术（见第15章及下述）进入颅中窝。这些术式常用于修复眼眶外伤和治疗鼻源性的眼眶及颅内脓肿。我们已经报道了很多关于这些术式安全性和有效性的临床案例。这些入路可以单独使用，或联合对侧经眶、经鼻或经上颌入路等多入路使用。

用手术导航系统进行术前的计算机入路分析，并且包括360°全面评价受累区域和病变附近的解剖，以及潜在的内镜通路所需移位或穿过的解剖结构，来选择入路的类型和数量。应选择最有效和损害最小的入路。手术的目标是获得内镜治疗病变的最佳合适角度以避免开颅的显微外科入路，最终减少并发症（图34-3）。

LRC入路提供了到达颅中窝的球后通道，这是无法安全地经鼻实现的。而ITC和CPC入路提供的通道也可以经鼻或经上颌窦入路获得。它们提供到达靶区的入路角度是完全不同的；经眶入路的距离明显短于经鼻入路，而且两种入路也可以互补。然而有时，病变可能会累及眶底（如转移性肿瘤）或须与病

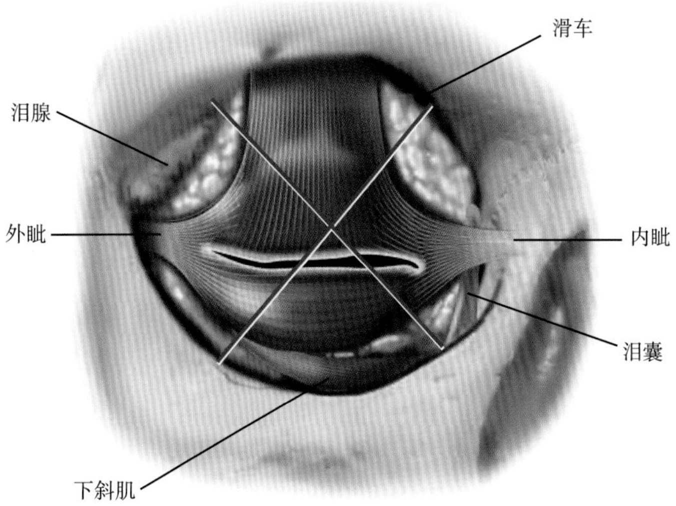

图34-1 右侧眼眶的四个象限。依据病变主要累及的眼眶象限选择手术入路。通过SLC入路进入上象限（见第15章）。通过PC切口进入内侧象限；通过ITC切口进入下象限；通过LRC入路进入外侧象限（SLC. 上眼睑纹；PC. 泪阜前；ITC. 经下部结膜；LRC. 外侧眦后）

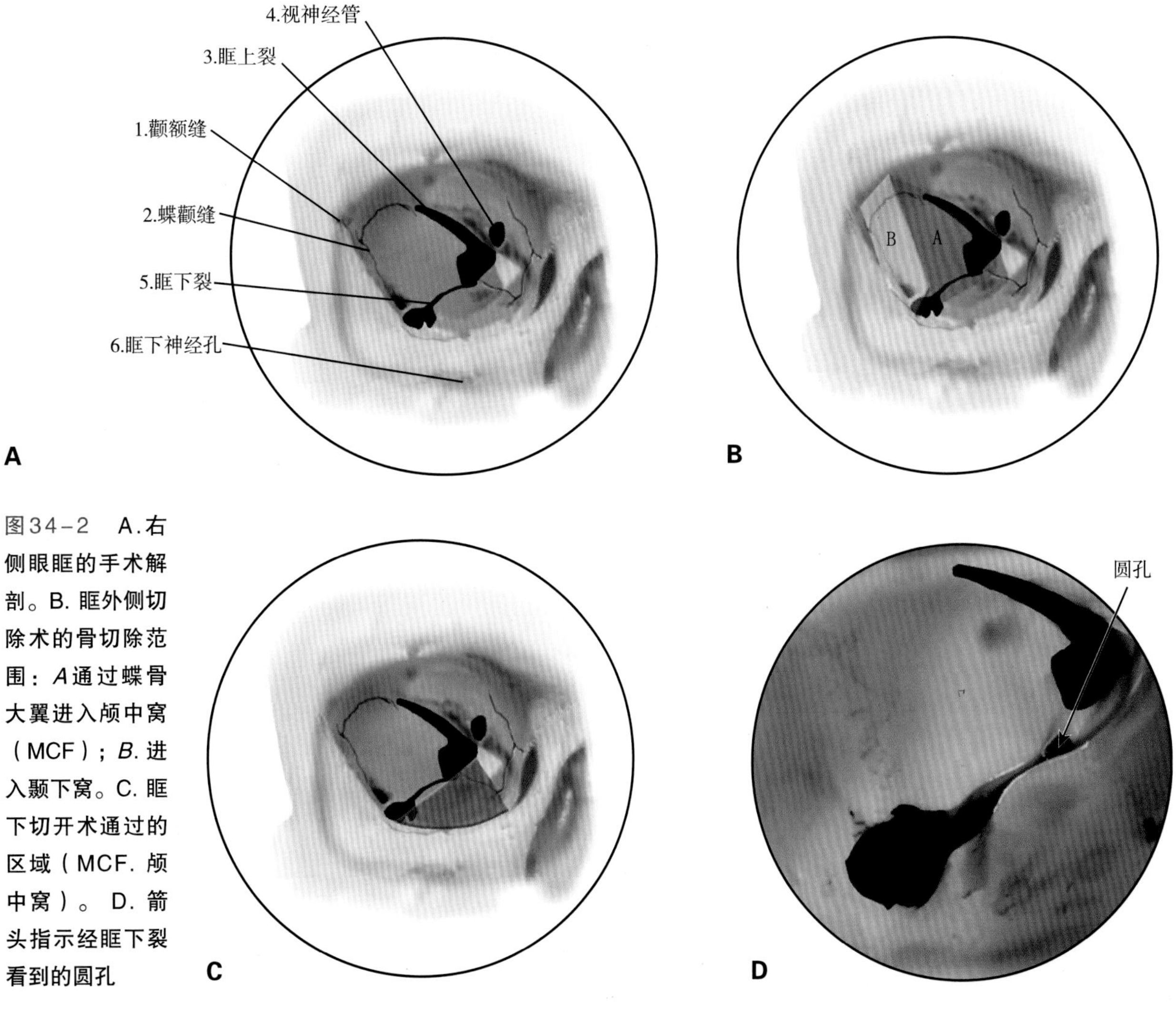

图34-2 A.右侧眼眶的手术解剖。B. 眶外侧切除术的骨切除范围：A通过蝶骨大翼进入颅中窝（MCF）；B.进入颞下窝。C.眶下切开术通过的区域（MCF.颅中窝）。D.箭头指示经眶下裂看到的圆孔

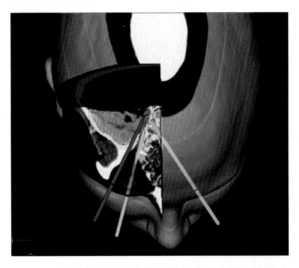

图34-3 CT上面观示术前计算机分析内镜入路至右侧海绵窦的可能路径。外侧（红）、下方（蓝）和对侧PC（绿）入路。MCF和附近蝶筛区域以黄色显示（PC. 泪阜前；MCF. 颅中窝）

变组织一并切除部分眼眶。在这些情况下，经眶入路能提供更加清晰的眶部术野，尤其是须行眶部重建时。随着使用这些入路的经验越来越丰富，每一入路的适应证和禁忌证将会被更好地界定。

本章讨论了我们用以抵达颅中窝的内镜经眶入路，包括LRC、ITC和CPC入路。虽然我们通常使用经鼻入路处理鞍区和鞍上病变，但对其的描述已超出了本章讨论的范围。

二、病史

视病变的位置、类型和分期的不同，颅中窝病变患者的临床表现和病史变化很大。这一区域的肿瘤通常是无症状的，直到它们侵犯神经并沿着神经浸润，此时可能引起面部麻木或疼痛。颅内侵犯可能引起的症状取决于所累及的区域。肿瘤累及颞下窝或翼腭窝可能会影响咀嚼或引起咀嚼疼痛。向前侵犯眼眶可能会导致复视、突眼和逐步进展的视力下降。

三、体格检查

具有MCF病变相应临床症状的患者，均应行完整的头颈部检查及包括所有脑神经的全面神经系统评估。评估三叉神经各分支的面部感觉亦很重要。行鼻内镜和鼻咽镜检查以评估眼眶内侧、眶间颅底、蝶骨和斜坡区域受累情况。

然后根据病史和体格检查进行影像学检查，最常单独或联合使用CT和MRI。血管造影可用于检查血管是否受累或为了手术安全行术前栓塞。

四、适应证

许多病变可以累及颅中窝，如原发于颅中窝、来自远处转移或邻近结构的局部侵袭。起源于颅中窝的肿瘤通常是良性的，包括垂体腺瘤、脑膜瘤和三叉神经鞘瘤（本章不包括颞骨病变）。该区域发生的恶性肿瘤包括脊索瘤、软骨肉瘤和骨肉瘤；侵犯周围神经的鳞状细胞癌或腺样囊性癌。局部侵袭和血行转移也很常见。

到达该区域最常用的开放术式是翼点、眶翼、眶颧和经颞/颞下窝入路。开放的显微血管操作虽然有效，但可因脑组织牵拉、脑水肿，以及较大的、潜在可见的瘢痕对正常结构的破坏而导致并发症的发生。而且额颞区的开放手术需要颞肌移位，这可能导致明显的颞部轮廓凹陷。此外，行这些手术时有损伤面神经额支的风险。虽然这种神经麻痹并不常见，但一旦发生，就会对患者外观造成严重影响，并可能导致上方的视野遮挡。去除大块颅骨瓣也带来了皮瓣的感染风险，并增加了患者的康复时间。

内镜经鼻入路至鞍旁区域、岩尖和海绵窦内侧面已被研究报道是安全的，能更好地观察病变并缩短愈合时间。这些入路通过自然孔道提供了良好的路径。然而，至这些区域的附加入路有利于扩大观察病变的角度，并为外科医生的双手或器械之间提供了更多的操作空间。

暴露和抵达海绵窦外侧/鞍旁区域和三叉神经节外侧的位置时，内镜经鼻入路的能力有限，而当到达这些区域时，此内镜径路可能已达到其有效范围的上限。

另一个经鼻入路受限的区域是颞下窝的上部和MCF的前上部。这些区域在经鼻入路的眼眶"阴影效应"内，难以在不危及重要神经血管结构的情况下进入这些区域。

　　对于这些经鼻入路难度高或风险大的区域，可以使用经眶入路，或为经鼻入路提供辅助通道。这些入路的适应证与经鼻入路相似，并随着对解剖观念和技术要求的更加熟悉而不断扩大。目前内镜经眶入路至颅中窝可用于治疗累及颅中窝腹侧面下界、内界、外界和前界的良性和局限性恶性肿瘤。如前所述，抵达这些区域的经眶入路主要包括LRC、ITC和CPC。

　　这些入路的适应证和应用正在不断扩大，随着先进仪器的推出，将会进一步发展。眶外侧切开术（LRC入路）提供了进入颞下窝、蝶骨大翼和颅中窝相邻区域的通路。其应用包括外伤和脑脊液漏修补，以及肿瘤切除。该入路可以用于抵达海绵窦和三叉神经节的外侧，以及颅内相对较浅的部位（图34-4）。在冠状面上，入路的入口位置相当灵活，可通过对手术目标进行向量分析选择入口位置。

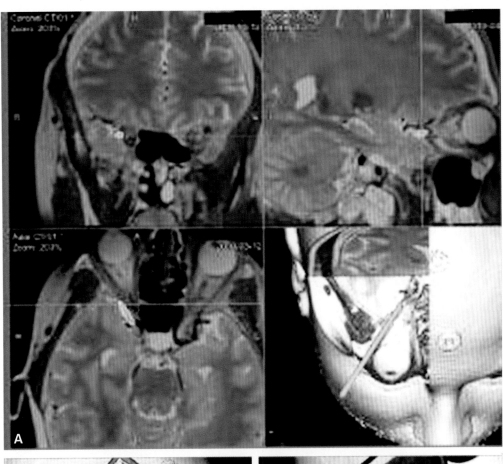

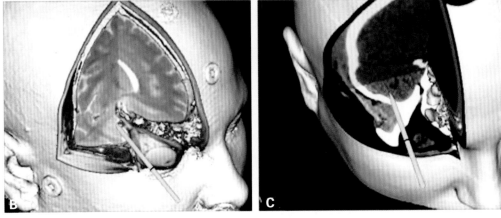

图34-4　A. LRC入路的手术计划图；B. 扩大展示LRC入路的路径；C. 抵达外侧MCF。注意如有需要可以很容易地进入邻近的颞下窝（LRC. 外侧眶后；MCF. 颅中窝）

ITC入路可用于MCF前下方的病变，如圆孔区（图34-5）。它也提供了一条沿视神经行程下方至海绵窦下外侧面的潜在途径。这种入路对于累及眶下和上颌骨的病变特别有用，如眶下神经的肿瘤。

CPC入路用于海绵窦内侧、视神经，以及选择性的鞍区和鞍上病变（图34-6）。视神经和视交叉病变及修补脑膨出，是将此入路纳入手术计划的强有力指征。

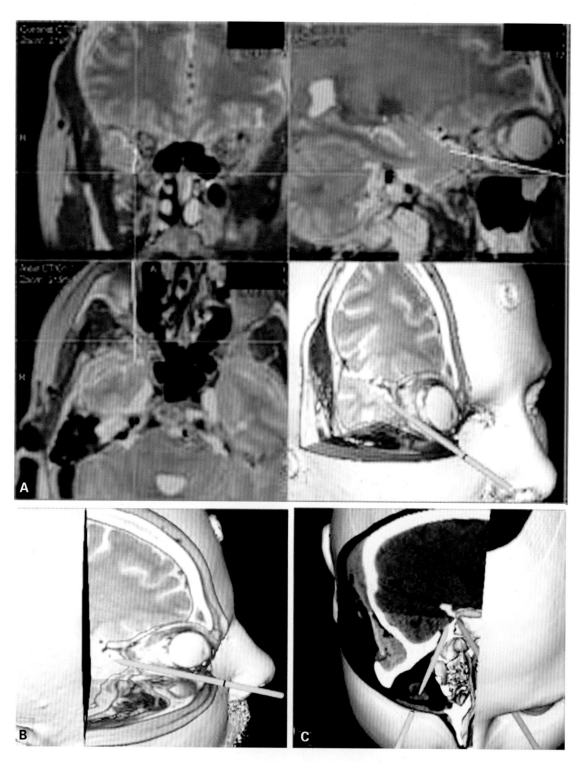

图34-5 ITC入路。A. 从入口处到手术目标的术前矢量通道分析；B. 放大的旁矢状位视图显示眼球下方、向后离开眼球并沿眶底抬高、进入MCF的通道；C. ITC入路至圆孔和CPC入路（绿色）至外侧蝶窦（ITC. 经下方结膜；MCF. 颅中窝；CPC. 对侧泪阜前）

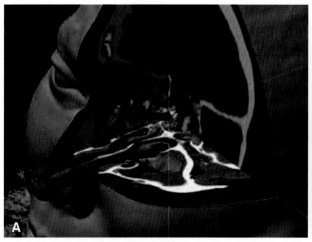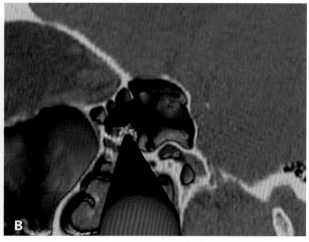

图34-6　A. 左侧CPC入路至右侧MCF（Sternberg's）脑膨出（黄色）；B.（A）的局部放大图，虚拟内镜显示该入路下的观察和操作均令人满意（CPC. 对侧泪阜前；MCF. 颅中窝）

五、禁忌证

相对于经眶入路至前颅窝（见第16章），经眶入路至MCF的主要禁忌证是近期严重的眼眶外伤史。激光视力矫正术（LASIK）手术史尽管不是手术禁忌证，但术者应非常小心地对待角膜，并在术后密切观察任何角膜并发症（见并发症部分）。这些患者可能有部分角膜麻痹，有更高的角膜溃疡或暴露损伤风险。眼眶原发病变的患者，特别是那些角膜麻痹的患者，术前应由眼科医生进行评估，并在术后接受联合随访。

病变必须具有合适的大小、位置，并且能在内镜视角下被外科医生用器械切除。如果是转移性疾病，应注意确保病变是孤立的。

在临床上使用这些入路之前，外科医生应接受足够的培训和（或）指导。应对每位患者的病变进行个体化评估，通过术前CT和MRI分析来确定某一类型的内镜入路是否合适，并确定最佳的单一入路或联合入路。

六、术前计划

如任何复杂的手术过程一样，只有在患者进行了全面评估，包括全面的影像学检查，并咨询了相关的所有颅底小组成员之后，才能考虑行内镜经眶入路至MCF的手术。在可能的情况下，最好由参与治疗的医生同时对患者进行全面评估。肿瘤病例应该在多学科颅底肿瘤讨论会上进行介绍和讨论，人员包括神经外科和耳鼻喉科领域的颅底外科医生、神经放射学专家、神经病理学专家、肿瘤内科专家和肿瘤放射专家。

颅中窝入路的术前计划与第16章颅前窝的所述方式相同。必须考虑病变是否适合内镜手术，并确保能够在已有器械下能成功切除病变。

应进行术前计算机分析以确定最佳的手术入路或联合入路。在工作站上用上传的CT和（或）MRI图像完成分析（图34-3）。病变被高亮显示（图34-7），外科医生通过全方位地观察三维图像熟悉病变侵犯或邻近的结构。然后对所考虑的可能路径用向量进行图解和分析以满足以下条件：

- 入路不应该穿越关键的神经血管结构。
- 创建的入路必须在技术上可行。

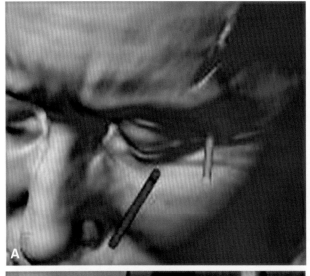
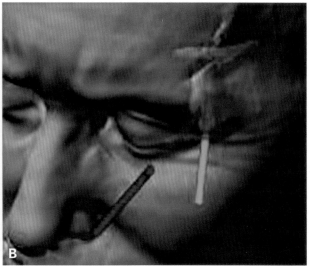

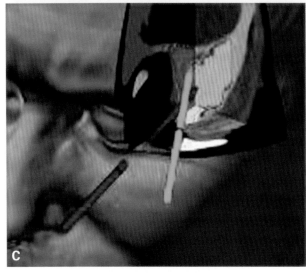

图34-7　术前入路计划。蝶骨左侧大翼骨病变,以黄色显示。LRC(绿色)入路最短、最直接,并且较少牵拉邻近组织。A. 可能的入口点(眶下切开术,红色;眶外侧切开术,绿色);B. 入路与手术目标;C. 外侧的单孔入路能够到达整个病灶。入路和病变得到全方位的评估(LRC. 外侧眦后)

● 如果需要重建,路径中任何部位的重建必须在外科医生的技能范围内。

● 路径应该短而直接,以减少副损害。

● 通过该路径对目标的暴露不应该被组织或器械阻挡。

● 内镜路径提供的处理病变的角度应足以完成所有的手术任务。

● 在可弯曲内镜手术出现之前,通道必须呈直线,并且可以进行直接的虚拟内镜检查,来评估提议的手术通道所涉及和遇到的结构。类似地,可以分析对目标的暴露是否足够,并且可以用多入口方式放置模拟器械以确定其入路角度是否足够,并从内镜的观察轨迹中移除。

如第16章所述,眼眶区域手术入路的选择其基础是眼眶所划分的四个象限(上、内、下、外侧,见图34-1)。使用病变直接累及或位于所选手术通路的象限。内镜经眶至颅中窝的主要入路是LRC、ITC和CPC。同侧PC入路至内侧象限和经眼睑SLC入路至上象限已在第16章经眶入路至ACF中介绍。

下象限的内侧界为纸样板,外侧界为眶下裂,向前延伸至眶缘。通过ITC眶隔前或下穹窿切口进入该象限。此切口没有解剖学的内界,可以延续到PC切口。同样,它也不存在解剖学的外界,可以延至LRC切口。

外侧象限上界为眶上裂向前至眶缘,下界为眶下裂向前至眶缘。通过LRC入路进入该象限。切口的上限是提肌腱膜和肌肉的外侧角。该切口没有下限,可以向下内延续至IT切口。

如前所述，PC、ITC和LRC入路均可以联合，因为它们是经结膜切口，并且切口不经过解剖结构。SLC切口是经皮的，因此通常不与经结膜切口相连。通过外眦将相邻的经皮和经结膜入口相连是可能的，但罕有必要，因为这些入路各自均能开放足够的手术通道。

内侧象限的边界包括上方的筛动脉、纸样板连接处和下方的眶底。进入这个象限是通过PC经结膜切口实现的（见第15章）。切口向上可以延伸到提肌腱膜的内侧角。切口和入路向下可通过下睑结膜延伸至IT切口。

术前入路分析对于这些外科手术至关重要，应该通过详细研究与手术目标相关或相邻的解剖结构来进行。手术计划制订包括选择单通道和多通道技术。然后根据前述标准选择入路。这种评估应该在术前进行，以便可以与患者讨论可能的手术路线，将患者的愿望纳入决策并启用详细的知情同意过程。同时制订详细的手术计划，须包括预计可能需要的重建方法。由于这些入路十分依赖设备，护理人员必须提前知道需要哪些电动和手动器械及材料，以避免术中延误。

七、手术技术

如第16章所述，患者仰卧于手术台，并行全身麻醉。如有需要，可放置腰池引流，手术床旋转180°至患者足部朝向麻醉设备。使用环形凝胶枕或用头架固定患者头部。患者头部后仰15°使脑组织松弛地离开颅底并最大程度地减少术中对脑组织的牵拉。手术床头可轻微抬高，有利于术中止血。用少量1%利多卡因和肾上腺素1∶100 000（0.1ml）在计划的结膜切口处局部浸润麻醉。注射麻药前须检查双侧瞳孔是否对称，因为局部麻醉药可引起瞳孔扩张。

使用手术导航系统，进行注册并确认其准确性（将导航探头置于上方中切牙的咬合面是有效的检测点）。用导航探头进行最后的入路矢量检查，以确保手术入路选择和手术位置的准确。患者面部常规消毒铺巾；如果使用光学导航系统，则应使用无色的消毒液以避免系统异常，并且必须注意避免铺单时覆盖红外发光二极管。

三种主要经眶入路至MCF手术入路（LRC、ITC和CPC），将在随后介绍。SLC和PC入路已经在第16章描述。尽管同侧PC入路可以进入海绵窦内侧，但在抵达外侧病变时会被眶和视神经阻挡。

经眶入路内镜手术和鼻窦内镜手术类似，使用标准的4mm内镜，包括0°和30°内镜。可使用冲洗系统，但经眶入路的出血和分泌物比经鼻入路少，因此可能并没有必要。为了建立可视通道，必要时使用可塑的带状拉钩轻拉眶内容物或脑组织。对眼球的压力必须降至最小，并定时检查瞳孔。如果瞳孔比对侧扩大，所有的器械和拉钩必须撤掉，直至瞳孔恢复一致。在眶骨和眶筋膜（骨膜）之间建立眶内通道。用Freer吸引剥离子分离此平面。剥离子连接在一个软的吸引延长管上，而不是直接接于相对较硬的标准负压吸引管。

建立此入路我们倾向于术者持镜及解剖器械，助手一手持可塑拉钩，一手持小的皮肤拉钩保持切口开放（见第16章，图16-10）。当到达病变时，术者可能希望使用双手操作的显微外科技术（见推荐阅读）。

施行内镜经眶颅骨切除术的技术取决于骨质的特点，尤其是其厚度。对于较薄的眶骨，可使用骨膜剥离子轻柔地将眶骨骨折并根据需要移除碎骨片。对于较厚的骨质，如蝶骨大翼，可使用电钻或超声骨刀。我们更倾向于后者，切骨、冲洗和吸引均由一个器械完成。此外，器械的尖端没有从骨面滑脱并损伤邻近结构的倾向。另外以我们的经验，如果超声骨刀直接切穿骨质，对下方的硬脑膜损伤更少。我们的做法是将骨质磨薄至蛋壳厚度，然后轻柔骨折，切除硬脑膜表面残留的骨片。

（一）内侧象限：对侧泪阜前入路

PC入路可用于进入同侧ACF、对侧ACF及对侧MCF。有时候更倾向于采用CPC入路使目标入路的角度达到最佳，以扩大视野并提高操作效率。

此入路可用于累及海绵窦、蝶骨外侧壁、视神经和鞍上区（如颅咽管瘤）的病变。如图34-6所示：通过对侧PC入路治疗位于蝶窦前外侧壁（Sternberg canal）的脑膜脑膨出，术前导航分析和虚拟内镜显示该入路具有绝佳的操作空间和视角。

CPC入路采用与PC入路（如第16章所述），相同的技术进行（图34-8）。简而言之，即在对侧眼眶施行PC入路。在导航定位下，用超声骨刀或其他技术切除眶内壁骨质。骨质去除的范围取决于将要使用的器械，建立所需的最小通道。通道继续穿过筛窦气房，向后到达邻近病变的蝶窦。行蝶窦开放术以抵达MCF的合适区域。

（二）外侧象限：外侧眦后入路

通过外侧眦后入路可以到达眶外侧、ACF外侧、MCF前部和颞下窝（图34-2B、图34-4、图34-8和图34-9）。虽然许多眶外侧切开技术描述了需要切除外侧眶缘骨质，但外侧眦后眶切开术保留了眶缘骨质，因此不需要延长切口。此外，即使术者要行外眦切开，也无须做皮肤切口，并保留了外眦功能的完整。

放置润滑的角膜保护器，用小拉钩向外侧牵拉外眦。在外侧眶缘附近的结膜做切口（图34-9）。然后沿外眦韧带后方至其在眶外壁内侧面的附着处分离。可根据需要将切口向上延伸，并如上所述在骨和

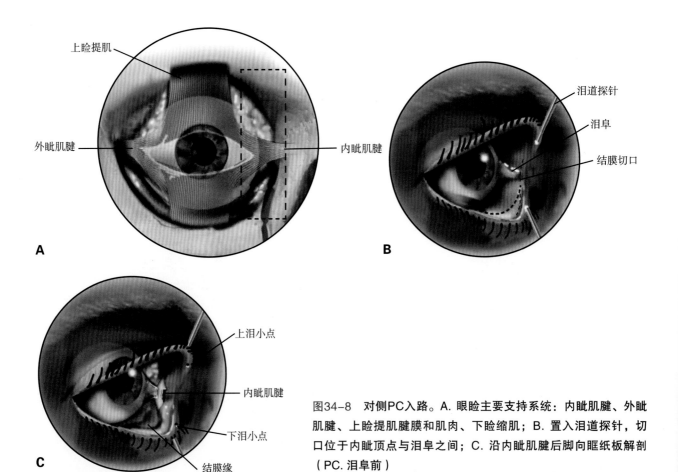

图34-8 对侧PC入路。A. 眼睑主要支持系统：内眦肌腱、外眦肌腱、上睑提肌腱膜和肌肉、下睑缩肌；B. 置入泪道探针，切口位于内眦顶点与泪阜之间；C. 沿内眦肌腱后脚向眶纸板解剖（PC. 泪阜前）

眶骨膜间分离。与此同时，将泪腺和眶内容物向内侧牵拉。切口可按需要向下延伸，如果愿意可以扩展为IT入路眶切开术。在内镜和导航的引导下，将眶骨膜从整个眶壁上掀起，向后解剖直至眶上裂和眶下裂（图34-2B）。在眶尖，视神经位于这些结构汇合处的内侧，除非越过眶上裂的内容物，否则不会显露视神经。

在眶外侧壁的上方可以看到蝶额缝。对于外侧ACF病变，须在此线上方切开颅骨，如第16章所述。对于MCF病变，须在此线以下切开颅骨。如果入路需要，可在眶上裂和眶下裂之间去除整个蝶骨大翼（图34-2B）。

为了到达颞下窝，需要去除眶外侧缘后方、蝶颧缝外侧的薄骨片（图34-2B），然后用导航指导在颞肌和其下方骨质之间的解剖。

（三）下象限：经下方结膜入路

通过ITC入路可以到达眼眶下部，与修复眶底骨折的技术一致（图34-5和图 34-9）。如有需要，此入路可以向外延伸为LRC入路或向内延伸为PC入路。

眶隔前的IT入路其优点在于，通过保留眶隔，减少了向手术通道内脱出的眶脂肪。经深部穹窿的ITC入路得益于在下睑和眶隔后方遗留少量脂肪，可以提供覆盖下睑的保护层。两种入路都是有效的，尽管我们推荐经验不足的外科医生使用后者。

操作开始时放置一个润滑的角膜保护器。对于眶隔前入路，在睑板下方2～3mm处切开下睑的结膜

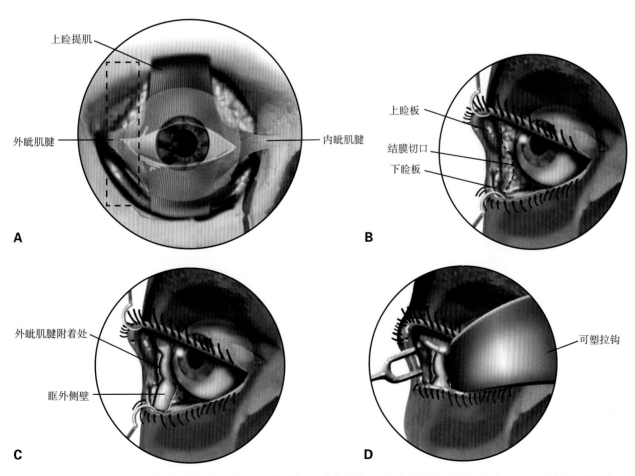

图34-9 LRC入路。A. 画框内为入路区域；B. 结膜切口（虚线）至外眦附着处后方的骨质；C. 眶外侧骨壁暴露；D. LRC入路，拉开外眦，用可塑拉钩保护眶内容物（LRC. 外侧眦后）

面（睑缘下方6～8mm处）（图 34-10）。显露眼轮匝肌。在眼轮匝肌和眶隔之间继续向下解剖直至抵达眶下缘。眶隔本身很薄且难以辨认，可通过解剖到恰至眼轮匝肌深面和被限制在眶隔后方的眶脂肪浅面，来获得合适的解剖层面。将下睑向前牵拉以行下穹窿切口，用骨膜剥离子或类似器械通过结膜触及眶下缘。然后经结膜做一切口直达眶缘，可以使用手术刀或低功率的针状Bovie电刀完成这一步骤。

当到达眶缘后，通过下结膜瓣边缘做固定缝合。将结膜瓣向上牵拉至角膜保护器上方。然后在眶下缘的上面切开眶骨膜，向后掀起骨膜瓣。在这个平面向后分离，然后进入眼眶。向后继续解剖，从眶底掀起眶骨膜。当合适的可视通道建立后，置入4mm的0°内镜，之后的解剖在内镜下进行。使用可塑的脑压板轻柔地向上抬起眶内容物，可见眶下神经在眶底的骨管内走行；在神经和其表面的眶内容物之间可能有薄层筋膜连接，锐性切断。继续向眶尖解剖，外界至眶下裂，内界至眶纸样板。将通道扩展超过眼眶至颅骨切开处，沿指向手术目标的所选入路向量，在导航指示的位置切除眶骨。如果骨质足够薄，可通过轻柔地向下骨折切除。在骨质较厚的区域，我们使用超声骨刀；或者也可以使用细金刚砂钻，但必须小心，不要损伤邻近组织。沿着引导的路径继续解剖至MCF；在导航指引下在合适的点进行颅骨切开。进行颅骨切开时，我们常采用超声骨刀，将颅骨磨至透明，轻柔地骨折并将其从硬脑膜上去除。然后在颅内硬脑膜下的平面到达病变，或根据手术计划进行硬膜间分离。颅内的路径一般非常短，长度在3cm或以下。然后循眼球与脑的手术关系在内镜下切除病变。

重建

是否需要重建手术通道取决于眶骨切除的程度，而这又是由病灶的位置和范围决定的。对于外侧入

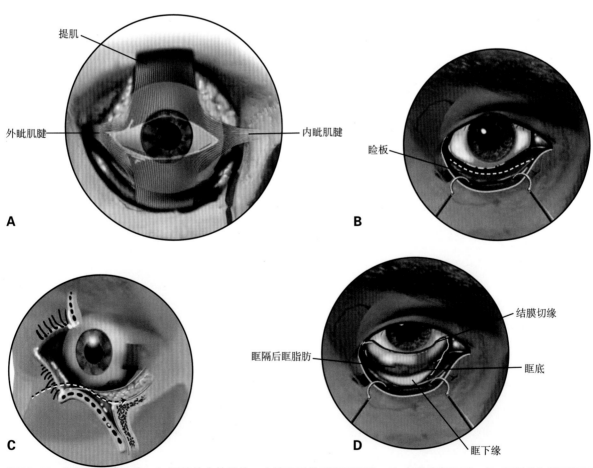

图34-10　经下方结膜入路。A. 下睑的支持结构、皮肤和眼轮匝肌已移除；B. 向前牵拉下睑；C. 眶隔前入路至眶下缘。直接的下穹窿入路（也可向后至眶隔）；D. 牵拉结膜，眶下缘骨质暴露。切开骨膜，从眶底掀起眶骨膜

路，切除的眶骨对眼球的支撑作用很少。如果使用颞下窝入路，颞肌填充缺损处，也不需要重建。如果蝶骨大翼被大部分切除，眼眶的体积可能会扩大进而导致眼球内陷。这种情况可取小块腹部脂肪填至眶骨内。骨缺损处也可以使用钛网或0.25mm厚的 PDS衬片修复。外眦无损伤时我们选择不缝合切口。如果施行了外眦切开术，则需要修复外眦韧带。

如果使用下方入路，则需要修复眶底的缺损。我们通常使用钛植入物或PDS衬片进行眶骨骨折修复。如果眶底未受病变侵犯，在切除眶底骨质之前，我们先在眶底放置并修整移植物使其准确匹配原来的轮廓，然后取出植入物直到手术结束。如果这种方法不可行，我们将在完成重建后用导航的CT序列来检查植入物的位置与眶底原来的轮廓是否一致。除非切口延伸至内侧或外侧入路，此时须用6-0可吸收线将结膜对位内翻缝合1~2针，否则不用缝合切口。

当使用对侧眶内侧入路时，如果缺损过大引起眼球内陷则需要重建内侧壁。如果出现这种情况，我们将采用薄的钛植入物或PDS衬片重建缺损处。

八、术后处置

经眶MCF手术患者术后处理的注意事项与经眶ACF手术患者（见第16章）相同。入路的并发症取决于路径的长短和组织破坏的范围，对于外侧和下方入路，其并发症类似于眼眶骨折修复术。

术后处理主要取决于对目标病变的治疗而非手术入路本身。眼部术后治疗的目的是维持角膜水分和减轻结膜水肿。术后7天内每天应至少给予2次眼部润滑剂。对于手术时间长的患者，我们常在术后48小时内使用地塞米松以减轻水肿。如果进行了脑脊液漏修补术并使用了荧光素，应考虑持续腰大池引流。床头通常抬高15°并维持48小时。

九、并发症

大量的病例已经证实内镜经眶入路是安全的（见推荐阅读）。迄今我们发现的最严重的并发症是在术后2周明显进展的角膜溃疡。关于此并发症的原因还不清楚，但是此患者曾行LASIK。LASIK手术与干眼症及神经营养性上皮病变有关。已证实此手术可导致角膜感觉丧失，这将极大增加患者角膜损伤的风险。后续我们在这种情况下行内镜经眶手术，术后均仔细地使用眼部润滑剂，未再发生这种并发症。我们建议曾行LASIK手术的患者在经眶术前请眼科医生会诊。

术后眼睑位置不正也是此手术入路的一种可能并发症，与一般的眶切开术类似。虽然在这组患者中我们没有发现这类并发症，但我们仍小心精细地做切口并在近眼睑边缘不使用电凝。避免牵拉眼睑。如前所述，结膜下穿窿的IT入路在一定程度上比下睑的PS入路更加安全，并且适用于经验较少的外科医生。

虽然本组患者在内镜经眶术后均未出现视力丧失，但术中仍需要常规检查瞳孔。如果瞳孔开始扩大，则应将器械移出眼眶，直到瞳孔恢复至与对侧对称。恢复通常在几分钟内。术中眼球必须保持良好的润滑。器械进出眼眶时应小心，以保护邻近结构。

使用超声骨刀理论上存在对邻近组织热损伤的风险，可通过该器械提供的持续冲洗、并在器械杆上套上隔热鞘来降低。术者必须确保冲洗是足够的，并且隔热鞘一直保持在位和完整。

十、结果

随着新技术的出现，尤其是超声骨刀的应用，经眶入路至颅中窝近来获得了较大进展。得益于器械的发展，单一装置即可完成消融、盥洗和吸引等多种功能，我们开始将"四手手术"的概念转变为"四功能手术"，甚至更进一步。每位外科医生可同时进行多功能操作，这就可能减少每一手术通道中器械的数量，从而缩小各手术通道的横截面积。减少手术通道内器械的数量和器械进出病变部位的次数，也可能会降低手术通路内和周围组织的间接创伤程度。在我们继续向微创外科努力的过程中，可弯曲内镜手术系统的应用将成为关键的进步。

本章中所介绍的多种入路可以到达从海绵窦到颞下窝的颅中窝底的广泛区域。根据病灶部位和性质，以及术者的经验，可使用单一入路或联合入路的策略。术前的手术计划是保证手术安全和成功的关键。

如前所述，应小心避免对眼球和脑组织的损伤。经眶入路沿着眶骨膜和骨之间的眶内自然解剖平面进行。获得的通道平行于眶骨；完成眼眶内的解剖使其空间恰可导入4mm内镜而无须更大，用带状拉钩以最小的压力维持通道的开放。在到达病变的径路中，一旦解剖超过眼眶，则无须再牵拉眶内容物使其空间大于器械自身的体积。对术中导航的细致观察，能让我们时刻认识到我们的操作部位与大脑重要结构的关系。

内镜经眶手术所用的技术是内镜鼻窦外科、开放性颅底外科及眼眶创伤外科技术的杂合。可以说，目前很少有住院医生基地能够提供所有这些领域的培训，更多的技巧可根据外科医生的情况，通过访问进修或个人学习和参加尸体解剖课程获得。外科团队应该包括神经外科、面部整形/头颈外科和眼科专家。在手术前后，应在多学科颅底肿瘤讨论会上进行病例讨论。

我们使用这些内镜入路在治疗恶性肿瘤、脑脊液漏和骨折等疾病中获得了满意的结果。没有暴露病变失败的病例，并且为切除病变提供了安全和足够的操作空间。患者术后恢复快，疼痛轻微；瘢痕隐蔽。也不会出现随着时间推移变得可触及、可见或疼痛的皮下硬结。

☑ 精要

- 术前全面分析疾病的病理、位置和范围至关重要，包括导航下的CT、MRI成像和三维分析。术前可能需要对转移进行评估以确定病变是孤立性的。

- 术前应完成手术路径计划，包括选择单径路或多径路、手术入路位置及完成手术所需的器械。如果有需要还应考虑重建的方法。

- 在手术前应向手术室人员提供所需外科器械的详细清单。这应该包括所有动力设备，颅底、眼眶和鼻窦手术器械，粘合剂如纤维蛋白胶，以及重建材料如同种异体移植物和植入物。

☑ 误区

- 这些手术操作较为复杂，对外科团队而言所涉及的技术可能是崭新的。在这种情况下，外科医生应参加适当的课程或必要时在解剖实验室学习该技术。

- 手术室人员中有专门团队一直参与这些手术将非常有益。该团队应了解手术步骤并且熟悉术语、所有仪器的操作和故障排除。我们的目标是避免团队在手术关键时机出现失误。

- 在进行新手术入路前，或当潜在的入路不确定是否能够到达特定位置时，外科医生应该在解剖实验室提前进行模拟手术。

☑ 所需器械

- 完整的内镜颅底器械（包括可塑吸引器、带吸引的Freer剥离子、可塑脑压板、内镜用双极电

凝；连接器械的软的吸引延长管）

- 眼整形器械盒（包括拉钩、角膜保护器、泪道扩张器和探针）
- 高质量内镜（0°和30°）和高清监视器（后者最好按人体工程学位置悬挂于天花板上）
- 内镜冲洗系统
- 内镜下的动力吸切器
- 粗金刚砂磨钻，或最好是超声骨刀（Sonopet）
- 射频等离子（Coblator）
- 具有矢量分析和病灶勾画（分割）软件的手术导航系统
- 术中CT机（有用但非必需）
- 颅骨钻和显微手术器械（不开包，作为备用）

（邱前辉　译）

推荐阅读

Balakrishnan K, Moe KS. Transorbital endoscopic surgery of the skull base and sinuses. In: Simmen D, Jones N, eds. Manual of endoscopic sinus surgery. New York, NY: Thieme, 2005.

Ciporen JN, Moe KS, Lopez S, et al. Multi-portal endoscopic approaches to the central skull base: a cadaveric study. World Neurosurg 2010;73（6）:705 - 712.

Moe KS, Bergeron CM, Ellenbogen RG. Transorbital neuroendoscopic surgery. Neurosurgery 2010;67（3）:16 - 28.

Balakrishnan K, Moe KS. Applications and outcomes of orbital and transorbital endoscopic surgery. Otolaryngol Head Neck Surg 2011;144（5）:815 - 820.

Moe KS, Kim LJ, Bergeron CM. Transorbital endoscopic repair of complex cerebrospinal fluid leaks. Laryngoscope 2011;121:13 - 30.

Lim J, Sardesai M, Ferreira M, et al. Transorbital neuroendoscopic management of sinogenic complications involving the frontal sinus, orbit and anterior cranial fossa. J Neurol Surg B Skull Base 2012;73（6）:394 - 400.

第四部分

颅后窝

POSTERIOR CRANIAL FOSSA

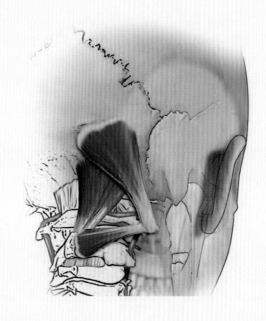

第35章 内镜经鼻垂体移位入路至上斜坡

Endoscopic Endonasal Pituitary Transposition Approach to the Superior Clivus

Paul A. Gardner，Carl H. Snyderman

一、引言

传统上，斜坡依神经孔分为三段，根据肿瘤侵犯斜坡每一段程度需要不同的开放入路或变式。从鼻内视角看，斜坡上1/3包括鞍底以上的骨质，并从后床突和鞍背延伸到Dorello管内的展神经。传统上须经眶颧入路、经岩前入路或Kawase入路进入该区域。显然，垂体是与上斜坡相关的关键结构，无论何种入路都必须谨慎处理以避免内分泌功能的紊乱。根据肿瘤的范围和患者的解剖结构，前方的经鼻入路需要一定程度的垂体"移位"。

二、病史

累及上斜坡或与上斜坡相关的肿瘤可引起多种症状或无任何症状。因侵犯Dorello管（展神经）引起复视是软骨样肿瘤（脊索瘤/软骨肉瘤）的常见症状。向侧方生长的肿瘤如斜坡脑膜瘤也可影响动眼神经。三叉神经受累导致的面部麻木、感觉异常或疼痛尽管少见，但亦可能发生。硬膜的牵拉可致头痛或眶后痛。侵犯硬膜内的肿瘤对脑干和中脑的占位效应可致共济失调、四肢瘫痪、吞咽困难和意识障碍。

尽管关系密切，但大多数经此入路治疗的肿瘤并无垂体功能障碍。唯一例外的是颅咽管瘤，常出现一定程度或轻微的垂体功能减退或尿崩症（DI）。仔细询问诸如尿量增多、疲劳、性欲减退和体重增加等症状通常可以揭示这些功能障碍。即使无症状，垂体功能的基线检验也很重要。显著向鞍上侵犯的肿瘤可引起视力下降，通常是双颞侧偏盲。第三脑室流出道甚至Monroe孔的阻塞会导致亚急性脑积水，相关症状包括头痛、视力下降、认知障碍和共济失调。

三、体格检查

全面检查前组脑神经，尤其是眼外肌功能。可以迅速且容易地检查三叉神经各分支分布区的面部感觉，包括针刺觉/温觉和轻触觉。全面的神经眼科评估，包括视野和视力检测，可以发现压迫视神经或视束的鞍上侵犯。眼底检查可以发现脑积水相关的视盘水肿；视神经萎缩、视盘苍白是视神经受压或视盘持久水肿的晚期表现。

进行完整的步态和反射检查，以发现大体积肿瘤压迫脑干的长束征。激素的作用可表现为皮肤苍白、脱发和罕见的泌乳。

四、适应证

骨肿瘤如脊索瘤和软骨肉瘤，向硬膜内侵犯的硬膜肿瘤如斜坡和内侧岩斜区脑膜瘤，以及硬膜内肿瘤如颅咽管瘤和漏斗后生长的颗粒细胞瘤，均可通过该入路切除。软骨样肿瘤倾向于从骨或硬膜间腔隙长到上斜坡。在经斜坡入路切除脑膜瘤时，增加硬膜间或硬膜外垂体移位将可进入到侵犯鞍背后方甚至上方的肿瘤上部（图35-1）。单纯漏斗后生长的罕见的漏斗部肿瘤可通过硬膜内移位暴露，但由于这些肿瘤本身侵犯垂体柄，在术前或术后经常会出现垂体功能受损。可以考虑牺牲垂体，尤其是已存在难以恢复的全垂体功能低下时。

与大脑后动脉（PCA）关系密切的肿瘤在包膜未充分暴露的情况下难以安全切除。去除鞍背或垂体完全移位可以提供良好的暴露并抵达该区域。罕见的基底动脉瘤或大脑后动脉瘤也可使用该入路（图35-2），但这需要丰富的经验及非常谨慎地选择患者。

五、禁忌证

鼻窦感染是经鼻硬膜内（或潜在的硬膜内）肿瘤切除术的禁忌证。然而，这通常可以在短期内通过抗生素、手术引流或联合治疗清除。除此之外没有绝对的禁忌证，但必须小心评估前组脑神经与肿物的关系，特别是当它起源于侧方时，如岩斜区脑膜瘤。如果大多数脑神经被挤到内侧，则外侧或后外侧入路更为适合。

最后，垂体移位入路需要使用角度镜，并能够从容地处理海绵窦和海绵间窦、基底静脉丛和斜坡旁静脉丛、以及鞍旁颈内动脉及其分支。这要求外科团队应具有丰富的内镜颅底手术经验。

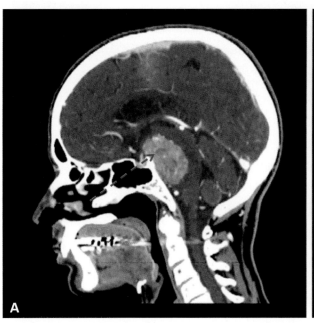
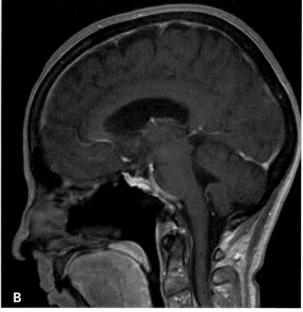

图35-1　A. 术前CT血管成像矢状位重建显示岩斜区脑膜瘤须行垂体移位以达到肿瘤的上极。虚线箭头显示移位后所获得的通道。B. 经鼻垂体移位手术后的矢状位MRI

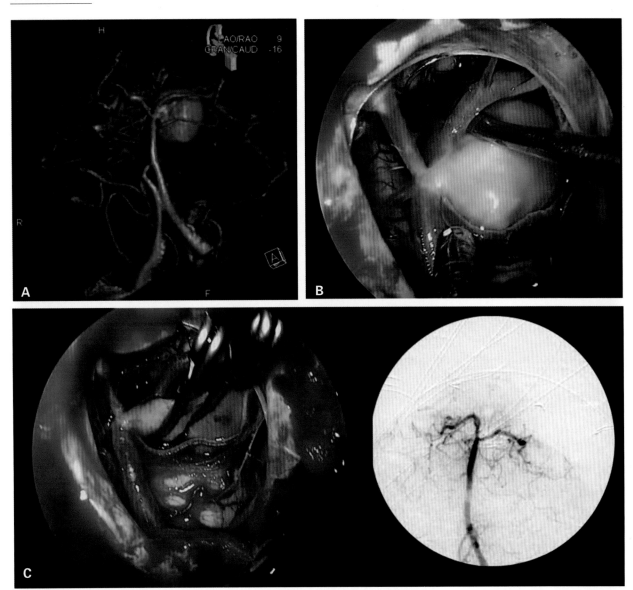

图35-2 A. 术前CTA的三维重建影像显示导致动眼神经麻痹的巨大PCA动脉瘤。B. 术中图像显示夹闭前的动脉瘤。
C. 术中图像显示动脉瘤已夹闭。术中血管造影显示动脉瘤完全闭塞及基底动脉顶端分支正常开放

六、术前计划

MRI和CTA在任何斜坡入路计划中都非常重要。它们能提供互补信息：MRI显示特定的肿瘤特征，可缩小诊断范围并显示神经与肿瘤的关系（特别是FIESTA序列或薄层T2成像）；CTA显示骨质的增生或破坏，以及与颈内动脉和基底动脉的关系。评估后床突（PCPs）的大小和高度尤为关键。当硬膜环或岩床韧带有钙化的迹象，在颈内动脉后方解剖分离时，如果钙化的骨棘被无意刺入动脉，将导致潜在的灾难。

应对MRI和CT仔细阅片，以发现鼻窦感染或其他鼻腔鼻窦相关疾病的征象。

应检测全套垂体激素并治疗术前的垂体功能障碍，同时作为基线水平以供术后比较。

术前糖皮质激素治疗对新发和进行性神经功能障碍的患者有效。在确诊鼻窦炎患者中，抗生素全程治疗与术前仔细地重新评估感染清除的情况非常重要。

七、手术技术

内镜经鼻入路可通过3种路径进入上斜坡：硬膜外、硬膜间和硬膜内。这些入路扩大了进入上斜坡的角度，但同时也增大了垂体功能障碍的风险。为了最佳地处理肿瘤，应当平衡两者的关系。单纯的硬膜外入路几乎没有永久性垂体功能衰竭的风险，但在床突广泛受侵或"高"鞍背时提供的暴露程度有限。而硬膜内垂体移位可以完全且无阻碍地进入鞍背、床突和环池，但由于静脉引流的丧失和对垂体的操作，造成垂体功能低下的风险也明显升高。

与其他内镜经鼻入路相同，手术由耳鼻喉科医生和神经外科医生组成的外科团队进行。患者的头部用头钉固定以避免无意的移动，稍微后仰并转向术者。麻醉诱导后立即用羟甲唑啉棉片收缩鼻腔。影像导航注册后，面中部和腹部（需要脂肪组织或肌肉移植物的可能性很小）消毒铺巾。预防性应用第三代或第四代头孢菌素或能够覆盖鼻腔菌群并能透过血脑屏障的其他抗生素。

暴露肿瘤前应先考虑重建。由于鼻中隔瓣的蒂位于蝶嘴表面，而必须切除蝶嘴才能抵达中斜坡，因此必须在经斜坡入路前决定是否使用带血管蒂的鼻中隔瓣并提前制备。如果术中有脑脊液漏的风险，或需要暴露颈内动脉，制好瓣后将其置于鼻咽或上颌窦内（如须暴露中斜坡或下斜坡）。上斜坡的暴露范围与广泛蝶窦开放的垂体/鞍区暴露基本相同，从蝶骨平台/鞍结节到斜坡凹陷，并开大蝶窦外侧隐窝。为了安全地上移垂体，必须去除整个鞍前、鞍底及鞍结节的骨质，以防垂体上抬时受压。鞍区的暴露向外应至海绵窦内侧壁，以获得足够的活动度并抵达海绵窦表面的硬脑膜。因为需要控制垂体下动脉，硬膜间和硬膜内移位时还应暴露颈内动脉的内侧。

对于向上侵犯的斜坡肿瘤，通常应在垂体移位前磨除中斜坡。硬膜外移位从鞍底中线开始，小心地解剖分离鞍背的硬膜（图35-3）。根据鞍背高度，硬膜外的分离须在中线足够达到鞍背上缘，通常为向上延伸到后床突的斜坡顶部最低点。此区域骨质一般很薄，可用Kerrison咬骨钳将其去除，同时小心保护深面的硬膜。可使用流体明胶（Surgifoam，Floseal，Surgiflo等）控制下海绵间窦和基底静脉丛难以避免的出血，有时须重复使用。移位的解剖操作通常在角度镜（45°）下进行，这提供了更好的视野，但同时也限制了对垂体的操作程度。

如前所述，后床突通常略高于鞍背上缘。另外，鞍底硬膜的外侧附着（下海绵间窦的下层）略微下降至海绵窦。这就限制了后床突顶端的暴露，后者是颈内动脉周围硬膜环的附着点。分离此硬膜附着时必须格外小心。如果后床突较浅且硬膜环没有钙化，可从颈内动脉后方相对容易地剥离而不需要进一步暴露。然而，很多情况下，需要进一步暴露才能安全切除后床突。这可通过硬膜间解剖来完成（图35-4）。在海绵窦内侧附着处打开海绵下间窦的外层。一旦填塞住静脉出血，这个内侧以海绵窦内侧壁、外侧以鞍旁颈内动脉内面为界的三角形空间，可提供更宽阔的通道到达后床突。垂体下动脉并不提供垂体主要血供，它穿过后床突中部，可以将其牺牲或小心地从后床突解剖并予以保留。术前识别硬膜环、岩床韧带和硬膜附着处的钙化对避免骨棘刺入颈内动脉至关重要。如果发现骨棘，应将其去除（可用Kerrison咬骨钳、电钻或超声骨刀）。

硬膜间分离提供的暴露允许使用吸引器头小心保护颈内动脉，同时解剖后床突的硬膜附着处，并用Kerrison咬骨钳、电钻或超声骨刀分块或整块切除后床突。如果行双侧硬膜间移位，则栓塞整个海绵下间窦和两侧的海绵窦内侧，保留海绵窦的上部和外侧供垂体引流。此外，由下海绵间窦内层和海绵窦内侧壁组成的内层硬膜对腺垂体提供保护。

相比之下，硬膜内移位（图35-5）需要牺牲上、下海绵间窦，分离垂体外侧与海绵窦内侧壁，以及后方鞍背表面硬脑膜静脉丛的引流。除了垂体柄和垂体上动脉的移位之外，此操作同样显著增加腺垂体功能障碍的风险。对于任何类型的移位，都必须注意不要直接损伤神经垂体（垂体后叶）。

　　如前所述，硬膜内移位始于电凝上海绵间窦（SIS）。最简单的方法是在切开前仔细电凝，并做上（鞍上）、下（垂体上方）两个水平小切口。注意不要无意中电凝到垂体上动脉。切开上海绵间窦后，继续切开鞍膈向上至垂体柄，将其从鞍膈孔中完全游离。此时可从海绵窦内侧壁解剖出垂体。应注意辨认垂体的纤维包膜，锐性切开其与海绵窦内侧壁间的纤维束。海绵窦会不可避免地出血，需要进行填塞止血。垂体通常可相对容易地从鞍底的硬膜上解剖出来，解剖至仅保留鞍背硬脑膜，将垂体整体从鞍区抬离并放置于蝶骨平台或鞍上。鞍膈至垂体柄的开放必须完全，以使垂体能够充分移动。

　　一旦垂体完全移位或在部分移位的垂体后方打开鞍背硬膜，硬膜内的视野（图35-6）可以清晰显示乳头体、基底动脉顶端、眼动神经和垂体柄深面。此入路可以从肿瘤深面安全地解剖基底动脉上部及其分支。此外，切除漏斗后肿瘤或下丘脑肿瘤可进入第三脑室。

　　肿瘤全切后应将垂体复位。即使无功能，它也能作为辅助封闭硬膜缺损的组织，而且理论上垂体如果位于"正常"位置也将有更好的机会恢复正常功能。应尽可能使用带血管蒂的黏膜瓣修复斜坡硬脑膜的缺损。

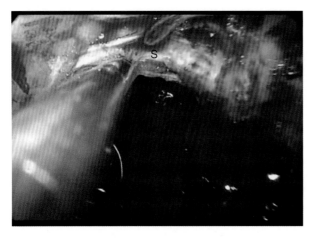

图35-3　内镜经鼻图像显示硬膜外垂体移位的初始步骤，从鞍（S）底和鞍背抬高硬膜

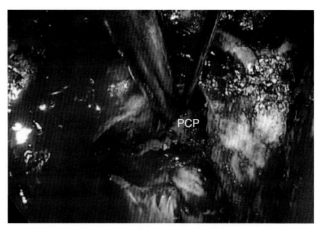

图35-4　内镜经鼻图像显示硬膜间解剖以暴露后床突（PCP）（S. 蝶鞍；ICA. 颈内动脉；CD. 斜坡硬脑膜）

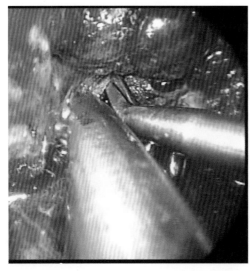

图35-5　内镜经鼻图像显示硬膜内垂体移位后解剖鞍背硬脑膜（PG. 垂体腺；ICA. 颈内动脉）

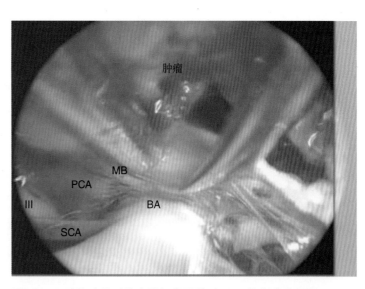

图35-6　垂体移位后的内镜经鼻图像（BA. 基底动脉顶端；PCA. 大脑后动脉；SCA. 小脑上动脉；Ⅲ. 动眼神经；MB. 乳头体）

八、术后处置

垂体移位术后应监测垂体功能。即使在硬膜外分离时，对垂体的操作也有引起短暂性尿崩症的风险。如果患者没有使用类固醇，可检测每日晨起皮质醇水平以评估肾上腺功能不全（AI）。如没有尿崩症和肾上腺功能不全，其他激素异常的可能性很小。然而，所有垂体移位的患者都应延期行全套激素检查。

当存在硬膜缺损时，保留填塞物5~7天，患者继续使用抗生素（静脉使用广谱抗生素48小时，然后口服头孢菌素或等效抗生素）。显著的硬脑膜缺损与解剖蛛网膜池甚至进入脑室相关，因此上斜坡缺损术后有很高的脑脊液漏风险。虽然腰大池引流作用尚未被充分研究，但这些缺损可考虑行短期的脑脊液分流。正如任何内镜经鼻手术，术后立即施行预防措施，包括禁止鼻腔操作、正压通气和擤鼻等。此外，即使出院后也应继续抬高床头和使用大便软化剂（避免用力）。术后早期使用盐水冲洗鼻腔，如怀疑脑脊液漏则应暂停使用。

九、并发症

垂体移位两个主要的并发症是垂体功能障碍和脑脊液漏。两者在此入路的发生率均没有很好的文献记录，并且其各自的发生率取决于移位的程度、缺损的大小及解剖的范围。

切除后床突需要解剖颈内动脉，使颈内动脉面临巨大风险。角度镜可以改善解剖时的视野，但必须时刻注意避免动脉损伤。硬膜环和后床突硬膜附着处的钙化可能刺穿颈内动脉，术前的识别对避免这种损伤至关重要。

十、结果

垂体移位的研究尚不充分。Kassam 等最早报道了10例，结果满意，但其混合了硬膜内和硬膜外移位。目前此入路的经验已更丰富，并且似乎硬膜外和硬膜间移位对显著增加暴露范围和减少垂体功能低下的发生率非常有效。相比之下，硬膜内移位术后垂体功能障碍的发生率非常高，但这可能是由于该入路几乎只用于直接侵及垂体柄的肿瘤。然而，出于对静脉引流的丧失并导致垂体功能障碍的顾虑，我们对使用硬膜内移位非常保守。

✓ **精要**

● 实施垂体移位对于进入垂体后方的区域至关重要。
● 去除蝶骨平台和鞍结节可防止移位时压迫垂体。
● 使用带血管蒂的瓣进行重建降低了术后脑脊液漏的风险。
● 使用角度镜（30°或45°）解剖及切除鞍背和后床突可增加安全性并可降低垂体抬高的程度。

✓ **误区**

● 应尽可能避免硬膜内移位以降低垂体功能受损的风险。
● 识别硬膜环或硬膜附着处钙化所致的后床突骨棘，是避免颈内动脉损伤的关键。

✓ **所需器械**

● 使用全套鼻窦器械，高速电钻，0°和45°内镜进行暴露。微型吸切器可使蝶窦开放更方便。

● 细的带角度枪式双极（Storz）对硬膜外和硬膜内的止血至关重要。用头端加长的器械或Luer lock吸引器（无孔）传送明胶海绵颗粒（Surgifoam，Floseal，Surgiflo）。

● 头端加长的神经剥离子（KLS Martin）和精细的枪式显微剪（Storz）对于硬膜内肿瘤切除至关重要。

● CUSA（Integra）和Sonopet（Stryker）超声吸引器都配有为鼻内镜使用而延长并且能切骨的刀头，其在切除纤维化的肿瘤和后床突的价值不可低估。

（张维天　译）

推荐阅读

Kassam AB, Prevedello DM, Thomas A, et al. Endoscopic endonasal pituitary transposition for a transdorsum sellae approach to the interpeduncular cistern. Neurosurgery 2008;62（3 Suppl）:57 – 72; discussion 72 – 74.

Kassam A, Thomas A, Carrau RL, et al. Endoscopic reconstruction of the cranial base using a pedicled nasoseptal flap. Neurosurgery 2008;63（1 Suppl）:ONS44 – ONS52; discussion ONS52 – ONS53.

Zanation AM, Carrau RL, Snyderman CH, et al. Nasoseptal flap reconstruction of high flow intraoperative cerebral spinal fluid leaks during endoscopic skull base surgery. Am J Rhinol Allergy 2009;23（5）:518 – 521.

Prevedello DM, Kassam AB, Gardner P, et al. Endoscopic endonasal approach for craniopharyngiomas: nuances and limitations of treatment, classification and indications of pituitary transposition. In: Nader R, Sabbagh AJ, eds. Neurosurgery case review. New York, NY: Thieme, 2010.

Prevedello DM, Kassam AB, Fernandez–Miranda JC, et al. Transsellar/transdorsal approach via a pituitary transposition to the interpeduncular cistern. In: Stamm AC, ed. Transnasal endoscopic skull base and brain surgery. New York, NY: Thieme, 2011:256 – 262.

第**36**章　经斜坡入路至中下斜坡

Transclival Approach to the Middle and Lower Clivus

Paul A. Gardner，Carl H. Snyderman

一、引言

斜坡是枕骨的前部，与岩骨和蝶骨通过软骨结合相连，软骨结合经过儿童期和青少年期后逐渐骨化。通常基于神经孔可将斜坡分为3个部分，进而决定了手术入路（眶颧入路、经岩骨入路、远外侧入路）。由于斜坡位于中线，内镜经鼻入路可无缝到达整个斜坡，外界至神经孔。一般上斜坡与中下斜坡以Dorello管为界，展神经从硬膜内腔隙穿过此管，在斜坡旁颈内动脉背侧进入海绵窦外侧部。从鼻内镜观，其位置约位于斜坡旁颈内动脉中点水平、破裂孔与蝶鞍的中间。内镜经鼻入路手术更实用的分界法是将鞍底与蝶窦底之间的骨定义为中斜坡，而下斜坡从蝶窦底（翼突楔入蝶窦的水平）向下延伸至枕骨大孔。

无论如何分界，下颅底的中线完全由斜坡构成，因此，起自斜坡或其邻近组织如鼻咽黏膜和硬脑膜的病变非常适合用内镜经鼻入路（EEA）这样的前入路来处理。此入路受限于周围的神经血管结构及术者的经验、解剖知识和资源。

二、病史

头痛和复视是斜坡肿瘤最常见的两个症状。头痛可以是弥漫性的或位于前额，但由于斜坡是枕骨的一部分，侵犯枕骨的肿瘤通常单纯地表现为枕部疼痛。典型的骨肿瘤引起的疼痛在夜晚加剧，甚至使患者在夜间痛醒。侵犯或压迫硬脑膜或蛛网膜的病变如脑膜瘤也能引起不同特点的头痛。然而，医生必须要关注由斜坡肿瘤引起的头痛，特别是当肿瘤小而无其他症状时。向侧方累及Meckel腔或三叉神经脑池段的病变能分别引起眶后疼痛或三叉神经痛/神经病。

展神经麻痹伴不同程度的主观或客观复视是脊索瘤或软骨肉瘤的典型表现。这些肿瘤在骨内或硬膜内生长，压迫或充满Dorello管引起神经功能障碍。侵犯硬膜内、压迫脑干的斜坡肿瘤可引起步态不稳，吞咽困难，甚至精神萎靡和脑积水。听力下降和面瘫是肿瘤向侧方侵犯岩骨所致的体征。起自鼻咽部或侵犯鼻咽部的肿瘤可导致鼻塞、闭塞性鼻音和鼻出血。

三、体格检查

由于斜坡肿瘤可依其大小和侵犯范围累及任一组脑神经，因此对患者进行全面的脑神经检查非常重要。检查眼球运动（动眼、滑车和展神经）、腭（舌咽和迷走神经）和舌的功能（舌下神经）尤为重要。步态和吞咽功能可显著影响患者的康复，应予以密切评估。有吞咽困难和声音改变病史的患者应行喉镜检查以明确是否有声带麻痹，并需行吞钡检查。鼻内镜检查可以发现明显侵犯鼻窦的肿瘤，偶尔在合适的情况下可行活检，如鼻窦恶性肿瘤。富含血供丰富的肿瘤或有潜在种植风险的脊索瘤应该避免活检。所有患者均应行全面的头颈部检查，以寻找颈部转移或颈部侵犯的证据。

四、适应证

任何起源于或中心位于斜坡或相关结构的肿瘤都可以采用内镜经鼻入路。由于起源于中线，这些肿瘤将向外侧挤压周围神经血管结构，经鼻窦直接到达肿瘤可避免对这些重要结构的处理。

脊索瘤作为中线肿瘤，非常适合内镜经鼻入路，绝大多数都可完全切除。软骨肉瘤经常侵犯中线斜坡，但通常它们起源于中线旁的岩斜坡软骨结合，每一例软骨肉瘤都应该个体化地评估，为达到全切可能需要联合其他入路（乙状窦后，经岩骨或眶额入路）。同样，岩斜坡脑膜瘤可起自不同部位。完全或大部分位于斜坡的脑膜瘤可采用内镜经鼻手术（EES）处理（图36-1和图36-2），而完全或大部分位于岩骨的肿瘤则不能采用该入路。主体位于两者之间的肿瘤，其与脑神经的关系（在FIESTA MRI序列下显示得最好）决定了最佳的手术入路（或联合入路）。

应仔细对斜坡病变进行鉴别诊断。良性的骨纤维病变如骨纤维异常增殖症通常可依据影像学做出诊断，其典型表现为"磨玻璃"样外观，从而避免了外科干预。像视神经或进展性脑神经病变这种罕见的例外，通常发生于儿童或青少年，并与囊肿形成有关。而主要侵入并累及斜坡，不是向鞍上生长的垂体腺瘤就更少见。要完全切除此类肿瘤，须将鞍区暴露范围扩大到中斜坡甚至下斜坡。

鼻咽癌通常在就诊时就已发展到晚期，治疗方法主要为放射治疗。外科手术的主要作用在于活检诊断及通过肿瘤减容以在放疗前缓解症状。能获得足够安全且可完全切除的小肿瘤也可选择手术。对于腺样囊性癌，手术的目的是以最小的并发症损伤进行最大范围的切除，然后进行放射治疗。由于沿着神经周围扩散，颅底腺样囊性癌不可能获得安全缘切除，而且周围的血管神经结构也限制了手术的范围。放疗后残余肿瘤的挽救性手术对于局部控制有潜在价值，应该在治疗后PET-CT功能性影像或活检结果的基础上考虑是否进行挽救性手术。

五、禁忌证

向内侧生长的侧颅底肿瘤，会将重要的神经血管结构向内推移至EEA这样的中线手术入路中，这是EES的主要禁忌证。鼻窦感染是硬膜内（或潜在硬膜内）手术暂时的禁忌证，应在手术前应用抗生素治疗并考虑是否行开放引流。

六、术前计划

MRI和CTA是互补的，两者对于术前的鉴别诊断非常重要。例如，MRI显示了脊索瘤或软骨肉瘤典型的不均匀高信号T2"多泡"征（图36-2），而CTA能显示骨质破坏、颈内动脉狭窄或闭塞及像骨纤维异常增殖症（MRI只能非常偶然的显示）这样的良性骨纤维病变。对于脑膜瘤，MRI可以显示脑膜尾征，而CTA能显示与血管的关系及骨破坏或骨质增生的程度（图36-1和图36-2）。

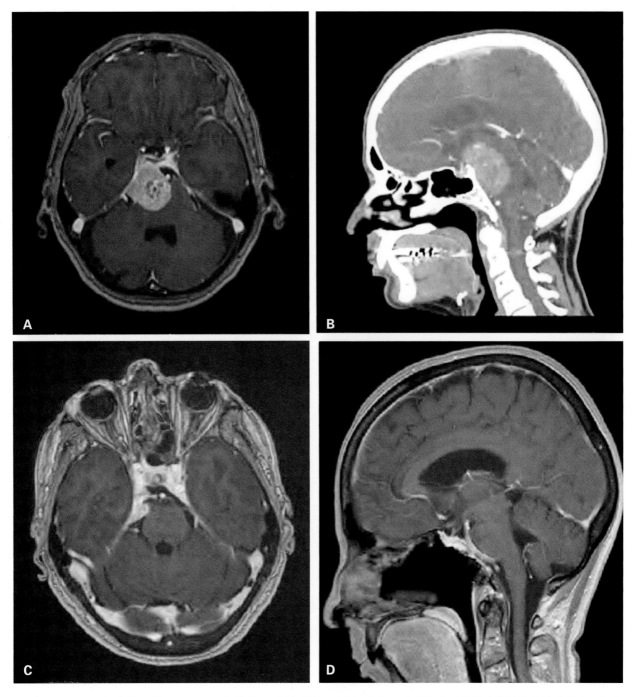

图36-1　A. T1加权像轴位增强MRI；B. 矢状位CT血管造影重建显示起源于中线和硬脑膜基底的原发斜坡脑膜瘤；经内镜经鼻入路切除术后，仅在中线旁有小块肿瘤残留；C. 轴位增强；D. 矢状位T1增强MRI

七、手术技术

所有的手术均由耳鼻喉科医生和神经外科医生组成的两人团队在三手或四手技术下完成。这样既能注意到鼻窦及神经结构，也能兼顾内镜的动态观察和双手显微外科技术。额外的益处还包括提高了解决问题的能力（"副驾驶"）和效率。

大部分患者以三点式头架固定，头居中或略后仰，并转向术者所站的一侧。这种标准体位可使手术的人体工程学达到最优，同时避免了手术关键步骤时的移动。注册导航系统，局部以0.05%羟甲唑啉

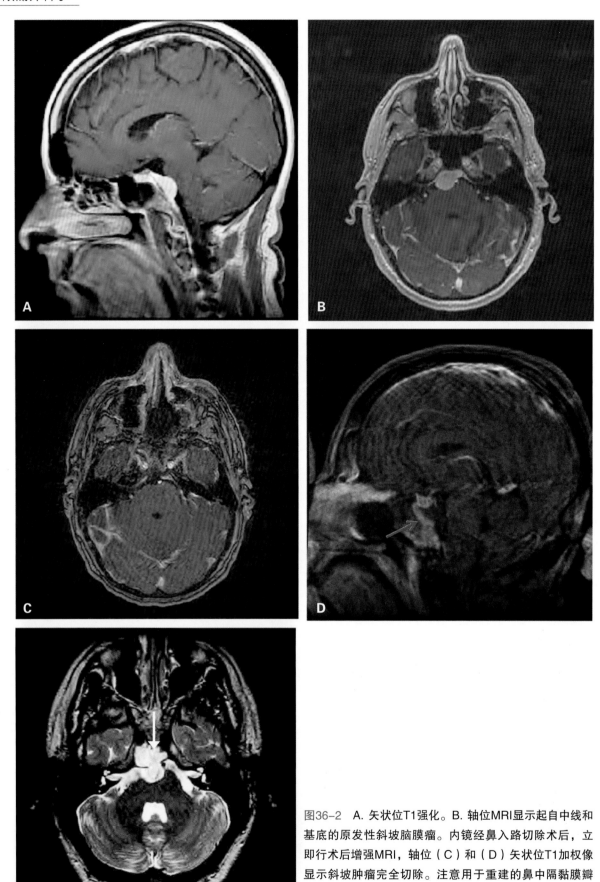

图36-2　A. 矢状位T1强化。B. 轴位MRI显示起自中线和基底的原发性斜坡脑膜瘤。内镜经鼻入路切除术后，立即行术后增强MRI，轴位（C）和（D）矢状位T1加权像显示斜坡肿瘤完全切除。注意用于重建的鼻中隔黏膜瓣的强化（箭头）。E. T2加权像轴位MRI显示典型的"多泡"样高信号（箭头）

收缩鼻黏膜。外鼻和鼻前庭用碘溶液消毒，围术期预防性使用第三代头孢类抗生素。

手术在 0° 内镜下完成，将下鼻甲向外侧移位，以扩大至鼻咽部的通道。通常切除中鼻甲下部以扩大内镜操作空间。如果预计有硬膜缺损，可在肿瘤对侧分离鼻中隔黏膜瓣，然后行上颌窦开放术，将黏膜瓣存于上颌窦内。将鼻中隔后端与蝶嘴分离，切除蝶嘴以保证双侧鼻腔均能到达蝶窦。最大程度地开放蝶窦以保证充分暴露蝶鞍到蝶窦底壁以及两侧颈内动脉之间的区域。用咬骨钳和电钻切除蝶窦分隔，要仔细识别解剖标志，特别是斜坡旁颈内动脉的解剖标志。

自蝶窦开放的下缘将筋膜向下方剥离，暴露双侧翼内板。切除鼻咽部黏膜和咽颅底筋膜暴露下斜坡。这个可以用动力吸切器或单极电凝（针式或带吸引的）来完成。要注意评估咽旁颈内动脉走行，因为在其最下方（近心端）可能扩张并且向内侧纡曲。这种情况很罕见，但如果存在，则应从骨膜下平面、动脉的深面将筋膜与骨质分离。在侧方，应识别髁上沟。此骨嵴是头前直肌筋膜的附着处，它是定位舌下神经管的可靠标志。

切除从蝶窦底到枕骨大孔的咽颅底筋膜后，开始进行整个斜坡的磨除。斜坡最隆起的部分是蝶窦底，应将其磨至斜坡凹陷水平。为避免误伤血管，骨切除的宽度不应超过双侧斜坡旁颈内动脉。在气化良好的蝶窦中，通过其骨性隆起可以很容易地识别它们（图36-3）。如果气化不好，可以在硬膜外间隙沿鞍底向外侧分离，直至显露颈内动脉的下降处即其与斜坡旁段交界的位置来定位它们。

蝶窦底壁是斜坡最厚的部分，将其磨至斜坡凹陷的深度后，将整个斜坡磨至内层皮质的深度，并进一步磨薄，然后用 Kerrison 咬骨钳咬除。应该尽可能地扩大暴露范围：中斜坡到斜坡旁颈内动脉，下斜坡到咽鼓管内侧。斜坡硬脑膜有两层（骨膜层和脑膜层），两层之间有明显的静脉丛，必须在开放内层之前妥善处理。出血通常可以用液体明胶（如 Surgifoam, Floseal, Surgiflo）或其他止血材料压迫止血。仔细剥离整个骨膜层，从而将止血材料填塞在静脉丛的边缘，然后暴露深面的脑膜层以便更仔细地、可控地进入硬膜下间隙。

椎基底动脉系统和展神经是与中、下斜坡相关的关键神经血管结构，在条件允许的情况下，应分别用影像导航和肌电图加以识别（图36-4）。展神经在内镜经鼻入路手术中最容易损伤，并且因其走行长、和多个间隙相关，与肿瘤的关系很难预计。脊索瘤通常将其硬膜内段推向后外方，且因其易于侵入硬膜内间隙而倾向于侵犯 Dorello 管。如果这样则这部分神经的识别变得非常困难，而神经受侵袭后有时

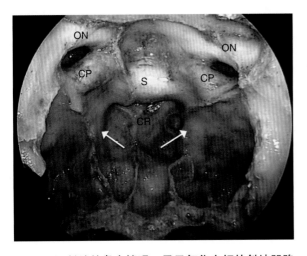

图36-3　斜坡的鼻内镜观，显示气化良好的斜坡凹陷（CR），很容易识别斜坡旁颈内动脉（箭头）[S. 蝶鞍；CP. 颈内动脉隆起（鞍旁）；ON. 视神经]

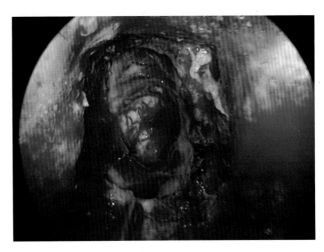

图36-4　内镜经鼻术中所见，切除图36-2中所示的斜坡脊索瘤后形成的巨大硬膜缺损和裸露的基底动脉及展神经（Ⅵ）[BA. 基底动脉；ICA. 颈内动脉（斜坡旁）；S. 蝶鞍]

将无法保留。根据岩斜坡脑膜瘤的发生部位和生长方式的不同，展神经可以向任何方向移位。在打开暴露肿瘤之前，对所覆硬脑膜的肌电刺激可保证神经没有位于硬脑膜和肿瘤包膜之间，并有希望避免切开硬脑膜时切断神经。如果能够早期识别神经在硬膜内的位置，那么就可以建立一个最低刺激电压或电流的"起动阈值"。如果这一阈值在术中一直保持，那么可能发生的任何麻痹都将是暂时的。

所有的硬膜内肿瘤切除均应采用标准的显微外科操作技术。这是用加长的鼻内镜器械按照开放式显微手术的剥离子和枪式显微剪刀（见器械部分）的方式来完成的。EEA的优点在于它可以应用于直接毗邻或起源于斜坡的肿瘤，因而可以直接进入肿瘤，在硬膜内肿瘤瘤内完全减容后再行包膜外分离。用泪珠形有侧孔的吸引器轻柔地对抗牵拉，可钝性或锐性分离与肿瘤和神经血管结构粘连的蛛网膜带或瘢痕。

在手术开始时就要考虑重建的问题，从而保留各种重建方式所需的结构。没有侵犯硬脑膜或明显暴露颈内动脉的斜坡缺损不需要重建。在这些情况下，可用纤维蛋白胶暂时保护手术创面并促进愈合。当需要修补硬脑膜缺损或覆盖暴露的颈内动脉时，建议用带血管蒂的组织进行重建。先用胶原或筋膜移植物（如同种异体硬脑膜、尸体筋膜或自体阔筋膜）放置于硬膜内修补硬膜缺损。主要的重建方法包括鼻中隔黏膜瓣（见第42章）或下鼻甲瓣（见第44章）。由于鼻中隔黏膜瓣容易分离、供区并发症少、尺寸较大、旋转范围广，故更受欢迎。然而，对于位置深在的斜坡尾端缺损，鼻中隔黏膜瓣可能并不够用。这时可在放置黏膜瓣之前用自体脂肪组织填塞斜坡缺损来加强黏膜瓣的覆盖。脂肪组织还有支撑重建物和防止脑干疝入缺损的作用。在这种情况下，一定要仔细确保黏膜瓣与周围正常的黏膜或骨相接触，以利愈合。对于中、下斜坡的缺损，鼻中隔黏膜瓣的旋转更趋近于水平，黏膜瓣的宽度可能无法满足缺损的垂直长度。如果预计需要更宽的黏膜瓣，可以延长取瓣切口以包含鼻底的黏膜。此外，还可以在瓣的深面放置一层筋膜移植物覆盖整个缺损。由于之前的手术或肿瘤侵犯血管蒂导致鼻中隔黏膜瓣无法使用时，下鼻甲黏膜瓣是一个可行的选择。可以通过包含鼻底黏膜，甚至同侧鼻腔黏膜来扩大下鼻甲黏膜瓣的覆盖区域。当这些黏膜瓣无法使用时，其次的重建方法包括颅外骨膜瓣（见第46章）或颞顶筋膜瓣（见第45章）。

八、术后处置

任何硬膜内EEA术后都要采取惯用的术后预防措施。经斜坡入路的患者在术后放置鼻胃管时有发生灾难性损伤的风险。如须留置胃管，应在内镜直视下放置，以免破坏修补处及误插入颅内。在患者床旁要放置此类警示标识。应嘱患者避免擤鼻、弯腰或紧张用力。使用粪便软化剂，建议家属协助患者完成任何提起抬高动作。打喷嚏应该张口，避免颅内压力增加。

腰大池引流的作用尚不明确，但它可能有助于降低硬膜内切除术后脑脊液漏的发生率。重建大的经斜坡缺损更为困难，而且重建皮瓣覆盖范围有限，增加了发生脑脊液漏的风险。手术当晚在腰大池引流之前行CT检查以评估颅内积气的程度（并确保没有出血）。内镜经鼻硬膜内手术后的前2周须保持床头抬高，即使是在睡眠过程中。

如有必要，硬膜外手术后填塞物保留1～2天，硬膜内手术后保留6～7天。使用第三代或第四代头孢菌素（或其他等效抗生素，如果青霉素过敏）24～48小时，然后改为口服二代头孢菌素或等效抗生素，直至填塞物取出时停药。如果使用鼻中隔黏膜瓣，则术后须保留鼻中隔夹板2～3周。鼻用盐水喷雾剂可随时使用，几周后开始用盐水冲洗鼻腔。如果已行硬脑膜重建，患者在术后4～6周应避免从事增加颅内压的活动。在最初的几个月内每数周须进行一次内镜下温和的鼻腔清理。

糖皮质激素仅用于术后出现考虑为暂时性新发脑神经功能障碍的患者，并维持约48小时，然后迅速停药，以防出现伤口愈合相关的并发症。

九、并发症

如之前所强调的，经斜坡入路时展神经有很高的损伤风险。如果患者展神经完全麻痹，则很可能需要暂时遮盖患侧眼或使用棱镜眼镜。如果部分麻痹，可鼓励患者忍受复视以加速适应或遮盖患侧眼。如果展神经被切断或未能完全恢复（6个月后），应转诊至眼整形外科进行矫正。

术后应密切观察患者有无脑脊液漏。斜坡缺损的患者其脑脊液漏可经鼻孔流出或流入口咽，患者会主诉或被问及是否有咸味液体流入咽喉。通常在仰卧位时加重。

任何血管的损伤都需要立即行数字减影脑血管造影，以确定是否存在假性动脉瘤、血栓、充盈缺损或严重狭窄，进而可能需要抗凝、置入支架、弹簧圈，或牺牲动脉。

鼻部并发症发生率通常较低。患者在术后几个月可能会存在嗅觉和味觉减退。鼻出血的风险很小，一般是数周内蝶腭动脉分支出血所致。鼻内结痂虽然是持续时间最长的并发症，但可以通过盐水冲洗和定期内镜下清理有效地处理。

十、结果

从2003年4月到2012年9月，84例斜坡脊索瘤患者在匹兹堡大学医学中心（UPMC）的颅底外科中心行EES。对病历和影像资料进行回顾性分析如下。

84例颅底脊索瘤患者（男性占59.9%）中位年龄44岁（4~88岁），初次治疗（n=46）或曾行治疗者（n=38）均行EES手术。肿瘤全切率68%（n=57）。在初次治疗组中，36例获得了全部切除（78%），7例（15%）近全切除（肿瘤切除>95%），2例（4%）次全切除（肿瘤切除>85%），1例部分切除。在38例曾行治疗的脊索瘤组中，21例（55%）全部切除，6例（16%）近全切除，5例（13%）次全切除，6例（16%）部分切除。18例患者行分期手术，其中9例（11%）采用EES联合开颅手术。55例患者接受了辅助性放疗（质子放疗43例）。手术并发症包括脑脊液漏16例（19%），新发的永久性脑神经功能障碍5例（5.9%），颈内动脉损伤3例（3.6%），所有病例均没有神经系统后遗症。平均随访21个月（1~91个月），28例复发（33%），其中20例再次行EES。在最近的随访中，49例（58%）无瘤生存，26例（31%）有尚稳定的残留或复发，9例（11%）死亡（8例死于疾病进展）。84例患者共接受了143次外科手术。

✔ **精要**

● 岩斜坡脑膜瘤与脑神经的关系极为多变，为避免损伤这些结构，术前应对其关系进行评估并作为手术入路选择的主要标准。

● 斜坡旁颈内动脉和翼管神经可以作为中线斜坡入路的外侧界。蝶窦气化差时，术中CTA导航结合鞍底的暴露有助于识别斜坡旁颈内动脉。

● 展神经是内镜经鼻斜坡入路中损伤风险最大的神经。轻柔的解剖分离技术和神经电刺激的应用能够将风险降至最低。

● 下斜坡硬膜缺损伴随术后脑脊液漏可表现为液体向后流入咽喉而不是从鼻腔流出。

✓ 误区

● 磨除斜坡旁颈内动脉深面的斜坡骨质可导致颈内动脉后表面损伤。电钻经对侧鼻孔操作可降低颈内动脉被钻头杆损伤的风险。

● 应该在椎基底动脉结合部的上方切开硬膜，以避免损伤被肿瘤挤压移位的展神经。

● 术后盲视下置入鼻胃管可能引起硬膜内损伤。应告知参与患者护理的每个人。

✓ 所需器械

● 0° 和45° 广角硬管内镜（Storz）

● 加长的显微多普勒探头（用于识别颈内动脉）

● 标准的鼻窦手术器械

● 针式和带吸引的单极电凝头

● 头端加长的长柄高速电钻（Stryker）

● 加长的神经剥离子（KLS Martin）

● Kurze枪式显微剪刀（直的、左右弯曲和可旋转的）（Storz）

● 枪式双极电凝（弯头和直头）（Storz）

致谢

特别感谢Francisco Vaz Guimaraes Filho博士帮助处理本章的图片。

（张秋航　吕海丽　译）

推荐阅读

Madhok R, Prevedello D, Gardner P, et al. A direct corridor to the clivus: the expanded endonasal approach. A review of the transclival module in endoscopic skull base surgery. Skull Base 2008;18（Suppl 1）:26.

de Notaris M, Cavallo LM, Prats-Galino A, et al. Endoscopic endonasal transclival approach and retrosigmoid approach to the clival and petroclival regions. Neurosurgery 2009;65（6 Suppl）:42 - 50.

Barges-Coll J, Fernandez-Miranda JC, Prevedello DM, et al. Avoiding injury to the abducens nerve during expanded endonasal endoscopic surgery: anatomic and clinical case studies. Neurosurgery 2010;67（1）:144 - 154.

Fraser JF, Nyquist GG, Moore N, et al. Endoscopic endonasal transclival resection of chordomas: operative technique, clinical outcome, and review of the literature. J Neurosurg 2010;112（5）:1061 - 1069.

Koutourousiou M, Gardner PA, Tormenti MJ, et al. Endoscopic endonasal approach for resection of skull base chordomas: outcomes and learning curve. Neurosurgery 2012;71（3）:614 - 625.

Gardner PA, Snyderman CH, Fernandez-Miranda JC. Sella and beyond: approaches to the clivus and posterior fossa. In Georgalas C, Fokkens WJ, eds. Rhinology. Stuttgart, AR: Thieme, 2013.

第 37 章　内镜经鼻入路至颅颈交界区及齿状突

Endoscopic Endonasal Approach to the Craniocervical Junction and Odontoid

Carl H. Snyderman，Paul A. Gardner

一、引言

经鼻至颅底腹侧的入路包括从额窦到上颈髓的中线通道。经齿状突入路可以到达枕骨大孔区、下斜坡及上颈椎（C_1 及 C_2）。手术区域大致从蝶窦底壁到硬腭平面，两侧至咽隐窝深面的咽旁颈内动脉。下 1/3 斜坡范围从蝶窦底壁至枕骨大孔，岩骨段颈内动脉前膝部为其上外界，枕髁与舌下神经为其下外界。经齿状突入路的下界为 C_2 椎体，大致相当于鼻腭线（NPL），即与鼻骨下缘和硬腭后端相切的虚拟线（图37-1）。此线与椎骨的交叉点即是内镜经鼻入路的下界，在大多数患者中相当于齿突下缘或 C_2 椎体上部。下斜坡的后界至舌下神经、脑干和椎动脉。

内镜经鼻齿状突入路到达下斜坡和上颈椎，可以避免经口/经腭入路的并发症，且恢复快（表37-1）。其优点还包括视觉效果更好、向上暴露范围更广、术区细菌感染概率更低。其缺点包括下颈椎暴露受限，潜在的脑脊液漏概率增大而需要硬脑膜重建。我们认为，内镜经鼻入路更适用于未超出周围神经血管结构的枕骨大孔区病变，以及颅底凹陷症的齿状突切除术。

二、病史

临床症状取决于疾病诊断、发病部位、病变范围和发病年龄。由于咽鼓管功能障碍或阻塞，患者可以表现为严重的分泌性中耳炎和传导性耳聋。涉及脑神经时可以出现多样的临床症状，包括软腭功能障碍（CN Ⅸ/Ⅹ）所致开放性鼻音和鼻腔反流；声音嘶哑、吞咽困难、呼吸困难（CN Ⅻ）；构音障碍（CN Ⅻ）。后组脑神经可因在其各自的孔裂处由于硬膜内压迫或神经受累而出现功能障碍；询问是否存在与饮食相关的咳嗽以判断患者的主动吸气功能；颈部肿物（颈淋巴结转移）常是鼻咽癌的首发症状。

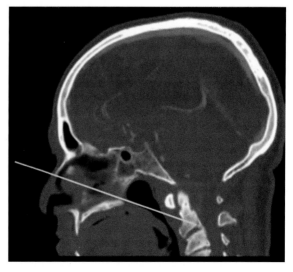

图37-1　在中线矢状位的CT血管造影重建图像上从骨性鼻梁至硬腭后缘画一直线，向后延长至脊柱的上伤。这一鼻腭线大致指示了鼻内入路能达到的尾侧界限

表37-1　至枕骨大孔的前方入路比较

	经口 / 经腭入路	经鼻入路
气道	–	+
住院时间	–	+
暴露的下界	+	–
软腭功能	–	+
重建（脑脊液漏）	–	+
感染风险	–	+
颈椎稳定性	–	+
暴露的上界	+	–
吞咽功能	±	±
视觉功能	–	+

+.优点；–.缺点

伴退行性血管翳的骨性疾病或颅底凹陷可表现为伴或不伴吞咽困难的脊髓病变。进行性加重的行走困难是常见的症状，但由于老年患者起病隐袭，常导致诊断延迟。颈部或枕部神经痛往往提示颅颈交界区关节活动不稳定。

三、体格检查

体格检查包括头颈部的全面检查，即耳镜检查、鼻咽和喉咽的可视内镜检查、颈部触诊及脑神经功能评估。咽鼓管阻塞可引起分泌性中耳炎。音叉试验（Weber和Rinne试验）可以鉴别听力损失的类型（传导性或感音神经性）。用硬质鼻内镜或软质光导纤维镜检查上呼吸消化道，记录黏膜病变或肿物侵犯的范围。仔细检查咽鼓管后方的咽隐窝，因为这一区域是鼻咽癌好发部位。触诊颈部以检查是否有颈部转移瘤。脑神经评估的重点是后组脑神经：软腭功能障碍、声带麻痹、下咽分泌物潴留且伴有吸入、单侧舌瘫（伸舌时舌偏向麻痹侧）。通过屈颈、伸颈及转头动作大致评估颈椎活动范围。脑干受压的症状包括四肢无力和反射亢进。步态评估对于鉴别步态改变是否为脊髓病变或其他病因所致非常重要。

四、适应证

经鼻颅底外科手术应用于经齿状突入路的主要原则是：避免侵扰或处理主要神经血管结构。如果病变向侧方侵犯主要血管结构（颈内动脉和椎动脉）或脑神经，就应考虑一个替代入路或联合入路。例如切除巨大脑膜瘤，应根据其与神经血管结构的位置关系，选择联合入路（内镜经鼻和乙状窦后或远外侧入路）以达到肿瘤的不同区域。

经齿状突入路的临床适应证包括肿瘤、炎症、伴颅颈压迫的退行性病变及外伤。常见的肿瘤包括颅内肿瘤（脑膜瘤）、骨源性肿瘤（脊索瘤、软骨肉瘤）和软组织来源的恶性肿瘤（鼻咽癌）。炎症或骨关节退行性变或先天性寰枢关节及相关韧带的畸形可以导致慢性颈椎不稳和炎性血管翳或伴脑干受压的进行性颅底凹陷。一般而言，只有腹侧的骨性压迫需要采取前入路手术，然而软组织/血管翳通常需要采取耗时较长的后入路减压和关节融合术。对于严重的血管翳压迫病例，我们依然采用前方入路以便快速减压，而避免后入路减压，保留C_1环后部的完整性以便实施融合术。少数情况下，外伤性骨折或C_1和C_2脱位可以选择内镜经鼻减压。更常见的是延迟发现的游离齿状突。成人及儿童均可选择经齿状突入路。

发生于下斜坡骨的肿瘤（脊索瘤、软骨肉瘤）是内镜经鼻入路的理想适应证。此类肿瘤常位于中线或旁中线区域，将神经血管结构推挤向侧方。因而通过中线入路切除肿瘤可以最小程度或避免处理这些结构。一些颅内肿瘤如枕骨大孔区域的脑膜瘤，如果位于中线区且未明显侵犯椎动脉，可以采用内镜经鼻入路。肿瘤与后组脑神经的相对位置是关键，将脑神经推挤向侧方的肿瘤更适于采用内镜经鼻入路。

五、禁忌证

急性鼻窦炎是经鼻颅内手术的禁忌证，但通常可以使用抗生素快速治愈，根据具体情况选择是否手术引流。病变未直接侵犯枕颈关节的患者，术前无关节不稳定，此入路应小心，避免造成颅颈连接失稳。颅颈脑膜瘤需要切除齿状突时，为了维持枕颈连接的稳定性应考虑后外侧入路。

少数情况下，尤其是老年患者中，咽旁颈内动脉可以向中线扩张纡曲接近鼻咽后部中线。这应视为前入路的相对禁忌证。根据病变及其部位，可以在颈内动脉上方和深面进行解剖，游离血管并保留一层袖套样的软组织。

六、术前计划

伴随吸气障碍或主观吞咽困难的患者都需要做正式的吞咽功能评价，包括纤维喉镜和食管X线片（吞钡）检查。如果术前有活动性吸气障碍，术后就需要考虑行气管切开术。内镜经鼻入路到达颅颈交界或上颈椎的患者术后一般无须行此手术，但为了避免因术后的虚弱状态而出现窒息，行气管切开术可能是最安全的。

术前和术中导航都需要行MRI和CTA检查。MRI可以显示软组织受侵和神经受压及肿瘤特点，有助于鉴别诊断。颅颈退行性血管翳病变可以有多样化及非典型临床表现，但CT上更多呈慢性表现。CT也可以显示关节受累程度、异常或退行性变化。CTA可以显示椎动脉受累程度并评估咽旁颈内动脉的异常走行，这将影响手术入路。MRI检查部位须包括血管翳累及的颅底和颈椎，以辨别是否有相关的下颈椎疾病。结合临床病史和体格检查，CT及MRI检查还可以帮助诊断急性或慢性鼻窦感染。

行中线矢状位CTA重建以评估内镜经鼻入路的下界。最简单的方法是从骨性鼻梁尖端向硬腭后缘画一条直线并延伸至脊柱（图37-1）。这条鼻腭线可以大致估算出此入路的最低点。术后影像检查表明术中实际达到的最低点往往高于预测鼻腭线12.7mm，可能是由于此线未计入软组织的限制及术中无须总是尽可能达到最低点。

伴关节不稳症状或体征的患者，应行屈/伸位颈椎侧位片以判断寰枢椎半脱位或下颈椎的活动度，行前入路减压可能会使其病情加重或影响颈椎固定术下界限的选择。

七、手术技术

患者仰卧，颈部居正中位。头部抬高（反Trendelenburg体位）可以减少出血，使器械至上颈椎的角度最佳。过伸位可以降低颈椎相对于硬腭的水平并减少对下方的显露。患者头部稍转向术者以利操作。头位用Mayfield头架固定，完成术中导航注册。由于这类患者往往有明显的颈髓受压，故摆体位期间注意避免过度操作。神经监测包括大脑皮质功能检测（躯体感觉诱发电位），并在摆体位之前及其期间监测基线电位，以评估与体位相关的电位变化。相关脑神经的肌电图（EMG）也须监测。由于常有解剖异常，并且对于术前有吞咽困难的患者，即使发生单侧舌下神经麻痹也可能对患者的生活质量造成毁灭性影响，因此行经鼻减压术治疗退行性或先天性寰枢椎疾病时我们常规监测双侧舌下神经的肌电图。如果出现脑干受压或后循环血管受累，那么还需要用脑干诱发电位监测脑干功能。

用浸有0.05%羟甲唑啉液的棉片收缩鼻腔。静脉输注第三或第四代头孢菌素或相当的广谱抗生素作为预防感染。鼻孔及腹部用碘伏液消毒，以备可能的脂肪组织移植。

全部手术均须由耳鼻喉/头颈外科医生和神经外科医生组成的团队实施。这种组合有助于正确处理所有相关的解剖和病变，并能提供动态的内镜视野和双手操作的可能。

通常整个手术在0°内镜下完成。将中、下鼻甲外移可以扩大操作空间。如果遇到巨大泡性鼻甲，可以行鼻甲部分切除术。手术区域达枕骨大孔和C_1前弓，从蝶窦底壁向下延伸至软腭平面的鼻咽壁，侧方可达双侧咽鼓管（图37-2）。切除少部分鼻中隔后下部可以改善最开始时的视野。然而这种切除应是有限度的，因为随着术野迅速深入，内镜将置于鼻中隔后方。手术开始时也不必提前制备带血管蒂鼻中隔黏膜瓣，因为整个手术入路要低于血管蒂。

术中可以使用带吸引功能的单极电凝或显微吸切器切除覆盖在颅颈交界区的软组织（鼻咽黏膜、颅咽筋膜、头长肌、头前直肌附着）。由于术野及最终手术缺损深度的限制，试图保留鼻咽黏膜和肌肉组织用于重建都是难以成功的。根据以往大多数颅颈交界区病理结果来看，手术侧方界限应达两侧咽鼓管内侧（咽鼓管圆枕）。通过牵拉圆枕（用吸引器头）或将其切除可以扩大术野。小心评估咽旁颈内动脉的走行，因为它可能直接毗邻咽鼓管。根治性切除咽鼓管的内侧部分是没有必要的，并且可能影响腭的功能。

分离头长肌和头直肌后，辨识其附着点。这一髁上沟恰位于舌下神经管上方并在深处指示舌下神经管的位置，因此在枕髁暴露后它可作为重要的解剖标志。使用单极电凝从枕骨大孔和C_1前弓表面切除筋膜与肌肉附着部。注意枕骨大孔和C_1之间是否存在间隙，尽管这很少见。C_1的前结节是非常有意义的中线标志，术中须仔细辨认。

使用加长、向下弯曲的电钻和细的、灵活钻头可以扩大向尾侧的暴露。此外，上颌后嵴（鼻中隔在硬腭的骨性附着处）是硬腭的"最高点"，将其磨低至硬腭平面可以增加对尾侧的显露。应注意不要磨穿硬腭损伤到口腔黏膜，否则会出现口鼻瘘。

可以用带切割钻头或粗金刚石钻头的高速电钻磨除C_1前弓。切除齿状突时，切除宽度要足以充分显露整个齿状突（图37-3）。显露的每一步都应最大程度达到最低点。一旦齿状突暴露，其尖端所覆的软组织应用电刀或咬切钳全部切除。在颅底凹陷症患者中，还应磨除枕骨大孔部分骨质以显露内陷的齿状突钩。如果齿状突在颈部与C_2椎体分离会导致其尖端活动，并有大量致密的韧带附着，这些附着很难从自由活动的骨上分离，因此应从尖端向下将齿状突磨除。小心从韧带上分离齿状突内部的骨皮质，尤其

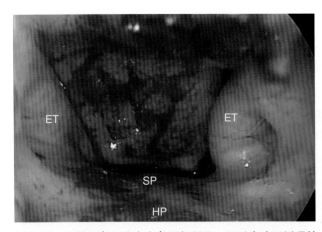

图37-2　内镜经鼻入路术中鼻咽部所见，可以直达两侧咽鼓管（ET）之间颅颈交界区。尾侧所达区域受硬腭（HP）所限。软腭（SP）自此向下延伸，不受经鼻入路影响

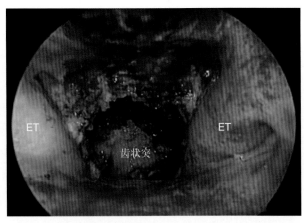

图37-3　内镜经鼻入路所见，去除C_1前弓后显露齿状突（ET. 咽鼓管）

是其尖端,可以使用头端加长的剥离子(见下文手术器械部分)或仅使用Kerrison咬骨钳,注意避免进一步压迫其下方紧邻的神经组织。

对于单纯前方骨性压迫的患者,减压覆膜就足够了(图37-4)。如果覆膜搏动且广泛减压则无须切除。即使有大量的血管翳,一般通过减容切除而无须完全显露其下方的硬脑膜,因为这层硬脑膜常是菲薄、脆弱或受侵蚀的。如果准备切除硬膜内肿瘤,就需要剥除覆膜充分显露硬脑膜。与腹侧颅颈交界区相关的硬膜内结构有椎动脉、脊髓前动脉、舌下神经和C₁神经根。除脊髓前动脉外,这些结构均起自外侧并且常被病变挤压移位远离术者。一如既往地,硬膜内切除需要严格遵循显微外科技术和双手技术。

术中影像检查对于确保充分减压很重要。至少应在缺损处滴入造影剂行正位和侧位片检查。幸运的是我们有术中CT,这是确认充分减压的理想方法(图37-5)。

对于没有硬膜损伤的单纯硬膜外肿瘤患者,用纤维蛋白胶简单覆盖手术区域就足够了。继发的瘢痕形成和重新黏膜化将会自然且有效地发生。如果有小的硬膜撕裂,用脂肪移植物填塞软组织缺损进行重建通常是有效的。脂肪组织对于深在且狭窄的缺损是理想的填塞物,术后脑脊液发生率低。

如果硬膜破损较大,我们建议用带血管蒂的组织进行重建。以蝶腭动脉鼻后支为血管蒂的鼻中隔黏膜瓣可以提供理想的移植瓣,但此瓣无法达到内镜经鼻硬膜内手术所造成的、深的尾端缺损。通常,切除下斜坡、C₁前弓和(或)齿状突后常造成比较深在的组织缺损,需要用脂肪组织移植物和附带鼻咽部黏膜的软组织瓣覆盖。异体或自体移植物(如Alloderm、心脏包膜或阔筋膜)常置于脂肪组织深处进行硬脑膜重建。颅颈交界区缺损重建的另一种带血管蒂的选择是下鼻甲黏膜瓣。

硅胶夹板可以缝合在鼻中隔上,除非需要修补硬脑膜,否则无须鼻腔填塞。

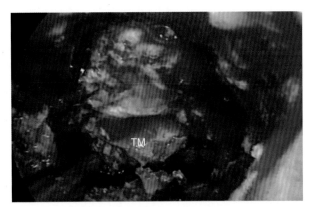

图37-4 内镜经鼻入路所见,齿状突切除及颈髓减压后,仅留覆盖于硬脑膜上的覆膜(TM)

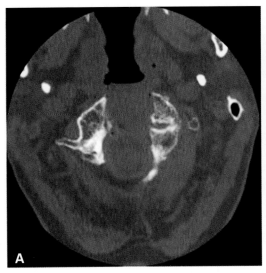

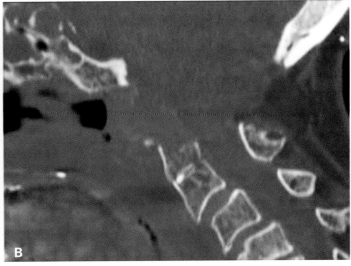

图37-5 术中CT(A)轴位及(B)矢状位重建确认双侧及头尾侧充分减压

八、术后处置

颅颈疾病的许多患者，尤其是退行性变或类风湿，无论是否行前入路手术，均须行后固定手术。这可以在前方减压术前或术后完成。具备手术指征时，我们倾向于选择内镜经鼻入路减压，由于它可以实现快速的中位减压，因此较后入路更加安全（因为从前方进入不会危及颈髓连接）。前入路还可以为骨融合保留更多的骨面，在实施了充分的前部减压后，C_1 后弓常可以完整保留。根据手术时间及患者的具体情况，可以同一次麻醉下或次日实施关节融合术。

如果患者实施了关节固定术，术后需要佩戴硬质颈托或 Halo-vest 外固定架 2～4 周。现代关节固定技术已无须使用 Halo-vest 外固定架，但它可以避免颈枕区域的全部压力，可能有助于切口愈合。

除了其他治疗，行硬膜内手术的患者应采取经典的经鼻入路术后预防措施：严格避免擤鼻以防正压通气，以及避免鼻腔器械操作，除非在内镜直视下。床头抬高30°持续2周。术中使用鼻中隔黏膜瓣者，术后3周去除鼻夹板，未使用则在术后1周去除。术后即可使用鼻腔盐水喷雾剂，盐水灌洗应在2～3周后开始。定期内镜下清理鼻腔痂皮直至完全愈合。

颅颈疾病患者术前及术后均应评估吞咽困难、声带麻痹或其他后组脑神经功能障碍的体征，因为这些情况下会引发呼吸和相关肺部损伤。大多数患者完成评估后即可进食。不管怎样，经鼻入路的一个主要优点就是在安全和合适时患者可以很快恢复经口饮食。

如果患者术前或术后不存在明显的关节不稳，应对其症状或体征的进展情况随诊。在术后最初2年应规律复查屈/伸位的颈椎平片，或当患者出现新发的颈痛、头痛或神经根病时应及时复查。

九、并发症

脑脊液漏仍是经鼻硬膜内手术须关心的并发症。颅颈交界区巨大硬脑膜缺损的重建仍旧是一项挑战，但效果已越来越好。后组脑神经损伤可以很轻微且不易觉察，直至患者出现严重的症状（吸气困难及相关并发症），因此需要认真评估。此入路发生术中血管损伤虽然罕见，但一旦发生应立即行血管造影以判断损伤的程度和后果，并决定是否需要行进一步治疗如放置血管内支架或牺牲动脉。

十、结果

我们回顾了2004—2010年行单纯内镜经鼻入路齿状突切除术进行颈髓交界处减压的所有患者。用颈部残疾指数（neck disability index，NDI）和NURICK颈椎病脊髓功能分级对结果进行评估。同时特别关注了并发症和术后吞咽功能。

29例患者接受了内镜经鼻齿状突全切术。最常见的病理类型是血管翳性脊椎炎（$n=23$）。其他病理类型包括软骨肉瘤、脑膜瘤、Ⅱ型齿状突骨折、游离齿状突和转移癌。患者平均年龄67.9岁。29例患者中27例实施了后融合手术。

所以患者的神经症状都得到了改善或稳定（无一例症状恶化）。收集到15例患者的NURICK和NDI数据，平均随访27.6个月（3～57个月）。术后平均NURICK分数为1，无一例分数达到5。平均NDI分数为9.2（0～32）。12例NDI分数中9例小于15。

2例患者术前因吞咽障碍行胃造瘘术，术后其补充支持治疗没有变化。5例患者（17%）术后因吞咽困难需要留置胃管，其中2例患者在术后6周恢复正常吞咽功能而将胃管撤除。其余23例患者（73%）未发生吞咽障碍或症状轻微可以继续经口进食。术后患者均未发生永久性腭咽功能障碍，尽管有一例患者术前因曾接受过经口入路齿状突不全切除术而遗留有腭咽功能不全。这例患者在经鼻入路术后腭咽功能不全并无加重。

所有患者离开手术室前均须滴入造影剂在透视下观察，或行术中CT检查，以评估减压是否充分。所有患者须行术后CT检查再次评估。没有患者存在减压不充分，也没有患者需要再次行前入路手术进一步减压。

初次手术时2例患者需要行术中脑脊液漏修补，用Duragen和自体脂肪组织移植物以夹层法修补，术后腰大池引流5天，无后遗症发生。

呼吸系统并发症是最常见的非神经系统并发症。4例患者肺炎后继发呼吸衰竭而做了临时性气管切开。另一例因慢性肺病恶化继发呼吸衰竭做了气管切开；最终患者得以拔管。气管切开术未作为任何患者手术过程的一部分。2例患者患吸入性肺炎用抗生素治疗。1例患者出现深静脉血栓而无肺栓塞证据，进行了抗凝治疗。1例患者术后8日死于心搏骤停。

✅ 精要

- 在正中矢状位CT上所画的鼻腭线（NPL）可以估计经鼻入路所能达到的最低点。
- 用电钻磨除上颌后嵴直至其与余下的硬腭平齐，可以明显增加尾端所能达到的范围。
- 总之，应该根据病变和相关神经血管的关系选择手术入路。当前方或中线病变将神经血管结构向侧后方推移时，经鼻入路就是比较理想的选择。然而，处理颅颈交界区病变时必须考虑潜在的不稳定性，因为这同样会影响患者的预后和生活质量。

✅ 误区

- 纤曲的咽旁段颈内动脉可能接近鼻咽中线部位，有损伤风险。
- 在齿状突从C_2椎体上离断前未能磨除齿突尖，离断韧带将很困难。
- 注意不要磨穿整个硬腭，如果损伤其下层的黏膜可能会发生口鼻瘘。

✅ 所需器械

- 全套的标准鼻窦器械（Storz）。
- 头端加长的剥离子（KLS Martin）。
- 加长、向下弯曲的电钻和细的、灵活钻头可以扩大尾侧的显露。切割钻头和粗金刚石钻头比较理想。
- 尖端精细且带角度、枪式的双极电凝钳对于硬膜外和硬膜内的止血都很关键。

（严　波　译）

推荐阅读

Nayak JV, Gardner PA, Vescan AD, et al. Experience with the expanded endonasal approach for resection of the odontoid process in rheumatoid disease. AM J Rhinol, 2007;21（5）:601–606.

De Almeida JR, Zanation AM, Snyderman CH, et al. Defining the nasopalatine line: the limit for endonasal surgery of the spine. Laryngoscope, 2009;119（2）:239–244.

Gardner P, Kassam A, Spiro R, et al. Endoscopic endonasal approach to the odontoid. In: Mummaneni P, Kanter A, Wang M,et al. Cervical spine surgery: current trends and challenges. St. Louis, MO: Quality Medical Publishing, 2009.

Morera VA, Fernandez-Miranda JC, Prevedello DM, et al. "Far-medial" expanded endonasal approach to the inferior third of the clivus: the transcondylar and transjugular tubercle approaches. Neurosurgery, 2010;66（6 Suppl Operative）:211‑219,discussion 219‑220.

Gardner PA, Tormenti MJ, Kassam AB, et al. Endoscopic endonasal approach to the odontoid and craniocervical junction.In: Kassam AB, Gardner PA, eds. Endoscopic approaches to the skull base. Progress in neurological surgery. Vol. 26.Basel, Switzerland: Karger, 2012:152‑167.

Thirumala PD, Kodavatiganti HS, Habeych M, et al. Value of multimodality monitoring with brainstem auditory evoked potentials and somatosensory evoked potentials and in endoscopic endonasal surgery. Neurol Res 2013;35（6）:622‑630.

第38章 联合幕上和幕下乙状窦前、迷路后经岩骨入路

Combined Supra–and Infratentorial Presigmoid Retrolabyrinthine Transpetrosal Approach

Chandranath Sen

一、引言

累及斜坡的肿瘤通常很难暴露,因为它们位置深在,位于脑干和脑神经前的中线部位。颞骨岩部的位置和小脑幕的形态限制了一些传统手术入路的采用,比如乙状窦后入路或经侧裂入路,手术医生要通过一个很长、很狭窄的通道操作才能到达肿瘤,操作空间非常受限,术野暴露不理想。联合手术入路旨在克服这些局限,将多个手术入路联合起来,可以部分或完全地磨开颞骨使手术医生更接近目标病变,同时切开小脑幕使术者可以用幕上和幕下的间隙来扩大操作空间。

二、病史

由于这些肿瘤通常生长缓慢,即使是巨大肿瘤,大部分患者的主诉也非常少。头痛、步态和平衡障碍是最常见的症状。

三、体格检查

神经学检查可发现共济失调、上肢或下肢无力。脑神经压迫可导致听力丧失、复视、面部麻木或疼痛,有时还会出现面瘫。

四、适应证

该入路主要用于脑干前方或前外侧的轴外肿瘤,也可以用于一些轴内肿瘤,如靠近大脑前外侧表面的脑干内海绵状血管瘤;其他如脑膜瘤、神经鞘瘤和表皮样瘤等硬膜内肿瘤,以及脊索瘤、软骨肉瘤等也可能有硬膜内侵袭的硬膜外肿瘤。一些较小的局限于上斜坡的肿瘤也可以通过前方经岩骨入路切除(见第32章)。

五、禁忌证

使用该手术入路没有禁忌证。

六、术前计划

在给予钆造影剂前后进行高质量的MRI扫描是必要的。脑膜瘤和神经鞘瘤有明显的增强。三叉神经鞘瘤可发生在神经走行的任何位置，如颅后窝、颅中窝或颞下窝，或呈哑铃状骑跨多个区域。那些占据颅后窝和颅中窝的病变适合这种手术入路。脑膜瘤表现出明显和均匀的增强，在斜坡和岩骨周围的硬膜上有宽广的基底（图38-1）。神经鞘瘤的外形更圆，可能有囊变区。在大多数情况下，存在一个蛛网膜平面将脑干、血管和脑神经与肿瘤分隔开。肿瘤侵犯蛛网膜和软脑膜引起脑干水肿并不常见。T2加权像和FLAIR序列能显示脑干水肿（图38-2）。肿瘤内的高T2信号可能表明肿瘤质地软。高信号或弥散加权成像是表皮样瘤的诊断特征。CT扫描有助于了解颞骨的骨性结构信息。评估周围的血管结构可以使用MRI（图38-3A、B）、MR动脉造影和静脉造影或数字减影血管造影。MR动脉造影可以评估大血管和静脉窦，但更详细地评估动脉和静脉系统及血流特点最好通过血管造影（图38-4A～C）获得。如果有明显的颈外动脉分支或海绵窦段颈内动脉的血液供应，栓塞可能对手术有帮助。如果术中须结扎乙状窦或乙状窦可能受损，应详细评估静脉的解剖和血流，特别是颞部血流静脉、乙状窦的大小和优势侧。

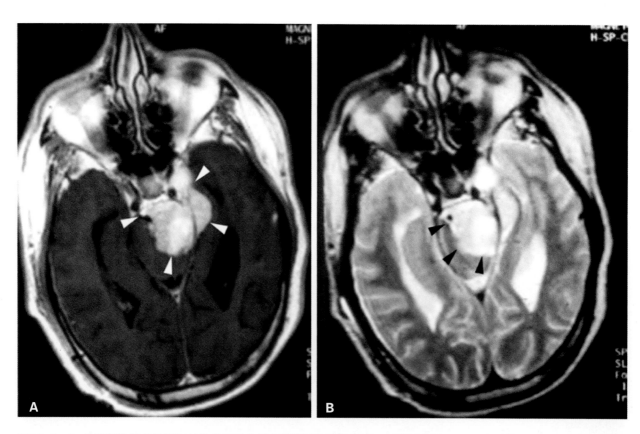

图38-1　A. 钆增强的核磁共振T1轴位像显示中线左侧的肿瘤界限清晰，延伸到左侧Meckel腔（箭头）。B. T2轴位像显示肿瘤和脑干边界（箭头）。脑干内没有水肿。该病例脑室增大

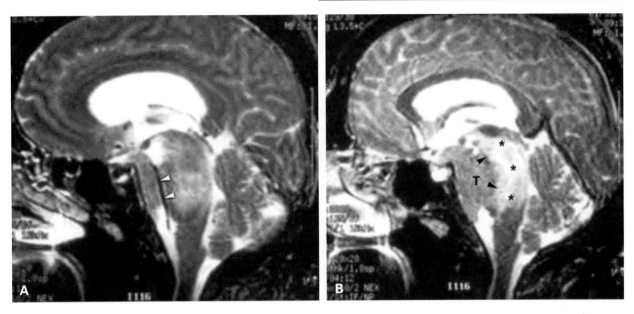

图38-2　A. MRI的T2矢状位显示肿瘤包裹基底动脉（箭头）。B. 脑干内有广泛的高信号，表明肿瘤侵犯软脑膜产生水肿（星号）；箭头指示肿瘤脑干的接合处（T. 肿瘤）

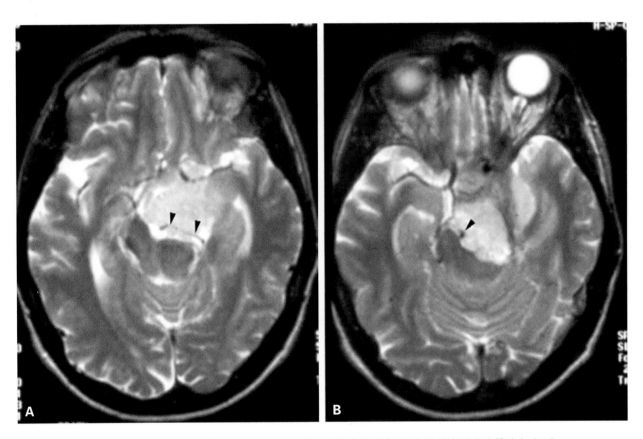

图38-3　MRI的T2轴位像显示肿瘤包绕大脑后动脉（箭头）（A）和基底动脉（箭头）（B）

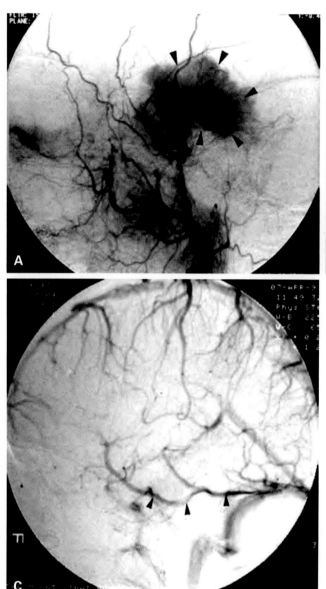

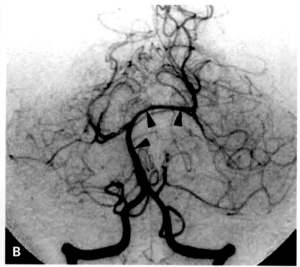

图38-4 A.脑动脉造影，颈外动脉注射造影剂显示肿瘤的血供来自脑膜中动脉（箭头）。B.基底动脉及其分支受肿瘤压迫移位（箭头）。C.静脉期显示明显的颞部回流静脉（箭头）沿着颞叶下表面引流至小脑幕，然后汇入乙状窦－横窦交界处。在切开小脑幕时必须保留该静脉通道

七、手术技术

（一）麻醉、术中神经生理监测和体位

因为术中神经生理监测的需要，在手术的肿瘤切除阶段采用静脉内全身麻醉。常规行动静脉穿刺置管。在这些手术中连续监测第Ⅶ对和Ⅷ对脑神经、体感和运动诱发电位，以及经颅面神经诱发电位非常有帮助。通常不需要腰大池和脑室外引流。在手术开始时应预防性使用广谱抗生素和抗惊厥药物。

患者仰卧位，患侧垫肩，头部向对侧方向旋转约60°，并以3点式头架固定（图38-5）。头部旋转的程度要能够显露和抵达位于岩骨嵴的肿瘤基底部和压迫脑干的肿瘤表面。头部稍高于胸部和身体以利静脉引流。

（二）头皮切口和软组织皮瓣

大"C"形皮瓣位于耳上、后和下方，并以耳为中心（图38-5）。切口的后界应该延长到乳突尖后

方约1英寸。头皮皮瓣剥离到外耳道,必须仔细辨别并与骨性外耳道分离。做一个水平切口分开颞肌与项部肌肉,向上和向下翻起肌瓣。辨别后部颞线,它是颧弓向后方的延伸,分隔颅中窝底与乳突。

(三)开颅术和颅骨的处理

颅骨的开放可以通过两种方式来完成:一种方法是先开颅,然后行迷路后乳突切除;另一种方法是先做乳突切除,然后再以它为起点开颅。如果先行开颅术,第一个钻孔定位在乙状窦-横窦交界处上方(图38-6),在鳞缝与后颞线的交点。第二个钻孔在乙状窦-横窦交

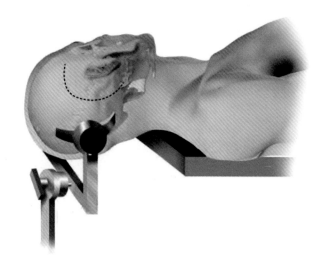

图38-5 患者头部转向肿瘤的对侧约60°。术者坐在患者的后面。切口呈"C"形,后缘约在乳突尖端后方1英寸

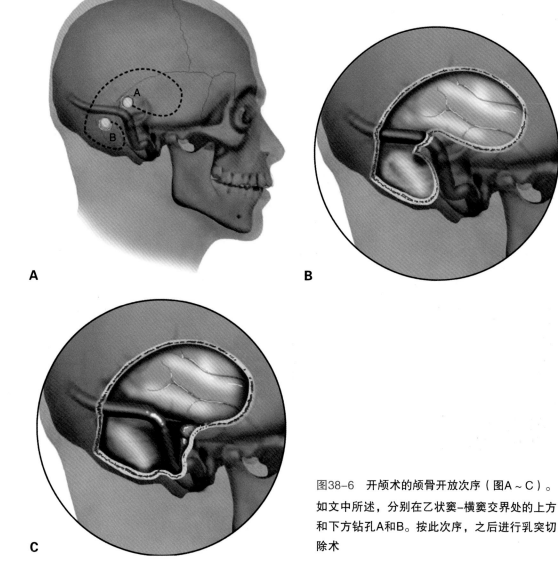

图38-6 开颅术的颅骨开放次序(图A~C)。如文中所述,分别在乙状窦-横窦交界处的上方和下方钻孔A和B。按此次序,之后进行乳突切除术

界处下方的星点（图38-6A、B）。由于位于深沟内，这里静脉窦很容易受到损伤。因此，可以在两个钻孔之间磨出一个骨沟。当硬脑膜与颅骨分离开后，以高速颅骨切开器沿着图38-6A的虚线进行颞骨和颅后窝的联合开颅术。用锯穿过横窦的后部是安全的，因为这里没有骨沟。此时行迷路后乳突切除术暴露乙状窦，向下到颈静脉球和岩上窦。

另一种选择是先行乳突切除术，轮廓化迷路、从乙状窦-横窦交界处到颈静脉球完全暴露乙状窦。暴露颞下和乙状窦前硬脑膜，从而充分显露岩上窦和内淋巴囊。将乙状窦一直向下暴露到颈静脉球非常重要，并小心磨除两者之间薄的骨嵴。这样在肿瘤切除阶段，向后牵拉乙状窦时能减少颈静脉球区域的静脉出血。迷路必须完全轮廓化，这样才能最大程度地暴露乙状窦和后半规管之间的硬膜。通过部分或完全的迷路切除甚至磨除耳蜗，能够向前方更多地切除岩骨，在提供更大显露的同时尽量减少对大脑的牵拉。在乳突切除基础上，开始颞骨和颅后窝的联合开颅术。颞部颅骨切开的前界应延伸至外耳道上方。颅后窝开颅术的下界应接近枕骨大孔。颞部必须充分暴露到可以不受开颅骨窗边缘的限制而放置颞叶牵开器。颅骨切开的后界必须到乙状窦后方足够远的地方，使乙状窦可以被向后牵拉，同时允许手术医生除了暴露乙状窦前外，还能暴露乙状窦后（图38-7）。

（四）硬脑膜的暴露和切开

在打开硬脑膜之前，必须使脑组织松弛。如果与硬脑膜紧密相贴，暴露过程中脑组织会明显受损。静点甘露醇、过度通气和头部抬高都是促进脑组织松弛的常用手段。如果出现脑积水，可以在开颅手术定位之前放置脑室外引流。脑脊液引流也可以通过局限切开颅后窝硬脑膜，抬高小脑，开放枕大池或外侧小脑延髓池来实现。

从颞部骨窗的最前界开始，沿着颞叶下部水平切开颞部硬脑膜，向后越过乙状窦-横窦交界处（图38-8A和图38-9）。朝岩上窦向下做"T"形的延伸切口。轻柔掀起颞叶寻找汇入下方静脉窦的颞叶桥静脉。在切断岩上窦和下方小脑幕时，这些静脉必须保留下来。硬脑膜切口必须在这些桥静脉的前方，这样静脉就能继续从后面汇入静脉窦（图38-8B）。在乙状窦前和内淋巴囊开口后方垂直打开颅后窝硬脑膜，向下至颈静脉球，向上至岩上窦。双极电凝岩上窦，在颞叶桥静脉前操作，然后以显微剪刀分开（图38-10）。

在切口延伸到小脑幕之前，沿着颞叶的底部铺上脑棉片，不要损伤引流静脉，在小脑表面再放置一片脑棉片进行保护。小脑幕可能血供丰富，特别是在脑膜瘤的情况下，需要在切开前电凝。切口稍微靠后并平行于岩骨嵴，直到幕切迹。在切开到切迹之前，可见滑车神经在其进入到切迹处的后方，由一层蛛网膜将其与小脑幕分隔开。用缝线悬吊迷路旁边的硬脑膜前缘（图38-9）。

用牵开器将被脑棉片保护的颞叶轻柔地抬起。放置牵开器的位置必须使小脑幕切缘的后叶与颞叶和它的引流静脉一起抬起，保护这些静脉不被牵拉或撕裂。此时可以看到肿瘤位于脑干前方、脑神经内侧（图38-8B）。

（五）肿瘤切除

为了将肿瘤从脑神经、血管结构和脑干分

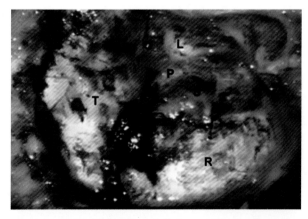

图38-7　术中所见的右侧暴露。头顶在左侧，耳在上方。完成骨处理后的硬脑膜暴露（T. 颞叶硬脑膜；R. 乙状窦后硬脑膜；S. 乙状窦；P. 乙状窦前硬脑膜；L. 迷路）

离，沿蛛网膜平面小心解剖非常重要。第Ⅶ和第Ⅷ对脑神经常被肿瘤向外和下方推移，与这两支神经分离开后，小心地将小脑向后牵拉。开始减瘤最安全的区域是在颞叶下，第Ⅶ和第Ⅷ对脑神经的上方，这里是三叉神经根的位置，通常被肿瘤向外下推移。在任何有意义的解剖之前，必须行彻底的囊内减瘤，然后可以剥离肿瘤包膜。有精细尖端的超声设备很有帮助。减瘤是在脑神经之间操作，从顶部开始，并注意辨别三叉神经。处理肿瘤的上极时，可能需要向上牵拉颞叶。但应该避免对颞叶的持续牵拉，而且在处理肿瘤其他部分时应移走牵开器。由于肿瘤的血供来自前方基底部，减瘤时最好保持向肿瘤的基底方向操作，以阻断肿瘤体部的血供。第Ⅵ对脑神经在肿瘤的基底部有损伤的危险，需要仔细地找到并保护。随着肿瘤逐步减容，可以用超声吸切器逐步切除变软的包膜。在充分减瘤前牵拉紧张的肿瘤包膜相当危险，会撕裂血管、损伤脑神经。

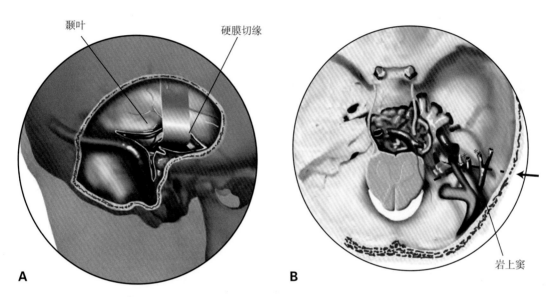

图38-8 A. 硬脑膜切开：平行颞叶底部切开颞部硬脑膜。自颈静脉球向上至岩上窦垂直切开乙状窦前硬脑膜。抬高颞叶以定位颞部引流静脉。电凝岩上窦，并在这些静脉的前方做小脑幕切口。B. 在轴位图中，显示了肿瘤与手术入路和小脑幕切口方向的相对位置（SPS. 岩上窦；**. 颞部引流静脉）

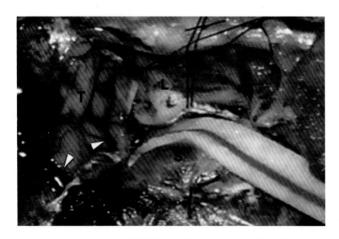

图38-9 图38-7中病例的术中照片。颞部和乙状窦前硬膜已被打开。注意两支独立的颞静脉向后方引流（箭头）（T. 颞叶；L. 迷路；S. 乙状窦）

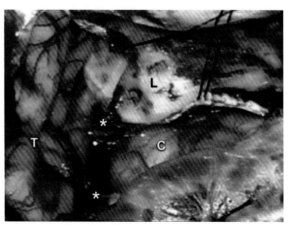

图38-10 图38-9中病例的术中照片。小脑幕已经分开。两个星号表示岩上窦的切口末端（T. 颞叶；L. 迷路；C. 小脑）

乙状窦前入路暴露术野的最低界限是第Ⅸ和第Ⅹ对脑神经的顶端。如果肿瘤的下极低于这些神经所在水平，切除肿瘤可能很困难。在这种情况下，打开乙状窦后硬脑膜，以提供暴露肿瘤下极的通道。同所有的侧方进路一样，乙状窦前和乙状窦后入路要求术者在脑神经之间操作。因此，尽可能对神经轻柔操作是非常重要的。对这些脑神经的术中神经生理监测可能有助于减少创伤。

由于斜坡和岩骨的弯曲，在乙状窦前入路的侧方视野中通常难以看到肿瘤在同侧斜坡和岩骨的附着部分。要削低过于突出的迷路和岩尖，可以磨除上半规管和后半规管做部分迷路切除术，并用骨蜡封闭。如果患者听力很差或没有听力，可以磨除整个迷路，将内听道270°暴露。如果情况不允许这样，那么打开乙状窦后硬膜，沿着小脑就可以很好地看到同侧斜坡和岩尖硬脑膜。

肿瘤切除的程度取决于其大小、质地、与重要解剖结构的粘连程度等因素，以及是否存在蛛网膜平面。如果术前MRI显示与肿瘤毗邻的脑干有T2高信号影，表明肿瘤侵犯了软脑膜，为了避免永久性损伤脑干和穿支血管必须留下紧贴脑干的部分肿瘤（图38-2A、B）。

（六）关闭切口

直接闭合硬脑膜，或使用硬膜移植物来尽可能获得不透水的封闭。用骨蜡填塞乳突，须特别注意鼓窦。用一小块骨头和骨蜡来封闭鼓窦，以防止脑脊液漏入。用腹部游离脂肪组织填满乳突缺损。用纤维蛋白胶密封脂肪并固定。开颅的骨瓣用钛板替代并固定。采用钛网覆盖乳突切除后的缺损。两个肌瓣复位缝合到钛网上，缝合皮下组织和皮肤。通过单独小切口留置皮下引流管，接封闭的重力引流系统，防止可能有脑脊液集聚增加缝线张力。引流通常要留置2~3天。

八、术后管理

患者在神经外科重症监护病房进行监护。密切监控颞叶水肿和挫伤，这些可以从患者的意识水平反映出来。术后第二天，在患者转出监护室及离床活动前进行非增强的CT扫描。术后还须继续预防癫痫。使用梯度压力袜预防深静脉血栓，手术后24小时内注射皮下肝素或低分子肝素。

九、并发症

并发症可分为以下几种：

1.脑神经的问题　在此手术入路中，在肿瘤同侧可以遇到第Ⅲ~Ⅹ对脑神经。肿瘤通常位于这些神经的内侧，因此，术者必须在这些神经之间操作，减瘤和切除肿瘤。但实际操作时更加复杂，因神经通常被肿瘤挤压向后方拉伸，甚至被肿瘤包绕，使神经变细且从开始就容易受到损伤。这些神经的暂时性功能损伤时常发生，尽管它们往往随着时间的推移而改善。如果患者出现复视或眼肌麻痹，可以戴眼罩直到功能恢复。在有些病例中，如果该功能在6~9个月没有改善，则可能需要眼部整形手术。传导性听力损失可由乳突切除术导致的中耳积液引起，并具有自限性。神经性耳聋是不可逆的。通过直接刺激及经颅刺激的面部神经监测可以帮助降低面部神经麻痹的发生率。如果患者完全面瘫，保护眼睛十分重要。上睑金片植入和眼部润滑需要严格执行，而且必须对患者进行相关宣教。三叉神经和面神经均出现功能障碍对眼睛而言是一个严重的问题。为了避免反复的角膜溃疡和最终的失明，可能需要行睑缘缝合术。后组脑神经麻痹将导致吞咽困难和声音嘶哑。如果对后组脑神经有明显的操作，在术后早期要进行改良的钡剂吞咽测试。由于术后营养在患者康复过程中非常重要，所以及早考虑放置胃管，以尽量减少营养不良和吸入性肺炎的机会。在大多数情况下，这只是一种临时措施，在几个月后患者恢复经口进食时胃管就可以拔除。

2.颞叶的问题 大多数与颞叶有关的问题是由于牵拉和损伤了颞叶的引流静脉，这些血管从颞叶的下表面走行到小脑幕。预防是最主要的对策，因为问题一旦发生，神经系统会严重损伤，而且可能是不可逆的，尤其是占主导地位一侧的颞叶。这个区域可能有不止一支静脉，而且它们都需要保留。上述策略需要认真执行。术者应该尽量少并且间歇地牵拉颞叶，在肿瘤的不同部位交替操作，而不是在肿瘤的某一部位持续操作，这将需要长时间的牵拉。

3.脑干的问题 术前研究T2加权和FLAIR的MR影像非常重要。脑干附近的高信号表明肿瘤侵犯了蛛网膜和软脑膜，造成脑干水肿。在这种情况下，没有易于分离的解剖平面，而且脑干的穿支动脉通常黏附在肿瘤上，甚至成为肿瘤的供养动脉。剥除肿瘤包膜时会有直接损伤脑干或穿支血管，导致卒中的危险。此时建议在脑干上可以残留部分肿瘤。

4.动脉损伤 基底动脉和椎动脉及其分支往往与这些肿瘤密切相关。如果有血管被肿瘤完全包裹，就有很高的损伤风险，术者必须极其小心。质硬肿瘤和血管瘤的风险增加，因为这种病例的解剖结构和分离平面更加难以看清。血管造影看到肿瘤的血液供应来自椎基底系统及其分支是一个警示信号，提示积极的肿瘤切除需要一丝不苟的技术和精准的判断。

5.脑脊液漏 在关闭切口过程中，与中耳腔相通的鼓窦需要彻底关闭。在大多数情况下，不可能有不透水的硬膜封闭，此时可将硬膜替代物放置在修复处和已磨开的乳突表面。密封剂固定，上面放置一脂肪组织移植物。

十、结果

这种手术入路可以很好地暴露前面描述的肿瘤。这些肿瘤的可切除程度取决于几个因素。肿瘤的质地起着重要作用：肿瘤越柔软，就越容易在不过度触动神经或脑干的情况下切除它。如果肿瘤侵犯甚至包裹重要的血管，完全切除肿瘤可能难以实现，因为有可能引起脑干梗死。如果肿瘤与脑干之间的平面没有明确的蛛网膜层分隔，术者不得不在脑干残留部分肿瘤以避免损伤。血供丰富的肿瘤尤其具有挑战性，因为它的血供来自于附着的斜坡硬膜。术者直到手术后期才会接近血液供应区，早期阻断肿瘤的血供通常难以实现，除非术前行栓塞。

✓ 精要

● 术前仔细的影像学分析至关重要，可以帮助判断对于要治疗的病变此手术入路是否适合。

● 需要充分告知患者和家属有关的风险及如何进行处置。恢复过程可能会很曲折，重要的是手术前与患者和家属建立良好的理解和信任关系，以免他们出现不满情绪。

● 摆体位时必须小心，避免过度转头影响静脉回流。否则可以出现"脑肿胀"，这将严重影响术野暴露，甚至难以进行手术。如果在打开硬脑膜后遇到脑肿胀，术者可以选择通过颞叶在侧脑室放置引流，抬高头部，甚至回转头部到一定程度以达到放松。

● 颞骨应该向下磨到颈静脉球，乙状窦上不应有残留骨质。这点很重要，主要是为了使乙状窦有足够的活动度以便在它前方手术。

✓ 误区

● 如果没有小心地解剖蛛网膜平面，很可能会出现脑神经、血管和脑干损伤，伴随许多不良后果。

● 应避免长时间牵拉乙状窦，以防止血栓形成。

✓ **所需器械**

- 手术钻
- 往复锯
- 颞叶牵开器
- 双极电凝
- 超声吸切器
- 钛网

（魏宏权　译）

推荐阅读

Abdel Aziz KM, Sanan A, van Loveren HR, et al. Petroclival meningiomas: predictive parameters for transpetrosal approaches. Neurosurgery 2000;47:139–150.

Cho CW, Al-Mefty O. Combined petrosal approach to petroclival meningiomas. Neurosurgery 2002;51:708–718.

Little KM, Friedman AH, Sampson JH, et al. Surgical management of petroclival meningiomas: defining resection goals based on risk of neurological morbidity and tumor resection rates in 137 patients. Neurosurgery 2005;56:546–559.

DelaCruz A, Teufert KB. Transcochlear approach to cerebellopontine angle and clivus lesions: indications, results and complications. Otol Neurotol 2009;30:373–380.

第 **39** 章　远外侧经颈入路至下斜坡和上颈椎

Far Lateral Transcervical Approach to the Lower Clivus and Upper Cervical Spine

William T. Couldwell

一、引言

远外侧入路可处理累及下斜坡和上颈椎的一些病变。最常见的选择这一入路处理的病变是颅底肿瘤，如枕骨大孔和下斜坡脑膜瘤，也包括各种血管性病变，如椎动脉或小脑后下动脉（PICA）动脉瘤。其他少见病种还包括斜坡脊索瘤、起源于后组脑神经的鞘瘤、不同起源部位的转移性肿瘤和偶见的累及广泛的血管球瘤。对于上颈髓病变，以及延髓外侧和前方的肿瘤或血管性病变，选择此入路可提供切除和处理病变所需的外侧视角（图39-1）。

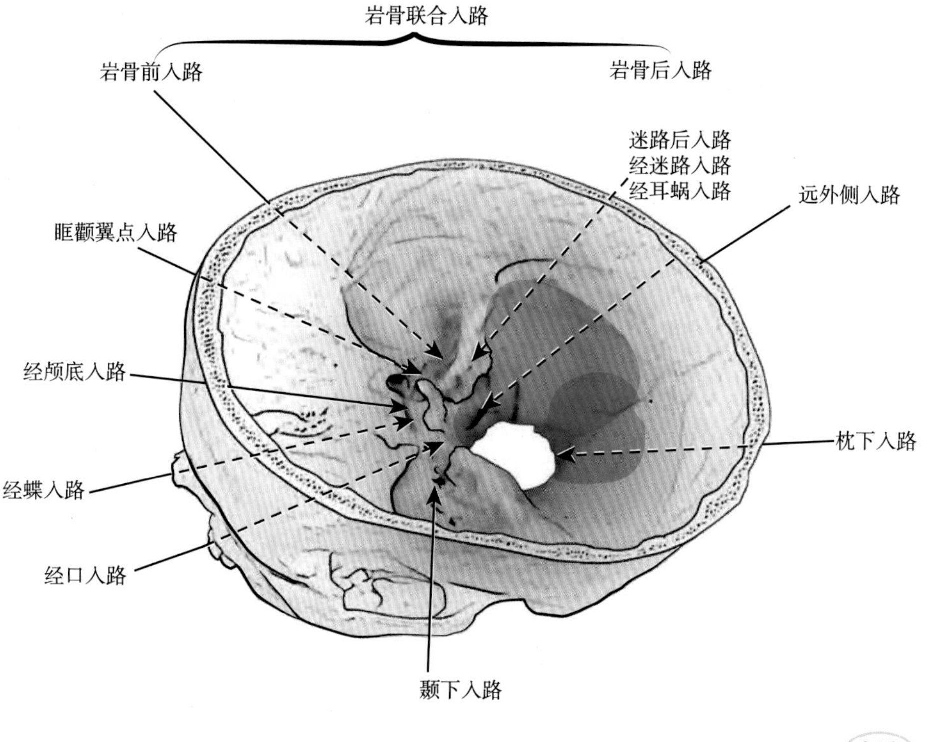

图39-1　各种颅底手术入路。远外侧经髁经颈静脉结节入路（深灰色阴影）提供至颅颈交界区的后外侧手术通路，可用来处理下斜坡和枕骨大孔腹侧病变。枕下后正中入路（浅灰色阴影）提供直至枕骨大孔后方的手术通路，受入路所限，难以处理枕骨大孔腹侧和腹外侧的病变

二、病史

累及下斜坡和上颈椎的病变最常见的症状是头痛和颈痛。当病变累及下斜坡和枕髁时，头部运动可导致疼痛，这种情况可发生于侵袭范围较广的脊索瘤。起源于后组脑神经的鞘瘤可导致受累脑神经的相应症状（如舌肌无力、声音嘶哑或吞咽困难）。如果病变较大，可压迫颈髓-延髓交界区，导致长束征，如无力或麻木等症状，且通常是不对称的。在这种情况下，可出现上运动神经元瘫痪，表现为强直、步态异常及偶见的感觉障碍。

动脉瘤性蛛网膜下腔出血最常见的表现是急性剧烈头痛和意识障碍，并伴有明显的假性脑膜炎表现，出现颈项强直。但通常大多数后循环动脉瘤破裂患者的临床表现不具有特异性，除非出现局部血肿压迫，进而导致特定脑神经功能障碍，如听力下降或吞咽困难。

三、体格检查

在进行全套神经系统特殊检查时，须特别注意脑神经功能检查。有些脑神经功能障碍可能没有症状学表现，但可通过仔细的体格检查发现。如舌咽神经和迷走神经功能障碍可能还未达到引起患者吞咽困难的程度，但咽反射已经出现减弱。长束征可能仅表现为相应手臂或腿部的上运动神经元性力弱和强直，并伴随肌张力增加和相关腱反射亢进。与之类似，还可出现不同形式的感觉障碍。步态评估可能发现共济失调和Romberg征阳性。除了蛛网膜下腔出血的症状和体征，笔者还曾见过一些特异性的缺血综合征，如Wallenberg延髓外侧综合征，这些综合征常见于椎动脉或PICA的夹层动脉瘤。

四、适应证

远外侧入路经典的手术指征是脑干下部和上颈髓前方的病变，包括位于枕骨大孔或上颈椎前方的脑膜瘤、累及下斜坡或上颈椎的脊索瘤、起源于后组脑神经的鞘瘤，以及以动脉瘤为主的、累及椎动脉或PICA的血管性病变。

五、禁忌证

远外侧入路的禁忌证很少，主要包括上颈椎的先天发育畸形，因其易于导致颈椎不稳和椎动脉损伤。当对侧椎动脉代偿能力不足时，手术侧椎动脉即为后循环的优势供血来源，如发生损伤会增加致命性后循环缺血的风险。该入路的相对禁忌证包括对侧声带麻痹或对侧其他后组脑神经功能障碍，因为如果在原有对侧功能障碍的基础上增加手术侧后组脑神经损伤，会导致危及生命的双侧声带麻痹或吞咽困难。

六、术前计划

在大多数情况下，增强磁共振是评估上颈椎或斜坡区肿瘤特征最好的影像学检查方法。此区域各种肿瘤的磁共振信号具有特征性。在T1加权像上脑膜瘤与脑组织等信号，注射对比剂后明显增强。脊索瘤可累及斜坡或上颈椎骨质，通常表现为骨质侵蚀。对比剂摄入后脊索瘤可强化，但在T2加权像上呈高信号是其更具特征性的表现，并可借此区别其他肿瘤，如转移癌。需要注意的是，病变可累及或包裹大血管，常见的是椎动脉或PICA起始段。

对于动脉瘤，CT可更准确地显示蛛网膜下腔出血，主要出血部位常位于延髓-颈髓交界区的脑池或四脑室，这是椎基底动脉或PICA所在的位置。对这些患者，应加做CTA，以证实动脉瘤的存在。在一些颅底骨性伪影或射线硬化伪影特别明显的病例中，须行传统的DSA检查，以明确是否有血管性病变，尤其是夹层动脉瘤。

选择远外侧入路处理延髓–颈髓交界区病变，是因为其能为显露这一区域提供更外侧的视角，避免或减少对脑干和小脑的牵拉（图39-1）。这一区域内密布重要的脑神经、椎基底动脉及其分支和穿支血管。在术前规划过程中，须仔细分析影像资料，注意肿瘤的大小、部位及其与脑干和血管结构的关系。经常见到这一部位的肿瘤完全包裹一侧硬膜内椎动脉。因此，在此类患者的手术规划时，必须考虑到切除肿瘤过程中损伤椎动脉的风险，并评估双侧椎动脉走行及其远端基底动脉汇合是否正常。一种常见的变异是一侧椎动脉纤细并延续为PICA，对于这类患者，需要进行受累椎动脉的球囊闭塞试验；如果血管不能安全阻断，术前需要考虑采用血管修复或血管搭桥方式重建血供。

在切除这一区域肿瘤时，一个必须慎重考虑的重要因素是颅颈交界的稳定性。笔者有数例广泛侵袭这一区域的脊索瘤和球瘤病例，因肿瘤对骨质的侵袭和切除肿瘤过程中增加的骨质磨除，导致肿瘤切除术后出现颅颈交界不稳定。我们要在术前估计到这种情况，对于这些病例，笔者会与脊柱外科专家合作，采取同期或分期手术方式进行颅颈融合固定。

对于血管性疾病，尤其是椎动脉或PICA动脉瘤，在进行手术计划时，需要同时考虑血管内介入治疗这些疾病的可能性。如果确定开颅手术是最佳选择，需要预先评估患者是否耐受牺牲重要血管，或是否需要采用动脉瘤包裹夹闭和血管旁路移植等技术。

七、手术技术

在制订手术方案的过程中，需要考虑肿瘤的位置、附着部位和累及的血管结构等因素。颅底骨质和枕髁磨除的范围要根据肿瘤或血管性病变的具体情况确定，不是一成不变的。总体来说，相较这一区域其他肿瘤而言，累及范围较广的脊索瘤往往需要磨除更多骨质。枕髁磨除的范围一般由所需要的手术通道决定。对大多数椎动脉或PICA动脉瘤来说，没有必要扩大磨除枕髁或颈静脉结节。

有些学者认为磨除枕髁后内侧1/3不会导致颅颈不稳。这个问题不能简单下结论，在磨除枕髁骨质之前需要确定肿瘤侵蚀骨质的程度，需要考虑肿瘤侵蚀加上骨质磨除是否会导致这一侧寰枕关节不稳定。笔者曾经有过这样的病例，除了枕髁，肿瘤同时累及了枕髁上方的骨质，由此导致枕髁与周围颅底骨质分离，同样造成了寰枕关节不稳定。

（一）远外侧经髁入路

患者置于侧卧位，头部以Mayfield三钉头架固定（图39-2），双腿之间和腋窝填塞防压垫。上肢包裹气垫支撑。摆放体位时需要注意将上肢和肩部尽量向下牵拉，同时将头颈部偏向对侧，这样可为枕下和颈部外侧区域提供更多的操作空间。在体位摆放之前置导尿管和动脉置管。

远外侧入路头皮切口有几种选择。笔者会在术前评估所需的显露范围和是否需要游离枕动脉以备血管重建，根据评估结果从下面两种切口中选择一个。第一种切口是从乳突后（位于乳突后方2～3cm）延伸至颈侧部C$_4$水平的弧形切口（图39-2）。这种切口可快速显露手术区域，软组织损伤最小，术后疼痛最少。如果需要更多中线显露以置入固定装置，或对于需要游离枕动脉的病例，笔者会选择另一种更大的头皮切口，从中线开始转向外侧，呈曲棍球棒形，头皮切开后会形成皮瓣。皮瓣翻开后可游离枕动脉以备血管旁路移植。

皮瓣可分两层翻开。首先切开并翻起皮肤和腱膜层，显露颈部浅筋膜及其上方的骨膜，可将骨膜和浅筋膜分离，形成筋膜瓣，在硬膜水密缝合时使用。然后再切开并翻起骨膜和浅筋膜，显露深部肌肉。

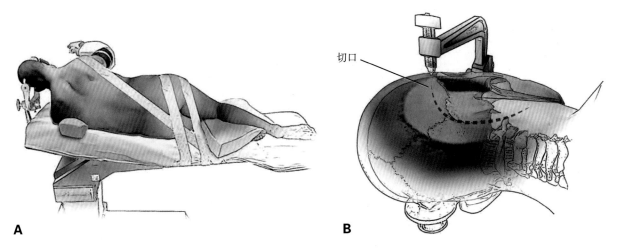

A   **B**

图39-2　A. 示患者置于侧卧位。头部固定于三钉头架，颈部稍前屈，顶部稍下垂，面部稍转向腹侧，使同侧外耳道和乳突处于高点。B. 耳后弧形皮肤切口（点线）

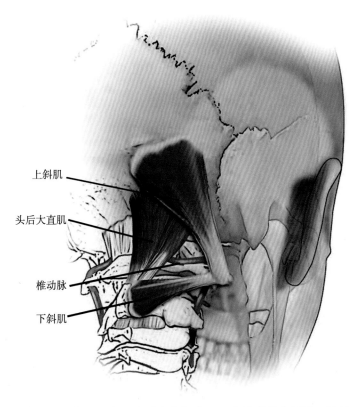

上斜肌

头后大直肌

椎动脉

下斜肌

图39-3　示枕下三角，头后大直肌（RCM）构成其内侧界，下斜肌（IO）构成其下界，上斜肌（SO）构成其上外侧界，枕下三角是确定C₁神经后支和椎动脉V3水平段的解剖标志

在分离过程中，可识别3层肌肉结构。浅层包括斜方肌和胸锁乳突肌，中层包括头夹肌、头最长肌和头半棘肌，这两层肌肉作为一层切开并向后翻开，这样即可显露枕下三角（图39-3）。将上斜肌、下斜肌从C₁横突附着处剥离，翻向后方，即可打开枕下三角。将头后大直肌从下项线附着处剥离并翻向后方，使C₁后弓和椎动脉更易识别。如果需要，可进一步向下显露颈C₂和C₃椎板。

确定从C₂横突孔至枕骨的椎动脉硬膜外段行程，以利于进一步显露。在C₁后弓和C₂椎板之间找到C₂脊神经腹侧支，向外追索直至其从背侧跨过椎动脉，此段椎动脉位于C₂横突孔和C₁横突孔之间，呈垂直走行（图39-4）。椎动脉水平段发出的小的肌支和脑膜后动脉可安全电凝并离断。在一些病例中，脊髓后动脉和PICA可从椎动脉硬膜外段发出，必须十分小心，避免损伤这些血管。将椎动脉从C₁椎动脉沟中游离时，应采用骨膜下分离的方式，使骨膜鞘包裹在椎动脉周围，避免椎动脉损伤

并减少静脉丛出血。锐性切开寰枕筋膜，显露其深方硬膜。用高速金刚砂磨钻打开C₁横突孔，可将椎动脉向内下方移位，远离寰枕关节。椎动脉移位对于大多数标准远外侧经髁入路来说是不必要的，但这

一步骤可提供直接的极外侧视角，对于扩大切除C_1侧块、从外侧磨除枕髁、显露齿状突和下斜坡至关重要，在极外侧入路中，通过这些操作可切除硬膜外颅颈交界区病变。如果切除了寰枕关节，需要在肿瘤切除后立即利用同一术野接着进行同侧枕颈融合固定。

首先使用铣刀和咬骨钳进行枕下外侧颅骨成形或颅骨切除，形成的骨窗向内达中线，向上达下项线，向下达枕骨大孔后缘，向外侧达枕髁（图39-5）。如需要向上增加显露到桥小脑角，可将骨窗上缘扩展至横窦乙状窦拐角。可使用咬骨钳和高速磨钻显露乙状窦和颈静脉球。此时会遇到髁后导静脉出血，髁后导静脉走行于髁导静脉管，起自颈静脉球，从髁窝出颅，汇入硬膜外静脉丛。可用明胶海绵填塞压迫止血。单侧C_1后弓切除可向下扩大硬膜显露范围，对于更低位置的病变，还可行C_2和C_3半椎板切除，提供更向下的显露。

为最大程度显露颅颈交界腹侧，同时避免牵拉脑干，硬膜外部分磨除枕髁是关键步骤（图39-6）。部分磨除枕髁不仅可增加枕骨大孔水平的显露角度和操作空间，还可增加颅颈交界腹侧和腹外侧及对侧下斜坡的显露。尽管枕髁磨除的范围变化很大，可以从完全无须磨除到需要完全磨除，但根据笔者的经验，如果只是为了增加腹侧显露，通常磨除枕髁的后内1/3就已经足够了。术前仔细研究颅底CT影像十分重要，因为不是所有的患者都需要磨除枕髁。如果患者枕髁较小而枕骨大孔较宽，或肿瘤已经侵蚀枕髁，而脑干受推挤向内侧移位，此时无须切除枕髁以扩大手术通路（图39-7）。如果枕髁切除或病变破坏范围超过50%，颅颈交界的不稳定性会大为增加，对于这类患者需要考虑行枕颈融合固定。通常采用高速金刚砂磨钻磨除枕髁后内侧面，操作过程中需要特别注意保护椎动脉（图39-8）。首先磨开枕髁表面的骨皮质，露出内部较松软的松质骨。进一步磨除松质骨，直至显露覆盖在舌下神经管表面的另一层骨皮质。显露舌下神经管内侧端通常提示已有约后1/3的枕髁被磨除。因舌下神经管与矢状面成45°向前外走行，如果进一步将其轮廓化至外侧端，通常会导致约2/3的枕髁外侧部被磨除。枕髁部分磨除完成后，可继续向上磨除颈静脉球下缘的骨质。

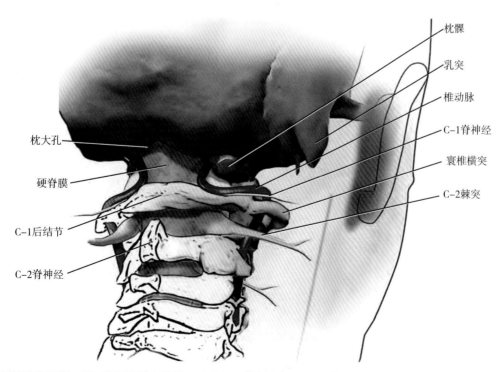

图39-4　示椎动脉行程。颈2神经腹侧支处于C_1后弓与C_2椎板之间，沿此神经向外追索，可见其从背侧跨过椎动脉，此段椎动脉是C_2和C_1横突孔之间的垂直段。椎动脉从C_1横突孔穿出后，即包裹于静脉丛中向后向内走行，此段椎动脉在椎动脉沟上方绕行于C_1侧块后方，最后向内穿过寰枕筋膜和硬膜

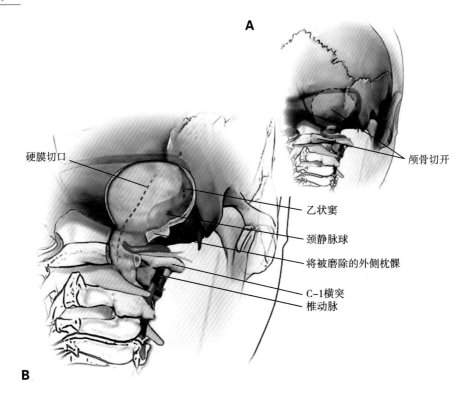

图39-5 A. 示枕下外侧乙状窦后入路开颅（虚线），骨窗向内至中线，向上至下项线，向下至枕骨大孔后缘，向外至枕髁。B. 示远外侧入路开颅，骨窗向上可达横窦-乙状窦汇合部，以提供更多的桥小脑角显露。硬膜切口（虚线）呈弧形，起于乙状窦后数毫米，向下延伸，经过椎动脉穿过硬膜处的后方，止于C₂椎板水平。椎动脉入颅水平以上可呈近似的"T"形切开硬膜以扩大显露，在椎动脉穿过硬膜处的内侧保留一条硬膜，以备关颅时水密缝合

（图中标注：硬膜切口、颅骨切开、乙状窦、颈静脉球、将被磨除的外侧枕髁、C-1横突、椎动脉）

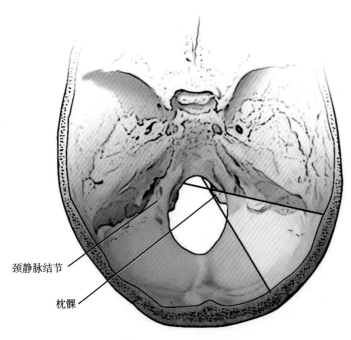

图39-6 示部分磨除枕髁（OC）和颈静脉结节（JT），可增加枕骨大孔腹侧的显露角度和视野范围，甚至可达斜坡中线对侧（三角阴影）

（图中标注：颈静脉结节、枕髁）

为了使硬膜内脑干前方和中斜坡的显露最大化，硬膜外部分磨除颈静脉结节是非常关键的步骤（图39-8）。这一操作还可使一些椎动脉-基底动脉结合部动脉瘤和椎动脉-PICA动脉瘤的显露更加容易。如果颈静脉结节突出明显而磨除不充分，可遮挡后组脑神经前方的脑池和斜坡的显露视角。在部分切除颈静脉结节时，需要重点磨除其内上部，因为这才是造成遮挡的主要部位。舌咽神经、迷走神经和副神经跨过颈静脉结节的前内侧部进入颈静脉孔，这一部位最容易受到各种损伤，包括直接损伤、牵拉硬膜导致的损伤和磨钻导致的热损伤等。为减少这些损伤风险，须在大量冲水的情况下，用高速金刚砂磨钻磨除颈静脉结节中心部的骨质，在其硬膜面保

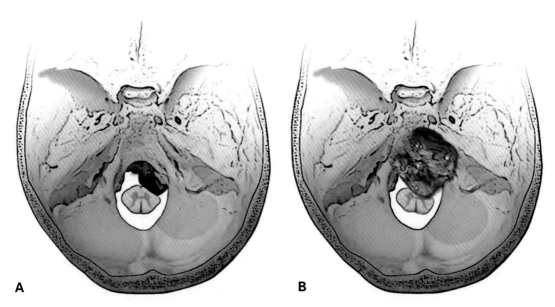

图39-7　A. 示枕骨大孔腹侧肿瘤压迫脑干，远外侧经髁经颈静脉结节入路（灰色阴影）可很好地显露这一区域病变。B. 斜坡巨大肿瘤压迫脑干腹侧和外侧，枕髁受侵蚀。单纯经远外侧入路即可充分显露和切除肿瘤，因肿瘤自身通过向内压迫和移位脑干已经制造了宽阔的手术通路，所以无须经髁或经颈静脉结节磨除骨质。因肿瘤明显侵蚀大部枕髁，强烈建议切除肿瘤后进行枕颈融合固定

留一层蛋壳样菲薄的骨皮质，然后用显微剥离子将其剥除。

　　通过硬膜内操作，可逐步显露和处理硬膜内病变，如脑膜瘤、神经鞘瘤、动脉瘤和血管畸形等（图39-9和图39-10）。笔者一般采用弧形切口打开硬膜，从乙状窦后数毫米开始，经过椎动脉穿过硬膜处的后方，向下延伸至C₂椎板水平（图39-5）。在椎动脉上方，可附加"T"形向前上延伸的硬膜切口，以扩大显露范围。如果需要更多显露小脑桥角，硬膜切口可向上延伸至横窦-乙状窦交界。注意在椎动脉内侧保留一条硬膜，方便关颅时硬膜水密缝合。为扩大显露，可用缝线悬吊硬膜切口前缘并翻向外侧。充分磨除枕髁和颈静脉结节以后，可提供平行于椎动脉颅内段、直接指向颅颈交界区的手术通路。此时可显露脑桥小脑角下部和延髓小脑角的神经血管结构。锐性分离蛛网膜，可显露从三叉神经至舌下神经的各脑神经、基底动脉、椎动脉、椎基底动脉汇合、PICA和小脑前下动脉（图39-10）。

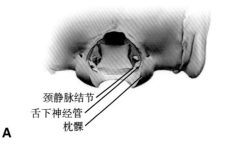
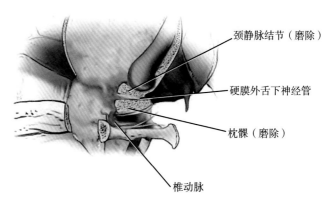

图39-8　A. 颅底下面观，示颈静脉结节、舌下神经管和枕髁的解剖关系。颈静脉结节位于舌下神经管上方，枕髁位于舌下神经管下方。B. 硬膜外磨除枕髁后三分之一和颈静脉结节内上部，这是获得枕骨大孔腹侧显露的关键步骤

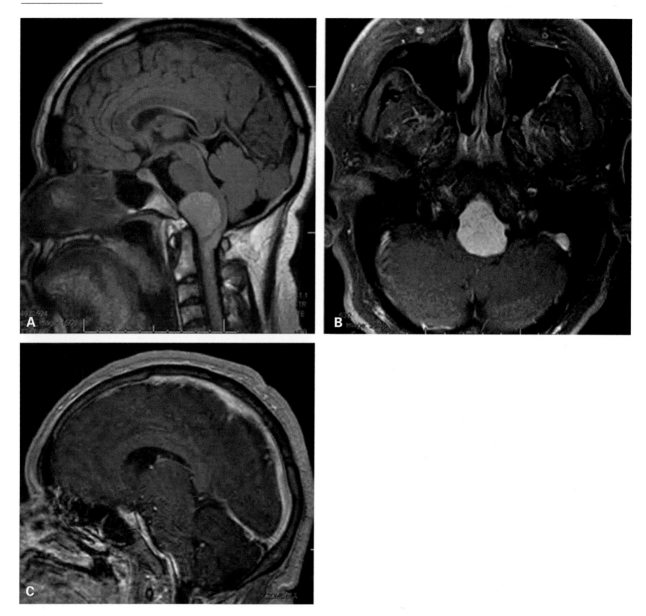

图39-9 术前MRI扫描。矢状位FLAIR像（A）和横断位T1增强像（B）显示基底位于枕骨大孔腹侧的脑膜瘤，病变压迫延髓-颈髓交界区，患者为36岁男性，表现为进展性脊髓受压症状。通过远外侧入路总体切除肿瘤。C. 术后矢状位MRI扫描

（二）关颅

病变处理过程结束后，应一期水密缝合硬膜。如果需要，可从颈部取自体骨膜或筋膜进行硬膜修补，也可使用自体脂肪、纤维蛋白胶、阔筋膜或腹壁筋膜等材料辅助硬膜缝合。使用骨蜡封闭开放的乳突气房。仔细对位缝合各层肌肉，以避免术后脑脊液漏。术后短期腰穿引流脑脊液有助于伤口愈合，并降低假性脑膜脑膨出的风险。

八、术后处置

术后患者送重症监护病房治疗。根据病变具体情况，主要的手术风险是后组脑神经和椎动脉损伤。仔细的气道管理至关重要，在重症监护病房还要进行声带和吞咽功能评估，以确定是否存在误吸风险。

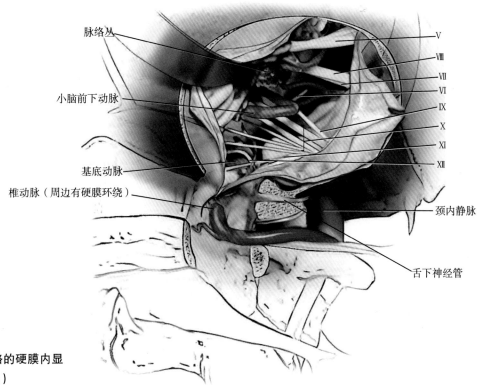

脉络丛

小脑前下动脉

基底动脉

椎动脉（周边有硬膜环绕）

V
VIII
VII
VI
IX
X
XI
XII

颈内静脉

舌下神经管

图39-10　示远外侧入路的硬膜内显露（AICA. 小脑前下动脉）

九、并发症

术后最常见的并发症是脑脊液外渗导致的假性脑膜膨出，主要原因是硬膜未做到水密缝合。为防止这一并发症，笔者会在硬膜外用自体脂肪组织充填死腔、加固硬膜切口。脂肪组织可取自腹壁或大腿外侧。最严重的并发症是椎动脉等大血管损伤或后组脑神经麻痹（包括吞咽困难、误吸或舌下神经麻痹等）。偶可发生骨质过度切除导致的寰枕关节和颅颈交界不稳定。

十、结果

远外侧入路是切除枕骨大孔脑膜瘤的理想入路（图39-9）。术者可通过这个入路获得至脑干前方和上颈椎的良好视角。同样，这也是椎动脉或PICA近段动脉瘤的首选入路。无论采用弧形切口或更大的皮肤切口，手术伤口一般愈合良好，同时切口瘢痕对容貌的影响也可以接受。术后早期患者可能主诉颈部僵硬，但如果没有颅颈不稳定或未进行枕颈固定，患者通常可在随后一段时间（数周内）完全恢复颈部活动。如果采用较小的弧形切口，术后疼痛一般会很轻，因这一切口对后颈部肌肉的损伤相对较小。

✅ **精要**

● 术前要进行严格的影像学评估，既包括MRI影像，也包括必要时进行的CTA或DSA检查，通过这些检查可评估血管受累情况。

● 术前要与患者就可能出现的后组脑神经功能障碍等情况进行充分的沟通和讨论。

● 精细的双手显微分离操作是安全切除病变的最佳方式，应避免采用钝性分离。需要特别注意保护所有脑干穿支血管和后组脑神经。

✅ 误区

● 术中必须注意尽量减少后组脑神经操作，因为即使是单侧后组脑神经麻痹也可导致严重后果，而双侧后组脑神经麻痹可能是致命性的。

● 如果硬膜水密缝合不理想，可使脑脊液漏或假性脑膜膨出风险增加，在这一部位达到硬膜水密缝合较为困难，经常需要使用自体硬膜修补材料辅助硬膜缝合。

✅ 所需器械

● 针状单极电凝

● 双极电凝

● 3～4mm直径的高速切削和金刚砂磨钻头

● 手术显微镜

● 带冲水功能的吸引器，或磨除骨质过程中助手持续冲水

● 显微剥离子

致谢

作者感谢Kristin Kraus出色的编辑帮助。本文部分术中描述改编自下文：Liu JK, Rao G, Schmidt MH, Couldwell WT. Far lateral transcondylar transtubercular approach to lesions of the ventral foramen magnumand craniovertebral junction. Contemp Neurosurg 2007;29（10）.

（李茗初　译）

推荐阅读

Bertalanffy H, Seeger W. The dorsolateral, suboccipital transcondylar approach to the anterior portion of the craniocervical junction. Neurosurgery 1991;29:815‐821.

Liu JK, Couldwell WT. Far‐lateral transcondylar approach: surgical technique and its application in neurenteric cysts of the cervicomedullary junction. Neurosurg Focus 2005;19（2）:E9.

Liu JK, Rao G, Schmidt MH, Couldwell WT. Far lateral transcondylar transtubercular approach to lesions of the ventral foramen magnum and craniovertebral junction. Contemp Neurosurg 2007;29（10）:1‐8.

Garber ST, Couldwell WT. Resection of an inferior pontine cavernous malformation using a far‐lateral transcondylar approach. Acta Neurochir 2011;153:2461‐2464.

第五部分

重 建

RECONSTRUCTION

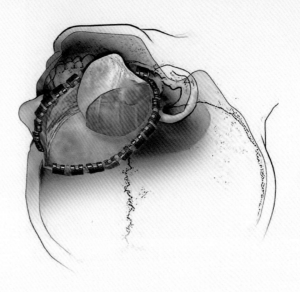

第40章 非血管化修复硬膜小缺损

Nonvascularized Repair of Small Dural Defects

Vijay K. Anand，Theodore H. Schwartz

一、引言

大多数脑脊液鼻漏患者难以早期诊断，除非是由于穿刺伤或钝器伤引起。鼻窦手术中出现的脑脊液漏可能是疾病进展的结果，比如炎症或是来自于此处的肿瘤。良、恶性肿瘤局部进展破坏硬脑膜和蛛网膜后都可导致自发性脑脊液漏。为了便于为修复硬膜缺损制订计划，可把脑脊液漏分为四类：自发性脑脊液漏、穿透伤继发性脑脊液漏、钝性外伤继发性脑脊液漏和手术计划内脑脊液漏。

二、病史

仔细询问病史对于脑脊液漏的诊断和治疗非常重要。外伤后清水样鼻溢的病史有益于对病因的判断。自发的清水样涕常提示漏口在颅底骨质先天缺损或病变侵犯的位置。钝性的、非穿透性外伤通过闭合性骨折导致脑脊液漏。相较于此，颅底区域的内镜手术损伤一般有明确漏点。

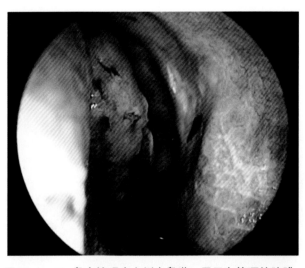

图40-1 0° 鼻内镜观察左侧中鼻道，显示自筛顶的脑膜脑膨出引起的脑脊液漏

三、体格检查

脑脊液漏患者的体格检查一定要收缩好鼻腔后再进行内镜检查。用0°和30°硬质内镜探查缺损的解剖位置和周边病变（图40-1）。要将鼻溢液收集在清洁的试管里，检测 β_2 转铁蛋白酶，这是对于诊断脑脊液漏最准确的实验室检查。β_2 转铁蛋白酶存在于脑脊液、玻璃体液和耳蜗里。收集至少0.4ml才可满足检测要求。

四、适应证

为了预防脑膜炎或脑炎，所有跟脑脊液漏相关的硬膜缺损都应该手术封闭，否则感染会接踵而至。

五、禁忌证

该手术的禁忌证相当少。如果脑脊液漏面临感染，最好术前先治疗炎症或感染。这种情况尤见于自发性脑脊液漏或有证据证实的头部钝性伤。黏膜状态越好，则术后愈合的潜能越大。

六、术前计划

在颅底缺损重建的术前计划中，CT和MRI扫描非常必要。具有三个平面断层观的CT扫描可用于影像导航，这有助于分析缺损和制订手术计划。这三个平面通常指不重叠的头部轴位、矢状位和冠状位CT重建（图40-2）。所有的病例都要做增强的磁共振扫描来帮助确认缺损处脑膜和脑累及的程度。MRI也能帮助辨认缺损周围的重要神经血管结构。计划手术修补缺损时，通常用非血管化材料作为修复小缺损的自体移植物。最好的选择是游离脂肪组织和阔筋膜移植，成活率最高。在经选择的病例中，如果降低颅内压能改善预后，可以考虑术后短时间内放置腰大池引流。这类患者通常是自发性脑脊液漏，身高、体重指数高，并且跟高颅压相关。

根据笔者的经验，可以通过在蛛网膜下腔注射荧光剂来寻找颅底的漏口。偶尔，当某个漏口较大时，如果有多发的漏口就容易被忽略。这一情况常见于先天的颅底骨性小缺损。手术开始时，先行腰椎穿刺，并注入荧光剂。患者入室后，麻醉诱导前要注射苯海拉明和地塞米松。荧光剂通常用10%的荧光黄0.25ml稀释到10ml脑脊液里。有时，再辅以蓝光照射和琥珀色滤镜效果更佳（图40-3）。必须注意的是，荧光剂的这个用途在说明书中是没有的。笔者通常倾向于与神经外科医生合作来修复这些缺损，这有助于患者的整体管理，并改善预后。

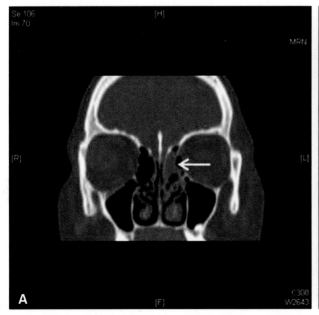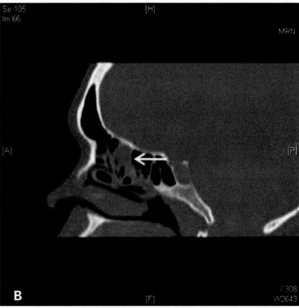

图40-2 冠状位（A）及矢状位（B）鼻窦CT显示左侧筛顶和筛骨外侧板的脑膜脑膨出（箭头）合并脑脊液漏

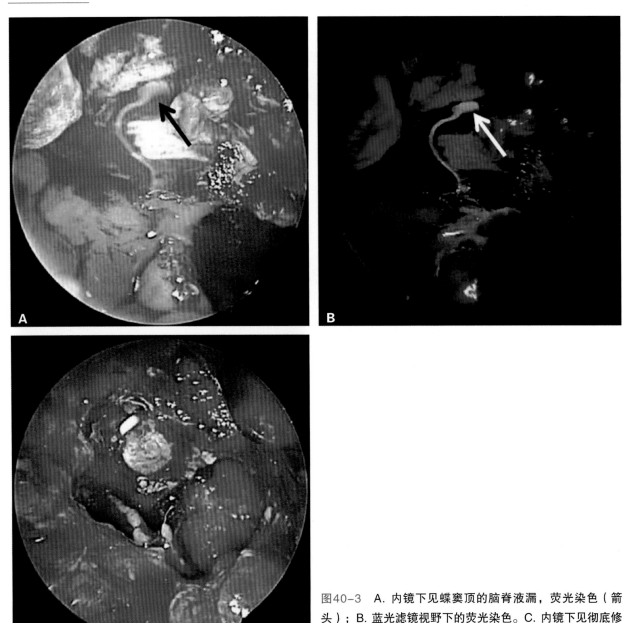

图40-3 A. 内镜下见蝶窦顶的脑脊液漏，荧光染色（箭头）；B. 蓝光滤镜视野下的荧光染色。C. 内镜下见彻底修补瘘口后未见脑脊液漏

七、手术技术

患者侧卧位，腰椎穿刺。必要时放置腰池引流。抽出10ml脑脊液用来稀释0.25ml 10%的荧光素，重新注入蛛网膜下腔。仰卧位。放置导航头钉，校准导航系统。CT影像导航最常用。双重磁共振影像导航也可以同时应用。

一旦准备好手术，即以4ml 4%可卡因浸泡过的棉片收缩鼻腔黏膜，如此有助于术中内镜检查漏口。确认缺损的位置后，根据缺损位置局部阻断血管，并行筛窦、蝶窦或额隐窝的开放。修补前获得缺损处清晰的术野是最为理想的。在30°或45°硬质内镜下可以很好地辨认骨性缺损，并清理缺损的边缘。在这一过程中对于小的缺损更须小心，避免过度的器械操作扩大缺损范围，否则就需要以其他方式完成重建。小的颅底缺损通常容易辨认。对于低压、低流量的漏口，可取腹壁前方游离脂肪，并以内置法修补。关闭瘘口后可在内镜下用蓝光照射明确是否达到水密。然后用硬脑膜补片和封闭剂加固修补。当缺损位于蝶窦顶壁、筛窦或中鼻甲垂直板内侧鼻腔时，由于闭合平面是水平的，相对容易闭合，放置移植物非常方便且简单。如果缺损在额隐窝的侧壁和蝶窦的侧壁，补片是斜铺的，则需要更小心地制订手术计划，并且清理新鲜创面时也要小心。最后用Telfa海绵支撑移植物。

如果缺损很大，应考虑取阔筋膜（2cm×2.5cm）并以衬垫方式修补漏口。此方法有助于提高有一定难度的小缺损的修补成功率。缺损的骨窗边缘先要清理出新鲜创面。筋膜取自股外侧。筋膜要取得比缺损大，垫入缺损内侧。Medpor人工骨假体埋置于缺损处，保证缺损周边完全封闭（图40-4）。然后以硬膜补片修补。Floseal（胶）可以帮助固定修补材料。手术结束后拔管过程中尽量避免呛咳，以免移植物移位。抗生素应用于高危患者：潜在感染风险，有合并症及伤口愈合能力差的患者。

八、术后处置

这些患者的术后管理应仔细计划并实施。笔者通常在患者术后1周检查伤口愈合情况，内镜下小心清除伤口结痂和黏膜碎片，以促进伤口愈合。笔者要求患者用混有抗生素的盐水喷雾促进伤口愈合。接下来，每3周清理一次鼻腔，直到内镜检查伤口完全上皮化（图40-5）。建议患者术后3周内避免体力活动。

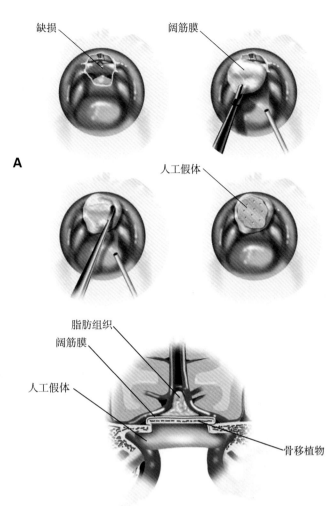

图40-4　A. 垫片封闭法各步骤；B. 冠状位显示垫片封闭法，显示封闭漏口边缘及必要时使用脂肪封闭死腔

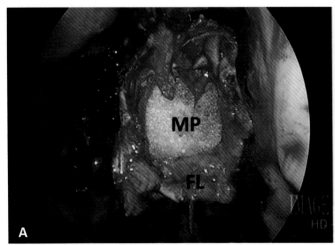
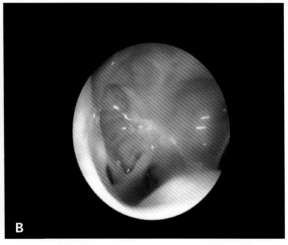

图40-5　术中内镜下显示垫片封闭法（FL. 阔筋膜；MP. Medpor人工假体），显示筛顶垫片封闭愈合后的外观

九、并发症

小缺损的内镜修补术后并发症不常见。由于伤口愈合不佳或移植物移位而导致的脑脊液漏复发是术后最常见的并发症。脑膜炎、脑炎、由移植物感染引起的脑脓肿、难以解释的头痛及癫痫，在修复小缺损的术后均是非常罕见的并发症。如果愈合完全，人工骨假体不会暴露。有时候，术区可见肉芽组织，轻微搔刮有助于伤口愈合。

十、结果

伤口愈合能力、移植材料的选择和封闭技术程度是影响修补成功率的主要因素。修补成功率高于90%，如果采用垫片封闭法修补成功率更高。

✅ 精要

- 术前应有准确的影像学诊断、脑脊液实验室诊断和内镜诊断。
- 术前应评估脑脊液漏的机制和病因。
- 术前计划好选择的移植材料。
- 自发的、小的高压性脑脊液漏需要短期的腰池引流（48小时）。
- 蛛网膜下腔注射荧光素结合影像导航有利于辨认漏口。
- 与神经外科医生合作可以改善脑脊液漏修补的预后。
- 应行内镜随访观察术区情况，直到伤口痊愈。
- 在颅底区域操作需要的器械比传统鼻科器械更长。

✅ 误区

- 术前评估不足，手术计划不足，导致预后较差。
- 术区有感染的修补手术容易导致移植物感染。
- 在内镜颅底手术中选择器械方面不应该违背原则，否则会导致不良预后，如脑脊液漏。

✅ 所需器械

- 标准的内镜鼻窦手术器械
- 内镜颅底手术器械

（刘俊其　译）

推荐阅读

Hegazy HM, Carrau RL, Snyderman CH, et al. Transnasal endoscopic repair of cerebrospinal fluid rhinorrhea: a metaanalysis. Laryngoscope 2000;110:1166‑1172.

Tabaee A, Placantonakis DG, Schwartz TH, et al. Intrathecal fluorescein in endoscopic skull base surgery. Otolaryngol Head Neck Surg 2007;137（2）:316‑320.

Leng LZ, Brown S, Anand VK, et al. "Gasket‑seal" watertight closure in minimal‑access endoscopic cranial base surgery. Neurosurgery 2008;62（5 Suppl 2）:ONSE342‑ONSE343.

第41章 大范围硬膜缺损的无血管化修复

Nonvascularized Repair of Large Dural Defects

Paolo Castelnuovo

一、引言

大范围硬膜缺损通常是出于肿瘤学目的而大范围切除硬膜的结果。随着内镜入路的拓展，从理论上讲，颅底腹侧的全部硬膜，远至上脊柱的硬膜均可被切除。偶尔，这些缺损可以是更为复杂颅底疾病和大脑畸形的一部分。这部分病例的表现多种多样，最极端的情形是可以从口腔直接看到脑实质。其他病例并无明显的临床表现，尤其是考虑到患者的年龄，只有在脑膜炎发作后才得以在临床中发现。

一个重要和关键的概念需要着重强调：并不是缺损的大小决定着修复的复杂程度。而是缺损的位置、确切边界决定了修复是容易、复杂，甚至有时是无法修复的。修复一个前达额窦、后达蝶骨平台，两侧分别到眼眶的巨大前颅底缺损，要易于修复蝶窦外侧隐窝处难以分辨缺损明确边界的却小得多的缺损。

二、病史

对于大多数肿瘤切除术后的病例，我们必须关注其病理结果，这方面内容已在本书的其他章节中阐述。就先天性畸形而言，问题在于能否从年幼患者处获得确切而有益的病史。对于累及头颅的明显畸形，考虑其合并颅底畸形并不难。但在表现较不明显的病例中，即便其他均正常，也应高度怀疑。这类患者大多是在脑膜炎发作后才引起注意；偶尔会被意外发现。由于水性分泌物（鼻溢）在婴儿中非常普遍，其他表现也均正常，因此，延误诊断并不是例外情况。

三、体格检查

多数大范围硬膜缺损都是前颅底肿瘤切除过程中广泛切除硬脑膜的结果。鉴于有不能应用阔筋膜的可能性，必须评估既往的腿部手术。对于罕见的严重颅底畸形的病例，应彻底评估头颅。在一些畸形过于复杂的情况下，应该采用多学科、多方式进行评估，而不是单纯用内镜方法评估。由神经外科医生、颌面外科医生及重建外科医生组成的团队进行细致检查后，应给出合适的解决方案。尽管如此，如有可能，单纯的内镜入路会被选择用于较小的畸形（图41-1）。

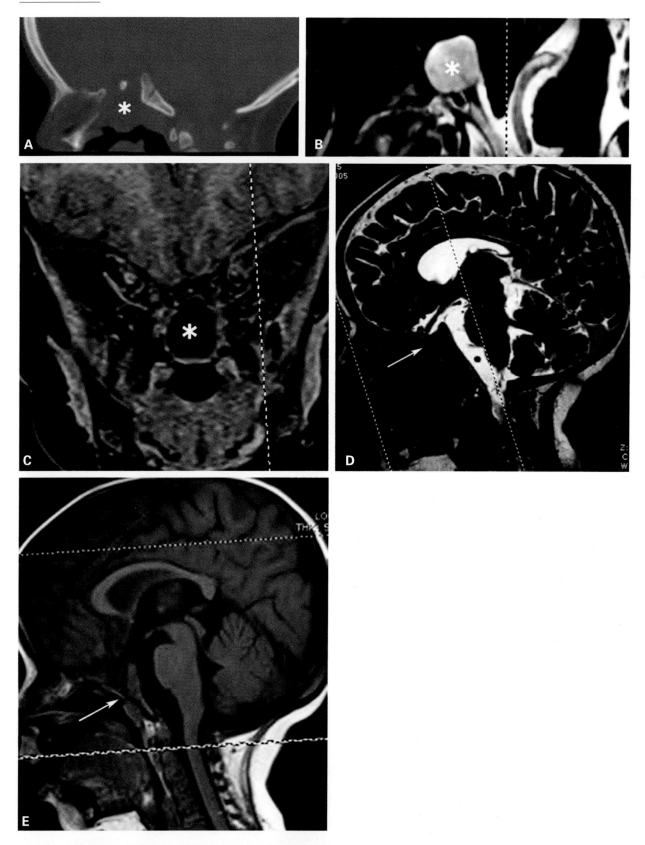

图41-1 耳鼻喉科、神经外科、颌面外科及重建外科医生的多学科合作，以利于恰当处理复杂的病例。一位3岁的伴有多发畸形的患儿接受了唇腭裂重建手术，联合内镜经鼻颅底重建处理巨大的脑膜脑膨出（图中星号所示）。A. 术前CT矢状位扫描。B. 术前MR T2加权像矢状位扫描。C. 术前MR T1加权像冠状位扫描。D. 术后MR T2加权序列矢状位扫描，显示颅底重建（白色箭头）。E. T1加权像显示颅底重建（白色箭头）

四、适应证

每一例伴或不伴脑脊液漏的硬膜缺损均应修复。重建力争将颅腔与鼻腔鼻窦分隔，以防止脑脊液漏、颅腔积气和颅内感染。颅底的小缺损可以用不同类型的游离瓣进行修补，成功率高（＞95%）（Castelnuovo, 2001）。然而，较大的硬膜缺损应该用血管化瓣重建的方法。其中，鼻中隔黏膜瓣是最受欢迎的选择（Harvey, 2009; Patel, 2010）。就个人而言，除非没有骨性边缘，笔者会为每位患者考虑一种非血管化重建方法作为备选。没有骨性边缘会妨碍将内置移植物置于恰当的位置，第一层在颅内硬膜内，第二层在颅内硬膜外（类似于一种"硬膜外囊袋"），所以术后脑脊液漏的风险显著增加。从这一点看，前颅底的多数缺损适合于这种重建，但对于中后颅底的缺损，适合的比例明显下降。从解剖学上讲，当处理前颅底时，术者可以将解剖扩展至眶上的颅内部分而没有任何风险。但同样的考虑却不适合颅中窝和颅后窝。对于这些病例，视交叉、垂体柄及展神经的存在将使在颅内进行解剖非常危险，是不推荐的。

五、禁忌证

鉴于内置移植物（第二层）必须由骨性边缘提供支撑，后者的缺失则是标准多层无血管化移植技术的绝对禁忌证。对于前颅底，几乎所有的病例都可以用无血管化移植技术处理。此时，术者需要明确眶顶仍然存在，即便在复杂的先天性畸形或困难的修正手术病例中，因为它可以用来支撑移植物。对颅中窝和颅后窝而言，相同的考虑并不一定是正确的，因为广泛切除骨质和硬膜后，残留的能起支撑作用的骨质和硬膜非常有限。对于这样的病例，我们采用一种叫作"密封垫片（gasket seal）"的技术（Lenz, 2008），通常用一些有弹性的材料诸如鼻中隔或耳甲腔软骨来固定硬膜缺损内的结缔组织。此外，笔者深信如果内置移植物或密封垫片技术处理得当的话，可以控制大部分高流量的脑脊液漏。尽管如此，对于一些选择的病例，尤其是处理颅后窝和复杂的垂体来源的脑脊液鼻漏时，笔者更倾向于选择血管化瓣和多层技术的杂交修补技术。

六、术前计划

多数大范围硬膜缺损是因鼻腔鼻窦恶性肿瘤切除的结果。对于这些病例，硬膜切除的范围视患者的情况而定，向外可以扩展至双侧眼眶，前后可以扩展至额窦及蝶骨平台。因此，笔者处理的每个病例，大的硬膜缺损都会被预料到，重建也是计划之中的。就此而言，尤其当预期会有硬膜内操作时，术前用来评估颅内病变与周围结构的关系，特别是与血管关系的影像学检查就显得尤为重要（图41-2）。MR的特殊序列，不限于用于颅前窝而可拓宽到用于评估整个颅底，对可疑区域的检查起到重要作用，尤其是对于畸形的病例（图41-3）。

对于后者（畸形病例），CT扫描显示了其在精细且准确评估鼻窦-眶-颅骨性界面的功用。对这些可能用于重建的支撑结构的准确辨识有赖于术前对手术区域的充分理解。

鉴于我们首选结缔组织作为修复材料，那么仔细辨别既往手术及供区情况就显得尤为重要。笔者更偏向应用阔筋膜和髂胫束，所以术前要充分评估腿部既往的外伤或手术史，需要通过病史排除可能的结缔组织病变。

材料的一些考虑

笔者选择的自体材料是基于科学论证的具有良好相容性的结缔组织，并基于耳科鼓膜修补的长期经验。偶尔，异体材料甚至于术后数年仍可发生排异，而自体材料则没有类似的情况发生。有一个技术方

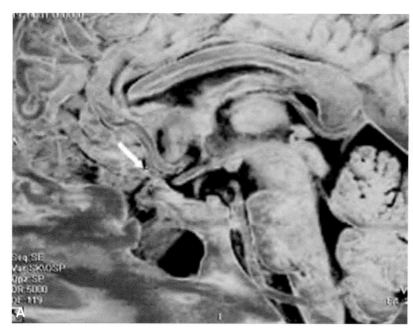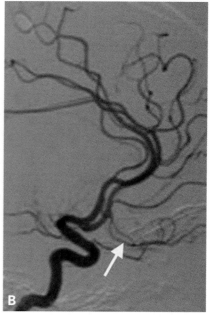

图41-2　术前影像对于评估病变与颅内结构尤其是与血管的关系至关重要。19岁的复发性脑膜炎患者，既往曾接受过外伤后颅内积气和脑脊液漏的经颅入路手术。在内镜经鼻手术修正颅底重建术前，MR（A）和血管造影（B）显示内侧眶额动脉处于上次手术的瘢痕之中，同时也是脑膜脑膨出的区域。术前的这些发现需要在手术操作过程中仔细评估，以避免损伤血管的风险

面的提示，笔者建议用小块的脂肪组织进行重建，主要原因有二：一是可以填充死腔；二是因为脂肪组织具有再生能力。

考虑到颅底恶性肿瘤术后经常需要进行放射治疗，笔者不赞成在肿瘤切除术后使用骨性移植物进行重建，并可因此避免了死骨形成的风险。此外，笔者不赞成将鼻中隔黏膜瓣用于颅底恶性肿瘤切除术后的重建，因为其可能已被肿瘤侵犯。

有时，有可能应用第三层，即鼻底的游离黏骨膜瓣，相比阔筋膜其可以让术区更快、更好地愈合。这种区别与阔筋膜的生物学行为有关。阔筋膜直接暴露于空气中，促进了未覆盖区表面的坏死现象。这使得大量的硬痂易于形成并持续很长时间，但并不影响重建的成功。

七、手术技术

无论病理类型如何，所使用的技术都是相似的，它基于一个标准化的外科流程。首先，可能最为重要的是必须彻底暴露缺损部位。所有的骨性边界，如果还存在则必须尽可能磨光滑，并消灭所有无效腔。对于肿瘤病例，在打开硬膜前，关键一点是分离并形成一个硬膜外间隙，以便于置入颅内硬膜外移植层（图41-4）。如果术者在这一步前就打开了硬膜，那么制作这样一个间隙在技术上就会遇到更多的困难。显然，这些考虑仅仅适合于前颅底手术，因为在这个区域的颅内部分进行操作不会对重要结构产生严重的损伤。从某种意义上说，在处理颅中窝及颅后窝缺损时应绝对避免这样的操作。一旦缺损的边界充分暴露，就尽可能准确地在颅内硬膜内置入第一层（图41-5）。通常移植物的尺寸比缺损大30%（Schick, 2003）。植入第一层后，笔者在骨性颅底和硬膜之间的囊袋内置入第二层，即颅内硬膜外。这一步非常关键的是要确保消灭无效腔。如果有，则需要填充自体材料（筋膜、脂肪组织、肌肉），以确保移植物与实性物质接触而非空气（图41-6）。在两层重建材料之间存在这样的缺陷（无效腔）可能是导致重建失败的因素。植入第二层后，笔者使用纤维蛋白胶。纤维蛋白胶不能涂抹于移植物的整个表

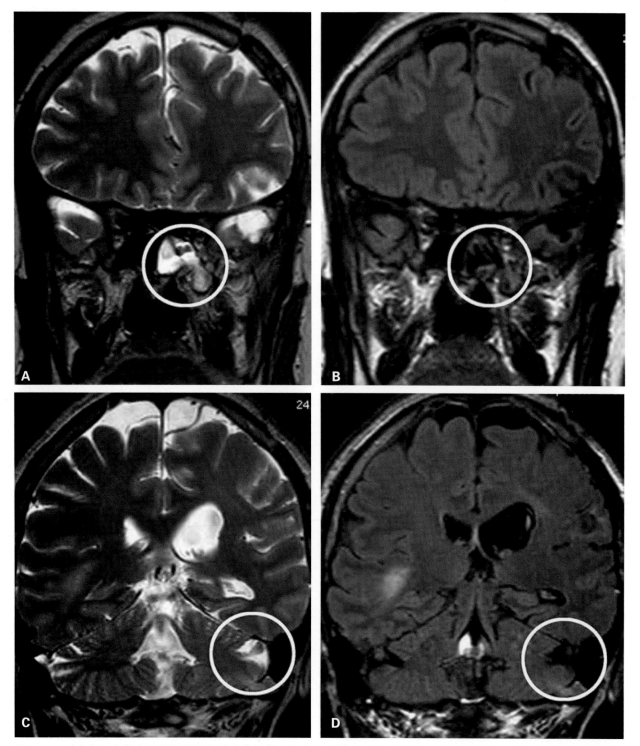

图41-3　对全部三个颅窝及岩骨的影像学术前评估研究（CT扫描和MR扫描）帮助我们准确定位缺损的位置，排除多部位畸形的可能。对比MR的T2加权序列（A，C）及T2压水序列（B，D），就可能判断左侧蝶骨（A和B中的白色圆圈）脑脊液漏及左侧乳突区域的另一个（C和D中的白色圆圈）脑脊液漏点

面而只能用于重建的边缘。而后，一旦确认重建完好无误，就铺上第三层作为外衬，覆盖在残留的骨性边界上。用Tabotamp或Gelfoam稍加压。小心地将移植物压向残留的骨质边缘，如果眼眶骨壁存在，或可压到眼眶。在极罕见的情况下，有可能用缝合的方法部分固定移植物。这种方法不是为了获得严密的封闭而是要确保重建的稳定性。

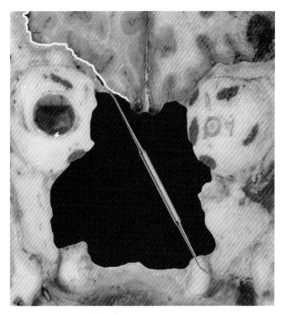

图41-4　前颅底重建术时，在打开硬膜前，于硬膜和骨性边界之间仔细解剖至关重要。这一步骤所制作的硬膜外间隙对于置入颅内硬膜外层非常有帮助（白线.硬膜层）

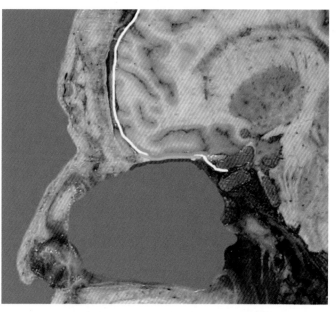

图41-5　前颅底多层重建的矢状位图示。置入硬膜内的第一层移植物，其尺寸至少要比缺损大30%。第二层置入骨性颅底与硬膜之间的囊袋内（硬膜外间隙）。第三层以外衬方式覆盖于颅外（白线.硬膜层；绿、浅蓝、紫线.髂胫束的多层移植物；黄色区域.脂肪组织）

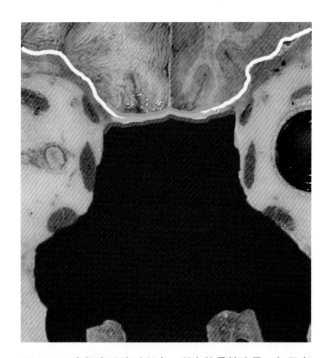

图41-6　在颅底重建过程中，所有的骨性边界，如果存在则要尽可能地处理光滑，同时应消灭所有无效腔。当从移植物的中心向外侧按压排除残余空气后，可以沿边界在第二层及第三层之间放置一些自体材料碎块（白线.硬膜层；绿、浅蓝、紫线.髂胫束多层移植物；黄色区域.脂肪组织）

在颅中窝和颅后窝，骨性结构通常不足以支撑内置移植物，我们便采用"密封垫片"技术（图41-7）。将大块筋膜覆盖于硬膜缺损处，用弹性材料（通常为四方软骨，如果有的话，或耳甲腔软骨）将筋膜的中央推至颅内硬膜内。如果硬膜缺损的尺寸与弹性材料的尺寸相符，那么这项技术非常高效。其他筋膜移植物通常盖在外层，起到加固作用。最后用明胶海绵和纤维蛋白胶完成重建。

处理先天性畸形的病例时会有些许技术差异。因为这些病例通常是儿童患者，需要考虑生长发育，故需要采用更大的筋膜移植物。当然对于这些病例最为重要的是循着重要结构制作准确的重建边界，特别是在不熟悉解剖时。眼眶的地位不可低估。作为额外的建议，为了减少膨出到鼻腔内的脑实质，须仔细而精细地用双极电凝烧灼占位使之缩减到颅底的水平。

无论采用哪种重建方法，一旦从腿部取出阔筋膜，剔除其上附着的纤维结缔组织及脂肪组织都非常重要，因为这会让操作更加容易。如果忽略了这一步，那么在放置移植物时术者会遇到麻

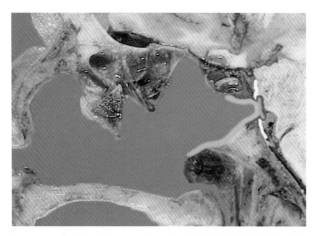

图41-7　适用于颅中窝及颅后窝缺损的颅底重建技术被称为"祖母的果酱帽（grandma's jam cap）"（那不勒斯团队提出）或"密封垫片（gasket seal）"（纽约团队提出）技术。（白线.硬膜层；紫线.置于硬膜缺损上的大片筋膜；绿色层.软骨或其他弹性材料；浅蓝色层.覆盖在表面的Hadad瓣）

烦：移植物会因为这些附着的结缔组织黏附在器械上被带出来。髂胫束作为移植物（图41-8）较阔筋膜更厚且更容易在重建过程中放置，而阔筋膜较薄，有时并不易于放置。

　　笔者不建议用任何支撑结构如球囊用于重建。笔者仅在重建的边界采用少量的Oxicell和纤维蛋白胶。这显示了我们不在重建物上施加反压的理念，而仅在重建的边界处做些操作。在这方

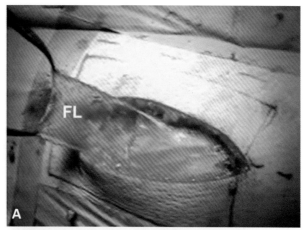
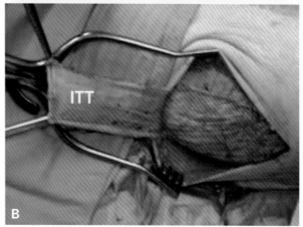

图41-8　阔筋膜（FL）（A）和髂胫束（ITT）（B）在颅底重建中作为移植物被采用

面，笔者只在鼻底水平做鼻腔填塞，因此在重建区域下方留下了一个空的通气腔。相比早些年笔者将鼻腔填满导致黏膜延迟恢复而言，这样会让术腔获得更好的愈合。

八、术后处置

　　术后早期需要多次仔细的内镜检查评估有无脑脊液鼻漏的征象。预防性治疗（抗生素、抗组胺药及通便剂）通常持续7～10天。术后早期（24小时以内）CT检查以评估有无颅内积气。通常在术后第2天于内镜下撤出鼻腔填塞物，如果没有观察到脑脊液鼻漏的征象，那么允许患者可以保持坐姿。大块的痂皮必须清理，除非痂下的组织出血。这种情况下，痂皮就留在原处并让其自然愈合。痂皮的残留容易引起双重感染，应告知患者至少1个月内不要擤鼻，且在窦口清洁通气前避免乘坐飞机。在随访过程中，根据需要随访患者。在前几个月内，告知患者避免剧烈运动。通常数月后就可以见到移植物完全上皮化。

九、并发症

　　并发症通常与移植物未整体贴合有关。脑脊液鼻漏不常见（<8%）。当重建区"湿润"，或罕见地出现脑脊液泪，笔者倾向于非手术治疗，主要靠腰大池引流（持续5天）和在内镜下加强重建。对于进展性颅内积气的病例，绝对要避免腰大池引流，而应行修正手术（图41-9）。对更明显的脑脊液漏，

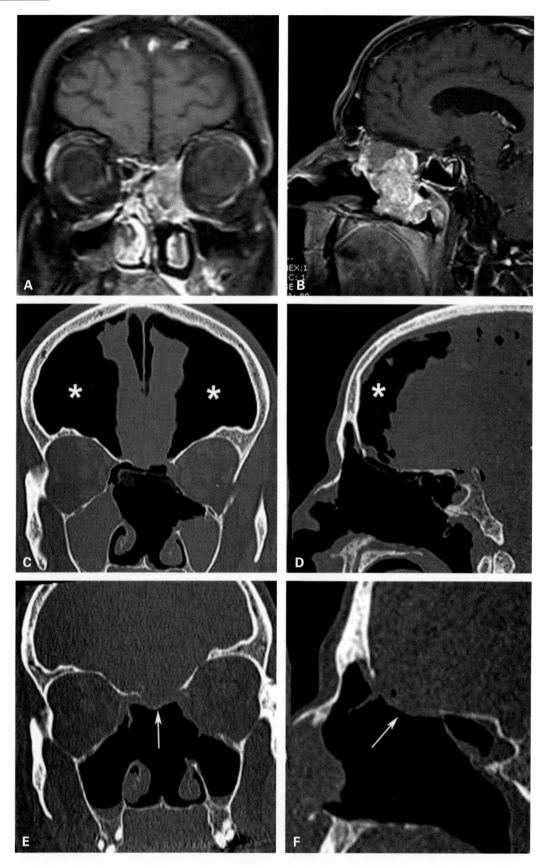

图41-9　左侧筛窦鳞状细胞癌（T3N0M0）患者的MR增强T1加权像冠状位（A）和矢状位（B）扫描，其接受了内镜下切除并经鼻颅骨切开术。术后冠状位（C）和矢状位（D）CT显示广泛且进展性颅内积气（图中星号所示）；这是尽早行修正手术的适应证。行内镜经鼻颅底修正重建术后第5天的冠状位（E）及矢状位（F）CT证实并发症已经解决

应该尽早重返手术室探查术腔。大部分的这种病例，笔者并没有发现整个重建的失败，漏往往与局限性缺损有关。

笔者强烈呼吁如果发现脑脊液漏的量很多应尽早行修正手术。在这方面，笔者已经报道了因过度的脑脊液漏导致的硬膜下血肿。在我们的病例里，没有脑膜炎病例，这可能因为治疗中使用了抗生素。然而，这仍是一个严重的问题，脑脊液漏的出现不应该被低估而应该早期干预。

偶尔，并发症也与技术失误有关，或更多见于不正确的术前计划。笔者曾经在一例修正手术中损伤了内侧眶额动脉而需要开颅处理。对这例特殊的病例，术前阅片时未能正确评估额极动脉的位置。

虽然我们的病例中还没有术后大出血的情况，可能因为准确地处理了鼻腔血管，但笔者强调这种并发症会带来明显的问题，尤其是在术后的前几周。

痂皮的出现不应被视为并发症，而是代表伤口的自然愈合过程。

十、结果

笔者报道了超过100例不同情况下的大范围颅底缺损的重建，其中多数为前颅底，总体失败率约8%。然而，如果我们按时间分析这些资料，那么近5年的脑脊液漏概率不超过2%。这主要是由于技术的标准化并与不断改良手术细节有关，其次也与外科医生的学习曲线相关。

通过对颅中、后窝重建病例的评估，笔者发现了相似的复发率。这表明，如果选择了合适的病例且很好地应用了这项技术，那么在这些区域进行非血管重建是可能且有效的（图41-10）。

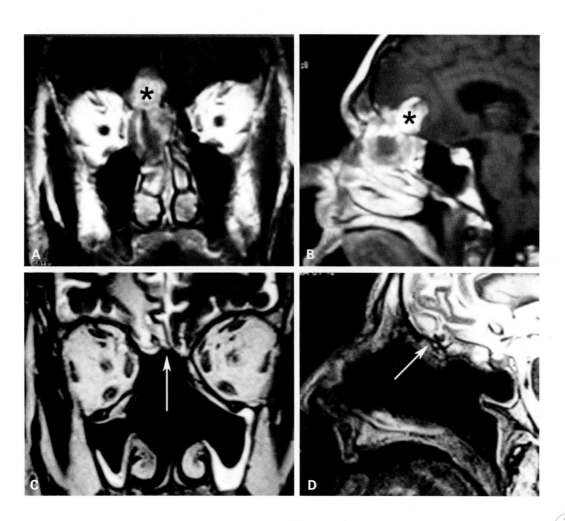

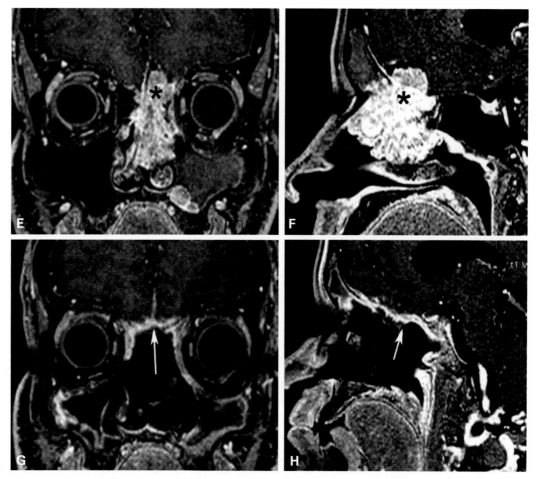

图41-10 侵犯前颅底的鼻窦恶性肿瘤切除术后内镜下经鼻颅底重建。增强MR T1加权像的冠状位（A）及矢状位（B）扫描，显示肠型腺癌侵犯颅内（T4bN0M0），图中用黑色星号标注，该患者接受了内镜肿瘤切除和经鼻颅骨切开术。术后MR T2加权像冠状位（C）及矢状位（D）扫描显示了颅底的重建（白色箭头）。MR 3D-VIBE序列的冠状位（E）及矢状位（F）扫描显示左侧嗅神经母细胞瘤（T4bN0M0），在图中用黑色星号标注，接受了内镜切除和经鼻颅骨切开术。术后MR 3D-VIBE序列的冠状位（G）及矢状位（H）扫描显示了颅底重建（白色箭头）

✅ **精要**

● 只要有可能，都应优先选择具有良好生物相容性的自体材料。

● 制作一个硬膜外间隙以便置入第二层移植物（颅内硬膜外）。这一步最好在打开硬膜前完成。

● 尽可能准确地放置移植物，其尺寸要比缺损大30%。用自体材料消灭所有无效腔（脂肪组织、肌肉、筋膜）。

● 通过CT扫描和定期的内镜复查进行精准的术后管理对获得良好的预后至关重要。

✅ **误区**

● 修正手术前需要仔细检查以便精确制订手术计划并发现可能的危险点。

● 手术缺损的理想暴露是必需的，包括确认边界及磨光周围的骨质。

✅ **所需器械**

- 双弯钳
- 有角度的放置器（尖端有齿的）
- 铲形尖端的角度器械在制作硬膜外囊袋时有用

（刘剑锋　赵　宇　译）

推荐阅读

Castelnuovo P, Mauri S, Locatelli D, et al. Endoscopic repair of cerebrospinal uid rhinorrhea: learning from our failures. Am J Rhinol 2001;15（5）:333 - 342.

Schick B, Wolf G, Romeike BF, et al. Dural cell culture. A new approach to study duraplasty. Cells Tissues Organs 2003; 173（3）:129 - 137.

Lenz LZ, Brown S, Anand V, et al. "Gasket-seal" watertight closure in minimal-access endoscopic cranial base surgery. Neurosurgery 2008;62（5 Suppl 2）:ONSE342 - ONSE343.

Harvey RJ, Nogueira JF Jr, Schlosser RJ, et al. Closure of large skull base defects after endoscopic transnasal craniotomy. J Neurosurg 2009;111:371 - 379.

Patel MR, Stadler ME, Snyderman CH, et al. How to choose? Endoscopic skull base reconstructive options and limitations. Skull Base 2010;20:397 - 404.

第42章　鼻中隔瓣

Nasoseptal Flap

Allan Vescan

一、引言

基于蝶腭动脉的鼻后中隔支的鼻中隔瓣（the nasoseptal flap，NSF）被广泛用于修复颅底缺损。这是一个多用途、可靠的黏膜瓣，能用来修复前、中颅底，斜坡和鞍旁颅底的缺损。其与多层重建一起已将术后脑脊液漏的发生率降至开放性入路的水平（3%～5%）。

此瓣在2006年作为新的重建技术由Hadad等首次描述，并被命名为Hadad–Bassagasteguy瓣（HBF）。更多时候，此瓣被描述为NSF。据描述，NSF已被用于各种颅底缺损的重建，有报道指出它曾被用于低至14岁的患者。以笔者经验，其可用于解剖发育良好的年幼患者。

二、病史

须完整地询问患者的鼻科学病史，包括反复发作的鼻窦感染史、慢性鼻窦炎、既往的鼻中隔矫正手术史或其他鼻-鼻窦手术史、外伤史和肉芽肿性疾病史。须询问患者关于表面鼻喷剂的使用和可卡因滥用的情况。既往的鼻中隔矫正手术并非是NSF的禁忌证，但会使掀起黏膜瓣变得更具挑战性。

三、体格检查

术前必须在门诊进行硬质或软质的内镜检查。通常于鼻中隔右侧面获取鼻中隔瓣，但如果入路必须牺牲右侧翼腭窝内容物时，亦可从左侧获取。在规划NSF获取时，应当考虑到鼻中隔偏曲、既往的鼻中隔矫正手术史、鼻中隔棘突或穿孔。

四、适应证

- CSF漏修补。
- 颅前窝、颅中窝、斜坡（颅后窝）和鞍旁颅底缺损的重建。
- 以血管化的覆盖物保护颈内动脉。

五、禁忌证

● 既往的鼻中隔后部切除术。

● 鼻中隔大穿孔。

● 此前广泛的蝶窦切除术牺牲了鼻后中隔动脉。

● 经翼突入路需要牺牲蝶腭动脉。

● 肿瘤累及鼻中隔或翼腭窝。

● 颌内动脉的终末血管栓塞。

六、术前计划

● CT扫描检查，寻找鼻中隔偏曲和既往鼻中隔手术的证据。

● 如果是一例修正手术病例，复习此前的手术记录，弄清楚做过什么样的鼻中隔手术。

● 根据计划切除的颅底范围决定瓣的长度和宽度。

● 确定肿瘤切除最多的侧别（经翼突入路）。

七、手术技术

施全身麻醉，患者取仰卧位。使用浸入1∶1000表面肾上腺素的1英寸的脑棉片收缩鼻腔黏膜。尽管左侧是合适的选择，但右侧鼻腔通常被选为获取黏膜瓣的一侧。以1%利多卡因和1∶100 000肾上腺素对鼻中隔进行黏软骨膜下和黏骨膜下平面的浸润麻醉。将下鼻甲骨折外移，中鼻甲通常被切除。

此后即可获得对计划中的下部和上部切口的显露，并包含了切除上鼻甲的下2/3和后筛切除术（图42-1和图42-2）。为改善术野的视觉效果，可于另侧鼻腔内插入一个柔性吸引管帮助吸出电凝的烟雾。以针状单极电刀完成下部切口，自后鼻孔顶的外侧部分向内侧延伸至犁骨，继续向前下方至鼻腔底（图42-3）。切口继续向前到达鼻前庭的鳞状上皮和纤毛上皮交界之处。

上部切口始于蝶窦开口，继而急转向前上方达颅底下方1cm处（图42-4），继续向前延伸到与下部切口的前界相同的垂直平面，经过一个垂直切口将上部切口与下部切口相连（图42-5）。

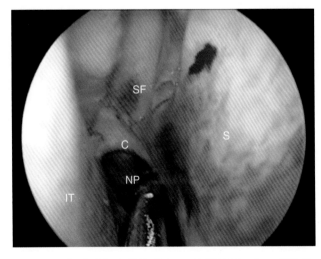

图42-1　鼻腔后部术前外观（C. 后鼻孔顶；SF. 蝶窦前壁；S. 鼻中隔；NP. 鼻咽；IT. 下鼻甲）

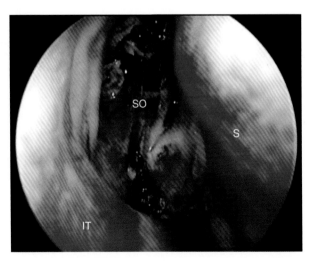

图42-2　中鼻甲切除和后筛切除术后的内镜观（S. 鼻中隔；IT. 下鼻甲；SO. 蝶窦开口）

在黏软骨膜下和黏骨膜下平面掀起黏膜瓣，向后达蝶窦前表面，尽可能向外侧游离（图42-6）。过程中可以联合使用Cottle剥离子和内镜剪刀。黏膜瓣折返塞入鼻咽腔，等待切除肿瘤后重建时使用（图42-7）。在术中，必须要注意蒂所在的位置，以免损伤，尤其是磨蝶窦底壁时。或者，若计划实施斜坡切除、扩大的蝶窦开窗，此时则将黏膜瓣存于上颌窦，以避免阻塞整个手术中的术野。

作为修复缺损的一部分，黏膜瓣通常被用左手持的吸引管和右手持的神经外科垂体钳从鼻咽部取出。按照正常的转向将瓣放置平整，将黏膜面朝向外侧，不要扭转蒂部。确认黏膜没有相互折叠，以避免迟发的黏液囊肿形成（图42-8）。

除了NSF，多层重建能有助于保证术后不发生脑脊液漏的结果。通常以胶原基质（Duragen）作为硬膜的内衬材料重建蛛网膜平面，接着以NSF作为硬膜外重建组织，颅外骨性重建作为外衬。瓣的边缘覆以速即纱（Surgicel），然后整个区域覆盖上纤维蛋白胶，接着覆盖浸泡盐水的明胶海绵，轻柔地将Foley导尿管充气支撑修补处。将Doyle硅胶夹板跨过鼻中隔缝合。

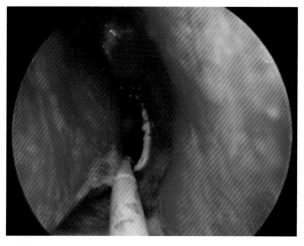

图42-3 下部切口。注意切口如何从后鼻孔顶延伸到犁骨表面，然后向前下方至鼻底

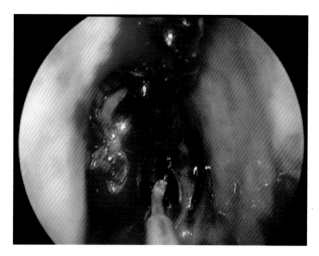

图42-4 上部切口起于蝶窦开口，向上陡转至鼻中隔

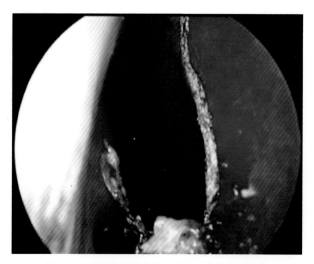

图42-5 前方的垂直切口将上、下切口相连

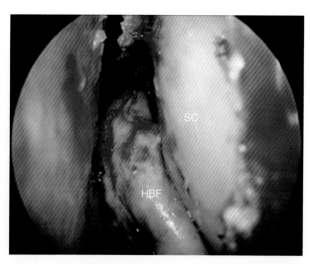

图42-6 在黏骨膜下/黏软骨膜下平面掀起瓣。游离端向后翻折，从而改善视野，提供张力（SC. 鼻中隔软骨；HBF. Hadad-Bassagasteguy瓣）

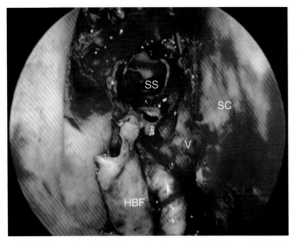

图42-7　自蝶窦前壁向外侧掀起瓣，然后折返塞入鼻咽腔（V. 犁骨；SS. 蝶窦）

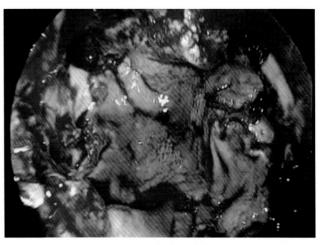

图42-8　以外衬方式铺好鼻中隔黏膜瓣，确认与下层组织尽可能大致贴合

总的来说，因为是在确定实际缺损大小之前获取的黏膜瓣，所以外科医生取瓣时应尽可能取大些，以保证够用。如果预期有较大的缺损，如前颅底切除，可以通过进一步延伸下部切口至下鼻道和延伸上部切口至筛板从而获取更大的瓣。相反，如果预期小缺损能被较小的瓣所覆盖，则切口可局限于鼻中隔上，前部切口可进一步后移。

八、术后处置

术后建议遵循处理脑脊液漏的一般原则。3～5天后撤出Foley导尿管，术后3周撤出Doyle夹板。建议患者使用温和的盐水每日冲洗。术后4～6周复诊，此后常规轻柔清理结痂，避免损伤黏膜瓣。

九、并发症

NSF的并发症总体上是轻微的、容易接受的。与掀瓣有关的并发症包括鼻中隔穿孔、鼻出血、鼻腔结痂和失嗅。对于此前曾经历过鼻中隔手术（鼻中隔成形术、经中隔入路的颅底手术）的患者，解剖瓣更加困难，而且易于损伤对侧黏膜。术中，操作器械时也要保护对侧的黏膜。鼻腔结痂是失去正常黏膜和软骨暴露的结果。用取自被切除的中鼻甲的游离的黏膜移植覆盖瓣的供区，可使其影响变轻微。鼻出血通常是瓣的蒂部出血或蝶腭动脉的分支出血。要保守使用双极电凝，因为过度电凝会损伤瓣的血管蒂。

最明显的并发症是术后脑脊液漏。潜在的危险因素多种多样，包括患者因素、技术因素和围术期护理。如果对缺损的覆盖不全，则须以非血管化的组织（筋膜或脂肪组织移植物）加以补充。脑脊液漏修补失败的因素包括经验不足、高颅内压、大缺损和没有用Foley导尿管支撑的多层闭合。因血管蒂损伤导致的瓣坏死非常罕见。对术后脑脊液漏最好的处理通常是早期用内镜修复的手术干预，辅以腰大池引流。

十、结果

有关在各种适应证情况下成功使用NSF研究的报道越来越多。最近的一个32例患者的回顾性研究报道的脑脊液漏发生率不足2.5%。另一项研究报道了用于修复14例患者的创伤性脑脊液漏，无一例失败。

颅底文献的荟萃分析表明，对于大的硬膜缺损，使用血管化组织重建已显示出优于非血管化组织，并且发生的术后脑脊液漏更少。

生活质量研究显示鼻-鼻窦结局（SNOT-22）在使用NSF重建后暂时下降，但是数月后差异消失。瓣的短暂的不良作用包括鼻腔充血、结痂和嗅觉减退。嗅觉的永久减退与使用NSF有关，但其机制未明。

✓ 精要

- 为帮助规划切口须获得合适的暴露（包括中鼻甲切除和后筛切除术）。
- 使用可控温的针状单极电凝，将其尖端弯曲45°。
- 下部切口须始终达到骨面，如果向犁骨以下延伸的切口进入到软组织层，那么在此区域掀瓣将会困难。
- 确保在掀瓣前切口的所有区域都切透黏膜。
- 当掀瓣时，将游离缘向后翻转，可以提供张力和有利于暴露将要分离的余下区域。
- 当磨蝶窦底时要当心，不要损伤蒂部；用吸引管保护蒂部。
- 经斜坡入路时将鼻中隔瓣存于上颌窦。
- 可根据预期的缺损大小和需要放置的部位对黏膜瓣进行改良。

✓ 误区

- 既往的鼻中隔成形术使获取黏膜瓣变得极具挑战。
- 做上部切口要谨慎，因为其能导致嗅觉丧失。

✓ 所需器械

- 温控针状单极电凝
- Cottle剥离子
- 内镜剪刀
- 柔性气管吸引管

致谢

对加拿大皇家外科学院院士Kristian Macdonald博士在本章的创作、拍摄视频及NSF获取的图像及插图给予的帮助致以谢意。

（王振霖　译）

推荐阅读

Snyderman CH, Janecka IP, Sekhar LN, et al. Anterior cranial base reconstruction: role of galeal and pericranial flaps. Laryngoscope 1990;100:607–614.

Neligan PC, Mulholland S, Irish J, et al. Flap selection in cranial base reconstruction. Plast Reconstr Surg 1996;98:1159–1166; discussion 1167–1158.

Hadad G, Bassagasteguy L, Carrau RL, et al. A novel reconstructive technique after endoscopic expanded endonasal approaches:

vascular pedicle nasoseptal flap. Laryngoscope 2006;116:1882 – 1886.

Kassam AB, Thomas A, Carrau RL, et al. Endoscopic reconstruction of the cranial base using a pedicled nasoseptal flap. Neurosurgery 2008;63:ONS44 – ONS52; discussion ONS52–43.

Shah RN, Surowitz JB, Patel MR, et al. Endoscopic pedicled nasoseptal flap reconstruction for pediatric skull base defects. Laryngoscope 2009;119:1067 – 1075.

Eloy JA, Choudhry OJ, Friedel ME, et al. Endoscopic nasoseptal flap repair of skull base defects: is addition of a dural sealant necessary? Otolaryngol Head Neck Surg 2012;147（1）:161 – 166.

第43章 中鼻甲黏膜瓣

Middle Turbinate Flap

C. Arturo Solares

一、引言

在过去的10年间，内镜经鼻颅底手术获得了广泛普及。这不仅得益于技术的发展，更有赖于对内镜下颅底解剖认识的加深及颅底外科医生在专业知识方面的积累。掌握内镜颅底外科手术的最大挑战之一便是防止脑脊液漏。带血管蒂的黏膜瓣应用于颅底手术已获得了巨大成功，中鼻甲瓣是在颅底外科医生能够获取的各种带蒂黏膜瓣中的最新成员之一。

在Hadad–Bassagasteguy瓣［HBF，亦称鼻中隔黏膜瓣（NSF）］出现后，带血管蒂的黏膜瓣获得了广泛认可。带蒂黏膜瓣的优点包括保留术区局部血供、促进愈合、降低手术感染风险、减少移植物的使用，而最重要的是降低脑脊液漏的发生率。

自从鼻中隔黏膜瓣被首次描述以来，用于内镜经鼻手术重建的不同带蒂黏膜瓣便开始大量出现，其中有经翼点颞顶筋膜瓣、内镜辅助的经眉间颅骨膜瓣、蒂在后方的下鼻甲黏膜瓣及腭黏膜瓣。更多的有关这些黏膜瓣的信息见表43-1。

2009年，Prevedello等第一次描述了在尸头上使用中鼻甲黏膜瓣用于颅底重建的可行性研究。多数情况下，中鼻甲瓣是作为鼻中隔瓣的替代，用来重建鞍区、筛骨凹陷和蝶骨平台的小的缺损。尽管颅底小缺损使用游离组织封闭的成功率达95%，但使用带血管蒂的瓣修复仍被认为可以更好地促进愈合并减少脑脊液漏的发生。

表43-1 内镜经鼻颅底手术可选用的带血管蒂的黏膜瓣

黏膜瓣	大小（cm²）	获取方式	重建部位	供血血管
鼻中隔瓣	25	内镜经鼻	前颅底	鼻中隔后动脉
中鼻甲瓣	5.6	内镜经鼻	鞍区、筛凹、蝶骨平台	蝶腭动脉中鼻甲支
蒂于后部的下鼻甲瓣	4.97	内镜经鼻	后颅底、斜坡	鼻后外侧动脉下鼻甲支
经翼点颞顶筋膜瓣	190	半侧冠状切口，经翼点的通道	后颅底和中颅底	颞浅动脉
腭瓣	18	腭部切口，显露翼腭窝	前、中和后颅底	腭降动脉
内镜辅助下颅骨膜瓣		外切口，眉间骨切开	前颅底	眶上动脉

二、病史

对拟行颅底手术的患者考虑使用中鼻甲黏膜瓣是可以理解的，尤其是对于既往有鼻中隔手术史（鼻中隔成形、鼻中隔部分切除）及鼻中隔畸形（如鼻中隔偏曲）的患者，这些限制了外科医生使用鼻中隔黏膜瓣进行重建的可能。对于既往有鼻窦手术史的患者，术者须检查有无大范围的蝶窦开放，因为这有可能会影响蝶腭动脉远端的血供。同样，如既往有颅底手术史，术者须提前了解哪些带血管蒂黏膜瓣无法用来重建。最后，无论是既往还是当前的颅底病变，术者都应进行全面的检查，在保证肿瘤全切除的同时决定使用哪一种重建方式（如累及鼻中隔的恶性肿瘤）。

三、体格检查

对于所有的颅底病变患者，均需要进行全面的头颈部检查和脑神经功能评估。有必要行鼻内镜检查，以进一步评估患者的个体解剖。注意识别既往的鼻中隔手术（鼻中隔成形、鼻中隔部分切除）和鼻中隔畸形（大的中隔棘突、中隔穿孔），这些有可能限制术者使用鼻中隔黏膜瓣。既往蝶骨和翼突的手术也应引起注意，因为有可能蝶腭血管远端分支已闭塞。约25%的人存在中鼻甲的解剖变异（反向弯曲、泡性中甲、单侧发育不良），这有可能增加剥离中鼻甲黏膜瓣的困难，因此需要注意识别。

四、适应证

当鼻中隔黏膜瓣不可用时，最常选择中鼻甲瓣来重建颅底缺损。这一般发生在鼻中隔缺损、既往鼻中隔手术、蝶窦开放造成鼻后中隔动脉可能闭塞时，以及已使用过鼻中隔瓣但失败的病例。中鼻甲瓣也可用于修复外伤性或自发性脑脊液漏。最近，中鼻甲瓣在需要多个黏膜瓣组合重建的手术中较为常用。有作者也描述过在内镜经鼻鼻咽切除术中使用中鼻甲瓣来重建术区。

五、禁忌证

禁忌证包括预期较大的缺损修复。Prevedello等认为中鼻甲瓣的平均长度和宽度分别为4.04cm和2.8cm。相对禁忌证包括中鼻甲解剖变异和有可用的鼻中隔瓣，毕竟鼻中隔黏膜瓣仍然是内镜下带血管蒂瓣重建前颅底的金标准。

六、术前计划

术前规划包括使用鼻内镜进行全面的体格检查及阅读CT影像。建议测量中鼻甲长度，如果鼻甲长度短于4cm，黏膜瓣可能难以达到鞍区。

七、手术技术

使用0.05%羟甲唑啉收缩鼻腔。图43-1显示分离黏膜瓣前的内镜鼻腔解剖。使用1%利多卡因加入1∶100 000肾上腺素对中鼻甲和鼻中隔进行浸润麻醉。在中鼻甲前端的黏膜上做垂直切口，然后在中鼻甲的中上份黏膜上做横切口。注意保留骨性中甲

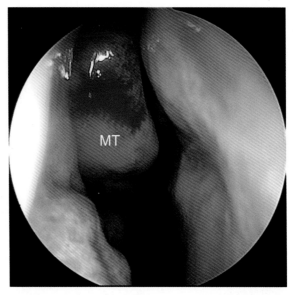

图43-1 右侧鼻腔内镜观。中鼻甲（MT）位于视野中央

与筛板之间的连接。将黏骨膜从骨性中甲上剥离下来（图43-2A、B），然后将中鼻甲骨分块切除（图43-3A、B）。由中鼻甲腋部向鼻甲在颅底的附着处背向切开，将黏膜瓣从颅底分离下来。中鼻甲骨质完全切除后，黏骨膜瓣便可以展开或"像书一样打开"。如果期望得到额外的长度，可以将蒂部分离至蝶腭孔水平，从而增加其长度和活动度。在接下来的手术过程中，黏膜瓣可以保存在鼻咽部（图43-4）或上颌窦腔内。黏膜瓣放到合适的位置后可使用纤维蛋白胶粘合，明胶海绵局部覆盖，使用非可吸收材料填塞支撑。

八、术后处置

术后指导患者采取预防脑脊液漏的措施，包括勿擤鼻、用力、提举重物（＞15磅），保持大便通畅，打喷嚏时张大口。尽管有效性尚未证实，围术期还是应常规使用第三代头孢菌素。查MRI或CT评估肿瘤切除程度及有无颅内出血或积气表现。MRI还可以显示皮瓣血供情况。术后5天可以取出鼻腔填塞物，取出后要求患者使用鼻用盐水喷洗鼻腔。术后2周，患者复查进行常规鼻腔清理。

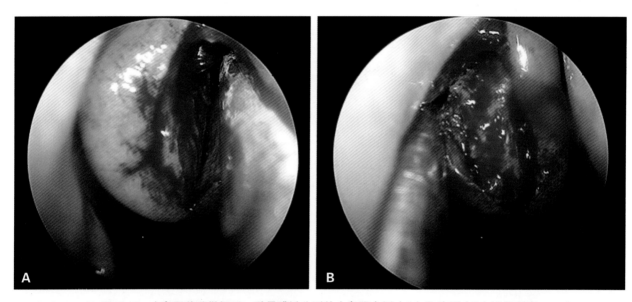

图43-2　中鼻甲前端做切口。黏骨膜瓣分别从中鼻甲内侧（A）和外侧（B）进行剥离

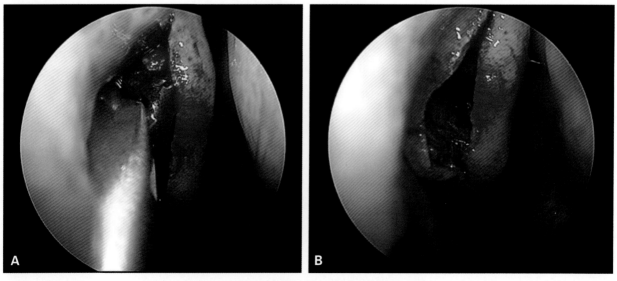

图43-3　A.切除中鼻甲骨质；B.显示骨质切除后

九、并发症

若手法细致,并发症少见。鼻甲切除时可能出现一侧筛板骨折。血管蒂损伤会使移植物缺乏血供。如同所有的带血管蒂的修复,这一方法也存在潜在的重建不全和脑脊液漏的可能。

十、结果

中鼻甲黏膜瓣的出现相对较晚,通常是在鼻中隔瓣不可用时作为替代瓣用于重建。文献中相关的应用数据较少。在Prevedello的早期尸头实践研究中,该黏膜瓣可以较好地覆盖筛凹和蝶骨平台的缺损。然而对鞍区的效果因人而异,12个中甲瓣中约有10个能足够重建鞍区。Julian等近期的回顾性研究显示,对10位患者使用中鼻甲黏膜瓣进行重建,成功率为100%,无一例脑脊液漏。大多数术者完成黏膜瓣平均需要30分钟。

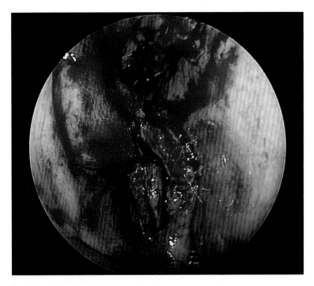

图43-4 黏骨膜瓣展开或"像书一样打开",并保存于鼻咽部以备用

✓ 精要

● 25%的患者存在中鼻甲的解剖变异(泡性中甲、反向偏曲、一侧发育不良),术前规划时需要予以考虑。

● 识别并保护蝶腭动脉中鼻甲分支非常重要,可以最大化增加中鼻甲黏膜瓣长度。

✓ 误区

● 中鼻甲黏膜瓣在技术上有一定难度。

● 剥离黏骨膜瓣前如中鼻甲骨松动,会明显增加手术难度。

✓ 所需器械

● 羟甲唑啉棉片

● 1%利多卡因配1:100 000肾上腺素

● 枪式镊

● 前鼻镜

● 0° 内镜、光源及摄像系统

● 剥离器

● 钝头刀

● 镰状刀

● 咬骨钳

● 鼻甲剪

● 双极电凝

● 不可吸收填塞材料

（姜　彦　颜旭东　译）

推荐阅读

Lee HY, Kim CH, Kim JY, et al. Surgical anatomy of the middle turbinate. Clin Anat 2006;19（6）:493 - 496.

Prevedello DM, Barges-Coll J, Fernandez-Miranda JC, et al. Middle turbinate flap for skull base reconstruction: cadaveric feasibility study. Laryngoscope 2009;119（11）:2094 - 2098.

Simal Julián JA, Miranda Lloret P, Cárdenas Ruiz-Valdepeñas E, et al. Middle turbinate vascularized flap for skull base reconstruction after an expanded endonasal approach. Acta Neurochir （Wien） 2011;153（9）:1827 - 1832.

Chen MY, Hua YJ, Wan XB, et al. A posteriorly pedicled middle turbinate mucoperiosteal flap resurfacing nasopharynx after endoscopic nasopharyngectomy for recurrent nasopharyngeal carcinoma. Otolaryngol Head Neck Surg 2012;146（3）:409 - 411.

第**44**章　下鼻甲瓣
Inferior Turbinate Flap

Carl H. Snyderman

一、引言

　　颅底缺损重建是鼻内镜手术的最大挑战之一。在过去的十年里，重建技术的进展使术后脑脊液漏的发生率持续降低。可选择的重建手段可逐级分为非血管化组织移植物、局部血管瓣、区域血管瓣和游离微血管瓣。大多数大的腹侧颅底缺损可以用血管化的鼻中隔黏膜瓣或颅外骨膜瓣进行有效重建。当中隔黏膜瓣受既往手术或肿瘤累及而无法使用时，下鼻甲瓣（ITF）就成为修补鞍上和斜坡缺损切实可行的替代手段。

　　下鼻甲瓣以蝶腭动脉的鼻外侧支为蒂（图44-1）。蝶腭动脉自上颌窦后上角的蝶腭孔穿出后分为多个分支，包括鼻后中隔支和行至中鼻甲及下鼻甲表面的鼻外侧支。至下鼻甲的动脉分支沿下鼻甲自后向前穿行，同时也分出小分支至下鼻道。

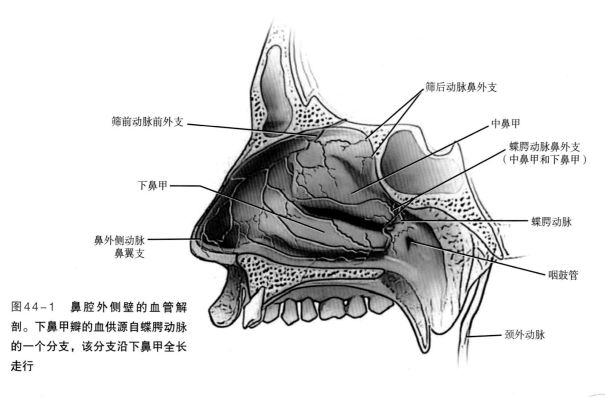

图44-1　鼻腔外侧壁的血管解剖。下鼻甲瓣的血供源自蝶腭动脉的一个分支，该分支沿下鼻甲全长走行

下鼻甲瓣有几种有效的形式（图44-2）。标准的下鼻甲瓣由覆盖下鼻甲和下鼻道的黏膜构成。扩大的下鼻甲瓣（EITF）还包含鼻底的黏膜。下鼻甲瓣还可以进一步扩展，将鼻中隔黏膜包含入内，制成一个大小及修补范围与鼻中隔瓣类似的黏膜瓣。向鼻中隔扩展的部分其血供通常是随意的，比典型的鼻中隔瓣有更大的远端缺血风险。

二、病史

询问既往的鼻部手术史非常重要，包括鼻中隔成形术、下鼻甲减容术、内镜鼻窦手术、鼻出血治疗及内镜或显微颅底手术。既往手术可能已经牺牲了鼻中隔瓣和下鼻甲瓣的血管蒂，或损伤了鼻腔黏膜。在少数情况下，慢性炎性疾病如肉芽肿病可能会损害黏膜。

三、体格检查

鼻内镜检查包括评估黏膜表面和血管蒂的完整性。扩至蝶腭孔的上颌窦口开放术可能已经危及了血供。类似地，大的蝶窦开放术牺牲了鼻后中隔动脉就无法再使用鼻中隔瓣。

鼻中隔偏曲会使凸面侧的黏膜瓣制备更加困难，并增加黏膜撕裂的风险。通常情况下选择有更大空间来容纳器械的一侧鼻腔制备黏膜瓣。肿瘤切除范围扩大时有必要使用蒂在对侧的黏膜瓣。

四、适应证

下鼻甲瓣适用于无法使用鼻中隔瓣的大的硬脑膜缺损或用来覆盖暴露的血管结构（颈内动脉）。血

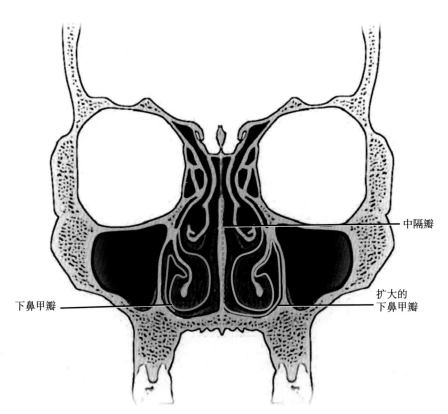

图44-2　下鼻甲瓣的几种形式。 标准的下鼻甲瓣由覆盖于下鼻甲和下鼻道的黏膜构成（绿色）。扩大的下鼻甲瓣包括了鼻底的黏膜（蓝色）。扩大的下鼻甲瓣能进一步扩展，将鼻中隔黏膜包含入内（蓝色虚线）

管蒂的位置决定了下鼻甲瓣的旋转弧度受限，同时下鼻甲的黏膜并不能很好地适形新的表面。多数情况下采用扩大的下鼻甲瓣。若需要更长的黏膜瓣并且中隔的黏膜可用，可将黏膜瓣的范围扩至鼻中隔。由于旋转弧度受限，下鼻甲瓣最适合用于斜坡的缺损并提供水平方向的最佳覆盖。

五、禁忌证

使用下鼻甲瓣的禁忌证包括血管蒂缺失（既往手术或上颌动脉栓塞术）或曾行下鼻甲切除术。可在掀起黏膜瓣之前松解下鼻甲与鼻中隔的粘连。严重的鼻中隔偏曲是相对禁忌，须进行纠正以获得操作空间。若需要进行双侧经翼突径路手术，两侧黏膜瓣的血管蒂可能会限制暴露。在此情况下，可能需要将血管蒂移入翼腭间隙内。

下鼻甲瓣的一个相对禁忌是缺损太大或过远难以完全覆盖。此种情况需优先考虑其他可替代的组织瓣重建方式。如果下鼻甲瓣不能提供足够的覆盖，可与多层筋膜移植物结合使用。深的斜坡缺损也许需要在皮瓣下填充脂肪组织以使下鼻甲瓣能提供足够的黏膜覆盖。肿瘤侵犯鼻黏膜是禁忌证，尤其是对高级别恶性肿瘤如鳞状细胞癌、腺癌、黑色素瘤而言，或当最终的肿瘤切缘如腺样囊性癌那样难以评估时。

六、术前计划

手术团队应在术前讨论手术入路、显露范围和重建需求。只要有可能就应该采用血管化组织来重建大的硬脑膜缺损。所以，手术都应该有后备的重建方案，以防血管蒂失用或黏膜被肿瘤侵犯导致最初的重建方案不可行。

不用对黏膜瓣的血供进行术前成像。如果对肿瘤进行术前栓塞，与介入放射科医生沟通将能确保在可行的情况下保护重建所需的黏膜瓣血管。

七、手术技术

作为手术入路和切除的一部分，保护下鼻甲瓣的血供非常重要。除非血管蒂阻挡了手术径路（经翼突入路），通常在硬脑膜重建时取黏膜瓣。如果在手术操作早期掀起了黏膜瓣，可将其经开放的上颌窦口送入窦内进行保护。用浸有0.05%羟甲唑啉的棉片置入鼻腔数分钟并在周围黏膜注射局麻药（0.5%利多卡因，1∶200 000肾上腺素）以收缩鼻黏膜的血管。

（一）标准的下鼻甲瓣

行宽大的中鼻道上颌窦口开放术，去除骨质向后至蝶腭孔，向下至下鼻甲附着处。小心避免因过度去除骨质或电凝而损伤蝶腭动脉及其分支。

选用弯折成45°的绝缘针状电刀，从上颌窦开放口前缘开始做切口切开黏膜至其下骨质，循"S"形的下鼻甲曲度沿下鼻甲前端扩大切口，然后沿下鼻道前缘弯向梨状孔内侧的鼻底。于蝶腭孔后方的翼内板内侧面做切口，该切口向下并向前围绕下鼻道的黏膜（图44-2和图44-3）。

用Cottle鼻中隔剥离子于黏骨膜下分离黏膜瓣。下鼻甲骨非常粗糙并且与黏膜瓣连接紧密，致使在下鼻甲骨表面分离黏膜瓣非常困难。从下鼻甲前端开始沿下鼻甲骨内侧和外侧分离，沿"S"形切口于下鼻道上方掀起黏膜瓣。辨识下鼻道内的鼻泪管骨管，用尖头剪刀（Kurze）在骨膜下的凹陷处锐性横断鼻泪管黏膜。其余的下鼻道黏骨膜能自前向后朝血管蒂方向轻松掀起。通过仔细分离周围黏膜，血管蒂能进一步游离。

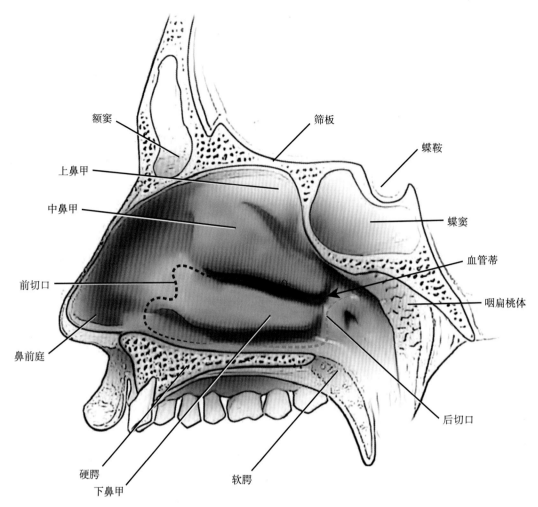

A

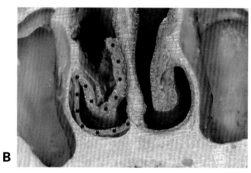

B

图44-3　标准的下鼻甲瓣切口。A. 前切口始于中鼻道上颌窦开放口（圆圈），沿下鼻甲前端"S"形延伸以显露下鼻甲骨。后切口位于血管蒂（箭）和咽鼓管之间。两切口循鼻底相连。B. 解剖操作的冠状位视图显示掀起的自下鼻甲骨至鼻底的黏骨膜（星号）

用咬骨钳取出下鼻甲骨，残留在黏膜瓣上的小碎骨片尽可能去除干净。如此黏膜瓣就做好可以用来重建了。将黏膜瓣向后内旋转至缺损处。标准的下鼻甲瓣提供了对中斜坡小缺损最低限度的覆盖（图44-4）。黏膜瓣保持了下鼻甲的形状，很难放至恰当的位置。此瓣必须接触骨质或硬膜以实现愈合；缺损周围所有的黏膜应先去除。

黏膜瓣的边缘用邮戳大小的速即纱块覆盖以固定黏膜瓣，再覆盖相似大小的浸有凝血酶的明胶海绵。用注入盐水的Foley导尿管或鼻用膨胀海绵（Merocel）小心填塞鼻腔以支撑重建部位。

（二）扩大的下鼻甲瓣

由于标准的下鼻甲瓣大小有限，包含鼻底黏膜的扩大的下鼻甲瓣用得最普遍。黏膜后切口经鼻底延至硬颚后缘。内侧界为鼻中隔与切牙骨交界处。这形成了一个比标准下鼻甲瓣更宽的黏膜瓣,将它水平转移至斜坡缺损时增加了瓣在垂直方向的跨度(图44-2和图44-3B)。

当需要最大面积的覆盖时,可将鼻中隔黏膜纳入黏膜瓣的设计中(图 44-2)。黏膜前后切口可延至鼻中隔,形成相互平行的垂直切口。随即做中隔切口形成鼻中隔瓣。上方的中隔切口在嗅裂下约1cm,平行于颅底,包括嗅裂前方及鼻骨深面的中隔黏膜。用剥离子将黏软骨膜/黏骨膜从中隔软骨和骨表面掀起。黏膜瓣在与切牙骨交界处连接紧密,为避免撕裂黏膜瓣,必要时锐性分离。

然后依前所述将黏膜瓣向后旋转覆盖颅底缺损(图44-5)。可从切除的中鼻甲制备游离的黏膜瓣(黏骨膜)覆盖鼻中隔软骨处的供区并以单个线结固定,随后用硅胶夹板覆盖。这样能够加速鼻中隔的黏膜化并减少中隔结痂所带来的长期问题。

八、术后处置

鼻腔填塞 5 ~ 7 天后撤除。填塞物在位时预防性使用抗生素。如果制备的是扩大的下鼻甲瓣,为增强中隔的黏膜化并防止术后粘连,硅胶夹板应维持 3 周。夹板取出后开始用鼻腔盐水每天冲洗,以减少结痂、促进鼻腔清洁。术后的头几个月内定期对结痂进行认真的内镜下清理。

九、并发症

并发症可能与重建部位或黏膜瓣供应部位直接相关。黏膜瓣的坏死罕见,但通常表明血管蒂有问题。对血管的直接伤害可以发生在蝶腭孔处进行黏膜切开或对切除的中鼻甲残根进行过度烧灼时。鼻腔填塞或水囊造成的血管蒂扭转或受压会影响其血流。黏膜瓣远端的缺血可因黏膜瓣穿孔或血管蒂宽度过窄导致,尤其是在采用扩大的下鼻甲瓣时。

术后脑脊液漏通常与重建的技术因素而不是黏膜瓣的坏死相关。可能的原因包括对缺损而言黏膜瓣太小、黏膜瓣蒂长度不够伴有张力、与其下方的硬脑膜和骨贴合不良及脑脊液压力增高。如果发生了脑脊液漏,建议立即在手术室进行内镜修补以避免发生脑膜炎的风险。大多数术后的脑脊液漏仅涉及重建的一小块区域,可以通过重置黏膜瓣边缘或填充筋膜或脂肪组织来修复。

一个可预期的手术并发症是供区在黏膜化时出现的鼻腔结痂。修复完成和结痂消失可能需要数月

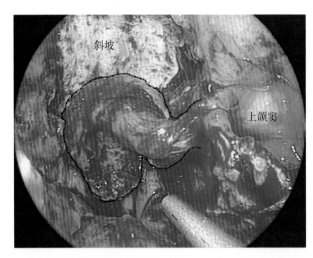

图44-4 内镜经鼻夹闭一个椎动脉动脉瘤后,用左侧标准下鼻甲瓣覆盖暴露的动脉瘤夹

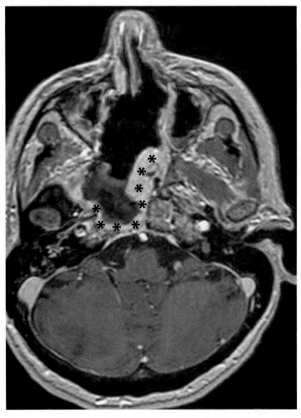

图44-5 术后 MRI显示左侧扩大的下鼻甲瓣(星号)修复经斜坡手术的缺损。注意黏膜瓣的扩大部分覆盖了双侧斜坡旁颈内动脉

的时间。下鼻甲缺如导致的气流改变和伴随的结痂可使一小部分患者受到慢性鼻腔干燥的困扰。用切除的中鼻甲黏骨膜瓣进行供区的黏膜移植能减轻长期结痂。

鼻泪管的暂时性水肿和狭窄可导致溢泪。如果溢泪持续存在，建议请眼科医生评估整个泪道系统及行泪道置管。

十、结果

下鼻甲瓣有可靠的血管蒂，能够对硬脑膜重建或颈内动脉覆盖提供良好的黏膜屏障，最适合用于不需要广泛旋转血管蒂的鞍下缺损。

临床应用的例子包括用来覆盖暴露的椎动脉瘤夹（图 44-4）、闭合经斜坡入路的硬脑膜缺损、覆盖暴露的斜坡旁颈内动脉（图44-5）及保护和重新血管化因放射性坏死和骨髓炎进行清理后的斜坡骨质。

据报道，下鼻甲瓣的大小为 5.4cm长和 2.2cm宽。扩大的下鼻甲瓣的长度与标准的下鼻甲瓣一致，但宽度是其 250%。这种差异是因纳入鼻底黏膜所致，从而使其平均的表面积增至 $27.26cm^2$（图 44-6）。这样的表面积足够用来覆盖跨越两侧斜坡旁颈内动脉的斜坡缺损。对重建鞍下缺损而言，扩大的下鼻甲瓣足以与鼻中隔瓣相媲美。鼻中隔瓣的平均表面积为$25cm^2$，扩大的下鼻甲瓣略大。当中隔黏膜能连同用于扩大的下鼻甲瓣时，该瓣的平均表面积扩大至 $40.53cm^2$，明显大于报道的中隔黏膜瓣的平均表面积。增加的鼻黏膜提供了更长覆盖更远的黏膜瓣，因此也降低了瓣的旋转弧度。

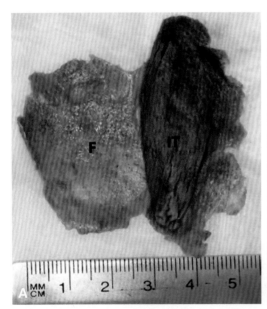
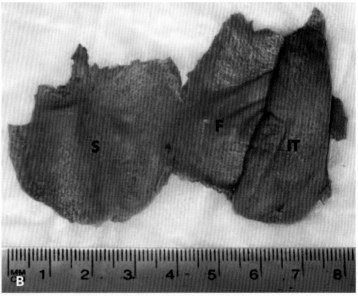

图44-6　解剖标本比较黏膜瓣的大小：扩大的下鼻甲瓣（A）和连带中隔黏膜的扩大的下鼻甲瓣（B）（IT.下鼻甲黏膜；F.鼻底黏膜；S.中隔黏膜）

✅ **精要**

● 黏膜瓣的上切口应从上颌窦开放口前缘开始，下切口从蝶腭孔后开始并沿下鼻甲后端和咽鼓管间行走，缩小血管蒂宽度能够增加黏膜瓣的旋转弧度。

● 该瓣最适合用于斜坡缺损，水平铺放最佳。

● 应在下鼻甲骨仍保持固定时分离黏骨膜，否则难以将骨片从黏膜瓣上移除。

✅ **误区**

● 鼻泪管远端锐性横断以预防狭窄。

● 连同用于扩大的下鼻甲瓣的中隔黏膜接受随机供血，容易受到缺血的影响。

● 此瓣的鼻甲部分由于保持了原来的形状无法平铺，以致该部分难以恰当铺放。

✅ **所需器械**

● 弯至45°的针状单极电刀（绝缘的）

● Cottle 鼻中隔剥离子

● 尖头剪刀（Kurze）：直的或弯的

● 硅胶Doyle夹板

● Merocel鼻用膨胀海绵

● Crawford泪道硅胶管（可选）

（丛铁川 译）

推荐阅读

Padgham N, Vaughan-Jones R. Cadaver studies of the anatomy of arterial supply to the inferior turbinate. J Royal Soc Med 1991;84:728–730.

Fortes FS, Carrau RL, Snyderman CH, et al. The posterior pedicle inferior turbinate flap: a new vascularized flap for skull base reconstruction. Laryngoscope 2007;117（8）:1329–1332.

Harvey RJ, Parmar P, Sacks R, et al. Endoscopic skull base reconstruction of large dural defects: a systematic review of published evidence. Laryngoscope. [Meta-Analysis Review]. 2012;122（2）:429–452.

Choby GW, Pinheiro-Neto CD, de Almeida JR et al. Extended inferior turbinate flap for endoscopic reconstruction of skull base defects. J Neurol Surg B. 2014 May 6 [Epub ahead of print].

第45章 颞顶筋膜瓣在颅底重建中的应用

The Temporoparietal Fascial Flap in Skull Base Reconstruction

Mark A. Varvares

一、引言

随着近几十年颅底外科的发展，诸多领域均取得了进步。这包括更尖端、更微创的手术技术，更强的对晚期肿瘤进行安全的开放式手术的能力，更好的诊断检查手段（特别是关于影像学成像和颅内动脉交通的评估），更为精细和精准的放疗投射系统，以及强调对患者预后结果的改善。

提高颅底外科手术患者总体预后水平的关键在于在主要的切除操作结束之后进行可靠的颅底重建的能力。基本的生理原则是必须要有血管化的组织层来分隔颅内容物和颅外环境，尤其是鼻-鼻窦腔。尽管微创的内镜手术入路不断地演变发展，没有血供的组织来重建大的缺损会增加脑脊液漏、脑膜炎和延迟愈合的可能性。这在放疗后再手术的患者中尤其容易发生。

有很多种重建技术和入路可用于获取这种血管化的组织层，包括非常可靠的颅骨骨膜瓣（其基部位于前方的眶上血管）、用于修复更外侧缺损的颞肌瓣及从不同供区获得的游离组织瓣。

颞顶筋膜瓣（temporoparietal fascial flap, TPFF）也适用于颅底缺损的重建。这一高度血管化的组织瓣有可靠的血液供应，并紧邻中、后或中颅底的缺损，以及某些经选择的颅前窝的缺损。本章将概述颞顶筋膜瓣在颅底手术中的应用，并探讨相关的手术解剖、适应证、禁忌证、手术技术和围术期管理。

颞顶筋膜瓣过去数十年曾被广泛用于重建手术。这一筋膜瓣作为游离瓣一直被用于肢体修复手术时的肌腱覆盖及其他手部手术。它也被设计为带蒂筋膜瓣用作原发或继发耳郭重建手术之后的自体软骨移植物的软组织覆盖物。20世纪90年代，带蒂的颞顶筋膜瓣被Cheney用于重建头颈部手术后的各种缺损，并大范围推广开来。随着大范围的颅底切除手术的发展，这一筋膜瓣在侧颅底、中颅底、后颅底及一部分经选择的前颅底缺损的修复中得到了应用。

外侧头皮的手术解剖在过去几十年中被研究得很透彻。颞顶筋膜瓣的供区就位于外侧头皮（图45-1）。

头皮的最浅层包括皮肤和其下的皮下组织，后者在外侧头皮主要由毛囊构成。在获取颞顶筋膜瓣时，毛囊是一个很重要的标志。颞顶筋膜紧邻于毛囊的深面。颞浅动脉和静脉及它们的前后分支位于这一层。面神经的额支也位于此层，并在颧弓的上方向前达额肌。颞顶筋膜的深方是疏松的蜂窝组织层，

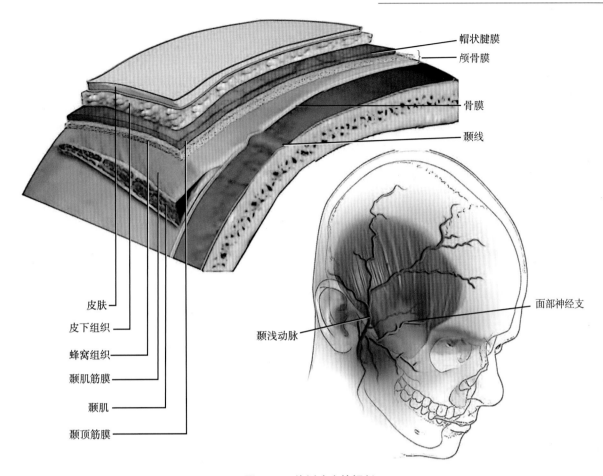

图45-1　外侧头皮的解剖

再深方是颞肌筋膜。颞肌筋膜是一层坚固质密的结缔组织层，常用于鼓室成形术中修复鼓膜缺损。颞肌位于此颞肌筋膜层的深方。在上颞线的上方，颞肌筋膜延续为颅骨膜，而颞顶筋膜延续为帽状腱膜。颞肌筋膜向下附着于颧弓的上缘。

　　TPFF的滋养血管是颞浅动脉，它是颈外动脉的2个终末分支之一。其经过腮腺后，紧邻颧弓后份的上方可见其发出向前和向后的分支。颞浅静脉与颞浅动脉伴行。有时，颞浅静脉可能走行于耳郭后方，并汇入耳后静脉，这种情况会导致血管蒂变短。

　　二、病史

　　可能选用TPFF进行颅底重建的患者包括涉及经选择的颅前窝区域、颅中窝和颅后窝的预期手术切除后存在缺损者或外伤性缺损者。对于这些区域的缺损，TPFF最适合用作里衬（如眶内容物摘除术的术腔）、屏障（分隔颅中窝硬脑膜和鼻-鼻窦腔），或血管化的填塞组织（如胆脂瘤修正手术后遗留大的乳突腔并同时有硬脑膜暴露者）。如果患者既往曾有手术史可能破坏了TPFF层或颞浅部血管的完整性时，应选择其他的重建方法。对于需要大体积的软组织来重建缺损的患者，如上颌骨全切并眶内容物摘除术，当希望修复整个缺损时，同样应该选择更大体积的组织瓣，如腹直肌、股前外侧或肩胛游离皮瓣。如果手术需要同时部分或完整切除腮腺导致滋养血管会被牺牲时，则必须要考虑另一种替代的重建方法。

三、体格检查

应于术前对患者进行检查以确定TPFF是否适合用于重建。缺损的性质，对组织瓣体积的要求，缺损与筋膜瓣根蒂附着点的距离及供区的完整性均应被考虑进去。应仔细检查外侧头皮，尤其是检查有无陈旧瘢痕。通过触摸颞浅动脉的搏动以定位该血管。任何该区域曾进行过手术发现都会增加需要使用其他重建方案的可能性。如果发现修正手术或挽救性手术后放疗造成了外侧头皮软组织有严重的放射性改变迹象，则使用TPFF也是一个禁忌证。

四、适应证

颞顶筋膜瓣适用于由于侧方及后方的颅底缺损而需要血管化的组织层以分隔颅腔内容物和颅外时的重建。对中线颅底，眼眶和乳突腔的缺损来说其用处很大。由于它邻近受区，对供区的损伤甚小，对外观的影响微乎其微，使颞肌筋膜瓣成为这些部位缺损修复中非常有用的组织瓣。

五、禁忌证

外侧头皮若既往曾有手术史，则可能损伤了颞浅动脉和颞浅静脉，从而影响了该组织层的血供，是使用颞顶筋膜的禁忌证之一。此外，应关注覆盖开颅术缺损区域的残余皮瓣的活性，尤其是在颅中窝手术中应增加这方面的考虑。放疗后的皮肤或糖尿病患者存在潜在的，获取完颞顶筋膜后伤口不愈合的可能。

六、术前计划

术前对每一个患者的颞浅动脉的走行进行判断和定位非常重要。设计切口时需要用到这些信息。经典的方法是使用超声多普勒血流仪来勾勒出颞浅动脉的走行，越向远端越好。

七、手术技术

患者头皮区的准备工作通常与颅底手术组医生的消毒铺巾一起完成。从耳屏近前方开始垂直向上做半个冠状切口，刚好达上颞线上方。然后在此分叉，分别向前和向后做成一个大的"Y"形切口（图45-2）。这样可最大化地获取颞顶筋膜，对组织瓣长度需求更高的病例也可越过颞上线将取材部位延伸至帽状腱膜。

获取颞顶筋膜瓣最具挑战的部分是，一方面皮肤切口深度要恰到好处而不能损伤滋养血管；另一方面是掀皮瓣时分离操作既不要过深而损伤颞顶筋膜，也不要过浅而损伤毛囊。最好的方法是使用15号刀和两齿拉钩从垂直切口的中部自前部的头皮瓣开始分离。掀起头皮瓣的初始步骤是定位毛囊的深侧面。将脂肪组织保留在毛囊的深面，而颞顶筋膜表面没有脂肪组织残余，这说明到达了正确的层次。一旦识别毛囊之后，用一把小的、锐利的剪刀分离毛囊深方的软组织层。如果在分离这一层时看见了毛囊的断端，表明分离得过浅。在这样一个血供良好的区域进行分离时，应小心使用双极电凝对特定的出血点进行电凝。随意地使用单极或双极电凝会损伤毛囊而造成脱发。

当前部皮瓣充分游离至紧邻面神经额支走行处后方时，用同样的方法处理后部皮瓣。最后，"Y"形切口的两个分支中间的三角形部分被掀起至颞顶筋膜取材的最高点。在此处，颞顶筋膜内可清楚地看到颞浅动脉和颞浅静脉，并可触及其搏动（图45-3）。重要的是须确认该皮瓣流出的静脉与供血的动脉是平行的。在少数病例，颞浅静脉实际上是向后回流至耳后静脉。

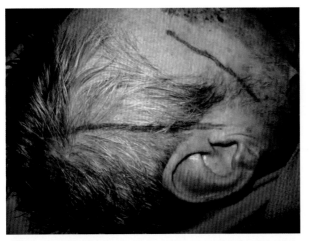

图45-2　标记获取TPFF的手术切口。前部的线标记的是面神经额支的走行

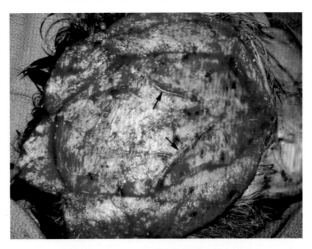

图45-3　掀起头皮瓣，可见颞浅血管位于TPFF中，并分出前后支（箭头）

　　头皮瓣掀好后，下一步是游离颞顶筋膜，根据其血供将其游离开。当确认颞浅动脉的前后分支后，沿着头皮瓣的前界切开颞顶筋膜达颞肌筋膜。一旦辨别出颞肌，则自最初辨认出筋膜处向上延长前部切口至所获取筋膜瓣的最高点，从而完成前部切口，继而向后下绕至拟取筋膜瓣的后缘大致中点处。从上向下将颞顶筋膜（必要时带一部分帽状腱膜）从深方的组织上游离下来。在颞线以上，深方的界线是颅骨膜，颞线以下则是颞肌的深筋膜。判断好这一层次后，在直视颞浅动静脉的情况下游离颞顶筋膜。筋膜瓣向下游离时可沿着近端血管根部逐渐收窄。筋膜瓣应游离

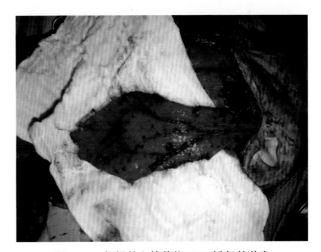

图45-4　根据其血管蒂将TPFF掀起并游离

并设计至足够达到缺损区域（图45-4）。如果有必要的话，颞浅动静脉可向下解剖游离至腮腺内以便筋膜瓣获得更佳的活动度。

　　当缺损形成后，将筋膜瓣置入受区。在颅中窝开颅术的病例中，可以很容易地将筋膜瓣放置于颞下窝，紧贴硬膜或硬膜重建材料的下方。颞顶筋膜瓣可以很容易地达到颅后窝消灭颞骨内的无效腔，并能用血管化的组织层覆盖颅后窝硬膜。它亦可延伸入蝶窦帮助消除海绵窦周围任何潜在的间隙，向前则可达眶内和眶周区域（图45-5A～D）。如果完成的是中线颅底的微创切除手术，则可用隧道法将颞顶筋膜送至中线颅底进行修复。通常在颧弓上方切开颞肌筋膜，沿着止于下颌支内侧的颞肌肌腱钝性分离。根据需要，隧道可到达口腔修复经口手术产生的缺损或到达鼻窦腔（通常经上颌窦）修复经鼻手术产生的缺损。在开放式手术中，筋膜瓣可以缝合固定，但通常在经鼻手术中只能靠填塞来固定筋膜瓣。

　　切口一般用可吸收线缝合皮下层，用皮钉或尼龙线缝合皮肤层。如果没有造成脑脊液漏的担忧，则放置一个大的负压引流。

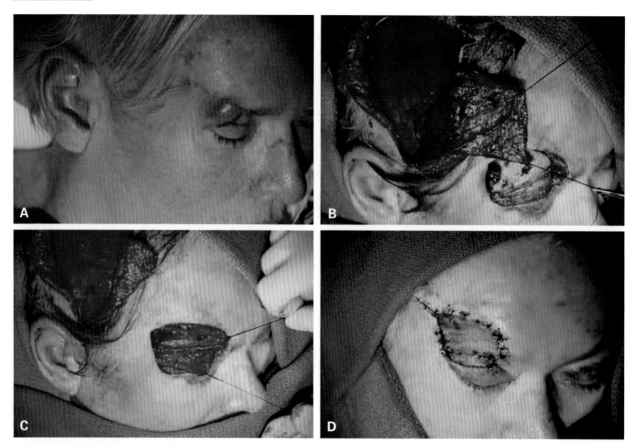

图45-5　A. 复发的眶周肉瘤患者；B. 肿瘤切除后，TPFF已游离并准备好转位至受区；C. TPFF已转位至受区；D. 将从对侧上睑供区获取的全厚皮瓣覆盖至TPFF上

八、术后处置

术后管理并没有什么特殊之处。唯一需要注意的是不要在颞顶筋膜瓣根蒂部使用加压包扎，尤其当该瓣膜是从颞肌筋膜深方通过隧道进入中线颅底时。

九、并发症

颞顶筋膜瓣手术最常见的并发症是脱发和（或）掀起的皮瓣坏死，以及颞顶筋膜瓣部分或全部的坏死。该组织瓣非常可靠，完全坏死几乎不会出现。当取瓣范围超过上颞线延伸至帽状腱膜时，确实会造成最远端组织的供血不足。

十、结果

带蒂的颞顶筋膜瓣是非常可靠的重建技术。因为不需要微血管吻合，几乎没有发生过组织瓣的完全性坏死。供区的缺损非常不明显，因为几乎没有外形上的改变。

✔ 精要

● 在正确的平面开始掀起皮瓣最为重要。

- ● 掀起皮瓣的关键在于准确地辨识毛囊区的深面。
- ● 其他潜在的问题或许与试图获取过长的瓣有关。

✓ 误区

- ● 在毛囊的深度横断头发会造成脱发并使得供区更为明显。
- ● 到上颞线水平为止，此瓣都是非常可靠的。

✓ 所需器械

- ● 超声多普勒
- ● 标准的头颈部手术器械包
- ● 便于掀皮瓣使用的短的、尖锐的剪刀

（吕　威　译）

推荐阅读

Cheney ML, Varvares MA, Nadol JB Jr. The temporoparietal fascial flap in head and neck reconstruction. Arch Otolaryngol Head Neck Surg 1993;119:618－623.

David SK, Cheney ML. An anatomic study of the temporoparietal fascial flap. Arch Otolaryngol Head Neck Surg 1995;121:1153－1156.

Cheney ML, Megerian CA, Brown MT, et al. The use of the temporoparietal fascial flap in temporal bone reconstruction. Am J Otol 1996;17:137－142.

Kim JYS, Buck DW II, Johnson SA, et al. The temporoparietal fascial flap is an alternative to free flaps for orbitomaxillary reconstruction. Plast Reconstr Surg 2010;126（3）:880－888.

Patel MR, Stadler ME, Snyderman CH, et al. How to choose? Endoscopic skull base reconstructive options and limitations. Skull Base 2010;20（6）:397－404.

第 **46** 章　颅外骨膜瓣

Extracranial Pericranial Flap

Adam M. Zanation

一、引言

Alfred Ketchum博士在20世纪60年代最为详尽地描述了颅面切口经额面联合入路切除累及颅底及颅内的鼻窦肿瘤的方法。最初的重建方法是采用无血管蒂的颞肌筋膜或阔筋膜张肌直接覆盖。尽管部分病例取得了成功，但术后脑脊液漏仍很常见。而更为晚期的病变或恶性程度更高的肿瘤在标准治疗中常辅以放疗及化疗。这种辅助治疗使颅底重建的患者承受更高的移植物破裂或坏死的风险。因此，精心地使用带血管蒂的游离组织移植进行颅底重建在20世纪70～80年代成为常规。

由于解剖结构上与大脑、眼睛和面部骨骼相毗邻，颅底手术面临着多个目标及挑战。除了原发肿瘤切除术（不管是脑神经减压术还是鼻腔、鼻窦恶性肿瘤切除术），另一个首要目标便是重建，包括美观在内，如重建眼眶周围的骨性弧度或颧骨及颧骨复合体合适的轮廓。然而，在切除肿瘤后，除了美观外，更为重要且潜在可能改善预后的便是对硬膜缺损的重建及对脑脊液漏的封堵。标准的做法是在颅面切口处使用带血管蒂的颅骨膜瓣直接缝合修复硬脑膜缺损。使用颅骨膜瓣的目的是覆盖硬脑膜并以一血供丰富的组织屏障分隔鼻腔与颅腔（图46-1）。

内镜经鼻颅底外科技术的出现给颅前窝重建带来了新的挑战。内镜手术产生的硬膜缺损与开放性颅面手术相当（在双侧眶中线之间，后至视交叉，前达额窦），但在内镜下重建这样的颅底缺损的难度更甚于开放手术。带蒂鼻中隔黏膜瓣作为内镜硬膜内颅底手术主要的修复方式，已经取得了非常好的效果。它有一个轴向的鼻中隔后动脉，且在鼻腔之中易于获取，并不会产生其他供区的缺损。然而，大多数鼻腔、鼻窦恶性肿瘤多伴有中线和鼻中隔的受累，由于需要获得广泛的安全边界使得无法使用鼻中隔黏膜瓣修复。最近，颅骨膜瓣在内镜颅底修复中成为新的有效方式。无论是开放还是内镜下使用颅骨膜瓣都需要非常熟悉前颅底颅骨膜的血管解剖及额颞部的头皮层次。

颅骨膜瓣的供血血管是眶上动脉及滑车上动脉（图46-2）。这些动脉的主干和浅支途经眼眶至帽状腱膜及额肌肌层并发出深支供应颅骨膜。这些深分支可以出现在眼眶水平或距眶缘10mm以内处。分出供应颅骨膜的深支血管的位置可能出现在眶上孔和滑车上孔之上，理解这一点非常重要，因为在分离此瓣时一旦超出该范围则有可能损失骨膜瓣血供。

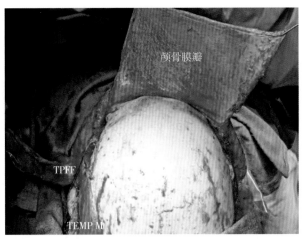

图46-1　颅骨膜瓣和其他可选皮瓣［TPFF. 颞顶筋膜瓣（颞浅动脉）；TEMP M. 颞肌瓣（颞深动脉）］

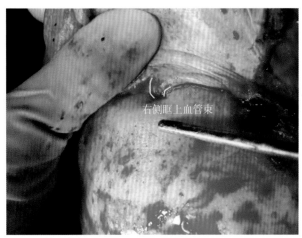

图46-2　眶上动脉供应该颅骨膜瓣

二、病史

当颅底肿瘤出现于筛区及前颅底时，手术方案应该以切除原发肿瘤为目标。分期并评估有无局部及远处转移，以及可靠的组织学诊断，才能制订出鼻窦恶性肿瘤的最佳治疗方案。在与患者充分讨论术式的选择后（无论是开放式入路还是内镜入路），术者必须清楚在头皮区域的手术流程及可能造成的损伤，以明确颅骨膜瓣能否作为修复的一种选择。之前曾行双侧额部冠状切口的患者额部的骨膜瓣会缩短，因此标记点会相应靠下。在修正手术的情形中，颅骨膜瓣的血管蒂可能已被阻断，或头皮瓣被翻起时并未考虑到将来可能会使用颅骨膜瓣，那么其有可能会瘢痕化或存在多处破损。血供差且不完整的骨膜瓣不足以供颅底重建所需。还应注意的是，鼻腔、鼻窦区域和颅底的肿瘤可能涉及眼眶及面部眉间软组织。如要行眶内容物剜除，则必须牺牲那一侧的骨膜瓣蒂。如果大量的面部软组织必须从眶周区或额部头皮上切除，那么骨膜瓣的蒂部可能会被牺牲。既往的放射治疗史并不是使用颅骨膜瓣的禁忌证。

三、体格检查

体格检查应评估之前的任何创伤和瘢痕，包括突入眉间、头皮、前额或眼眶软组织的肿瘤。三叉神经的眼支和面神经的额支会因为制备颅骨膜瓣而有受损的风险。对脑神经的详细检查应密切注意这两组脑神经。如果患者接受过手术或外伤，可以用 Doppler 超声来评估骨膜瓣的蒂是否完好无损。这可以确定滑车上动脉和眶上动脉的出口；然而，并不能完全确认整个轴向颅骨膜瓣的血管。

四、适应证

在笔者看来，一个巨大的硬脑膜缺损而形成的鼻瘘管是使用带血管蒂的骨膜瓣进行颅底重建的绝对适应证。颅骨膜瓣重建的适应证包括前颅底缺损伴硬脑膜切除而形成的其内层蛛网膜漏和脑脊液鼻漏。相对适应证包括：硬膜外组织切除，术中无脑脊液漏，但准备接受放疗的患者。

五、禁忌证

对颅骨膜瓣的使用禁忌证包括没有完整的骨膜瓣蒂部或瓣的质量较差者。

六、术前计划

影像研究，无论是CT还是MRI，重点都在于对原发肿瘤范围的评估。关于颅骨膜瓣重建的设计并不需要特殊的影像学检查。下一步是对肿瘤切除的主要入路进行术前规划。一个开放的颅面切除术需要在非常宽的平面上行冠状切口，因此，在暴露和切除肿瘤过程中，需要积极地保护颅骨膜瓣和蒂部。然而，如果是计划内镜经筛区切除术，则内镜切除中可以进行内镜下观察，直到获得阴性切缘。如果手术必须转换为开放式颅面切除以获得干净（即阴性）切缘，那么上述原则仍然适用。但是，如果情况并非如此，手术医生需要知道由于颅骨膜瓣正好穿经额窦底的中线区域，因此鼻内须行Draf Ⅲ额窦开放术以获得宽敞的额窦开口便于引流。在使用内镜经筛区入路时，笔者会使用单独的一套洁净手术器械和内镜装置予以处理头皮部分。

七、手术技术

外科手术技术包括开放的颅骨骨膜瓣制备及内镜辅助下经鼻使用颅骨膜瓣进行重建。这些将分别进行讨论。

（一）骨膜瓣在开放式前颅底手术中的应用

患者在全身麻醉后取仰卧位。通常将患者置于Mayfield头钉或"U"形头架中。如果患者要上头钉，则应将针脚放在枕骨或颞骨后，为关闭双侧冠状切口留出空间，亦为获得颅骨膜瓣向后的延伸留出余地。冠状切口要切透皮肤、真皮层和帽状腱膜。在此处，向上分离帽状腱膜，而头皮夹可放置在头皮边缘以控制出血，亦可选择双极电凝。辨别清楚帽状腱膜之下及颅骨膜之上的疏松结缔组织层。如果要使用一个非常长的颅骨膜瓣，应该在头皮切口之后由一侧颞线至另一侧颞线进行解剖，解剖层次为疏松结缔组织层面，最长可达切口后10cm，这样在重建时颅骨膜瓣的后部有额外的长度用来折叠加厚。在此处，使用带保护套的电凝，从颞肌的外侧缘与冠状切口分离直到颅骨膜瓣的后界。

由于头皮瓣被翻下，必须保护好面神经的额支。面神经的额支在颧骨中部颞浅筋膜层。为了保护面部神经，须于颞深筋膜深层进行解剖，将颞浅筋膜牵拉至前方。颞线的融合是在颧弓上方颞浅脂肪垫周围，颞深筋膜浅层和深层分离的地方。一旦颞深筋膜的浅层被切开，就可以在颞浅脂肪垫内一直剥离到颧弓的水平，而颞浅筋膜内的额神经则随着头皮的皮瓣一同被拉开并向下翻。这可以保护颧骨上的面神经，并在整个解剖的过程中，在头皮的深面保留一个筋膜平面。然后，头皮的骨膜可沿颧骨掀至眶外侧。两侧均须进行上述操作，以求从前方最大程度地暴露额骨和眉弓。此时则可从额骨两侧向内侧切开颅骨膜瓣，于其前面的基底处保留前部双侧眶上动脉和滑车上动脉。眶上10mm向上至帽状腱膜处可以获取薄层的骨膜瓣，但如果需要较多的旋转骨膜瓣，则部分帽状腱膜应保留在骨膜瓣上，以保护深支血管（见引言）。此时，肿瘤切除后就可以使用这个蒂在前方的颅骨膜瓣了。如果是额下入路或眶上锁孔入路（图46-3），则需要将眶上孔及滑车上孔从下方扩大，为当眶顶向上抬起时血管蒂获得活动空间留有余地。在这一部分病例中，对蒂的保护是非常重要的。

此刻即可开始额部开颅术，切开硬脑膜，抬起额叶，取得切缘，经面部的肿瘤切除的上界应至筛顶和筛板，使用颅面联合切口，切除硬脑膜、筛顶和筛区。然后将这些标本送病理以评估手术的切缘，并充分冲洗术腔。用硬膜补片缝合于硬膜缺损的背侧缘处进行硬脑膜重建。颅骨骨膜瓣旋转到位于眶上

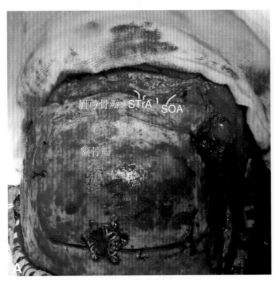
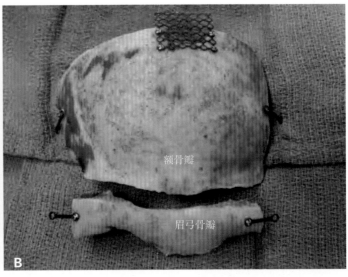

图46-3 额下入路及重建。A. 眶上入路和眶上锁孔入路中，在改良的颅面切除术之前，动脉束被完全地从眉弓上分离出来；B. 额下入路中切下的额骨瓣及眉弓

的缺损处，并置于蝶骨平台的上方。如果骨膜瓣足够长，则可反折以提供更厚的修补层面。检查面侧的骨膜瓣，确保其于骨质缺损部处于适当的位置。一旦它处于适当的位置，大脑就可以置于骨膜瓣上。复位额骨瓣，但要留出足够的空间以避免压迫皮瓣的轴向供血。复位头皮瓣，缝合切口。不需要引流。然后，包扎面部切口，通常用0.5~1英寸的凡士林包扎并从鼻孔引出，然后美容缝合面部切口。对患者进行头皮的加压包扎以压迫头皮切口，但须确保不会压迫蒂部。

（二）内镜获取皮瓣在经鼻重建中的应用

内镜下获取颅骨膜瓣采用了类似的方法；但不是采用完全的冠状切口亦不需要两侧血管蒂，而是通过一个5cm大小的冠状面切口，在内镜下获取带单侧血管蒂的颅骨膜瓣（图46-4）。标记好一个5cm长的切口，然后于此处切透帽状腱膜直至疏松的蜂窝组织层。接着，向后掀开头皮到约头皮的中线位置，两侧至颞线。使用能照明且可延展的牵开器牵开切口，并将内镜和辅助的拉钩于缺损部导入，将疏松结缔组织层向前解剖到眶上动脉和滑车上动脉水平。由于需要将瓣的蒂部根据Doppler信号逐渐缩窄至其3cm范围内，故在手术开始时须以Doppler探头定位并标记眶上动脉。通常，该处对应着体表的内眦外侧约3cm区域。一旦帽状腱膜下分离完成，将延长的防漏电的针状单极弯成45°，在内镜、辅助拉钩和吸烟用的吸引器的协助下切开颅骨膜。从3cm宽的蒂部开始沿眶上缘向外侧切开，继续沿颞线向上，向后至少超过冠状切口后缘4~5cm。然后转向头皮中线延伸，并继续沿中线到眉间直至眉之内侧。在此处，用剥离子将颅骨膜从底层分离。从颅骨一直掀起至眶上缘水平。

一旦获得骨膜瓣，则须将其转置到鼻内的缺损处。经由眉间1cm的切口将瓣转入鼻内。切口位于眉间凹陷处是出于美容的考虑，使用单极电刀操作。辨认鼻根部，使用4mm粗金刚砂钻头磨除两侧内眦之间鼻根部骨质，约1.5cm长、0.4cm高，注意保护内眦肌腱及泪道系统。然后从眉间侧开始进行骨膜下分离，至中线颅骨膜切开处。向骨膜瓣的侧方扩大骨窗，形成合适的足够骨膜瓣通过的隧道。然后将该瓣导入隧道，并通过眉间的切口覆盖鼻内的缺损。首先，将胶原移植物放置于硬膜内，再用骨膜瓣覆盖硬脑膜缺损和骨质缺损。通过双侧鼻腔行Draf Ⅲ的额窦开放术，而骨膜瓣则被拉到额窦中央的底壁，覆盖外侧的眼眶，向后放入蝶窦，然后以速即纱填塞，接着用胶水或密封剂，以及可吸收和不可吸收的材料填塞，如胶原或明胶海绵，最后以膨胀海绵填塞。这些填塞物留置5~7天。用可吸收的缝线缝合眉间的

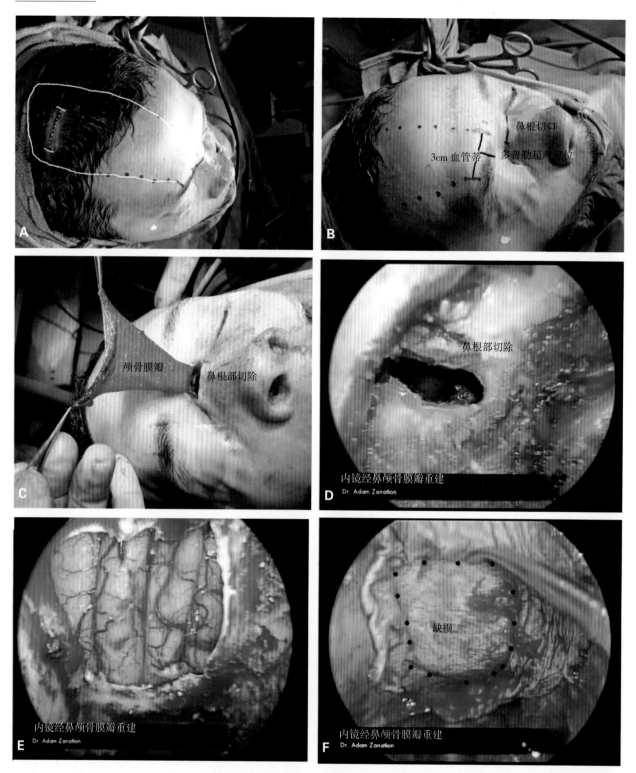

图46-4　内镜经鼻使用的颅骨膜瓣。A. 标识出5cm长的冠状平面切口，并勾勒出拟通过内镜获取的单侧颅骨膜瓣。B. 多普勒超声定位眶上动脉（SOA）及拟保留的3cm宽的血管蒂。鼻根部切口位于鼻骨和额骨间的凹陷。C. 经眉间切口进行颅骨膜瓣的转位，在眉间切口内可见鼻根部已被切除。D. 从鼻侧鼻内镜下观察鼻根部切除处的缺损。E. 内镜经鼻观，经筛切除嗅母细胞瘤后形成的两侧至眼眶，前达额窦，后到蝶骨平台的缺损。 F. 内镜下观，使用颅骨膜瓣修补该缺损（黑点标识缺损的边缘）

切口，以传统方式缝合5cm长的冠状切口。不需要常规放置引流。只须使用头部加压包扎以压迫头皮切口，但须确保不会压迫蒂部。

八、术后处置

术后前2天保留患者头部的加压包扎。如果患者有凝血障碍或切口渗血，在骨膜瓣供区放置一个负压引流。如果要使用腰大池引流，通常应在ICU严密监测。当缺损不仅局限于筛区，而同时包括了鞍上池时，笔者会使用腰大池引流。给患者使用通便药物，并告诉他们6周内不要擤鼻涕或张口打喷嚏。患者卧床休息约3天，使用皮下肝素以预防深静脉血栓。术后7～10天拆除面部及冠状切口处的缝线，放疗后的患者可延长至14天拆线。在第5～7天可撤除鼻腔填塞。患者在第7天开始使用鼻用盐水冲洗，每天3次。笔者不常规进行气管切开术。

九、并发症

并发症包括在供区部位的血肿、神经损伤（感觉或运动）、皮肤坏死、切口处的头发缺失、感染、供瓣区的轮廓畸形、骨膜瓣坏死和术后的脑脊液漏。如果患者在术后出现了少量的脑脊液渗漏，可用腰大池引流和行非手术治疗。不过，笔者会把所有的患者都带回手术室进行内镜经鼻的复查，以明确是否存在骨膜瓣的坏死或移位，或在骨膜瓣中出现小的瘘道。如果其与骨膜瓣坏死相关，那么再选取另一个瓣如游离瓣，以修补缺损。然而，如果骨膜瓣尚可，而渗漏是由移位或骨膜瓣上的一个小洞造成的，则可用脂肪、黏膜瓣或人工硬脑膜来修补。如果发生了术后脑脊液漏，留置腰大池引流3天。术后脑脊液漏的发生率应低于既往公认的10%。

十、结果

对颅底缺损重建的大量研究，包括开放式和内镜手术，都显示出颅骨膜瓣是重建筛区的极好的带血管蒂瓣。供区的缺损小，脑神经的损失风险小，并且能很好地预防术后脑脊液漏。在范围较大的颅面切除术中，脑脊液漏发生率小于10%，一个大型的医疗中心应努力使脑脊液漏的发生率低于5%。

> ✅ **精要**
>
> ● 患者既往的额部和头皮手术史提醒外科医生在颅底重建中需要做其他选择。
> ● 肿瘤侵犯到血管蒂或额叶是骨膜瓣重建的一个禁忌证。
> ● 了解面部神经、颧弓、颞顶筋膜和颞深筋膜的层次关系，对于在翻起骨膜瓣时保持面神经额支功能非常重要。
> ● 在眶缘上方1cm区域内，了解眶上、滑车上动脉的关系和其深支的关系对于维持骨膜瓣的血供非常重要。
> ● 采用颅外骨膜瓣进行鼻内的颅内重建是一项复杂的技术，需要时间积累并具有陡峭的学习曲线。建议在实验室中耐心地练习。

> ✅ **误区**
>
> ● 术后脑脊液漏经常是由鞍上池漏到蝶骨平台，常继发于骨膜瓣的移位。在这个区域，由于视神经和视交叉在手术过程中难以暴露，外科医生难以将骨膜瓣嵌入到位。这也是最难进行基本的硬膜修复

的区域。为了减少这种风险，应在额骨瓣和头皮关闭时进行复查。内镜的使用（甚至在开放式手术中）非常有助于观察该区域的骨膜瓣。如果骨膜瓣已经向前滑动，应将其重新复位至蝶骨平台表面并加以支撑。

✅ **所需器械**

- 开颅器械包或大型整形外科器械包
- 磨钻
- 多普勒（Doppler）探头

（杨晓彤　译）

推荐阅读

Snyderman CH, Janecka IP, Sekhar LN, et al. Anterior cranial base reconstruction: role of galeal and pericranial flaps. Laryngoscope 1990;100（6）:607 - 614.

Ganly I, Patel SG, Singh B, et al. Complications of craniofacial resection for malignant tumors of the skull base: report of an International Collaborative Study. Head Neck 2005;27（6）:445 - 451.

Yoshioka N, Rhoton AL Jr. Vascular anatomy of the anteriorly based pericranial flap. Neurosurgery 2005;57（1 Suppl）:11 - 16; Discussion 11 - 16.

Zanation AM, Snyderman CH, Carrau RL, et al. Minimally invasive endoscopic pericranial flap: a new method for endonasal skull base reconstruction. Laryngoscope 2009;119（1）:13 - 18.

Patel MR, Shah RN, Snyderman CH, et al. Pericranial flap for endoscopic anterior skull-base reconstruction: clinical outcomes and radioanatomic analysis of preoperative planning. Neurosurgery 2010;66（3）:506 - 512; Discussion 512.

第47章 经颅颅骨膜瓣
Transcranial Pericranial Flap

Carl H. Snyderman

一、引言

当前，对前颅底硬脑膜缺损进行重建的主要选择包括多层筋膜移植物、鼻中隔瓣及颅骨膜瓣。过去的几十年中，在对患者进行颅面切除术后，使用颅骨膜瓣对其进行修复重建是一种首选方式。这是一种通用的且非常可靠的带蒂组织瓣，可被应用在多种外科手术之中。

人的头皮可分为五层，分别为皮肤（S）、皮下组织（C）、腱膜（A）、疏松结缔组织（L）及颅骨膜（P）。颅骨膜瓣包括头皮五层组织中的内两层：疏松结缔组织（L）层及颅骨膜（P）层。颅骨膜瓣可能会与基底膜层（腱膜）相结合从而形成一个腱膜–颅骨膜瓣。

颅骨膜瓣以眶上动脉及滑车上动脉为蒂，其为眼动脉的一个分支（图47-1）。其中，以眶上动脉为主要供血，并以眶上孔作为其出口。它分为浅支和深支两个部分，分别为帽状腱膜层及颅骨膜层供血。该颅骨膜瓣在眶缘附近与帽状腱膜层发生了融合。此处前额头皮的感觉神经支配也同样来源于眶上及滑车上的神经血管束（三叉神经的眼支），且其还穿过了该帽状腱膜层。面神经的颞支支配额肌的运动。额部头皮的这些解剖使得掀起一个以眶上动脉及滑车上动脉为蒂，同时还能够保留头皮的感觉及受运动神经支配的皮瓣成为可能。

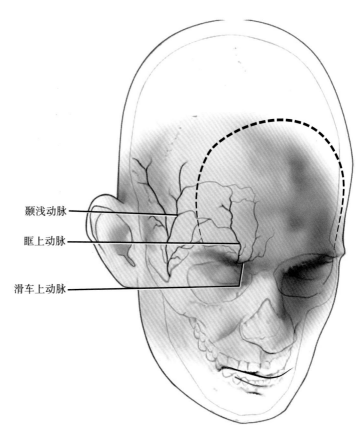

颞浅动脉

眶上动脉

滑车上动脉

图47-1 颅骨骨膜瓣的设计基于主要来源于眶上动脉和滑车上动脉的深支血管的血液供应

二、病史

采集详细的既往颅脑手术史对于制订重建方案很重要。之前的头皮切口可能会阻断颅骨膜瓣的血供，还可能会使颅骨膜瓣的长度受限。尽管还可能从对侧获取到一个单蒂的颅骨膜瓣，但如果此前已使用过颅骨膜瓣（单蒂瓣）进行重建，一般不再使用另一个新的颅骨膜瓣进行重建了。除此之外，如果无法获得颅骨膜瓣，也可以使用帽状腱膜瓣来进行重建手术。在阅读手术报告时需要注意，许多外科医生错误地使用术语——帽状腱膜颅骨膜瓣来描述实际上的颅骨膜瓣。另外，之前的眼眶手术也可能会影响颅骨膜瓣的血管解剖。

患者先前的放疗史对于确认重建手术亦至关重要，因为放疗可能会导致头皮的血供受损。对颅骨膜瓣或帽状腱膜颅骨膜瓣的解剖也可能会进一步地损害到血管，进而导致头皮组织出现坏死。患者在该部位的外伤史也对决定是否使用骨膜瓣重建发挥重要的参考作用。

三、体格检查

在对患者头皮检查的过程中，需要注意以前的创口或切口的位置（图47-2）。因为这些因素可能会限制颅骨膜瓣的长度并影响其设计。同时还需要对前额头皮的感觉神经和运动神经的支配情况进行评估。可以通过多普勒超声对血管（眶上动脉及滑车上动脉）是否完整进行确认。

四、适应证

颅骨膜瓣的主要用途是对采用经颅或经鼻入路的方式实施颅面切除术所造成的硬脑膜的巨大缺损进行修复。常见的肿瘤包括鼻窦恶性肿瘤（嗅神经母细胞瘤、鳞状细胞癌、腺癌、鼻窦未分化癌）、嗅沟脑膜瘤和鞍上肿瘤（颅咽管瘤、鞍外巨大垂体腺瘤）。由于外科手术、创伤造成的或自发性的脑脊液漏，也可以用颅骨膜瓣进行修复。该颅骨膜瓣能够达到下斜坡。

颅骨膜瓣可被用于对肿瘤切除或进行放疗之后造成坏死并裸露在外的骨质进行软组织覆盖。颅骨膜瓣的血供足以支撑皮肤移植。颅骨膜瓣也可被用于为诸如硬脑膜及颈动脉等关键组织提供保护。其作用不仅是为了保持该结构不干燥，还能够促进血管形成和愈合。与此类似，颅骨膜瓣亦被用于对暴露在外的金属材料进行覆盖，或用以分隔窦腔及深部组织。

相较于脂肪组织移植而言，颅骨膜瓣是一个能够被用于肿瘤切除、感染骨质清创或粉碎性骨折后额窦闭塞的更好选择。额窦前壁被切除后，将所有的黏膜自窦壁磨除。把颅骨膜瓣放置进窦内后，其可以提供血管化组织来促进切口快速愈合，从而可以避免感染的发生。与脂肪组织相比，其组织的体积并不会减少。此外，额窦的前壁可使用钛网进行代替。

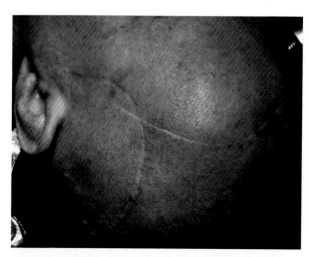

图47-2　该患者此前进行过颞部及双冠状头皮切口，这就限制了头皮切口位置的选择，以及蒂在前部的颅骨膜瓣的长度

五、禁忌证

在使用颅骨膜瓣的过程中，唯一绝对的禁忌为没有血液供应。这可能是由于此前的手术或创伤或当前手术（如眶内容物切除术）的需要造成

的。可以用另一种替代的重建方法有效修复硬脑膜存在的小缺陷。相对禁忌证见于由于先前进行过放疗而出现血管损伤的头皮。对侧壁的缺损，尤其是大块的缺损，最好使用颞肌瓣对其进行修复。

六、术前计划

对于每一个需要进行重建的颅底手术都应该有一个备用计划，其中应包含一个或两个备选方案，以便在颅骨膜瓣血供出现问题时，或该瓣无法提供足够的覆盖范围的情况下，能够及时地进行处理。如果对头皮的血供情况不明确，可以使用多普勒超声对血流量等参数进行确定。手术入路的计划应遵循保证重建组织不受到损害的原则。

七、手术技术

可以在患者的头部两侧耳之间的头皮上进行双冠状切口。患者的头部可以枕在一个马蹄形头枕上来进行支撑或通过使用梅菲尔德（Mayfield）固定器进行固定。头钉应被置于冠状切口平面之后，这样便于向切口后部的帽状腱膜下解剖。沿切口线剔除患者宽度为2cm的头发，并沿着切口浸润注射20ml浓度为0.5%利多卡因/ 1∶100 000肾上腺素。暂时性睑缘缝合，并且对该区域进行消毒等处理。使用一块巨大的Ioban手术贴膜（3 M公司）将整个外科手术区域进行覆盖（图47-3）。避免当头皮向下翻折时，笨重的铺巾会被置于患者眼睛上，使眶内容物受到挤压而出现损伤。在头皮冠状切口的两侧放置Staples，以防止贴膜和铺巾出现移动。

沿着头皮的顶点从一侧耳朵到另一侧耳朵行头皮双冠状切口。这种切口能够提供最大面积的暴露区域，且对美容有利，即使是对于秃顶的人来说，这种切口也具有一定的优点。切透头皮的所有层面直达底层的骨面。在两侧，切口延伸至包绕着颞肌的颞深筋膜处。如果需要一个较长的颅骨膜瓣，则向着切口后方进行帽状腱膜下的解剖。然后，再将该骨膜层切开至底层骨面。

可以在患者的头皮被掀起时或在进行后续重建时，将该颅骨膜瓣剥离出来。早期剥离所具有的优点是能够较为容易地从帽状腱膜处获得解剖平面。而缺点是通过这种方法得到的颅骨膜瓣厚度较薄，导致无法得到该组织的所有层，手术时间较长的话会出现瓣的干燥。基于这些原因，笔者更偏向于在手术快

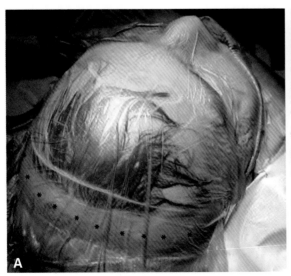 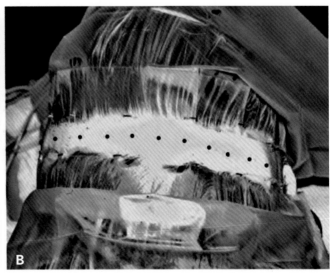

图47-3　患者两耳之间的一窄条头发已沿着双冠状切口线剔除。A.整个术野覆盖一个手术贴膜，以尽量减少对眼眶的压迫；B.Staples被放置在与切口平行的位置，以固定贴膜

结束时再对皮瓣进行剥离。

将患者的头皮从其下面的颅骨上分离；在两侧，需要使用一个宽的骨膜剥离子在颞肌的边缘将颅骨骨膜从颞深筋膜中分离出来。接着将颅骨骨膜翻到眶上缘的水平。向外侧剥离颞深筋膜浅层和深层之间的脂肪组织垫，以保护面神经的颞支。在眶上切迹处确定眶上神经血管束，并仔细地将其剥离出来。在少数患者中，眶上神经血管束在高于眶缘1cm处被骨孔包绕。在这种情况下，有必要使用小骨凿对该神经血管束进行释放（图47-4）。然后将眶骨膜从双侧眶的顶部翻到中线鼻根水平。如果须在头皮上放置牵引缝线，则应将其置于中线和眶外侧，以避免意外损伤到头皮的血供。在手术的其余时间，使用湿润的纱布对头皮进行保湿。

现在，颅骨膜及其血供已保护好了，手术团队可以进行开颅手术及肿瘤切除手术。如果是进行额下入路的话，则须切除患者的眼眶骨质，并将眉弓一并移除。在以筋膜移植对硬脑膜缺损进行修复后获取颅骨膜瓣（图47-5）。用一把尖锐的切腱剪从帽状腱膜的下表面解剖骨膜瓣。使用切腱剪对其进行横向剥离，这样做可防止剪刀在皮瓣上造成穿孔。使用湿纱布平稳持续地对骨膜瓣进行牵引，以便于保持一个恰当的解剖平面。将皮瓣牵拉至与解剖平面夹角为90°，以防解剖时出现穿孔。然后，于血管蒂的外侧垂直切开颅骨膜。继续将颅骨膜瓣向额肌掀起，在额肌处颅骨膜瓣的基底部与帽状腱膜融合到了一起。除非需要更长的颅骨膜瓣，剥离工作通常会在这一位置停止。同时神经和血管的分支在这一区域有损伤的危险，应谨慎使用双极电凝对出血点进行处理。如果在掀开时颅骨膜瓣出现了任何的穿孔，则使用4-0可吸收缝线分别进行缝合。对于中线缺损，更宜使用保留双侧血管蒂的瓣。这虽使血供最大化，但限制了皮瓣的活动和范围。可以牺牲一侧的血管蒂，而不会损害皮瓣的血供（图47-6）。保留下来的那一侧血管蒂的宽度应至少为3cm。

颅骨膜瓣应将鼻腔与骨瓣分隔开，否则将会出现骨瓣感染。由于这个原因，该骨膜瓣应被放置于眉弓的下方（图47-7）。将该骨膜瓣向后旋转，以覆盖硬脑膜缺损的后缘。可以对骨膜瓣及瓣周围的硬脑膜进行简单缝合，这可防止它们发生移位或该硬脑膜发生闭合（图47-8）。为了防止骨膜瓣受压，在中线骨瓣下缘钻出一条宽度为2~3mm的骨槽。鼻根处这种程度的凹槽不会产生凹陷，不会导致外观畸形。因为在手术结束时，复位头皮可能会牵拉骨膜瓣并破坏修复的效果，所以不要因此使骨膜瓣的蒂承受张力。如果需要的话，可以用纤维蛋白胶或明胶覆盖骨膜瓣的鼻侧表面，并辅以鼻腔填塞物（膨胀海

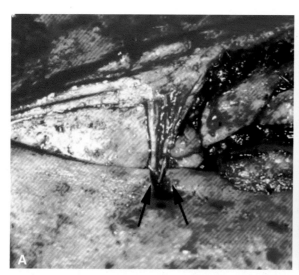
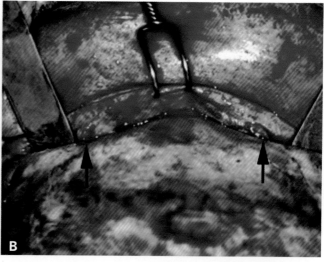

图47-4　辨认眶上神经血管束。如果其被一个骨孔包绕，可使用骨凿少量切除周围骨质（箭头）对该神经血管束进行释放（A）。自眶顶将眶骨膜掀起，保留眶上神经血管束（箭头），将头皮解剖至中线的鼻根水平（B）

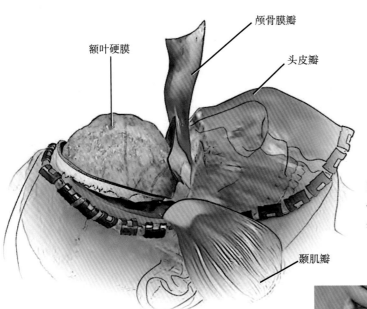

额叶硬膜

颅骨膜瓣

头皮瓣

颞肌瓣

图47-5 在完成了颅内病变切除和主要的硬膜修复之后，将颅骨膜头皮瓣自帽状腱膜内表面锐性解离

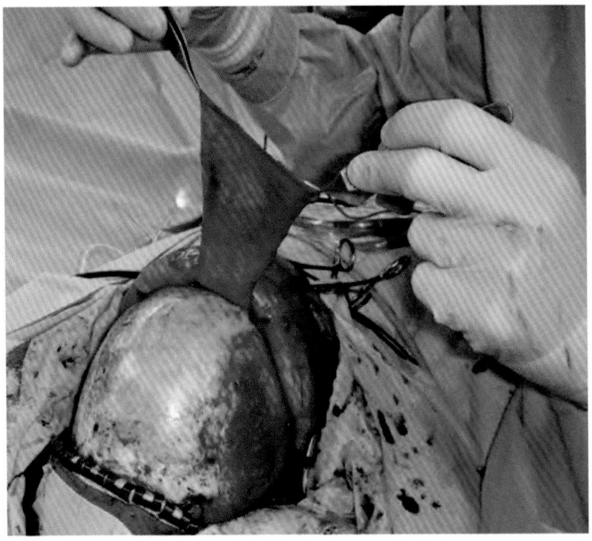

图47-6 基于单侧血管蒂的颅骨膜头皮瓣

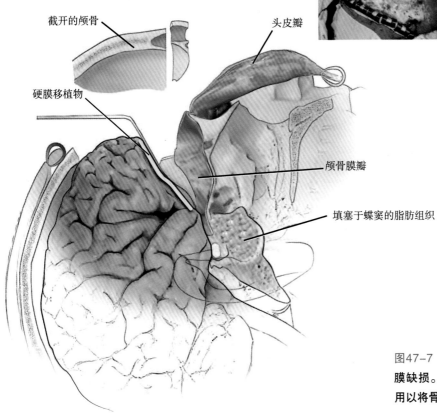

截开的颅骨

头皮瓣

硬膜移植物

颅骨膜瓣

填塞于蝶窦的脂肪组织

图47-7 将颅骨膜瓣向后旋转覆盖整个硬膜缺损。应将瓣置于眶上截骨处的下方，用以将骨瓣和鼻腔分隔开

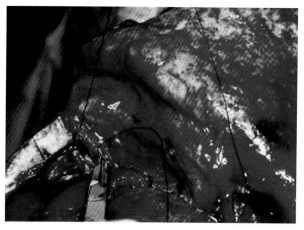

图47-8 如有可能，须将颅骨膜瓣的边缘与硬膜边缘缝合，将鼻腔和颅腔分隔开

绵或注水的球囊导管）支撑。

头皮切口在开颅的骨瓣复位后，以常规方式缝合。不应在头皮上放置加压包扎，因为可能会进一步损害头皮较薄处的血供，进而导致头皮坏死。

八、术后处置

患者术后无须特殊护理。颅骨膜瓣的鼻内面用生理盐水喷雾剂保持湿润，直到上皮化完成为止。应监测患者有无脑脊液鼻漏或头皮感染的症状。

九、并发症

在解剖期间的撕裂或烧灼，或转位时的血管蒂受压或扭转，均可能会伤及颅骨膜瓣的血管蒂。这可能会导致瓣发生缺血性坏死和脑脊液漏延迟愈合。

颅骨膜瓣剥离所导致的并发症包括头皮的感觉神经及运动神经的损伤，这会导致患者前额部位感觉减退及额肌麻痹。在错误的平面，如浅层或腱膜层进行解剖可能会导致皮肤毛囊出现损坏、脱发或头皮过薄等问题。头皮浅层的去血管化，尤其是在接受过放疗的患者中，可以会出现皮肤缺血性坏死而使颅骨暴露。

未能关闭颅骨膜瓣与其下方的硬脑膜之间的无效腔，或贴合不紧密，会导致切口难以愈合，并形成一个积液腔（血肿、血清肿或帽状腱膜下脑脊液积存）。这反过来又增加了感染和脑脊液漏的风险。

十、结果

颅骨膜瓣是前颅底缺损修复中最常用的一种移植瓣，并已被成功应用了数十年。大量的研究表明，进行了颅面切除术的患者，使用带有血管蒂的骨膜瓣，修复后脑脊液漏发生率小于10%。

颅骨膜瓣还可被用于鼻内镜下前颅底手术，该方法是将其从鼻根水平向内导入（详见第46章）。在这种情况下，通过双冠状切口显露骨膜瓣，并在鼻根处开放一个骨窗。颅骨膜瓣按常规方式切取，可单侧或双侧带蒂。骨膜瓣通过额窦下方的骨缺损来对硬脑膜缺损进行覆盖。

☑ **精要**

● 颅骨膜瓣的长度可以通过沿帽状腱膜下平面向头皮的双冠状切口后方进行剥离来延长。
● 湿纱布提供了柔和而安全的保护，其能够确保颅骨膜瓣被牵引时不至于撕裂。
● 颅骨膜瓣可以以一条或两条眶上动脉为蒂。
● 在手术结束时剥离颅骨膜瓣，以避免皮瓣变薄和干燥。

☑ **误区**

● 过度剥离或烧灼瓣的蒂部，可造成对其供血血管的损害。
● 除非切除骨瓣下缘过多的骨质，否则会压迫颅骨骨膜瓣的蒂。

● 术后应避免在头皮加压包扎，因为它们可能会损害额部头皮的血管。

✓ 所需器械

● 肌腱剪
● 双极电凝

（杨晓彤 译）

推荐阅读

Cantù G, Solero CL, Pizzi N, et al. Skull base reconstruction after anterior craniofacial resection. J Craniomaxillofac Surg 1999;27（4）:228 – 234.

Parhiscar A, Har-El G. Frontal sinus obliteration with the pericranial flap. Otolaryngol Head Neck Surg 2001;124（3）:304 – 307.

Yoshioka N, Rhoton AL Jr. Vascular anatomy of the anteriorly based pericranial flap. Neurosurgery 2005;57（1 Suppl）:11 – 16; Discussion 11 – 16.

Patel MR, Shah RN, Snyderman CH, et al. Pericranial flap for endoscopic anterior skull-base reconstruction: clinical outcomes and radioanatomic analysis of preoperative planning. Neurosurgery 2010;66（3）:506 – 512; Discussion 512.

Patel MR, Stadler ME, Snyderman CH, et al. How to choose? Endoscopic skull base reconstructive options and limitations. Skull Base 2010;20（6）:397 – 404.

第**48**章　颅底重建中的颞肌

Temporalis Muscle in Skull Base Reconstruction

Guy J. Petruzzelli

一、引言

颞肌及其筋膜由于其解剖位置靠近中央颅面骨，在头颈肿瘤手术、外伤和颅底手术缺损重建方面得到了广泛的研究。此区域的组织瓣包括颞顶筋膜瓣、颞肌瓣、颞肌颅盖骨肌瓣和颞肌颅骨膜瓣。每种组织瓣有其特殊的适应证和用途，能够重建颊、腭-上颌、耳、颧骨、口内和颅底的缺损。虽然缺乏容量，但是薄而韧的颞顶筋膜瓣既能用作带蒂瓣或游离组织瓣进行局限的软组织充填，又能用作皮肤和（或）软骨的支架。颞顶筋膜瓣主要用于耳部重建，也用于重建口内和咽部局部黏膜缺损、面部皮肤与轮廓缺损、眶内容剜除术后缺损及乳突腔封闭。颞肌颅骨复合瓣已被用来重建腭、眶底和眶外侧缘的先天性、外伤后及肿瘤性缺损。该组织瓣的应用受限于安全切取的骨量和可利用的更加可靠的眼眶重建异体组织材料。颞肌本身宽平，填充头部的外侧（颞侧）区域（图48-1）。颞肌本身持续可靠的容量和旋转弧度使其被广泛应用于腭、磨牙后三角区、眶内容剜除、颞骨外侧切除及颅底的缺损。另外，颞肌已被用于面瘫的动力性修复。本章将仅介绍应用颞肌作为旋转组织瓣修复中央颅底和旁中央颅底的缺损。

二、病史

颞肌瓣用于颅底挽救性手术并不可靠。既往的手术或放疗降低了肌肉容量并削弱了血供，从而使该肌肉不适合应用于这些情况。因此，应基于以下几点仔细询问患者：①既往的颅底肿瘤切除或尝试切除的手术步骤；②既往化疗或放疗史；③既往治疗顽固性鼻出血的情况，可能需要栓塞颌内动脉。针对二次手术或挽救性手术，应该考虑从其他部位转移微血管

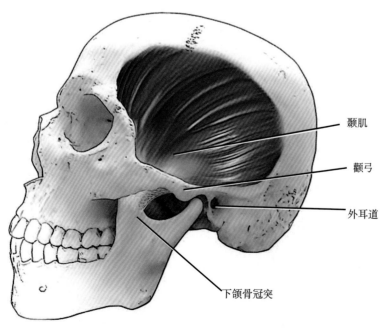

颞肌

颧弓

外耳道

下颌骨冠突

图 48-1　**颅骨图解显示颞肌的解剖部位**

游离组织瓣进行重建。

还要应询问既往颅面骨外伤史，此类外伤可改变颧弓或下颌骨的位置。

三、体格检查

体格检查应着眼于确定颞肌尺寸，须特别关注因失神经萎缩带来的额外的颞侧组织消耗。于中性位触诊颞窝，紧咬牙齿评估颞肌容量。也应测定下颌骨的活动范围。牙关紧闭可提示颞肌的纤维化或瘢痕化，这会进一步限制该肌肉的尺寸或旋向颅底缺损的弧度。

四、适应证

颅底手术中使用颞肌瓣的主要适应证是颞下开颅行前外侧颅底手术后的中央颅底重建。前颅底或前-侧颅底肿物切除术，尤其是那些需要经颅入路的颞下开颅术，造成了颞部硬脑膜的暴露。手术入路或肿瘤切除所致的骨及软组织缺失，可能导致较大的手术缺损而无法直接关闭。用血管化软组织充填既成缺损是必要的，以便：①恢复上消化呼吸道或鼻窦与硬膜外间隙之间的解剖分隔和正常的免疫屏障以预防脑膜炎和硬膜外脓肿；②对中枢神经系统提供三维支撑和保护；③降低脑脊液漏可能；④提供硬脑膜重建的血供；⑤通过预防眶外侧壁的轮廓畸形增强功能性和美容效果；⑥维持眼位防止眼球内陷和移位。在扩大的头颈手术和颅底手术中使用颞肌瓣的其他适应证包括上颌骨扩大切除术后支撑眶内容物、颞骨切除后封闭中耳和乳突及眶内容剜除术后缺损的修复。

五、禁忌证

使用颞肌的一个常见错误是没有意识到相对于缺损而言肌瓣尺寸有限，以至于没有足够的体积来完成重建目标。行眶内容剜除或上颌骨切除的颅底手术造成的缺损常有颞叶硬脑膜的广泛暴露，以至于经常出现颞肌瓣的体积不足以修复缺损的情形，而游离组织瓣是一种更合适的重建方法。另一个错误是没有认识到在切除肿瘤时需要牺牲颞肌的血供。

六、术前计划

当考虑采用颞肌进行脑底重建时，很少需要额外的术前计划。需要询问有关头颈部或颅底恶性肿瘤手术或非手术治疗的详细病史。既往曾行此区域的放疗会使颞肌瓣变得不可靠，而应考虑其他的重建手段。标准的颅底术前影像检查包括 CT 和 MRI。MRI 能提供诸多细节，如颞肌瓣的尺寸、厚度和体积，以及颅底缺损的可能大小。在应用此瓣之前，不须进行专门的血管检查或其他特殊检查。

七、手术技术（图 48-2）

在清楚理解颞肌区域解剖、各种封套筋膜及该肌肉的血液供应后才能成功应用颞肌瓣。通过与切除步骤相同的头皮半冠或双冠切口暴露颞肌。当采用半冠切口时，切口顶点应至头顶以便在需要额外组织进行重建时能够显露同侧的颅骨膜。切口的下面应达耳屏下1cm以便安全显露颧弓根并最终显露颧弓。平行头发毛囊切开头皮的皮肤及皮下组织，并于帽状腱膜下平面向前后分离。应保持在帽状腱膜或颞浅筋膜下平面进行分离以避免损伤毛囊及随后带来的永久脱发。明智而谨慎地应用双极电凝止血。切口暴露的前界为额骨眶突，后界为经乳突尖的垂直平面。需要向后分离以松动颞肌并获取肌瓣最大的旋转弧度。

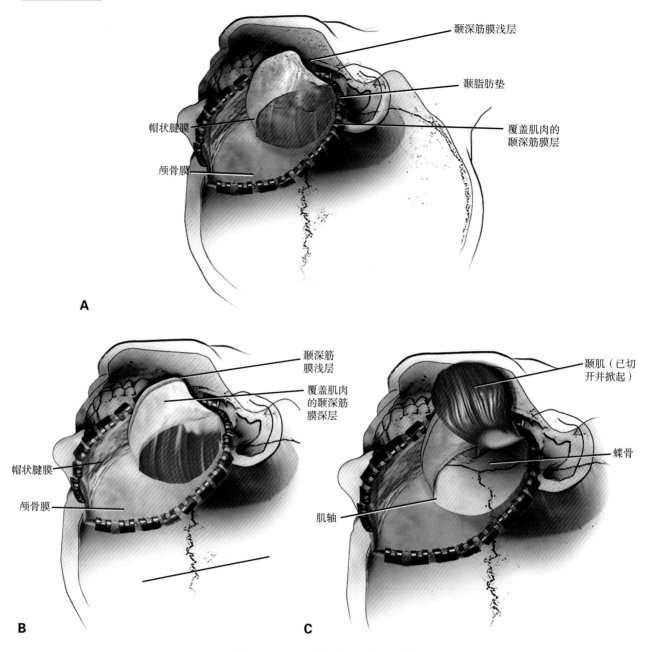

图48-2　A ~ C. 筋膜间入路及制备颞肌

　　颞顶筋膜向上附着于帽状腱膜，向下为表浅肌肉腱膜系统。颞顶筋膜由颞浅动脉的额支和顶支供血，广泛用作带蒂筋膜瓣和游离组织瓣来修复尺寸局限的头颈部缺损。为充分松动颞肌，有时需要分开颞顶筋膜。因此，为保留颞顶筋膜瓣的完整性，辨识并保护此筋膜尤为重要。

　　将头皮向前翻起，术者将遇到颞顶筋膜深面淡黄色的颞脂肪垫。于上颞线和颧弓之间近中间位置弧形切开颞顶筋膜以保留颞浅动脉系统。选用宽阔锋利的骨膜剥离子向下松解颞顶筋膜至颞脂肪垫水平。脂肪垫位于颞肌封套筋膜（颞深筋膜）的两层之间。颞深筋膜向上延续为颅骨骨膜，向下为腮腺咬肌筋膜。颞深筋膜的浅层有时难以与颞顶筋膜分离，因而与脂肪组织一并松解以保留颞顶筋膜血供。在此平面松解脂肪垫能够保护面神经的额支。颞深筋膜的深层应完整保留并与颞肌表面相连。用此皮瓣修复缺损时，颞深筋膜的厚度和强度对固定缝线至关重要。

当向下分离至颞脂肪垫时，就能触及颧骨。自颧弓后部切入骨膜下平面，锐性分离显露颧骨。开始从颧弓后部切开并始终保持在骨膜下平面将进一步保护面神经的颞支和额支。在腮腺咬肌筋膜平面向外侧分离直到辨识出附着于颧骨的咬肌最上方肌纤维。骨骼化颧骨，向后至颧弓根，向前至颧眶缝，向下至颧骨隆起。保持颧骨原位，钻出数个供微型钢板或钢丝使用的小于1mm的骨孔。用高速往复锯截断颧骨，或让其与咬肌相连，或将其移除当作无血管的自体移植物使用。保留颧骨与咬肌的连接能方便向下牵拉咬肌并辨认附着于冠突的颞肌肌腱。颧骨隆起上的颧面孔是上颌窦外侧界的恒定解剖参照物。于该孔后方截骨能防止进入上颌窦。使用钝的 Cushing 颞下牵开器能安全方便地进行前下区域的显露，这样可以避免直接损伤面神经的远端分支。

移除颧骨使颞窝和颞肌的大小及位置得以完全可视。颞肌起自上颞线水平的颞骨鳞部及蝶骨大翼，因此，在该肌肉的深面并没有筋膜。仅有的上方的筋膜附着于骨膜。下方的肌纤维聚集成致密的肌腱止于冠突的内外表面和下颌支的前面。从上方的起点到止点冠突的垂直高度可达12cm。宽阔的肌腹可达2cm厚，前后方向的宽度为 12～14cm。肌肉的运动神经和本体感觉神经支配来自于三叉神经下颌支前支的颞深神经前后支。这些神经向上穿过翼外肌进入颞肌深面。

一旦完全显露，颞肌就可以完全从颞骨和蝶骨上掀起。如果需要连带颅骨膜，可将之标记后用电刀切开进入颅骨膜下平面，自上向下广泛地锐性分离。分离上颞线肌肉附着点时要小心，防止颅骨膜和颞肌远端之间发生剪切作用。如果采用复合肌骨瓣，应从此点制备附着于颞肌的颅骨瓣以保留骨的多处微小穿支血管。继续向下将该肌从蝶骨大翼和翼突外侧板分离。在翼外板的内侧将遇到颞深神经。这些神经不需要常规切断，保留它们能维持一定程度的肌肉体积。当掀起颞肌的最下端时需要格外小心，不要损伤其血液供应。该肌由成对的颞深前后动脉和上颌动脉第二段即翼段的分支供血，静脉引流自相关的伴行静脉至翼丛。上颌动脉第二段（翼段或肌段）在翼外肌上下头之间向前向上行走一小段距离后，分出分支至颞肌、翼肌、颊肌和咬肌，在进入翼腭管时成为第三段（翼腭段）。颞深前后动脉以恒定的方式在颞肌深面供血该肌和颅骨膜，从而允许将该肌肉安全地分成不相连的前份和后份。为了安全地操作，应在该肌肉前后方向的中部锐性分开并用双极电凝精细止血。为可靠保留血管蒂，当在辨识出翼突外侧板根部后即应停止分离肌肉。除非要将该肌肉制备成游离组织移植物，否则并不需要常规辨认血管蒂（图48-3）。

完全掀起颞肌后，将其向内转到位于旁中央颅底的缺损处。通过切除下颌骨冠突可以获得额外的1～2cm的旋转距离，尽管并不总是需要这么做。从远离颞深动脉的冠突前外侧面接近冠突。选用尖锐的骨膜剥离子将颞肌从其下颌骨附着处剥离，显露冠突的尖端至位于下颌骨切迹的冠突底部。用小的往复锯或咬骨钳去除冠突骨质，同时在内侧用可塑牵开器保护血管。如此该肌肉可以自由地以血管蒂为轴心旋转至缺损处（图48-4和图48-5）。

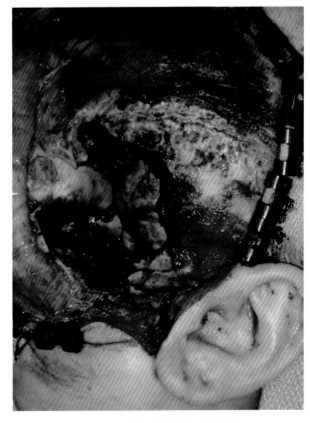

图48-3　嵌入颞肌前的手术缺损

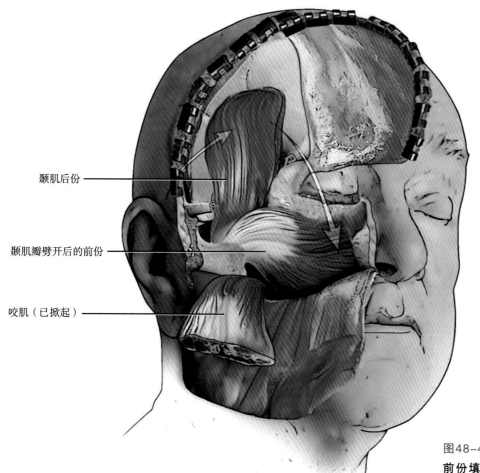

颞肌后份

颞肌瓣劈开后的前份

咬肌（已掀起）

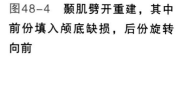

图48-4　颞肌劈开重建，其中前份填入颅底缺损，后份旋转向前

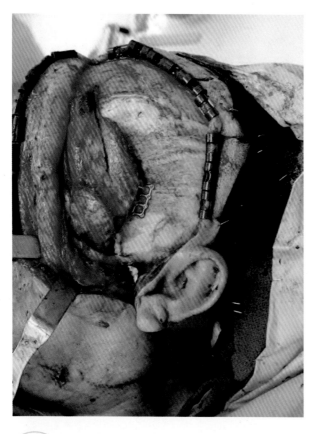

图48-5　颞肌劈开重建。前份已转向前下不能视及，在颞部缺损处可见后份旋转向前

用可吸收缝线将颞深筋膜缝合到缺损处。理想的情况是，缺损处起固定作用的缝线缝合固定于颅底的小钻孔处。即使缺损扩展至鼻咽或鼻窦，也不需要在暴露的肌肉表面移植皮肤。肌肉的深面和外侧面都能承受在咽腔的暴露并支撑黏膜的生长。固定肌肉的基本原则是避免张力、过度地成角旋转和扭转，并保证对暴露的大血管和骨质的覆盖。如果缺损小，可以将颞肌在前后方向上劈开，前份向下内旋转至旁中央颅底的缺损处，后份向前旋转至颞窝供区缺损的前部。用缝线将肌瓣向前缝至颧骨和额骨颧突的小钻孔或骨膜处（图48-6）。

颞肌转位后会在供区留下凹陷。可采用脂肪组织消除凹陷，异体组织也可选用。女性可用合适的发型最大限度地减少凹陷所带来的美容问题。

八、术后处置

手术结束时术者必须确认已完全将颞（下）窝与上消化呼吸道分隔开来。复位颧骨后，用中号引流管置于颞窝缺损处保持持续墙壁吸引。避免紧的外周包扎以防止皮瓣的外在压迫。应该认真检查眼睛，评估眼睑功能。如果面神经上支出现麻痹，就应该对角膜实施保护措施。临时的大号鼻通气管能用来保持鼻腔和鼻咽部的通畅并对颞肌的内侧提供支撑。鼻通气管应在鼻内镜辅助下直视放置，以防止破坏颞肌瓣的嵌入状态。

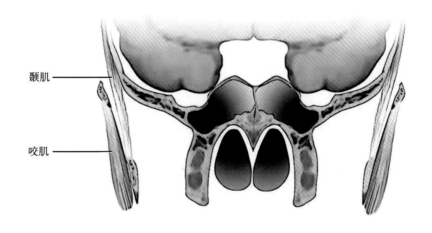

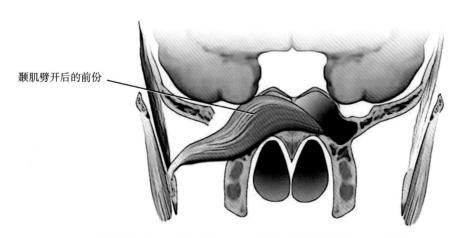

图48-6　图示颞肌瓣向内嵌入颅中窝底缺损处封闭蝶窦并固定于对侧蝶窦底

九、并发症

颞肌瓣的并发症更有可能发生在以往接受过颞区和颅底放疗的患者。因此，须认真考虑对此类患者选用游离组织移植物。术者应始终对颞肌的血供保持清醒的认知（见手术技巧部分），避免对肌肉的深面进行过度的电凝处理。创建宽敞的通道以避免肌肉在向内转位入颞下窝达旁中央颅底、蝶窦或颈动脉区域时对肌瓣造成挤压。肌瓣的坏死或缺失能造成潜在的致命性感染性并发症如硬膜外脓肿、脑脓肿或脑膜炎。硬脑膜失去保护或硬脑膜重建失败可导致反复发生的脑脊液漏。

在过浅的平面掀起头皮瓣会危及毛囊造成脱发。不恰当地在颞肌筋膜间做切口（筋膜间切口）、未完全松解颞脂肪垫，或在前方头皮和皮瓣上未正确摆放牵开器造成过度牵拉都会引起面神经额支或颞支的损伤。

颞肌转位的后果包括轻度的、不明显的下颌骨向对侧漂移及供区的变形或颞侧的凹陷。患者将适应轻微的一过性下颌骨反咬合，并不需要后继治疗。考虑到供区外形的改变，自体非血管化的脂肪、异体移植物、血管化的游离组织移植物均可用以应对。尤其当有来自口腔或鼻窦的污染时，使用非血管化的脂肪和异体移植物会有明显的感染和排异风险。为了初期颅底缺损的满意愈合、及时开始所需的辅助治疗及确定缺损处三维形态的确切稳定时间，笔者更倾向于对颞侧缺损进行延期重建。颞侧缺损的二期重建可以进行更具体的调整以适应最终的缺损。

十、结果

对中央颅底缺损重建而言，从既往无手术、外伤或放疗的供区获取的颞肌瓣是一种可靠的组织瓣。颞肌的体积和旋弧度使其能可靠地应用于各种重建，包括腭、磨牙后三角区、颊黏膜、眶内容剜除及颧骨外侧切除的缺损重建。

✅ 精要

- 由于解剖区域相邻，颞肌瓣在中央颅底缺损重建方面非常有用。
- 为排除既往的外伤、手术和放疗对供区的影响，完整的病史和体格检查非常重要。
- 术者须对颞肌的解剖有透彻的理解，尤其是其血液供应和与面神经额支的毗邻关系。
- 应与患者术前讨论可能的美容方面的变化，该变化主要是由颞肌转位后供区凹陷所致。
- 为避免损伤面神经额支，保持在合适的平面进行分离非常重要。
- 切除颞肌的止点下颌骨冠突可增加跨度和旋转弧度。

✅ 误区

- 在肿瘤切除时未察觉到损伤了颞肌瓣血供可导致肌瓣坏死。
- 术前栓塞上颌动脉的肌支会使肌瓣无法存活。
- 既往对供区的手术、外伤和放疗可导致肌肉纤维化或血供损伤，从而可导致肌瓣坏死。
- 未在合适平面分离可导致面神经额支轻瘫或麻痹。
- 没有与患者讨论可能的美容后果，如颞窝凹陷，致使患者不满。

✅ 所需器械

- 宽而锐利的骨膜剥离子

- 窄而锐利的剥离子（Lempert 型）
- 双极电凝
- Cushing 颞下牵开器
- 带小号锯的往复锯
- 可塑拉钩

（丛铁川　译）

推荐阅读

Hollinshead WH. Anatomy for surgeons. In: The head and neck, 3rd ed. Vol. 1. Philadelphia, PA: Harper and Row, 1982. Nuss DW, Russavage JM, Janecka IP. The temporalis muscle flap for cranial base reconstruction. Prob Plast Reconstr Surg 1993;3:193–206.

Hanasono MM, Utley DS, Goode RL. The temporalis muscle flap for reconstruction after head and neck oncologic surgery. Laryngoscope 2001;111:1719–1725.

Youssef AS, Ahmadian A, Ramosi E, et al. Combined subgaleal/myocutaneous technique for temporal muscle dissection. J Neurol Surg B Skull Base 2012;73（6）:387–393.

Hoffman TK, El Hindy N, Muller OM, et al. Vascularized local and free flaps in anterior skull base reconstruction. Eur Arch Otorhinolaryngol 2013;270（3）:899–907.